A textbook of
Legal Medicine

제 2 판

법의학

법의학교과서 편찬위원회
이상한 이숭덕 허기영 외 12인 공저

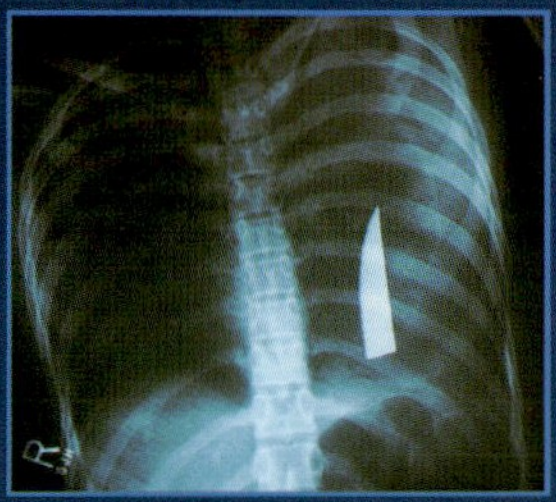
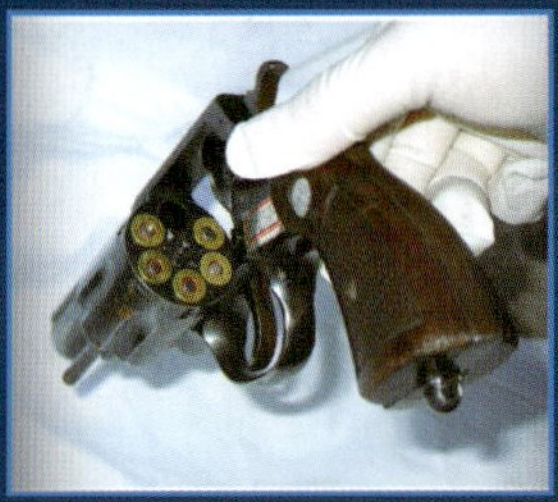
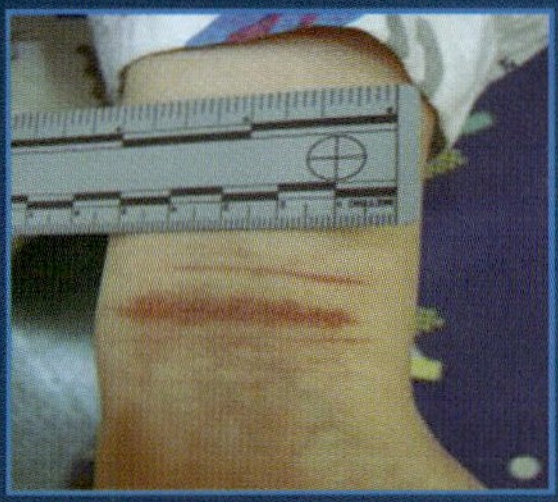
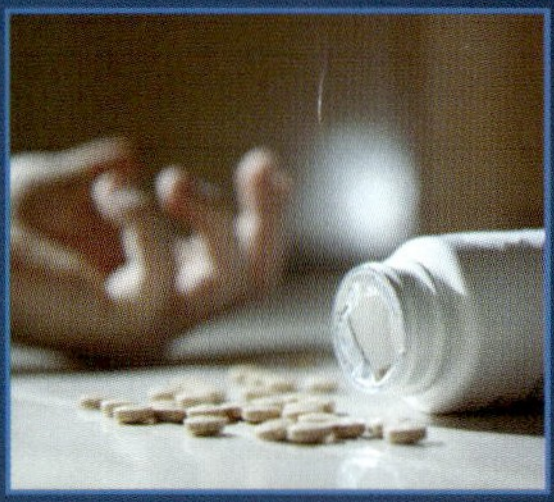

정문각

책임저자

이상한 경북대학교 의과대학 법의학교실
이숭덕 서울대학교 의과대학 법의학교실
허기영 부산대학교 의과대학 법의학교실

집필진

강현욱 제주대학교 의학전문대학원 법의학교실
김장한 울산대학교 의과대학 인문사회의학교실
김형석 전남대학교 의과대학 법의학교실
박성환 고려대학교 의과대학 법의학교실
박의우 건국대학교 의학전문대학원 법의학교실 명예교수
박종태 전남대학교 의과대학 법의학교실
박희경 서울대학교 치의학전문대학원 구강내과진단학교실
신경진 연세대학교 의과대학 법의학과
유성호 서울대학교 의과대학 법의학교실
이상한 경북대학교 의과대학 법의학교실
이숭덕 서울대학교 의과대학 법의학교실
이충식 충남대학교 의과대학 법의학교실
이 호 전북대학교 의과대학 법의학교실
채종민 경북대학교 의과대학 법의학교실 명예교수
허기영 부산대학교 의과대학 법의학교실

(이상 15인 가나다 순)

저자와의 협의로 인지생략

법의학 제2판

발 행 일 2018년 1월 30일 2판 1쇄 발행
2025년 7월 31일 2판 5쇄 발행
저 자 강현욱 • 김장한 • 김형석 • 박성환 • 박의우
박종태 • 박희경 • 신경진 • 유성호 • 이상한
이숭덕 • 이충식 • 이 호 • 채종민 • 허기영
발 행 인 김시동
발 행 처 정문각
서울특별시 마포구 백범로 104, 봉화빌딩 4층
출판등록 1990년 10월 25일 제9-246호
전 화 02)713-0421~3
팩 스 02)704-6265
전자우편 jmk@jmkp.co.kr
홈페이지 www.jungmunkag.co.kr

정 가 **38,000원**

ISBN 978-89-7742-606-1 93510

머리말

학문적으로 특정 영역이 의미 있는 활동을 하는지 여부를 결정함에 있어 가장 중요한 것 가운데 하나로 교과서를 들곤 한다. 물론 그 교과서는 해당 학자들이 항상 사용하는 용어로 기록되어 있어야만 한다. 척박한 검시제도의 환경에서도 선배들의 노력으로 우리말로 기록된 법의학 교과서들이 여럿 있었는데, 가장 최근의 것이 바로 2007년도에 발간된 이 책이다. 의학의 다른 분야에 비해 발전이 그리 빠르다고만은 할 수 없는 상황이지만, 초판 발행 당시까지의 최신 지견들이나 사례를 모아 여러 사람들이 노력한 결정체였다. 다만 학회도 처음 경험한 작업이었고, 여러 이유로 미진한 면들이 없지 않았다. 통일성이 부족하였고, 독자들이 읽기 편하게 구성되어 있지 않았음 등이 그러하였다. 이런 미진한 점들을 보완하기 위한 시도들도 있었지만 여러 이유로 늦어지다가 저자들의 노력 덕분에 비로소 '법의학' 교과서 개정판 작업이 결실을 볼 수 있게 되었다.

'사람의 권리를 위한 학문'으로서의 법의학이 단순히 학문적 논의의 장을 넘어 사회 안에서 실제적인 기능을 함에 있어 가장 중요한 요인은 법의학에 종사하는 사람이라 할 수 있겠다. 법의학에 관심을 가지고 있고 또 이를 현장에서 필요로 하는 사람들 역시 중요하다. 따라서 여러 사람들이 널리 참고할 수 있는 자료가 되고자 하였다. 이 교과서를 통해 많은 사람들이 법의학에 대해 알고 이해의 폭을 넓히는 계기가 되었으면 좋겠다. 그러나 개정된 '법의학 제2판' 교과서 역시 뒤돌아보면 적지 않은 아쉬움을 포함하고 있다. 이전 초판에 비해 시각적인 접근성은 향상되었다고 할 수 있지만, 여전히 각 영역 간의 통일성은 충분하지 않고, 일부 자료들의 경우에는 가장 최신의 것이라고는 할 수 없다. 새로이 떠오르는 영역에 대한 고려 역시 다소 부족하다. "천천히 서두르는" 변화의 초입에서 나온 결과라는 점으로 사과를 대신하고 하루 빨리 좀 더 나은 개정판이 나올 수 있도록 약속하고자 한다.

가장 먼저 각 분야를 집필해 주신 저자 여러분들께 감사의 마음을 전하고자 한다. 교과서가 세상에 빛을 볼 수 있도록 물심양면으로 도움을 주신 정문각 여러분들께도 감사의 마음을 전한다. 마지막으로 저자들을 도와 교과서 작업에 참여해 주신 권남희, 김문영, 나주영, 노상재 네 분의 젊은 법의학 전공자들에게도 감사의 마음을 전한다.

2017. 12.

법의학교과서 편찬위원회

책임저자 이상한, 이숭덕, 허기영

차례

15장 법치의학 • 289

16장 법에 대한 이해 • 301

찾아보기 • 313

박의우 • 건국대학교 의학전문대학원 법의학교실 명예교수

01

서론
Introduction

I. 법의학의 정의와 목적

법의학(法醫學; Legal Medicine; Forensic Medicine; Rechtsmedizin)이란 "법률상으로 문제가 되는 의학적 사항을 연구하고 감정(鑑定)하여 그것을 해결하는 학문"이라고 정의할 수 있다. 이와 같이 법적인 문제의 해결에 도움을 줌으로써 개인의 기본적 인권을 옹호하고, 사회의 안전에 이바지하며, 나아가서는 복지사회의 건설에도 빼놓을 수 없는 역할을 하게 되는 것이 법의학이며, 법의학의 존재의미임과 동시에 목적인 것이다.

'법의학'을 용어대로 풀이하면 '법학+의학'이지만, 의료에 관련된 법률을 연구하는 '의료법학'과는 동일한 개념이 아니며, 분류상으로도 어디까지나 '의학'의 한 종류이다. 또한 법의학은 정의에서도 알 수 있듯이 실제적인 문제를 해결하기 위하여 생긴 실용적인 학문이다.

법의학은 대학에 기반을 두고 있다. 법의학은 법과학, 법의병리, 임상법의학, 임상독물학, 법의독물학, 법의혈청학, 보험의학, 교통의학, 의료법, 의료윤리를 포함하는 개념으로서 일부 연구소에는 법의정신과학, 법치의학, 법의인류학, 법의수사학(머리카락, 섬유, 자국, 날인, 인상, 발사거리판정 등)을 포함하여 발전하고 있다. 의과대학 법의학교실은 형사소송법에 의하여 법원으로부터 의뢰되는 법의부검을 수행한다. 의과대학의 법의학교실에서 법의부검을 시행하는 것은 형사소송절차에 따른 사인규명을 위한 실무뿐 아니라 의과대학 학생들의 법의학 교육과 법의병리 전문의 수련과 교육, 연구 등이 동시에 가능하게 한다.

II. 법의학의 위치, 분류 및 대상

1. 법의학의 위치

다음에 표시된 바와 같이, 법의학은 기초의학이나 임상의학과는 달리 사회의학에 속하는 학문이다. 그런데 법의학은 법률상 문제가 되는 의학적 사항을 그 대상으

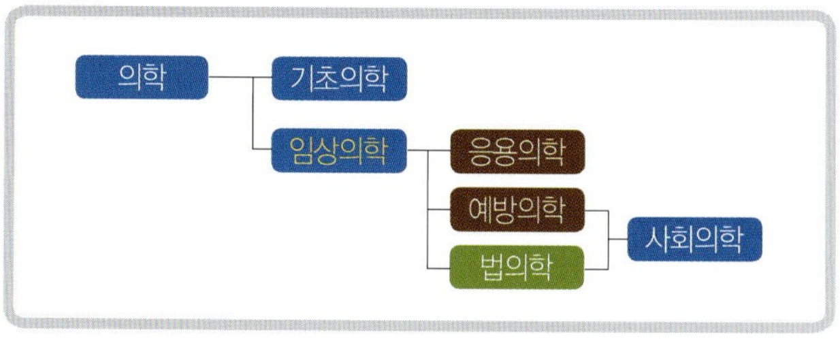

로 하는 학문이기 때문에 의학의 모든 분야와 관련이 있다. 따라서 엄밀하게 말하면, 의학의 모든 분야와 완전히 분리된 별개의 학문이라기보다는 복합적으로 얽혀 있는 학문이라고 보아야 할 것이다.

2. 법의학의 분류

1) 법의병리학(forensic pathology)

사망상황이나 구체적인 사인을 알 수 있는 병사(자연사)를 제외한 법의학적으로 검시의 대상이 되는 모든 사망사건의 시체를 검안과 부검을 통하여 사망의 종류, 사인, 사후경과시간, 치사(致死)방법, 사용흉기 및 사용독물 등을 구명(究明)하는 법의학의 분야이다.

2) 법의혈청학(forensic serology)

혈액, 타액, 정액, 질액, 모발, 치아 및 골격 등 인체의 분비물 또는 조직을 대상으로 혈액형검사, 혈청형, 백혈구형, 타액형, 유전자지문 분류, 모발의 분류 및 인류학적 분류 등을 실시하여 개인식별을 함으로써 범인을 색출하고 친생자감정 등에 이용하는 분야이다. 일명 '과학수사학' 또는 '감식학'이라고도 한다.

3) 법의독물학(법의중독학, forensic toxicology)

약독물의 중독작용을 의학적, 법적 입장에서 연구하는 분야로서 중독을 진단하고 치료하는 것과 더불어 이것을 법의학적으로 처리하는 것을 포함하는 학문이다.

4) 법의인류학(forensic anthropology)

법적으로 문제가 되는 인간의 유골을 중심으로 주로 개인식별에 초점이 맞추어져 있는 분야이다. 지문분류,

치과기록 및 의료기록 등 개인식별을 위한 전통적인 다른 방법에 의하여 해결이 불가능한 경우 유골을 이용한다.

5) 법치의학(치과법의학, 법치학, forensic odontology)

주로 치의학에 관련된 민법상, 형법상의 문제가 있는 개인간의 다툼, 즉 치과의사와 환자와의 사이에 발생한 의료분쟁과 각종 재판상의 문제, 다툼 등을 치의학적인 지식을 이용하여 해결하기도 한다. 또한 법치의학을 통해 신원미상의 시체에서 개인식별을 하기위한 정보를 얻을 수 있다.

6) 임상법의학(clinicomedical jurisprudence)

의료사고 시에 질병 또는 손상과 사인과의 관계, 의료행위와 사인과의 관계 및 의료행위의 과실 유무 등을 판단하는 분야이며, 이상과 같은 분류방식 외에도 '기초법의학'과 '응용법의학'으로 분류되기도 한다.

'기초법의학'이란 법의학의 원리, 기초적인 사항을 연구하는 분야로 정의된다.

'응용법의학'이란 법의학이 행정, 사법 및 입법상으로 응용되는 분야를 포함한다. 이 중에서도 법의학은 사법상(司法上)의 응용이 가장 많은 부분을 차지하고 있으며, 살인, 상해, 교통사고, 친생자감정 등을 대상으로 하여 범인을 색출하고, 죄의 유무를 판정하기도 하며, 형량을 결정하는 데 있어서 응용될 수 있는 자료를 제공하는 역할을 한다.

법의학을 연구와 실무면에서 대별하면, '형사법의학'과 '민사법의학'으로 분류되기도 한다. 전자는 '시체 및 이를 둘러싼 형사사건에 관한 문제를 다루는 분야'이고, 후자는 '손해배상에 관한 민사사건에 관련된 문제를 다루는 법의학'으로서 '배상의학'과도 관련이 있다. 하지만 '배상의학'은 단순히 민사법의학과 동일한 의미로서만 해석되는 개념은 아니며, 더욱 넓은 분야를 다루는 독립된 사회과학 중의 하나라고 할 수 있다.

3. 법의학의 대상

법의학의 연구와 법의학적 검사 대상이 되는 것은 크게 인체, 물체, 현장 및 서류 네 가지로 분류한다.

1) 인체검사

(1) 생체검사

손상검사[손상의 부위, 양상, 정도, 생성기전, 주소(主訴)와의 관계], 사병(詐病, 꾀병)의 감별, 명정(酩酊, 술이취함)검사, 피의자의 정신 상태, 책임능력의 판단, 성병과 연령감정, 친생자감정, 간음, 임신의 유무 등

(2) 시체검사(검안과 부검)

손상검사(부위, 양상, 정도, 생성기전, 사인과의 관계), 사후경과시간의 추정, 사인의 결정, 자 · 타살, 사고사의 감별, 연령의 추정, 영아의 발육정도, 생사산(生死産)의 감별, 분만 후의 생존시간 추정 등

2) 물체검사

- **인체의 일부 또는 분비물, 배설물**
  → 뼈, 모발, 조직, 장기편, 혈액, 정액반, 질내용물, 소변, 분변, 타액, 위 내용물, 유즙, 태변, 태지(胎脂), 양수, 오로(惡露) 등
- **인체가 남긴 것**
  → 지문, 장문, 족문, 구순문, 교흔, 족적, 필적 등
- **인체에 부착되어 있는 것**
  → 의복, 화장품, 때 등
- **흉기**
- **기타**
  → 의약품, 독물, 성문(聲紋) 등

3) 현장검사

범죄현장, 사고현장, 재해현장 등

4) 서류검사

재판 관련 기록, 다른 감정인이 작성한 감정서, 진료기록 등

Ⅲ. 법의학의 역사적 배경과 전망

1. 중국의 법의학

중국은 법의학에 있어서 역사적으로 큰 의미를 지니고 있는 나라이다. 학문적으로 특기할 만한 사항으로, 3세기의 오보(吳普)가 의사로서 법률과 의학과의 관계를 최초로 언급하였으며, 자기의 의학지식을 이용하여 법적 사건을 해결하였던 최초의 사람으로 기록되어 있다. 또한 6세기에 발표된 『명원세록(明寃洗錄)』은 세계 최초의 법의학 분야 논문으로 평가된다.

1247년에는 고급형법관이었던 송자(宋慈)가 『세원록(洗寃錄)』을 출판하였는데, 이 책은 모두 5권으로 만들어 졌으며, 세계에서 최초로 발행된 법의학교과서로 평가받고 있다. 이어서 조일제가 세원록을 개편하여 『평원록(平寃錄)』으로 하였고, 1308년에는 원(元)나라의 왕여(王與)가 세원록과 평원록을 합쳐서 『무원록(無寃錄)』을 간행하였다.

1911년 중화민국이 탄생되고 서양의학이 도입됨에 따라 이듬해에 '해부에 관한 법률'이 제정되었다. 그러나 이후 중국대륙은 혼란한 정국의 소용돌이 속에서 침체 상태에 머물러 있었다. 중화인민공화국이 수립된 후 1950년대에 법의학전문지가 간행되었고, 두 권의 교과서도 출간되었다. 또한 위생부에서는 전국의 대학에 법의학교실을 설치하였고, 공안부에서는 법의학 연구기관의 시설확장을 지시하고 검시관(檢屍官)의 보조자를 위한 수련 과정을 만들었으며, 공안부 직속의 법의학 연구소를 설치하였다.

1958년 이후에는 사회주의 계획의 강화로 인하여 다시 법의학의 침체기로 접어 들게 되었다.

근래에 와서 중국의 개혁개방정책 시행 이후 법의학 분야에서도 변화가 이루어지고 있다. 1972년 12월 6일에 공안부 법과학연구소(the institute of forensic science of the public security)가 설립되었으며, 국가의 중앙기관으로서 법의학을 포함한 모든 법과학적 업무는 물론이고 해당분야 전문가의 양성을 위한 교육과 국제교류 및 각성 및 자치지구의 지원 등 모든 업무를 총괄하고 있다.

1984년에는 중국법의학회(the forensic medicine association of China, FMAC)도 설립되었으며, 법의병리학, 법의생물학, DNA 분석, 법의독물학, 법의인류학 등 모든 법의학 분야를 망라한 6,000명 이상의 회원으로 구성되어 있으며, 중국법의학회지(the Chinese Journal of Forensic Medicine)를 발행한다.

2. 서양의 법의학

서양에서 법의학적 논문의 시초는 Hippocrates이다. Hippocrates는 미숙아의 생존능력에 대하여 논하였고, Aristoteles는 임신기간에 대하여, Galen은 사병(詐病)의 판정법에 대하여 논하였다.

실제적인 법의활동이 행하여진 것은 중세가 되어서였다. 실무는 주로 외과의사가 종사하였다. 최초의 법의해부는 1302년에 이탈리아에서 Guglielmo da Narignana가 행하였다. 이 무렵에 중국에서는 무원록이 간행되었는데, 중국에서는 어디까지나 주관적 기술에 머물러 있었던 데 비하여, 서양에서는 부검에 의한 실증이 시작되고 있었던 점으로 미루어 보아 법의학의 출발점에 있어 동서양의근본적인 차이를 짐작할 수 있다.

1533년 독일의 카알 5세의 형법전에는 의학적인 문제, 예를 들어 살인, 영아살, 유산 등에 관한 재판에는 반드시 의사를 입회시키도록 하는 규정이 만들어졌다. 이것이 법의감정이 소송절차에 정식으로 도입된 최초의 일이었다. 이 무렵에 유럽 각지에서는 법의활동이 활발하게 이루어져서, 1562년에 Ambroise Paré는 프랑스에서 최초로 법의부검을 행하였다.

서양에서 법의학에 관한 최초의 학술적인 서적은 16세기 말경에 가서야 나타나기 시작하였다. 첫 번째 것은 이탈리아의 나폴리와 팔레르모에서 의사생활을 하였던 Giovanni Filippo Ingrassias가 『Constitutiones et capitula necro uirisdictiones regii promedicatus officii』라는 서적을 1564년에 발간한 것이었다. 이후 시실리의 의사였던 Fortunatas Fidelis가 『De relationibus medicorum』이라는 제목의 서적을 1598년에 팔레르모에서 발행하였는데, 여기에는 처녀의 징표, 임신기간, 태아의 발육, 중독 등의 감정에 대하여 기술하였으며, 4권으로 이루어졌다. 또한 이 무렵에 이루어진 위대한 작품은 1621년부터 1634년 사이에 걸쳐서 몇 차례에 나누어서 출판된 『Questiones medico-legales(법의학적 문제)』라고 하는 법의학 서적으로서, 여러 권의 방대한 서적이었다. 이것은 이탈리아의 의사 Paulo Zacchias가 만들었으며, 그의 업적은 수세기 동안 이 분야의 표본이 되었고, 그에게 '법의학의 아버지'라는 칭호까지 붙게 해주었다. 이 두 저술은 그 내용에 있어서 백과사전적인 것이었으며, 법의학의 정립에 큰 영향력을 발휘하였다. 이와 같이 서양에서의 초기 법의학의 발달은 주로 이탈리아에서 이루어졌다.

법의학은 진단기술면에서도 발달을 가져와서 현재까지 실무에 이용되고 있는 폐부유(肺浮游)시험은 1663년에 Bartholin에 의하여 최초로 발견되었으며, 1667년에 생리학자였던 Van Swammerdam에 의하여 알려지게 되었고, 마침내 1681년에 Johann Schreyer가 법의학의 생사산(生死産)감별에 응용하였다.

법의학적 전문화(專門化) 과정은 이탈리아를 시초로 하여 18세기와 19세기 초에 대륙으로 퍼지게 되었다. 특히 독일은 훌륭한 형법전(刑法典)이 조기에 발달하여 법의학 분야에서도 민감한 반응을 보였다. 이 시기에는 법의학의 발달이 급속하게 이루어지면서 많은 법의학자가 출현하게 되었다. 이 시대의 유명한 법의학자들로서는 영국의 Duncan, Smith, Paris, Ryan, Taylor 등이 있고, 프랑스에는 Tardieu, Orfila, Brouardel, Thoinot, Lacassagne 등이 독일과 오스트리아에 Hofmann, Casper, Liman, Maschka, Kratter 등이 있다. 유럽에서는 19세기 후반이 되어서 현재의 법의학의 체계가 확립되었다. 독일에서 법의학의 첫 강의는 1650년경 라이프치히대학의 Johan Michaelis에 의하여 이루어졌다. Michaelis를 이어받은 사람은 Johan Von으로서 1704년에 발행한 그의 교과서에서는 법의학을 가리켜 '공공의학(公共醫學; official medicine)' 또는 '국가의학(國家醫學; state medicine)'으로 불렀다.

법의학 분야에서 최초의 독립적인 강좌는 1804년에 비엔나대학에서 확립되었다. Ferdinand Bernhard Vietz가 주도한 이 강좌의 타이틀은 "State Pharmacology(國家藥理學)"으로서 법의학, 독물학 및 공중보건관리를 결합한 내용이었다. 비엔나에서의 발전은 오스트리아-헝가리 제국에 걸쳐서 더욱더 학문적인 진보를 자극하여, 1805년에는 폴란드의 크라코우(Cracow)에서, 1807년에는 체코의 프라하에서도 강좌가 개설되었다. 1804년에는 러시아에서도 법의학강좌가 생겼는데, 이 강좌는 해부학과 생리학을 포함하는 것이었다.

스칸디나비아에서의 첫 강좌는 1819년 코펜하겐대학에서 시작되었다. 스웨덴에서의 첫 번째 법의학강좌는 1841년에 스톡홀름의 카롤린스카연구소에서 시작되었다. 이베리아 반도에서 첫 번째 독립적인 교수직은 1836년 포르투갈의 코임브라대학에서 마련되었다.

법의학과 공중보건학적 주제들만 다루었던 최초의 유럽 의학전문잡지는 1782년 독일의 슈텐달에서 발행되었다. 또한 연속적으로 발행된 최초의 법의학잡지는 세계적으로 가장 유명한 『Annales d'hygiene publique et de-medecine legal』이라는 제목으로 1829년 파리대학에서 만든 것이었다.

3. 미국의 법의학

미국은 영국과 마찬가지로 검시(檢視)를 전담하는 직책이 있는 제도를 채택하였다. 즉, 검시를 전담할 직책으로 검시관(coroner)과 검시관을 보완한 법의관(法醫官, medical examiner, ME)을 두고 있다. 검시관은 영국의 제도를 답습하였다.

영국의 검시관제도(coroner system)에 관한 기록은 서기 925년의 Chart of Privileges에 나타나지만, 1194년에야 비로소 기사로 하여금 검시관사무소(coroner's office)를 개설하도록 하였다. 검시관의 업무에는 주검에 대한 검시권한도 있고, 상처를 조사하고 기소장을 만들며 혐의자를 체포하는 등의 공소권한도 포함한다. 검시관은 지역법원으로부터 권한을 위임받아 증인을 소환하거나 용의자를 체포할 수도 있으며, 땅이나 물건을 평가하고 보호하여 나중에 피고의 유죄가 인정되면 몰수할 수도 있었다. 그러나 이런 업무를 엄격하게 수행하지는 않았던 것으로 보인다. 검시관은 주로 타살이나 자살에 관련된 중죄인 또는 형사적으로 사법처리를 받을 중죄인에만 관여하게 되었다.

미국은 영국의 제도를 도입하였으나, 각종 직책을 임명할 왕이 없었으므로 대부분의 직책을 선거로 선출하였다. 검시관도 그러하였는데, 검시관의 자격을 특별하게 규정하지 않았아 검시에 전문적인 지식과 경험이 없는 사람도 선출될 수 있었다. 이로 인해 몇몇 지역에서 김시에 대한 전문가가 필요하다는 의견이 생겼고, 이후 의사에게 검시 업무를 담당하도록 하며, 선거보다는 지방자치단체의 장이 임명하는 직책으로 만들자는 주장이 커졌다. 이를 수용하여 생긴 직책이 현재의 법의관(ME)이다.

법의관제도는 1877년에 매사추세츠주에서 처음 도입하였으나, 당시에는 부검명령권이 없었다. 현재의 법의관제도를 처음 도입한 곳은 뉴욕시이다. 뉴욕시는 1915년에 기존의 검시관사무소를 폐지하고, 폭력에 의한 사망, 사고 사망, 자살 등은 물론이고 모든 종류의 급사, 진료 중 사망 등에 대하여 수사할 수 있는 권한을 명시한 법률을 채택하였다. 미국의 법의관제도가 전 세계적으로 가장 우수한 검시제도로 인정받게 된 배경에는 뉴욕시 제3대 법의관인 Milton Helpern의 활약 때문이었다. Dr. Helpern은 뉴욕시 법의관사무소를 과학적인 법의학 연구소로 발전시켰다. 우리나라 사람중 Helpern이 있던 시기에 뉴욕시에서 훈련을 받은 사람으로는 노용면 박사와 문국진 교수가 있다.

검시관이든 법의관이든 이 제도가 갖는 특징은 검시권을 가진 직책이라는 점이다. 다만 검시관은 선출되거나 임명되며, 반드시 의사일 필요는 없으며, 부검은 병리의사에게 위탁한다. 한편 법의관은 반드시 의사이며 주지사 또는 시장이 임명한다. 가장 중요한 내용은 법의관에게 신고하고 법의관이 관장하는 죽음을 법으로 규정한 것이다. 예를 들어, 모든 외인사(violent deaths; 자살, 타살, 사고사), 변사(suspicious deaths), 급사(sudden and unexpected deaths), 의사가 참여하지 않은 죽음(deaths without a physician in attendance), 수용자의 죽음(death in jails and penal institutions) 등이 법의관 또는 검시관의 몫(Medical Examiner's or Coroner's Case)이다.

법의관이 관장하여야 할 죽음이 발생하면 경찰이나 보안관, 의사 등 누구라도 법의관에게 신고하여야 하고, 법의관이나 법의조사관이 아니면 함부로 주검에 손을 대거나 옮길 수 없다. 부검을 시행할지 아니면 검안만으로 사망진단서를 교부할지는 법의관이 결정한다. 이는 미국이 우리와는 달리 수사권을 분산하였고, 검시권을 법의관이나 검시관에게 부여하였기 때문이다.

행정단위에 따라 주 전체를 관할하는 법의관사무소를 설치한 곳도 있고(예 메릴랜드주 법의관사무소), 시를 관할하는 곳(예 뉴욕시), 큰 도시와 주변 군(county)을 아우르는 관할을 가진 곳(예 디트로이트시와 주변 웨인군을 아우르는 형태)도 있다. 큰 도시에는 대개 법의관을 두고, 인구가 적은 지역에는 검시만을 둔다. 큰 도시에도 명칭으로는 검시관이 있을 수 있는데, 실제로는 법의관(ME)의 형태이다.

법의관사무소는 대개 뉴욕시의 형태를 따라 검시를 담당하는 의사들과 독극물검사 인력, 유전자검사 인력, 현장을 조사하는 법의조사관 등으로 구성하며, 모든 시설과 설비와 인건비 등은 지방자치단체가 지원한다. 한편 법의관사무소는 대개 주 또는 시나 군의 보건부와 밀접하게 관련이 있다.

4. 일본의 법의학

일본은 12세기에 바쿠후(幕府) 정치의 아시카가시대(足利時代)에 우리나라를 경유하여 『무원록』이 전해져서 이용되었고, 에도바쿠후(江戸幕府) 시대에 이르러서는 우리나라의 『신주무원록(新註無冤錄)』을 역술한 『무원록술(無冤錄述)』에 의존하여 검험(檢驗)이 이루어졌다.

서양의 법의학이 일본에 도입되기 시작한 것은 메이지(明治) 시대부터이다. 1862년(文久2년)에는 나가사키의 의학전습소(醫學傳習所)에서 네덜란드의 군의(軍醫)인 Pompe van Meerdervort가 법의학적 사항에 대하여 가르쳤다. 1875년(明治8년)에 경시청병원에 세워진 재판의학교에서 도쿄의학교(현재의 도쿄대학 의학부) 해부학교사인 Wilhelm Doenitz가 재판의학을 강의하였다.

1877년에는 사법성 재판관계소원과 경시청의원(醫員)을 대상으로 하여 생리학교사인 Tiegel이 재판의학을 강의하였다. 또한 1878년에 나고야의학교(현재의 나고야대학 의학부)에서 Lorentz가 재판의학을 강의하였다. 같은 해에 이러한 외국인 교사들의 강의를 일본어로 번역한 법의학서가 『단송의학(斷訟醫學)』이라는 이름으로 간행되었고, 1881년에는 『국정의론(國政醫論)』이라는 이름의 번역서가 간행되었다.

이어서 1883년에 가타야마 구니요시(片山國嘉) 등의 공저 『재판의학제강전편(裁判醫學提綱前編)』과, 1884년에는 단바케이조(丹波敬三) 저 『재판화학(裁判化學)』이 일본인 최초의 저서로 간행되었다.

1883년에는 가타야마(片山國嘉)가 도쿄제국대학 의과대학의 별과생(別科生)으로서 재판의학 강의를 하였다.

이것은 일본인에 의한 최초의 법의학 강의였다. 1884년에는 형법이 시행되었는데, 법의학을 이용하는 사법관은 거의 없었기 때문에 법의학의 선전이 절실하게 필요한 시기였다. 가타야마는 1884년에 유럽에 가서 오스트리아 윈의 Hofmann 문하에서 법의학을 공부하고 1888년에 귀국하여 1889년에 일본 최초로 도쿄대학 의학부에 재판의학교실을 창설하고 강의를 시작하였다. 1891년에 강좌명을 '재판의학'에서 '법의학'으로 변경하여 오늘에 이르기까지 법의학의 명칭을 사용하고 있다. 그 이후 교토(京都)대학, 규슈(九州)대학, 도호쿠(東北)대학, 오사카(大阪)대학, 홋카이도(北海道)대학 등에 순차적으로 법의학교실이 설치되었으며, 2차세계대전 이후에는 전국 각지에 많은 의과대학이 신설되면서 법의학이 필수강좌로 지정되어 법의학강좌의 수는 비약적으로 증가하였고, 1914년에는 일본법의학회가 발족되었다.

전쟁 후에 일본경찰에서는 과학적 수사를 도입하게 되었던 것이 하나의 큰 진보였다. 그 중심역할을 하게 된것이 감식부문이었다. 중앙에 과학경찰연구소, 경시청도부현경찰본부에 과학검사소, 과학수사연구소 및 기타 유사한 명칭의 연구소나 연구실 등의 관련 기관들을 설립하였고, 일선 경찰서에는 감식계를 두었다.

또한 1946년부터 시행된 감찰의제도(medical examiner system)는 전쟁 후 일본의 법의학에 큰 영향을 주었다. 1949년에는 도쿄(東京), 오사카(大阪), 교토(京都), 효고(兵庫), 나고야(名古屋), 후쿠오카(福岡), 요코하마(横浜)의 7개 지역에 감찰의 기관이 설치되었으나, 현재는 도쿄, 오사카, 고베 3개 지역에만 남아 있다. 감찰의제도가 시행되고 있는 지역에서는 해당 기관에서 행정검시(검안 및 부검 포함)만을 취급하며, 사법검시의 경우에는 그 지역의 의과대학 법의학교실에서 담당하는 식으로 엄격히 구분되어 있고, 감찰의제도가 시행되지 않고 있는 전국의 많은 지역에서는 그 지역에 설치되어 있는 의과대학 법의학교실에서 행정 및 사법검시를 함께 처리하고 있는 실정이다. 경찰의 감식부문과 함께 감찰의제도의 수립은 전쟁 후의 일본 법의학의 변천을 대표하는 일이라고 할 수 있다.

5. 우리나라의 법의학

우리나라 중세의 법의학은 훌륭한 업적을 이루었다. 전술한 원나라의 무원록이 고려시대에 우리나라에 도입되어서 검시 실무에 이용되었다. 조선시대에 와서는 세종 20년(1438년)에 최치운(崔致雲), 이세형(李世衡), 변효문(卞孝文), 김황(金滉) 등의 학자들이 『신주무원록(新註無冤錄)』이라는 책을 발간하였다. 영조 24년(1792년)에는 구택규(具宅奎)에 의해 『증수무원록(增修無冤錄)』이 발간되었다. 중국의 것을 모방한 『신주무원록』과는 달리 『증수무원록』은 그 지식을 완전히 소화 흡수하여 우리의 독자적인 법의학으로 개척한 것으로서 현대적 시각으로 보더라도 완전한 체제를 갖춘 법의학 전문서(專門書)라고 할 수 있다. 후일 구택규의 자제인 구윤명(具允明)에 의해 다시 보충되고 다듬어져 『증수무원록대전(增修無冤錄大全)』, 『무원언해(無冤諺解)』 등으로 발전하게 되었다. 또한 정조대(正祖代)에는 『심리록(審理錄)』, 순조대(純祖代)에는 『검요(檢要)』, 『흠흠신서(欽欽新書)』가 있었고, 1801년에서 1804년 사이에는 『시장(屍帳)』이 있었다. 이러한 책들은 일본의 법의학에 영향을 주었다.

조선시대의 검시에 관한 특징은, 검시를 시행할 시 반드시 현장에 나가서 임검하도록 하는 등 무원록에 따른 살상검증(殺傷檢證)을 강조하였다. 검시의 방식도 한 번에 그치는 것이 아니라 초검과 복검을 하게 하여 그 내용을 비교한 다음에 의견이 일치하지 않을 경우에는 중앙의 형조에서 삼검관을 파견하여 삼검(三檢)을 하여 최종 판결을 내렸다고 한다. 검시의 방식에 있어서는 임진왜란 당시 시체를 해부하였다는 기록은 있으나, 그것이 병리해부인지 법의해부인지 명확하지 않으며, 그 수준에 있어서도 체계적인 것이라고 보기는 어려울 것이다. 당시 시대상에 비추어 보았을 때 외부의 소견에 의존하여 검시를 할 수밖에 없는 시대였다.

우리나라에 근대법의학이 처음으로 교과과목으로 등장하게 된 것은 1917년 전문학교로 인가를 받은 세브란스 연합의학전문학교 4학년 과정이었으며, 그 당시의 법의학 강의를 담당한 교수는 분명치 않다. 대학제도의 의학교육은 1926년부터 경성제국대학 의학부가 최초이며, 역시 4학년에 법의학 강의가 배정되었고, 일본인 교수 사토(佐藤武雄)가 법의학을 강의하였다. 경성제국대학에서는 1929년 4월 18일에 법의학교실을 설치하였고, 정식으로 법의학강좌가 개설된 것은 같은 해 4월 29일이었다. 경성제국대학의 법의학교실은 활발한 활동을 수행하였으나 주로 일본인들에 의한 것이었다. 1929년 9월 25일과 26일 양일간에 걸쳐서 제24차 일본법의학회총회가 서울에서 개최되기도 하였다.

우리나라 사람으로서 처음으로 법의학을 강의한 사람은 세브란스 의학전문학교의 최동(崔棟) 교수였다. 최동 교수는 1925년 무렵 병리학교실의 스태프(staff)로서 임상검사 실장직을 겸임하였는데, 기생충학 강의도 담당하였다. 이 무렵에 같은 대학 부속병원에서 의료분쟁이 발생하였는데, 일본인 법의학자로 인하여 담당의사들이 억울한 입장에 처하게 된 일이 있었다. 이것을 계기로 세브란스 의학전문학교에서는 한국인 법의학자 양성의 시급함을 느끼고 최동 교수를 일본 도호쿠(東北)대학으로 파견하여 법의학을 연수하게 하였다. 1935년에 세브란스 의학전문학교에서도 법의학교실이 창설되었다는 기록이 있다. 최동 교수는 일본에서 법의학으로 학위를 취득한 후 1936년에 귀국하여 법의학 교편을 잡고 연구와 교육을 담당하게 되었다. 최동 교수는 주로 임상병리와 법의병리 및 기생충학을 담당하였는데, 소속은 병리학교실이었다. 선생은 초창기 한국의학계에서 그 외에도 많은 분야에 관심을 가지고 관여하였다. 광복 이후 시대상황이 변하면서 경성제국대학과 세브란스 의학전문학교의 법의학교실은 사실상 그 존재가 없어지게 되었는데, 그러한 결과가 초래된 이유는 그 시대의 상황과 관계되는 것이었다. 즉, 광복 후의 의학교육제도는 일본식의 제도로부터 미국식의 제도로 전환하게 되었는데, 법체제에 있어서는 일제통치 때와 마찬가지의 대륙법체제를 그대로 유지하고 있었다.

미국 검시제도의 특징은 법의관 또는 검시관의 직책을 가진 자가 검시를 전담하는 제도가 시행되고 있기 때문에 일반 의사는 자신이 진료하던 환자가 사망하였을 경우에 한하여 검시를 할 수 있을 뿐이지 그 외의 죽음에 대해서는 검시할 수 있는 권한이 전혀 없으며, 그러한 경우에는 전문가(법의관 또는 검시관)에 의하여 사망이 처리되는 제도이다. 이러한 전반적인 내용을 이해하지 못한 채 미국의 교육제도를 시찰하기 위하여 미국에 갔던 우리나라의 초기 의학교육 시찰단이 관심을 가지고 본 것은 대학교육제도뿐이었다. 이처럼 전반적인 상황에 대한 근본적인 이해없이 대학의 체제만을 보았기 때문에 귀국한 후에 우리나라에는 교실재건의 대상에서 법의학교실은 제외되기에 이르렀던 것이다. 이로 인해 법의학교실이 존재하는 대학 수에 있어서도 전국의 의과대학 중 극소수의 대학에서만 설치되어 있는 정도이며, 의과대학의 교육 과정에서도 법의학에 관한 교육이 등한시되고, 검시에 필요한 최소한도의 내용만을 강의하고 있는 실정이었다.

이러한 상황하에서도 법의학의 맥이 이어지게 된 것은 다행이었다. 광복 후 한국인으로서 법의학교실을 설립한 최초의 인물은 김만달(金萬達) 교수였다. 김만달 교수는 광복 전에 법의학을 수업하기 위하여 일본의 규슈(九州) 제국대학에 가서 공부하였고, 광복 후 귀국하여 1946년 모교인 경북의대(당시 대구의대)에 법의학교실을 창설하였다. 그러나 한국전쟁이 발발한 뒤 전쟁 후에는 국가의 재정난으로 교수 T.O.제가 실시됨에 따라 의대에서는 크게 중요하지 않다고 인식된 법의학에는 교수를 배정할 여유가 없어졌다. 결국 대학의 법의학은 피어볼 겨를도 없이 사라지고 말았다.

한편 1946년 4월에는 미군정하에서 국립법의학실험소가 설치되어서 우리나라 법의학의 실무기관으로서의 효시가 되었다. 대한민국 수립 후에는 이 실험소가 치안국 내의 감식과로 개편되었고, 1955년에는 국립과학수사연구소로 독립되어 이 연구소 내에 법의학과가 개설되어 지금까지 이어오고 있다. 2010년에는 국립과학수서연구소가 국립과학수사연구원으로 승격되었으며, 2013년에는 본원이 서울에서 원주로 이전 개원하였다. 이와 함께 조직을 개편하여 서울 · 부산 · 대구 · 광주 · 대전과학수사연구소로 재정비하여 전국의 과학수사지원업무를 수행하고 있다.

대학에서는 경북대학에 법의학교실이 창설된 후 1976년 9월 1일에 고려대학교 의과대학에 법의학교실이 창설되었다. 이로써 한국전쟁 후 20여년간 국가기관이 감정실무를 이어나가고 있으면서도 학문적인 수준에서의 연구기관인 대학의 법의학교실이나 법의학회의 존재가 전혀 없는 공백기간을 끝내고 새로운 발전의 첫걸음을 다시 내디디게 된 것이었다. 같은 대학의 병리학교실 교수로 근무하고 있던 문국진(文國鎭) 교수(그림 1-1)는 1971년에 이미 대학 내에 법의학 연구소를 설립하여 전국 법의학세미나를 개최하고 있었으며, 마침내 법의학교실을 창설함과 동시에 법의학회의 창립을 준비하였다. 1976년 11월 6일에 국립과학수사연구소에서 대한법의학회의 발기인회를 개최하였고, 1976년 11월 27일 고려의대 부속병원 회의실에서 대한법의학회 창립총회를 개최하였다. 같은 해 12월 2일에 개최된 제1차 대한법의학회 임원회에서는 초대회장에 이제구 교수가 선출되었으며, 부회장에 김동식, 김만달 교수, 총무이사에 문국진 교수가 선임되었다. 문국진 교수는 서울의대를 졸업한 후에 국립과학수사연구소 법의학과에서 근무하는 동안 모교에서 박사학위를 받고 일본의 도쿄대학 법의학교실 주임교수였던 후루하타 다네모토(古畑種基) 교수의 영향을 받았다. 1970년에는 고려의대(당시 우석의대)로 옮겨서 병리학교실 부교수로 취임하였다가 1973년부터 1974년까지 미국 뉴욕 감찰의무원 및 뉴욕대학 법의학교실의 초청교수로 근무하고 돌아왔다. 학회가 창립된 후에 오

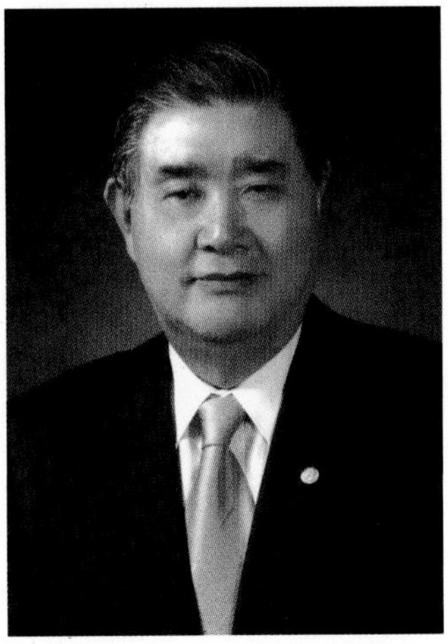

그림 1-1 문국진 교수

랜 기간 동안 대한법의학회의 총무이사, 학회장으로서 실질적으로 학회를 주도하여 왔다. 대한법의학회는 1977년 10월 8일에 제1차 대한법의학회 학술대회를 고대 혜화병원에서 개최하였으며, 같은 달에 『대한법의학회지』가 창간 발행되었다. 이후 매년 가을 학술대회가 개최되어 지금에까지 이르렀으며, 고려대학 법의학 연구소가 주관하는 전국 법의학세미나와 더불어 법의학을 널리 알리는 데 크게 기여하였다.

고려대학에 법의학교실이 창설된 후 1984년 4월에는 서울대학교 의과대학에 법의학교실이 만들어졌고, 1987년 6월에는 경북대학에 법의학교실이 부활되어 1988년 3월에는 법의학 전임교수가 임명되었다. 그 뒤를 이어서 전북의대, 전남의대, 연세의대, 가톨릭의대, 충남의대, 제주의대, 부산의대, 건국의대, 조선의대에 각각 법의학 교실이 설치되었다. 그리고 법의학을 전공하는 사람의 수가 증가함에 따라서 춘계학술대회도 열리게 되었다. 1996년 4월 26일 전남의대에서 제1차 대한법의학회 춘계학술대회가 개최되었고, 그 후에도 기존 추계학술대회와 춘계학술대회가 해마다 열리고 있으며, 연제 수에 있어서나 내용에 있어서 발전을 이루어나가고 있다.

법의학은 실용적인 학문으로서 시대의 요구에 부응하지 않으면 존재가치를 상실한다. 지금까지 국가기관과 일부 대학의 법의학교실에 의하여 처리해 왔던 업무는 대부분 법의학의 사법적(司法的) 응용에 한정되고 있다. 그런데 사회가 복잡해지고 다양해짐에 따라, 법의학은

01

행정에서나 입법에서도 그 역할을 다해야만 한다.

최근 각종 보험이 늘어남에 따라 그와 관련된 범죄가 증가함은 물론이고, 의료사고의 증가 및 배상의학에서의 기여에 있어서도 법의학의 필요성은 크게 증대되고 있는 것이다. 현재 전국의 41개 의과대학 및 의학전문대학원 중에서 법의학교실이 설치된 곳은 3분의 1에도 미치지 못하는 실정이다. 대학에서는 법의학의 다양한 역할에 대한 이해를 바탕으로 한 거시적 안목에서 법의학교실의 신설이 이루어질 수 있도록 다 함께 노력해야 할 것이다.

참고문헌

1. 대한병리학회. 병리학 제5판. 서울. 고문사:2003:xi~xxiv.
2. 文國鎭. 古今無冤錄. 서울 : 高麗醫學. 1996:無冤錄의 유래.
3. 文國鎭. 社會法醫學 초판. 서울 : 청림출판. 1991:2~6.
4. 文國鎭. 最新法醫學 改訂原色版. 서울 : 一潮閣. 1995:1~5.
5. 이규식, 양정필, 여인석. 최동의 생애와 학문. 醫史學 2004:13:284~296.
6. 金萬達. 韓國法醫學史考. 대한법의학회지 1977:1:3~7.
7. 朴宜雨. 日本의 檢視制度. 대한법의학회지 1992:16:68~71.
8. 朴宜雨, 文國鎭. 各國 法醫制度의 歷史的 考察. 대한법의학회지. 1983:7:3~10.
9. 박의우, 여인석. 法醫學者 崔棟. 대한법의학회지 1994:18:3~6.
10. 禹相悳. 法醫學 發展의 必要性. 대한법의학회지 1978:2:69~71.
11. Rathbun & Buikstra. Human Identification. Springfield : Charles C Thomas. 1984:5.
12. 錫谷 徹. 法医診斷學 第1版. 東京 : 南江堂. 1980:1~12.
13. 若杉 長英. 法醫學 第3版. 京都 : 金芳堂. 1994:3~6.
14. 山本 勝一. 齒科法醫學 第4版. 東京 : 医齒藥出版. 1982:6
15. 四方 一郎, 永野 耐造. 現代の法醫學 改訂第2版. 東京 : 金原出 版. 1993:3~4.
16. 矢田 昭一 等. 基礎法醫學. 東京 : 南江堂. 1980:1~4.
17. 高取 健彦. Essentials of Forensic Medicine 第1版. 東京 : 医齒藥出版. 1994:1~5.
18. 小林 宏志. 京城帝國大學創立五十周年記念誌「紺碧遙かに」醫學部關係 (各教室概要) 法醫學教室について.
19. 劉 耀. 中國における法醫鑑定system. 日本賠償科學會第45回研 究會抄錄. 2004:1~6.

이숭덕 • 서울대학교 의과대학 법의학교실
채종민 • 경북대학교 의과대학 법의학교실 명예교수

02

검시와 죽음의 의학적 진단
Death Investigation and Medico-legal Examination of Death

우리 모두는 반드시 죽는다. 그러나 그 죽음의 모습은 매우 다르다. 만약 살인이라면 '누가, 왜, 무엇 때문에 살인을 했는가'를 밝혀야 한다. 사람이 사망하면 정도의 차이는 있지만 모든 경우에 있어서 죽음에 관한 조사가 필요하다. 단순히 장례 절차와 행정상 사망등록의 절차를 위한 것부터 그 죽음에 가해자가 있는 경우 죽음에 대하여 좀 더 세밀히 조사함으로써 가해자에 대한 수사와 기소를 위한 형사상 절차에 필요하기도 하다. 또한 사망에 관한 정확한 조사는 보험, 연금, 유언, 상속 등의 많은 민사상 절차에도 필요하다. 또한 사망원인에 따른 사망통계와 원인분석을 하여 국민의 보건, 의료 정책수립과 재발방지를 위한 여러 행정정책수립에도 기여함으로써 미래지향적인 사회를 만든다. 질병으로 인한 사망의 경우에는 일반 의사에 의하여 사망진단서를 발부받고 사망신고를 함으로써 종결된다. 명백한 병사가 아닌 변사의 경우에는 국민의 인권을 보호하고, 범죄와 사고를 예방하여 국민의 행복한 삶을 보장하기 위해 죽음을 조사하여야 한다. 즉, 죽음을 조사하여야 하는 이유는 첫째, 죽음이 다른 사람에 의하여 발생한 경우에 사망자의 사인을 밝히고, 가해자를 색출하여 처벌하기 위함이다. 둘째, 각종 사고의 피해자 조사를 통하여 사고의 원인을 분석함으로써 사고를 예방하고 또 다른 피해자가 발생하지 않도록 한다. 셋째, 갑자기 설명할 수 없는 질병으로 사망한 경우에도 사인을 분석하여 사망원인 질환이 유전적인 소인이 있는 경우 그 가족의 질병을 예방하기 위한 목적이다.

검시제도는 자연사로 인정되지 않은 경우 죽음의 원인을 신속하고 정확히 규명함으로써 사회정의 및 국민복지 실현이라는 현대국가의 책무를 수행하기 위한 국가제도이다. 오늘날 세계 대부분의 국가가 운영하고 있으며, 구체적인 제도의 내용은 각국의 고유한 법체계, 정치체제, 경제질서, 문화적 전통 및 관습과 국민정서의 차이에 따라 다양하다.

I. 검시제도

검시(檢視, postmortem investigation, death investigation)란 죽음에 대한 조사를 의미하는 것으로, 죽음에 대한 법률적 판단을 위하여 시체 및 그 주변의 현장을 포함하여 종합적으로 조사하는 것을 말한다. 여기에는 관계자 신문, 증거물 확보 등 수사권이 필요한 주변 환경 조사와 시체의 의학적 검사를 모두 포함하는 개념이다. 시체의 의학적 검사(검시, 檢屍, postmortem examination)는 죽음에 대한 의학적 판단을 위하여 시체를 의학적으로 검사하는 것을 말하고, 당연히 의사가 시행한다. 죽음에 대한 조사, 즉 검시(檢視)에 포함되며, 그 한 과정이다. 시체의 의학적 검사에는 검안과 부검이 있으며, 검안(檢案, postmortem inspection, external examination)은 시체의 손괴 없이 시체의 외부만을 검사하는 것이다. 부검(剖檢, autopsy)은 시체를 해부하여 내부장기 및 조직의 절개, 채취를 하여 시체를 검사하는 것으로, 목적에 따라 병으로 사망한 경우 사망의 원인을 규명하기 위하여 실시하는 병리부검과 법과 관련된 죽음을 조사하기 위하여 실시하는 법의부검이 있다. 명백한 병사가 아닌 모든 죽음을 조사하여야 하는 검시의 업무는 목격자 신문이나 주변조사를 통한 법률적 조사와 검안과 부검을 통한 의학적 검사의 두 가지 별개의 업무분야를 포함한다.

1. 검시제도의 기능

근대 시민국가는 국가의 질서유지를 통하여 국민의 자유와 권리를 보장하는 것을 기본이념으로 하였고 검시제도는 그러한 국가적 노력 중의 하나였다. 따라서 근대적 의미의 검시제도는 국민의 억울한 죽음을 발견하여 침해된 인권을 회복시킴으로써 사회질서를 유지하고 국민의 권리를 보호하는 기능을 하였으며, 검시는 주로 범죄와 관련한 죽음에 대하여 행해졌던 것이다. 근대 시민국가가 현대복지국가로 이행하면서 국가이념도 복지국가이념으로 변화하였다. 국가는 모든 국민에게 생활의 기본

수요를 충족시켜 줌으로써 건강하고 문화적인 생활을 영위할 수 있도록 할 책무를 지고, 국민은 이를 국가에 대한 권리로 인정받게 되었다. 따라서 현대국가에서의 검시제도는 범죄와 관련된 국민의 억울한 죽음을 찾아내어 침해된 인권을 회복시켜 주는 근대적 기능뿐만 아니라 대량재난사고, 보험사고, 교통사고, 산업재해로 인한 사망 등 모든 죽음에 대하여 정확한 사인규명을 함으로써 국민의 정당한 권리를 찾아 주고, 추가적인 피해를 예방하여, 나아가 죽음과 관련된 정확한 자료를 통해 효과적인 국민건강, 보건 및 의학발전을 위한 정책을 수립하는 등 공공의 이익을 위한 현대적 기능까지 담당하는 임무를 지니고 있다.

2. 검시제도의 분류

1) 검시관제도(coronial systems)

잉글랜드와 웨일즈에서 시작된 검시관제도는 전 세계에서 가장 폭넓게 시행하는 제도로, 경찰이나 사법기관과는 별도로 죽음에 대한 조사를 시행하는 독립적인 기구가 설치되어 있다. 잉글랜드와 웨일즈의 검시관은 주로 법률가 또는 의사로, 지방의회에서 선출된다. 검시관은 지방자치단체의 관할지역에서 발생한 폭력을 포함한 모든 외인사와 사인이 불상인 경우에 사망자의 죽음에 관련된 모든 주변사항을 조사하는 일을 담당한다. 검시관은 조사결과 살인이나 과실치사 등 범죄와 관련이 있는 죽음이라고 판단되면 경찰에 통보함으로써 수사가 이루어지도록 하고, 범죄와 무관한 죽음인 경우에는 목격자 등 관련인에 대한 신문을 비롯하여 사망원인의 판정에 이르기까지 죽음에 대한 모든 업무를 담당한다. 죽음에 대한 조사는 무슨 일이 일어났는지를 가족이 알 수 있게 해 주고, 죽음에 대한 조사 과정에서 얻은 정보는 장래에 비슷한 사고를 예방하는 데에 도움을 준다. 검시관은 때때로 범죄나 사고 재발을 방지하기 위하여 의회나 행정부의 고위 당국에 건의를 함으로써 공개적으로 주의를 환기시킬 수 있다.

시체의 의학적 검사인 검안과 부검업무는 법의병리전문의 자격을 가진 의과대학의 병리학 또는 법의학교수가 맡는다. 검시관제도는 영국, 호주, 캐나다, 싱가포르 등에서 시행되고 있다. 미국에서는 지역에 따라 법의관제도 또는 검시관제도가 시행되고 있다.

잉글랜드 및 웨일즈의 사망확인 절차 및 검시관에게 보고되어야 하는 죽음

잉글랜드 및 웨일즈의 출생과 사망등록에 관한 법에 의하면, 병사인 경우 사인이 기록된 의사의 사망진단서를 첨부하여 사망등록을 할 수가 있다. 사망 등록소의 담당자는 다음 사항의 죽음의 경우 반드시 검시관에게 보고하도록 검시관법으로 규정하고 있다.

① 사망 당시에 의사가 진료하지 않았던 경우
② 사망진단서에 기재된 사망원인이 불분명한 경우와 사망진단서를 발부한 의사가 사망자의 사후에 또는 사망 전 14일 이내에 진료한 사실이 없다고 의심이 되는 경우
③ 사인이 불명인 경우
④ 외인사로 믿어지는 이유가 있는 경우, 폭력이나 유기, 유산 등의 의심이 있는 경우
⑤ 수술 중에 또는 마취에서 회복 전에 사망했다고 의심되는 경우
⑥ 업무상 재해이거나 업무로 인한 중독의 의심이 있는 경우

그 외 관할 지역에서 사망 경위를 미루어보아 사망자가 병사가 아니라고 판단하는 경우(경찰이나 병원 의사에 의하여 보고)나 부검을 통하여 병사가 아니라고 밝혀진 경우는 검시관은 검시관법에 따라 죽음을 조사하는 심리를 개최하여야 한다. 검시관에게 보고하여 조사를 해야 하는 경우는 폭력이나 외인사로 인한 죽음, 원인불상으로 급사한 경우, 교도소나 이에 준하는 장소에서 사망한 경우이다.

2) 법의관제도(medical examiner systems)

법의관제도는 영국의 검시관제도가 미국으로 건너가 변형된 것으로, 법률가로서 검시업무를 총괄하는 검시관이 없어지고 법의병리전문의인 법의관이 변사자에 대한

검안과 부검을 독립적으로 담당하는 제도이다. 법의관은 검시관과 달리 목격자에 대한 심문이나 주변조사에 관한 법률적 처분은 할 수 없기 때문에 조사와 수사는 경찰이 담당한다. 각 지방자치단체의 법의관은 일정한 자격을 갖춘 자 중에서 일정한 임기를 가지고 지역 선출위원회에서 선출된다. 법의관은 경찰에 의하여 통보된 변사사건에 대하여 현장조사와 부검 등 의학적 검사를 행한다.

미국에서 시행되고 있는 죽음에 대한 조사 제도는 크게 검시관제도와 법의관제도로 나눌 수 있다. 미국 질병통제예방센터(Center for Disease Control, CDC)의 2006년 통계에 의하면 51개 주 중 22개 주에서 법의관제도를, 11개 주에서 검시관제도를, 나머지 18개 주에서는 두 가지 제도가 혼재되어 있다.

검시관이나 법의관제도에서는 주마다 약간의 차이는 있으나 대체로 다음과 같은 죽음은 법의관이 반등시 조사하여야 할 죽음으로 명시하여 법으로 규정하고 있다.

① 범죄와 관련된 모든 죽음
② 사고와 죽음 사이에 조금이라도 연관이 있는 경우를 포함한 모든 사고사
③ 자살
④ 평소 건강하던 사람이 갑자기 사망하는 경우
⑤ 임종 시 의사가 입회하지 않은 경우
⑥ 교도소 및 구치소 내 사망
⑦ 경찰 연행과 관련된 사망
⑧ 사망상황에 의심이 있는 경우
⑨ 인공유산
⑩ 중독사
⑪ 공공에 치명적 영향을 주는 전염병으로 인한 사망
⑫ 근무 중 사망

법률에 규정된 죽음의 경우 검시관청(coroner's office)이나 법의관청(medical examiner's office)으로 통보된다. 검시관청에서는 법의학에 대한 훈련을 받은 조사관이 현장을 방문하여 시체에 대한 개략적 검사와 사망상황에 대한 조사를 하게 된다. 법의관제도를 시행하는 지역에서는 주로 경찰에 의하여 현장조사가 이루어지지만 필요에 따라 법의관이 직접 사망현장을 방문하여 시체를 조사하기도 한다. 단, 모든 사망사건에 대해 일일이 법의관이 현장에 가는 것은 아니다. 시체는 신속하게 부검실로 옮겨지고, 법의병리전문의가 시체를 검사하고, 부검이 필요한 경우 부검을 시행한다.

표 2-1 검시관제도와 법의관제도의 차이

	법의관(medical examiner)	검시관(coroner)
자격	면허 허가를 받은 의사, 병리의사, 대부분 법의학 수련을 받은 법의병리 전문의.	나이, 주거, 피선거권 등 일정한 법적 기준을 충족하면 누구나 가능(비전문가).
의사 자격 요구	반드시 의사이어야 함.	대부분 요구하지는 않음.
선출	임명에 의함.	선거로 선출, 또는 임명에 의함.
임무	외인사, 돌연사 등 법률에 규정된 죽음에 대한 검사 및 조사(investigation).	법률에 규정된 죽음에 대한 조사, 심문 등의 권한(inquiry)을 가짐. 사망진단서를 발부할 수 있음.
부검 시행	부검 여부를 스스로 판단, 단독으로 부검 시행.	병리의사 혹은 법의병리 전문의를 채용.

미국의 검사는 기소권만 있을 뿐 수사권은 없다. 따라서 죽음에 대한 조사는 경찰과 검시관 혹은 법의관이 함께 담당한다. 이들은 신뢰를 바탕으로 밀접하게 정보를 주고받으며 죽음의 진실을 밝히기 위해 서로 협조한다. 법의관제도에서는 법의관이 사망의 원인뿐만 아니라 사망의 종류를 결정할 수 있는 권한을 가진다. 법의관은 선출위원회에서 엄격한 자격기준에 의하여 선출하며 주지사가 임명을 한다.

한편 미국의 장례절차는 매장을 하는 경우 방부 처리를 한다. 시체가 장의소로 옮겨지면 장의사가 방부 처리를 하면서 시체를 다시 한번 검사하게 되고, 만일 시체에서 사망진단서에 기록된 사인과 일치하지 않는 소견이 있을 경우에는 즉시 검시관청이나 법의관청으로 통보하고 즉각 시체는 옮겨져 법의병리전문의에 의해 재검사가 이루어진다. 화장이나 수장을 하는 경우에는 법의관청에 사망진단서가 팩스로 보내지게 되며, 법의병리전문의의 승인을 받아야만 한다.

3) 사법관제도(judiciary systems)

많은 유럽의 대륙법계 국가들에서 시행하는 제도로, 검시의 책임을 지방검사가 담당하는 제도이다. 형사소송법에 죽음에 대한 조사 절차가 규정되어 있다. 시체의 검

안과 부검, 즉 검시(檢屍)업무는 의과대학에 의뢰하여 행함으로써 수사와 재판, 그리고 정치적인 영향으로부터 독립하여 행해지도록 체계화되어 있다. 검시주체가 수사기관인 관계로 주로 범죄와 관련 있거나 범죄와 관련 있는 것으로 의심되는 죽음에 대하여 검시가 제한적으로 시행됨으로써 범죄와 관계가 없는 사고로 인한 사망의 경우는 물론, 범죄로 인한 죽음의 경우에도 범죄와 무관한 것으로 잘못 판단되어 명확한 사인규명 절차 없이 처리될 위험이 있다. 따라서 과거에 사법관제도를 시행하는 나라에서는 부검률이 매우 떨어졌다. 그러나 현대국가는 복지국가이념에 따라 범죄가 관련된 경우뿐 아니라 각종 사고의 원인규명과 예방, 국민건강과 보건, 의학발전을 위한 정책을 수립하는 등 공공의 이익과 나아가 민사법적 권리보호를 위한 현대적 기능까지 수행할 책무가 있으며, 따라서 선진국가에서는 명백한 병사가 아닌 모든 죽음의 경우를 변사체로 규정하고, 의무적으로 검시를 행하도록 법률로 규정하고 있다.

독일에서의 법의학 유래는 1532년 독일의 카알 5세의 “Constitutio Criminalis Carolina” 형법 공포로, 이는 법역사에 있어서 매우 중요하면서도 법의학이 학문 분야로 태어나게 되는 계기가 되었다. 이후 법의학은 의과대학을 중심으로 발달하여 오늘날 의과대학에 설치되어 있는 법의학 연구소에서 탄도학, 지문, 흔적 증거 조사를 포함하여, 독물학, 법의혈청학, 생물학 등의 법의학 관련 모든 업무를 시행한다. 1968년에 법의학의 명칭이 개칭되었는데, 법정의학(forensic medicine)이란 단어에서 법의학(legal medicine)으로 바뀌게 되었다. 그 이유는 의과대학의 법의학교실에서 법정 재판에 관한 법의부검과 자료만 배타적으로 취급하는 것이 아니라 보험의학, 교통의학, 법과 관련된 모든 주제를 다루기 때문이다.

독일의 사망확인 절차 및 죽음에 대한 조사

독일에서 검안은 모든 의사의 의무이고, 사망진단서에는 사망자가 병사인지 외인사인지 판별하도록 되어 있다. 대부분의 연방 주에서 외인사의 의심이 있는 경우에 의사는 죽음에 대한 조사를 할 수 있도록 경찰에 신고하여야 한다. 경찰에 신고되는 변사자는 인근 대학의 법의학 연구소로 옮겨지고 대학의 법의병리전문의 중의 한 사람에 의하여 2차 검안을 시행한다. 경찰수사와 2차 검안 결과는 검사에게 보고되고, 담당검사는 더 이상의 조사가 필요 없는 경우는 매장할 수 있도록 허용하거나 부검이 필요한 경우는 부검을 지시한다. 법의부검에는 반드시 2명의 법의병리전문의가 참여하여야 한다. 한 의사는 대학의 법의학 연구소의 책임자이거나 그 대리인이며, 그 외의 또 한 명의 전문의사가 참여한다. 법의부검에는 통상적으로 검사나 판사가 참여한다. 모든 변사체는 법의학 연구소에서 2차 검안이나 부검을 하는 동안 시체검사실에 안치해 둔다. 부검비율은 매년 증가하여 죽음에 대한 조사를 시행한 경우에서 부검비율은 약 50%이다. 독일의 화장법은 화장하기 전에 반드시 법의병리전문의가 2차 검안을 하도록 규정하고 있다. 입법 이래로 묘지에서 법의병리전문의에 의하여 다시 한번 검안을 시행한 결과 그 때까지 간과해 버린 소견이 발견되기도 하였다. 이상 소견이 발견되면 즉시 검사에게 통지하게 된다.

임상법의학 분야 담당 법의학자는 임상의사의 자문을 받는다. 특히 아동학대에 관하여 자문을 받고 생존한 피해자나 가해자에 대한 조사를 하기도 한다. 또한 보험회사로부터 자해가 의심되는 경우에 대한 조사를 의뢰받아 때때로 보험사기를 증명하기도 한다.

대륙법에 기초한 스코틀랜드는 잉글랜드, 웨일즈, 북아일랜드에서는 검시관제도가 아닌 procurator fiscal이라는 스코틀랜드의 지방검사가 검시의 책임을 지는 사법관제도를 운영하고 있다. 지방검사는 법령에 의하여 정해진 죽음을 조사해야만 하는 의무가 있다. 이는 단지 살인이나 다른 범죄의 위험성을 경감시키기 위한 것뿐 아니라 건강과 생명을 위협하는 위험을 제거하고, 대중의 불안감을 해소하며, 완전하고 정확한 사망통계를 냄으로써 공공의 이익을 추구하기 위함이다. 또한 사망자와 이해관계가 있는 사람들의 권리에 밀접한 관련이 있는 증거를 보존, 보관하는 것도 필요하기 때문이다. 형사소송법에 명시된 지방검사가 조사해야만 하는 죽음의 종류는 다음과 같다.

① 사인이 불명인 죽음
② 자동차, 항공기, 열차 등 교통사고에 의한 죽음
③ 직무중의 죽음
④ 산업재해, 직업병, 산업중독에 관련된 근로자의 죽음
⑤ 중독사
⑥ 자살의 가능성이 있는 죽음
⑦ 의료사고, 마취 중의 죽음
⑧ 사고로 인한 죽음
⑨ 임산부의 유산에 따른 죽음
⑩ 직무상 태만이나 과실에 의한 죽음
⑪ 교도소나 경찰서유치장에서의 죽음
⑫ 신생아의 죽음
⑬ 주거를 알 수 없는 자의 죽음
⑭ 익사
⑮ 소아의 질식에 의한 죽음
⑯ 식중독 및 전염병으로 인한 죽음
⑰ 화재, 화상, 폭발로 인한 죽음
⑱ 입양한 아이의 죽음
⑲ 폭력에 의한 죽음
⑳ 사망의 원인이 의심되는 죽음이나 설명할 수 없는 죽음
㉑ 사망자가 받은 의료행위에 대하여 유족이 의심을 제기하거나, 의료행위가 사망에 기여하였다고 암시되는 경우

사망의 원인이 질병에 의한 명백한 병사가 아닌 죽음의 경우에는 의사가 검사에게 보고할 의무가 있으며, 사망등록소의 등록담당자는 사망신고 접수 때 이러한 종류의 죽음에 해당하거나 의심이 있을 때에는 즉시 검사에게 신고하여야 한다. 조사는 사망자를 치료하였던 의사, 병리의사, 여러 분야의 전문가의 의견을 참조한다. 범죄에 관련된 경우는 증인의 진술, 보고서, 감정서 등을 포함하여 수사를 한다. 검사는 경찰자문의 또는 법의병리전문의가 검안하여 작성한 부검의 필요성에 관한 의견서에 의하여 부검의 시행여부를 판단한다. 의심스러운 모든 죽음과 사법책임을 지게 되는 경우(타살, 교통사고 등과 같은)에는 두 명의 법의병리전문의가 부검을 하도록 하여 사법적 정의의 집행에 만전을 기하고 있다. 타살인 경우 검사는 부검에 임관해야만 한다.

경찰에 의하여 작성되는 변사보고서(report of sudden death)는 과거병력과 사망의 정황 등을 포함하여 자세한 정보를 포함한다. 법의병리전문의가 이 보고서를 토대로 부검없이 외표검사만으로 사망증명서(death certificate)를 발부할 수 있는 검안승인절차(view and grant's procedure)가 있다. 검안승인절차란 부검지휘가 내려진 시체의 경우에도 법의병리전문의의 검안만으로 자연사로 판단되면 부검없이 사망증명서를 발부하는 제도이다.

4) 경찰관제도(police systems)

검시제도의 하나로, 경찰에 의하여 주도적으로 운영하는 제도이다. 유럽의 일부 국가에서 채택하고 있다. 덴마크의 경우 의사가 사망진단서를 발부하기 전에 모든 사망자의 시체를 검사한다. 검사결과 범죄에 관련된 시체이거나 범죄에 관련이 의심이 있는 경우 관할 경찰에 신고한다. 경찰에 의하여 관할 지역의 법의병리전문의에게 부검을 의뢰하여 실시한다. 부검결과를 통보받은 경찰은 필요에 따라 조치를 행한다. 노르웨이의 경우에도 경찰 통제에 의하여 검시를 실시한다. 의료법에 명시된 변사의 의심이 있는 죽음의 경우 의사는 경찰에 신고하여야 한다. 법의부검은 경찰의 의뢰에 의하여 실시하는데, 가족이나 친지는 부검을 거부할 수 없다. 경찰의 결정에 의하여 부검을 실시하기 때문에 부검률은 지역에 따라 연도별로 매우 다르게 나타나게 된다. 그러나 노르웨이에서 1986년 형사소송법의 개정으로 사인이 불명확한 모든 죽음의 경우에서 수사와 부검을 의뢰할 수 있도록 하여 경찰의 권한이 확대되어 병사로 사망한 경우에도 부검률이 3배 이상 증가하게 되었다. 경찰 주도의 검시제도는 절차의 진행상에는 매우 효율적이다. 그러나 부검률은 매우 저조하게 되고 범죄와 관련 있는 죽음으로 경찰의 관심이 치우치게 되어 사망예방이나, 사회적, 국민건강에 관련된 죽음의 조사에서는 등한시하기 쉽게 된다. 그 결과 법의병리전문의가 사회적인 관점에서의 적절한 문제를 의학적 관점에서 규명하는 활동은 제한적이게 된다.

5) 사법관/경찰관 혼합제도
(hybrid police/judiciary systems)

일본에서 시행하는 제도로, 법의부검에 있어서 행정부검과 사법부검이 분리되어 이원화된 체계이다. 범죄와 직접적인 관련이 없는 사고사, 자살, 사인이 불명확한 병사 등 범죄와 관련이 없는 사망의 경우 행정부검으로 따로 분리하여 시행한다.

행정부검은 감찰의제도(미국의 법의관제도의 변형)를 시행하는 대도시에서 감찰의가 사망자를 조사하고 부검을 실시한다. 행정부검은 사체해부보존법에 근거한다. 사체해부보존법은 사망진단서(시체검안서)의 발행, 이상사체(변사체)의 신고, 시체해부, 법의관제도 등이 포함되어 있다.

사법부검은 범죄와 관련이 있거나 범죄와 관련이 있는 것으로 의심되는 사망인 경우 형법의 규정에 의하여 지방법원의 의뢰로 각 의과대학의 법의학교실에서 부검을 실시한다. 신고된 시체에 대해서 경찰은 죽음에 대한 조사를 하는데, 시체의 의학적 검사를 위하여 의사의 입회가 필요하다. 입회하는 의사는 일반 임상의사가 맡기도 하며 경찰의(경찰공의)가 입회하기도 한다. 감찰의제도가 있는 지역에서는 감찰의가 죽음에 대한 조사에 입회하는 일이 많다. 입회한 의사들의 판단에 의하여 부검이 필요 없는 경우에는 시체검안서가 작성되고 경찰청 죽음에 대한 조사계의 승인으로 매장 또는 화장된다. 부검이 필요할 때에는 부검을 하게 되는데, 범죄와 관련이 없는 경우에는 감찰의 사무소가 있는 지역에서 감찰의가 해부를 시행한다. 이상사체 신고가 들어왔을 때 범죄와 관련이 있거나 또는 의심이 되는 경우에는 사법경찰관이 검찰관에게 보고하고 검찰관 또는 그 대행으로서 사법경찰관, 검찰사무관이 의사의 입회하에 시체에 대한 검사를 한다. 1959년 9월 이후부터 각 도도부현(都道府縣) 경찰본부에 '형사조사관(刑事調査官)'을 두게 되었다. 형사조사관('검시관리관'으로 개칭한 곳도 많음)은 감식과 수사의 경험이 풍부한 경찰관 중에서 선발하여 법의학교실에서 연수를 받게 한 후 임무를 부여하게 되는데, 제일선에서 변사체의 신고를 받고, 필요에 따라서 의사의 검안에 입회하여 의사의 의견을 듣고 사법부검의 필요 여부를 판단한다. 범죄와 관련이 있는 사법부검은 의과대학의 법의학교실에서 실시하고 있다. 법의병리실무를 담당할 전문인력을 양성할 수 있는 유일한 곳이 감찰의 사무소이지만 연구기관으로서의 역할이 미진하고 연구기금의 확보가 어렵다. 반면에 의과대학의 법의학교실에서는 사법부검만 주로 행하고 병리학 교육과 연계된 부검이 적다는 단점 때문에 전문인력 양성에 어려움이 있다.

3. 각 나라 제도의 비교

죽음을 조사한다는 것은 막대한 노력이 필요한 작업이다. 사망자의 주변상황이 비록 자연사로 보일지라도 병리의사에 의하여 의학적 검사를 시행하여 사인이 명확할 때까지 사망의 원인에 대하여 미리 결론을 내어서는 안 된다. 따라서 검시제도에 관계 없이 법의병리전문의에 의하여 수행하는 업무는 죽음에 대한 조사 과정의 중심에 있다.

각 나라의 죽음에 대한 조사 제도는 각 나라마다 법체계와 여건에 따라 특색이 있으며 다양하다. 공통적으로 가장 중요한 점은 죽음에 대한 조사가 공정성과 독립성이라는 대원칙하에 국민이 억울한 죽음을 당하지 않도록 인권침해가 일어날 소지가 있는 것에 대해 철저히 감시하도록 제도적으로 노력하고 있다는 것이다. 또한 정확한 시체의 의학적 검사를 통하여, 사건을 재구성함으로써 미해결사건을 해결하고 범인을 처벌할 수 있도록 노력하고 있다.

일반적으로 영미법체계의 검시관제도와 법의관제도는 국가권력이나 수사당국으로부터 독립성을 유지할 수 있다는 커다란 장점이 있다. 또한 외인사 등 죽음을 조사할 필요가 있는 사망의 경우 곧바로 검시관이나 법의관에게 보고되고, 시체가 옮겨져 처음부터 법의병리전문의에 의하여 시체의 의학적 검사가 실시되기 때문에 대륙법체계하의 검사가 시체의 의학적 검사 여부를 결정하는 제도에 비하여 부검을 하지 않고 시체를 처리하는 위험은 없어진다. 특히 검시관제도는 한 사람의 의문스러운 죽음에 대하여 공개적으로 조사심리를 열어주게 되므로 사망자 주변의 이해당사자들의 분쟁을 사전에 해결하여 죽음에 대한 조사를 둘러싼 오해의 소지를 없앤다는 또 다른 장점을 지닌다. 검시관제도나 법의관제도는 원칙적으로 영미법체계의 국가에서 수사책임이 검찰과는 독립되어 있고, 죽음에 관한 수사의 일부를 검시관이나 법의관이 담당한다. 우리나라와 같은 대륙법체계의 국가는 수사책임이 검찰에게 있기 때문에 업무의 협조와 업무의 책임한계에 문제점으로 검시관제도나 법의관제도의 적용은 어렵다. 법의관은 증인소환과 심문 등의 독립적인 수사권은 없기 때문에 경찰과의 긴밀한 업무 협조가 필수적으로 요구된다. 대륙법체계의 국가에서는 죽음에 대한 조사를 주로 경찰이 맡아서 시행하지만 검시관제도나 법의관제도의 경우에는 각기 검시관청이나 법의관청에서 근무하는 조사인력이 많이 필요하고, 부검시행률이 매우 높아질 것이기 때문에 엄청난 경비부담이 필요하게 된다.

이에 비하여 대륙법에 근거한 나라들은 죽음에 대한 조사를 총괄하는 사람이 수사책임자인 검사가 됨으로써 처음부터 죽음에 대한 조사가 경찰에 신고되고 곧바로 경찰력으로 수사를 진행하게 된다. 따라서 사망자가 범죄와 관련이 있는 죽음일 경우 수사 지휘가 빠르고, 초동수사에서부터 법정기소까지 검사가 총괄할 수가 있어 범죄수사 및 처벌이라는 관점에서는 유리한 제도라고 할 수 있다. 그러나 문제점은 처음부터 살인, 사고사 또는 병사인지 불명확한 죽음에 대한 조사에 있어서 시체의 의학적 검사를 하는 법의병리전문의가 제외될 가능성이 있기 때문에 경찰이 자신의 견해로 추정하고, 목격자의 이의가 없는 경우는 추정견해를 그대로 받아들이는 경향이 있다. 때문에 경찰관이나 믿을만한 증언자의 의견으로 시체의 의학적 검사를 시행하지 않고, 명확한 사인규명 없이 처리하기도 한다. 심지어 살인인 경우가 경찰의 조사 후 법의부검을 시행하지 않고 사고나 자살로 처리되는 경우가 발생할 수 있는 결함을 가지고 있다. 이러한 이유로 영미법의 검시관제도나 법의관제도를 운영하는 지역에 비하여 신고된 변사자 중 부검을 시행하는 비율이 낮아지게 된다. 부검을 하지 않고 시체를 처리하는 위험은 법조인들도 잘 알고 있다. 대륙법에 근거한 나라들에서 사건현장조사에 법의병리전문의가 참여하는 것은 부검을 실시하는 경우에 한정되며, 경찰이나 검찰의 요청이 있는 경우에 한하게 된다. 범죄현장의 조사는 정확한 법의부검을 시행하고 의학적 판정을 하기 위하여 꼭 필요하다. 그러나 대체로 법의병리전문의가 범죄현장에 참여하지 않고, 단지 경찰의 요구나 조사보고서에 의존하게 되는 관점에서 결함이 있는 제도인 것이 아쉬운 부분이다.

따라서 대륙법체계의 국가들에서 죽음에 대한 조사 책임이 검사에게 있는 제도는 분명한 결함이 있기 때문에 선진 여러 국가들은 다양한 방법으로 제도의 결함을 보완하고 있다. 스코틀랜드의 경우에는 검사로 하여금 억울한 죽음이 발생할 소지가 있는 죽음을 반드시 조사하도록 법으로 규정하고 있으며, 검사가 법의부검의 실시 여부를 판단하기 전에 법의학에 관한 훈련을 받은 경찰공의가 검안 소견과 함께 부검시행 여부를 조언하도록 하고 있다. 또한 만약 교도소 내에서 사망한 경우나 직장에서 사고로 사망하게 되는 경우에는 관련법에 의하여 검사는 판사 앞에서 공개적으로 조사를 하도록 하는 제도적 장치도 있다. 또한 독일이나 네덜란드, 일본의 경우에는 특정한 변사의 경우에 곧바로 법의학 연구소로 시체가 옮겨져 법의병리전문의에 의하여 반드시 2차 검안을 시행하고, 그 결과에 따라 검사의 지휘를 받아 부검을 시행하도록 법으로 규정하고 있다. 따라서 대륙법체계의 국가에서도 전문적인 의학 지식이 부족할 수밖에 없는 검사가 임의적으로 부검시행 여부를 판단함으로써 정확한 사인확인작업에서 누락하기 쉬운 사항들을 관련법에 의하여 의무적으로 법의학적 검사를 시행하도록 제도를 보완하고 있다.

한편 시체의 의학적 검사를 실시하는 기관의 공정성과 독립성을 기준으로 보았을 때 정치적 권력이 개입하여 발생하는 의문사가 있을 수 있고, 의문사에서 시체에 대한 의학적 판정이 절대적 영향을 미칠 수 있기 때문에 어떠한 권력이나 정치적 영향으로부터 독립성을 유지하는 것이 매우 중요하다. 영미법체계의 검시관제도나 법의관제도는 제도 자체가 수사당국과 독립적으로 존재하기 때문에 공정성이나 독립성이란 문제는 제기되지 않는다.

이에 비하여 대륙법체계하에서 죽음에 대한 조사의 책임이 수사당국의 주체인 검사에게 집중되어 있기 때문에 당연히 시체의 의학적 검사의 결과 판정에 공정성과 독립성의 확보가 필연적으로 요구된다. 따라서 대륙법에 기초한 나라들은 법의학의 기반을 대학에 둠으로써 재판과 수사, 그리고 정치적인 영향으로부터 독립성을 확보하고 있다.

Ⅱ. 우리나라 검시제도의 문제점과 개선방향

1. 검시의 현황

현행법상 검시관련 법률을 보면 형사소송법 제222조(변사자의 검시) 제1항은 "변사자 또는 변사의 의심 있는 사체가 있는 때에는 그 소재지를 관할하는 지방검찰청 검사가 검시하여야 한다"고 하고, 현행법상 검사가 검시 책임자이며, 검사는 직접 또는 사법경찰관에게 명하여 검시를 행하고, 검시결과 범죄수사가 필요한 때에는 법원의 영장을 발부받아 검증에 필요한 시체해부를 할 수 있도록 되어 있다. 의료법 제26조(변사체 신고)에 따르면 "의사 · 치과의사 · 한의사 및 조산사는 사체를 검안하여 변사(變死)한 것으로 의심되는 때에는 사체의 소재지를 관할하는 경찰서장에게 신고하여야 한다"고 명시되어 있으나, 어느 범위의 시체를 검시대상으로 보아야 할 것인지에 대하여는 견해가 통일되어 있지 못하다. 검시가 범죄수사의 단서로서 범죄와 관련 있는 시체를 검시대상으로 하지만 외인사인 경우와 사인이 불분명한 경우에는 검시를 하지 않고서는 범죄와의 관련성을 확인할 수 없다. 따라서 명백한 병사가 아닌 모든 죽음을 검시가 필요한 변사체로 이해하여야 할 것이다. 검시제도의 목적은 조사가 필요한 죽음에 대하여는 빠짐없이 조사를 하고, 조사시에는 조사결과의 정확성을 확보하는데 있다. 현행제도는 필요한 검시가 누락될 우려가 있으며, 검안과 부검기관이 수사기관으로부터 독립되지 못하고, 검안과 부검을 위한 전문인력이 절대적으로 부족하여 조사결과의 정확성 또한 확보되어 있지 않다. 따라서 우리나라는 현재 검시대상에 대한 명백한 규정이 전혀 없으며, 검시의 의학적 판정자에 대한 규정이 전혀 없다. 의학적 판정 기관에 독립성 또한 확보되어 있지 않아 한국의 현행 검시제도는 사회정의와 복지국가를 지향하는 헌법이념에 비추어 볼 때 검시제도라는 것이 있는지조차 의심스러울 만큼 제도적 체계성과 정교성이 결여되어 있다. 검시를 거쳐야 할 죽음임에도 불구하고 검시가 행하여지지 않거나, 시체에 대한 조사에 독립된 지위와 권한을 가진 법의학 전문가의 참여가 보장되어 있지 않음으로써 검시가 행하여지더라도 정확한 사인규명을 기대하기 어렵다

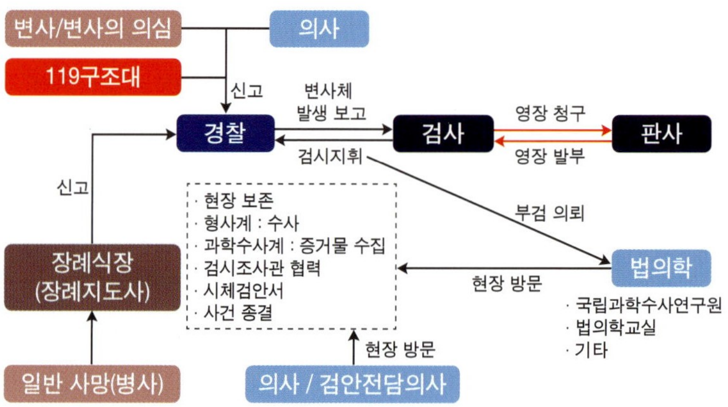

그림 2-1 검안 · 부검 · 화장 절차 모식도

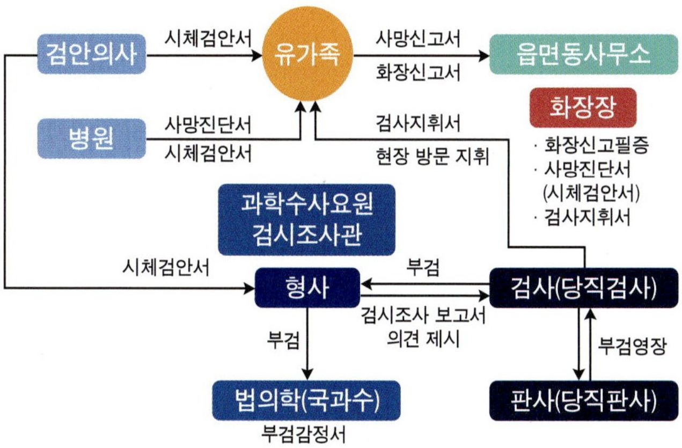

그림 2-2 검안 · 부검 · 화장 절차 모식도

는 문제점을 안고 있다. 이러한 문제점으로 인하여 현행 검시제도하에서는 범죄로 인한 죽음이 숨겨지고, 사인이 규명되지 않은 의문사가 발생하며, 심지어 무고한 국민이 죽음에 대한 책임을 지는 일이 발생할 우려가 있는 것이다.

2. 한국 검시제도의 개선방안

한국 검시제도의 문제점은 크게 4가지로 볼 수 있다.

① 의혹이 있는 죽음을 빠짐없이 조사할 수 있도록 하는 검시관련법규가 체계적으로 정비되어 있지 않다.
② 의과대학의 법의학교육의 부재로 인하여 의사가 병사와 외인사를 정확히 구별하여 사망진단서나 시체검안서를 작성할 능력조차 갖추지 못한다.
③ 검찰이나 사법경찰관, 판사가 필요한 법의학적 지식과 경험을 갖추지 못한 채 검시 과정을 수행한다.
④ 부검기관이 수사기관으로부터 독립되어 있지 못하여 법의학적 심판이 수사의 하위 영역으로 전락함으로써 검시의 공정성이 훼손될 수 있다.

이러한 문제점을 해결하기 위하여 첫째, 모든 외인사와 사인불명인 모든 죽음에 대하여 검시가 이루어지도록 하고, 둘째, 충분한 법의학지식과 경험을 가진 의사에 의하여 시체의 의학적 검사가 이루어져야 하며, 셋째, 부검기관은 독립된 지위와 권한을 가진 공정한 기관이어야 하며 이러한 내용들은 반드시 법률로써 보장되어야 한다. 또한 이들 제도의 개선을 실효성 있게 하기 위한 법의학교육제도의 개선이 뒤따라야 한다.

현대복지국가에서 법의학은 그 역할이 확대되고 그 기능 또한 광범위해짐에 따라 변사자의 사인을 규명하는 전통적인 법의학 교육내용은 물론 환자를 진료하는 의료행위와 관련한 의료법학의 분야까지도 교과내용에 수용하여 법의학 교육내용을 확장하고 강화되어야 한다. 이를 위하여 모든 의과대학 및 의학전문대학원에 법의학교실의 설치를 의무화하고, 의과대학의 학부 과정에서의 법의학 교육내용을 확장하고 내실화하여야 한다. 당연히 의과대학뿐 아니라 환자를 일선에서 만나야 하는 간호대학, 치과대학, 한의과대학 등에도 반드시 법의학 교육이 실시되어야 한다. 이는 환자의 법적 권리 보장과 환자 치료에 관련한 의료분쟁 발생에 있어서도 적절하게 대응할 수 있을 뿐만 아니라 환자의 처치 중에 있을 수 있는 범죄와 사고해결의 단서를 법의학적 지식의 부족으로 소실시키는 것을 막아주는 역할을 한다.

우리나라에 있어서 검안은 모든 의사의 의무이고, 사망진단서에는 사망자가 병사인지 외인사인지 판별하도록 되어 있다. 의료법 제24조에 의하여 사망자를 검안하여 명백한 병사가 아닌 외인사의 의심이 있는 경우에 의사는 죽음에 대한 조사를 할 수 있도록 관할 경찰서장에게 신고하여야 한다. 따라서 의사는 사람의 사망을 진단하고 이를 선언해야 할 책무가 있다. 임상적으로 개체의 사망을 진단하려면 죽음의 판정기준이 있어야 한다. 죽음의 의학적 진단에서는 죽음의 판정과 함께 사망자의 법률적 판단에 도움을 주기 위하여 사망자의 신원확인, 사망의 종류, 사망의 원인, 사망시간, 죽음에 따른 의학적 증거 등 가능한 범위 내에서 의학적 판단을 하여야 한다.

III. 죽음, 그리고 의학적 판단

1. 삶과 죽음

1) 인체와 살아 있는 상태

죽음은 법의학과 매우 가까운 현상이다. 이에 대비되는 개념으로 삶 혹은 생명이 있다. 생명이란 모든 생물이 공통으로 지니고 있는, 아주 본질적인 속성이다. 그런데 생명을 한두마디로 적절하게 정의하는 것은 매우 어렵다. 자연과학적으로도 생명의 본질에 대해 명쾌한 해석을 내리기 어려울 뿐만 아니라, 종교적 혹은 철학적 개념이 포함되어 있기 때문이다. 그래서인지 생명에 대한 정의는 매우 다양하다. 이를 고려할 때 생물학적으로 인체의 구성이나 구조, 기능을 살피고, 죽음과 관련된 현상을 고려하여 생명을 설명하는 것이 더 적절할 수도 있겠다.

(1) 사람 몸의 구성과 생명활동

가. 세포(細胞, cell)

사람 몸은 무수히 많은 세포로 이루어져 있다. 세포는 핵(核, nucleus)과 세포질(細胞質, cytoplasm)로 나눌 수 있고, 핵 안에는 핵소체(核小體, nucleolus)를 비롯한 물질들이 있으며, 세포질 안에는 사립체(mitochondria)와 같은 세포질소기관(細胞質小器官, cell organelles)이 있다. 다양한 소기관들은 세포의 본래 기능에 적합하도록 통합되어 기능하고 있지만 각각이 독립적으로 생명을 지니고 있다고 보기는 어렵다. 따라서 세포는 인체 형태의 구성단위이자 생명의 기본단위이다.

나. 장기(臟器, organ)

분화한 형태와 기능을 가진 같은 종류의 세포가 모여 조직(組織, tissue)을 만든다. 조직은 체내에 독립적으로 존재하는 것은 아니고 일정한 규칙에 따라 몇몇의 조직이 모여 장기(臟器)를 이룬다. 간(肝), 심장(心臟), 폐(肺), 신장(腎臟), 위(胃) 등은 장기의 이름이며, 장기는 특유한 형태와 독자적인 기능을 가진다.

다. 개체(個體, individual)

여러 장기 가운데 가까운 관계, 일련의 기능을 가진 것들이 서로 연결되거나 서로 의존하여 기관계(器官系, 또는 系統, 系; system)를 이룬다. 기관계를 이룬 모든 장기는 일정한 규칙에 따라 인체라는 독특한 하나의 개체를 구성한다.

(2) 살아 있는 상태

의학적으로 생물이 살아 있는 상태를 구분하는 기준은 다음과 같다.

① 물질대사(物質代謝, metabolism) 현상이 있다.
② 자극(刺戟)에 대해 반응(reaction to stimulus)한다.
③ 운동성(運動性, motility)을 가지고 있다.
④ 분열(細胞分裂, cell division), 증식(增殖), 생식(生殖, reproduction) 등의 생명활동이 있는 상태이다.

세포는 인체를 형태적으로 구성하고 있는 기본단위일 뿐만 아니라 기능적으로도 독자적인 생명을 유지할 수 있는 생명의 기본단위이기도 하다. 세포는 살아 있고, 세포가 모여 특정한 장기의 기능을 가지게 되며, 장기는 고유의 기능으로 다른 장기와 밀접하게 연결되고 의지하며 살아 있는 주체로서 항상성(恒常性, homeostasis)을 유지하게 된다. 결국 인체는 세포의 집합체라고 할 수 있다.

2) 죽음이란?

생명을 정의하는 것이 어려운 것과 같이 죽음을 설명하거나 증명하는 것도 어렵다. 종교 혹은 철학적으로 여러 시도가 있기도 하지만, 이를 객관적으로 확인할 수 없음을 고려할 때 반드시 과학적이라고 할 수는 없다. 따라서 죽음은 '살아 있지 않은 상태'로 표현하는 것이 적절할 수도 있겠다.

흔히 일반인들은 죽음을 한 순간에 발생하는 사건으로 이해하는 경향이 있다. 하지만 어느 기간에 걸쳐 진행되는 과정으로 이해하는 것이 적절하다. 인체는 생명단위인 세포들이 모여 구성한 집합체로서 주위 환경과 꾸준히 교류하면서 동적 평형 상태를 유지하고 있다. 어떠한 원인이 작용하여 이를 유지할 수 있는 범위를 넘어가게 되면 여러 생명활동들은 완전한 정지를 향해 불가역적인 변화를 시작하게 되는데, 이러한 과정은 일률적이지 않고 매우 다양하게 진행한다. 최종적으로는 여러 생명활동들은 완전히 없어지게 되는데, 이를 고려하여 죽음에 대해 이해할 때에는 불가역성이 매우 중요하다.

(1) 삶에서 죽음까지의 과정

가. 가사(假死, suspended animation, apparent death)

전신의 생명 기능이 극도로 약해져서 객관적으로 살아 있다는 징후(徵候, sign)를 증명하기 어려운 상태를 가사 상태라고 한다. 얼핏 진짜 죽음과 구별하기 어려워 사망한 것으로 잘못 판단할 수도 있다. 가사 상태를 잘 보이는 상황으로 익사, 알코올중독, 감전, 약물중독, 여러 뇌병변 질환 및 혼수 상태 등이 있는데, 이런 상황에서는 죽었다고 오판하거나 소생술(蘇生術)을 중단하지 않도록 주의하여야 한다.

나. 장기사(臟器死, organ death)

인체의 생명을 유지하는 데 특히 중요한 주요 장기들은 기능이 정지하게 되면 장기를 포함하는 기관계의 기능도 정지하게 되어 개체로서의 생명활동 정지로 이어진다. 특히 중요한 장기로는 심장(心臟), 폐(肺), 뇌(腦) 등을 들 수 있다. 이들 장기 가운데 어느 하나가 불가역적으로 기능을 멈추면 개체는 반드시 사망에 이르게 된다. 이와 같이 장기를 기준으로 사망을 판단하는 것을 장기사라고 한다. 심장사(心臟死, cardiac death), 폐사(肺死, pulmonary death), 뇌사(腦死, brain death) 등의 용어를 흔히 사용한다.

다. 개체사(個體死, somatic death, individual death)

개체로서의 죽음을 말한다. 의학적 죽음은 법적 · 사회적으로의 사망의 시작점이 된다.

라. 세포사(細胞死, cell death or molecular death)

죽음에 이르는 과정에서 전신의 조직이나 세포의 생명활동이 같은 시기에 정지하는 것은 아니다. 사망이 선언된 이후에라도 정자의 생식능력은 일정기간 유지될 수 있다. 의학 현장에서는 각막이식을 시행하기도 하며, 법의학 실무에서는 근육조직의 자극흥분성 정도를 활용하기도 한다. 즉, 세포로서의 죽음과 장기나 개체로서의 사망은 서로 다른 순간 발생할 수 있다.

3) 죽음(個體死)의 진단

의사의 의무 가운데 하나가 사람의 죽음을 확인하고 사망을 선언하는 것이다. 즉, 임상적으로 확인하기 위해 적절한 기준이 필요하다. 예로부터 관용적으로 사용되는 판정기준은 다음과 같다.

(1) 임상적인 죽음의 판정기준

가. 호흡기계통 기능의 정지

자발적인 호흡운동의 정지

나. 순환기계통 기능의 정지

어느 동맥에서도 맥박을 감지할 수 없음, 심장박동(또는 심장음)의 정지, 혈압이 측정되지 않음

다. 중추신경계통 기능의 정지

의식소실, 자극에 대한 반응의 상실, 동공확대: (각막 및 동공반사소실)

이와 같은 증상들이 보통 15~30분 정도 지속되면 사망을 진단할 수 있다. 가능하다면 심전도(心電圖)도 중요한 객관적인 판단 근거가 된다. 물론 조기사후변화(早期死後變化)가 진행된 상태라면 사망을 확인할 수 있다.

(2) 새로운 판단 기준의 필요성

앞에서 설명한 여러 현상들은 한 사람에서 동일한 정도로 나타나지는 않는다. 인체가 여러 세포나 장기들의 복합체임을 고려할 때 당연한 현상이다. 그리고 심장, 폐, 뇌의 주요 장기들의 기능은 서로 의존적이고 연결되어 있어 세 장기 가운데 어느 것이라도 기능을 잃으면 곧 이어 다른 두 장기들, 나아가 개체의 죽음으로 연결될 것이기 때문에 반드시 위의 현상 모두 확인되어야만 사망을 선언할 수 있는 것은 아니다. 결국 개별적인 상황에 따라 여러 사항들을 고려하여 의사가 '사망의 순간을 정해' 선언하게 된다.

일반적인 사항은 위와 같은데, 상황에 따라 어려울 수 있다. 이에 영향을 미칠 수 있는 요인들은 다양한데, 그 가운데 하나가 심장의 특수성이다. 심장은 다른 장기에 비해 자율성이 매우 뛰어나다. 생물학 실습 현장에서 생물체에서 심장을 적출하고 특수 용액에 담으면 상당기간 동안 심장박동을 관찰할 수 있기도 하다. 만약 용액을 좀 더 개선시킬 수 있다면 그 박동시간을 더욱 늘릴 수도 있을 것이다. 심폐소생술 과정에서 일시적으로 멈추었던 심장이 다시 박동하는 경우도 있다. "언제 심장이 비가역적으로 기능을 멈추었을까?" 의학적으로 쉽지 않은 판단의 순간이 있을 수 있다.

의학의 발전은 위와 같은 고민을 더욱 한층 깊게 만들기 시작하였다. 심장의 기능을 개선하는 다양한 약물의 개발은 심장의 자율성을 한층 더 개선하는 효과를 가져오게 되었고, 결국 심장기능의 비가역적 정지는 더욱 어려운 판단대상이 되었다. 한편 폐의 기능을 대신할 수 있는 호흡기의 개발은 폐의 기능정지를 아예 판단대상으로 사용하기 어렵게 만들었다.

의학의 발전과 함께 진행된 다양한 장기이식은 사망을 다른 관점에서 판단하해만 하는 필요성을 더욱 높이게 되었다. 심장이나 폐의 기능을 대체할 수 있는 약물이나 기기를 활용하고 있는 상태라면 개체의 죽음은 결국 뇌의 기능이 어떠한지 여부를 기준으로 판단할 수 밖에 없다. 이에 따라 뇌사에 대한 논의가 활발하게 진행되기 시작하였다.

4) 뇌사(腦死, brain death)

(1) 뇌사란 무엇인가?

뇌사란 단어가 의미하는 그대로 '뇌 기능의 비가역적 정지'라고 할 수 있다. 이는 앞서 설명한 바와 같이 개체 사망판단의 중요한 기준이 된다. 그런데 심장이나 폐의 기능을 가늠함으로써 개체의 사망을 판단하는 것과 비교할 때 뇌사는 매우 많은 논란의 대상이 되었다. 이의 원인으로 크게 판단 과정이 심장이나 폐의 기능 여부를 판단하는 것과 다소 차이가 있다는 점과, 뇌 기능의 복잡함, 그리고 이에 대한 이해 부족이 큰 영향을 미쳤다.

(2) 뇌사의 판단과 유사 개념

앞에서 설명한 바와 같이 심장이나 폐의 기능을 판단하는 것은 그렇게 어렵지 않다. 그리고 의사뿐만 아니라 구급대원과 같이 일정한 수준의 훈련을 받은 사람이라면 어느 정도의 수준에서 사망의 가능성을 가늠하여 볼 수도 있다. 그리고 사망을 판단하는 데 매우 정밀한 기계가 필요한 것도 아니며, 이러한 개념들은 일반인들도 인지하고 있다. 이에 비해 뇌사 판단은 아무나 할 수 있는 것은 아니다. 매우 전문적인 훈련을 받은 의사가 정밀한 기기를 사용하여 검사를 진행하고 나서 판단해야만 한다. 일반적, 보편적인 기준에서 특수한 기준으로 변하게 되는 것이다.

뇌사를 이해하기 위해서는 뇌의 복잡한 구조와 기능에 대한 이해도 필요한데, 이에 대한 설명이 충분하지 않기도 하다. 뇌는 대뇌(大腦), 뇌간(腦幹), 소뇌(小腦) 등 여러 부위로 나뉘는데, 기능은 적지 않게 차이가 있다. 발생학적으로 뇌는 신피질(新皮質, neocortex)과 구피질(舊新質, paleocortex)로 구분된다. 신피질은 주로 대뇌를 구성하고 있는데, 사람으로서의 고차원적인 기능, 즉 인지기능, 감정 등의 정신활동, 다양한 감각기능들에 영향을 미친다. 뇌간을 구성하고 있는 기저핵(基低核, basal ganglia), 간뇌(間腦, diencephalon), 중뇌(中腦, midbrain), 교뇌(橋腦, pons), 연수(延髓, medulla oblongata) 등은 구피질(舊皮質)로 이루어져 있으며, 하등동물에서도 비슷한 것들을 관찰할 수 있다. 뇌간은 의식과 생명유지에 직접적으로 관련하고 있다. 중뇌에서 연수에 걸쳐 긴 뇌간의 그물구성체(網狀體, reticular formation)가 있는데, 상부 그물구성체는 대뇌를 자극하여 의식을 유지하고 일부는 호흡운동에도 관여한다. 연수의 그물구성체에는 호흡운동의 중추와 혈압유지 중추가 있어 이곳의 기능을 잃으면 호흡운동은 완전히 정지하며, 혈압도 떨어진다.

대뇌와 뇌간이 모두 불가역적인 기능상실(뇌사)에 빠지면 뇌조직은 비교적 빠르게 연화(軟化, softening)하여 융해(融解, melting)하는 사후변화가 시작되어 형태학적으로도 변화의 과정을 거치게 된다. 의학적으로 이런 상태에서도 인공호흡기를 이용하여 산소공급을 지속하고 심장의 자율성을 적절하게 유지한다면 외형적으로 일정 기간 동안 다른 장기의 기능을 지속해 나갈 수는 있다. 이런 상태는 영구적이지는 않고, 대개 한 달 안에 폐나 심장에 합병증이 생겨 사망하곤 한다. 결국 뇌사는 언제 어떻게 판단하여야 하느냐를 정할 필요가 있다.

뇌사 개념 인정에 혼동을 주는 상황으로 소위 지속적 식물 상태(persistent vegetative state)가 있다. 신피질과 구피질은 산소결핍에 대한 민감도가 차이가 있는데, 뇌에 어떤 이상이 있어 대뇌의 기능은 상실되었지만, 뇌간 일부 중추는 살아 있는 상태에 이를 수 있다. 뇌간이 살아 있어 뇌사와 달리 자발적인 호흡이 있고, 혼수 상태에서도 수면과 각성을 보이며, 외부 자극에 반응하여 삼키는 운동(嚥下運動)이나 안구(眼球)운동과 같은 기본적인 삶의 징후(뇌간 일부의 생존 징후)를 볼 수 있는 상태이다. 일부에서 오판한 예도 간혹 있었지만 임상적으로는 대부분 뇌사와 분명히 다르므로 쉽게 구별할 수 있다.

요약해 보면 뇌사는 사망을 또 다른 기준에서 판단하여 보자는 시도이며, 전혀 새로운 개념을 도입하는 것은 아니다. 많은 사람들이 위의 이유로 뇌사에 대해 거부감을 표시하고 있는 것이 현실인데, 중요한 것은 개념을 부정하는 것은 아니며, 이를 언제, 어떻게, 그리고 실수 없이 정확하게 적용해야 하는 것이다.

(3) 뇌사의 판정 기준

뇌사와 관련하여 우리나라는 아직 뇌사를 공식적으로 인정한 부분은 찾기 어렵지만, '장기등 이식에 관한 법률'에서는 관련 사항을 법으로 규정하고 있다. 즉, 법17조-장기등 이식에 관한 법률(뇌사추정자의 신고 및 뇌사판정의 신청)에 의하면 뇌사판정업무를 하려는 의료기관은 국립장기이식관리기관의 장에게 이를 알려야 하며, 적절한 시설, 장비, 인력 등을 갖추고 뇌사판정위원회를 설치하여야 한다고 규정하고 있다. 뇌사판정은 위원회를 통해 진행하도록 규정하고 있는데, 위원회는 전문의사 2명 이상과 의료인이 아닌 위원 1명 이상을 포함한 4명 이상 6명 이하의 위원으로 구성하도록 규정하고 있다. 제21조에 의하면 뇌사자의 사망시각은 뇌사판정위원회가 뇌사판정을 한 시각으로 하며, 뇌사의 원인이 된 질병 또는 행위로 인해 사망한 것으로 본다고 규정하고 있다.

한편 같은 법의 시행령 제21조에는 별표 서식으로 뇌사판정 기준을 규정하도록 하고 있다(표 2-2 참조).

다른 나라의 기준들과 비교하여도 비교적 엄격한 기준이고, 또 이러한 기준을 잘 지키면 뇌사판정에 별다른 문제는 없을 것으로 생각된다. 그리고 법 적용 이후 뇌사판정과 관련하여 실제 문제화된 사례는 보고되지 않았다. 다만 뇌사의 개념에 대한 이해나 법에서 공식적인 사망 기준으로 인정하고 있지 않다는 점 등은 앞으로 사회적 · 행정적으로 개선되어야 하는 사항들이 적지 않음을 의미한다.

2. 사망에 대한 판단

1) 사망원인(死因, cause of death)

사망원인이란 '사람을 죽음에 이르게 한 질병, 병적 상태 또는 손상'이다. 즉, 죽음에 이르게 한 일련의 이상 상태를 유발한 질병이나 손상을 의미한다. 세계보건기구에서는 죽음을 초래하였거나 죽음에 기여한 모든 질병, 병적 상태 또는 손상, 그리고 그러한 손상을 일으킨 사고나 폭행을 사망원인으로 정의하였다. 사망원인은 막연한 추상적인 개념이 아니라 생물학적 또는 의학적인 구체적 개념으로 의학적으로 검토되고 과학적으로 타당한 결정이어야 한다. 특히 법의학적으로는 사망원인의 결정에 죽음에 대한 법적 책임의 유무, 또는 책임의 경중 등이 걸려 있어 매우 중요하다.

표 2-2 뇌사판정의 기준

[별표 1]

뇌사판정의 기준(제21조 관련)

1. 뇌사판정의 기준

뇌사판정대상자를 뇌사자로 판정하기 위해서는 제2호 및 제3호에 모두 적합해야 한다.

2. 선행 조건

가. 원인질환이 확실할 것

나. 치료될 가능성이 없는 기질적(器質的)인 뇌병변(腦病變)이 있을 것

다. 깊은 혼수 상태로서 자발호흡(自發呼吸)이 없고 인공호흡기로 호흡이 유지되고 있을 것

라. 치료 가능한 약물중독(마취제, 수면제, 진정제, 근육이완제, 독극물 등으로 인한 중독을 말한다)이나 대사성(代謝性) 장애의 가능성이 없을 것

마. 치료 가능한 내분비성 장애[간성혼수(肝性昏睡), 요독성혼수(尿毒性昏睡), 저혈당성뇌증(低血糖性腦症) 등을 말한다]의 가능성이 없을 것

바. 저체온 상태[직장온도(直腸溫度)가 32℃ 이하인 상태를 말한다]가 아닐 것

사. 쇼크 상태가 아닐 것

3. 판정 기준

가. 외부 자극에 전혀 반응이 없는 깊은 혼수 상태일 것

나. 자발호흡이 되살아날 수 없는 상태로 소실되었을 것

다. 두 눈의 동공이 확대 · 고정되어 있을 것

라. 뇌간반사(腦幹反射)가 완전히 소실되어 있을 것(다음의 반사가 모두 소실된 것을 말한다)

1) 광반사(光反射, Light reflex)
2) 각막반사(角膜反射, Corneal reflex)
3) 안구두부반사(眼球頭部反射, Oculo-cephalic reflex)
4) 전정안구반사(前庭眼球反射, Vestibular-ocular reflex)
5) 모양체척수반사(毛樣體脊髓反射, Cilio-spinal reflex)
6) 구역반사(嘔逆反射, Gag reflex)
7) 기침반사(Cough reflex)

마. 자발운동, 제뇌경직(除腦硬直), 제피질경직(除皮質硬直), 경련 등이 나타나지 않을 것

바. 무호흡검사 결과 자발호흡이 유발되지 않아 자발호흡이 되살아날 수 없다고 판정될 것

※ 무호흡검사

자발호흡이 소실된 후 자발호흡의 회복 가능 여부를 판정하는 임상검사로서 그 검사 방법은 다음과 같다.

100% 산소 또는 95% 산소와 5% 이산화탄소를 10분 동안 인공호흡기로 흡입시킨 후 인공호흡기를 제거한 상태에서 100% 산소 6ℓ/min를 기관내관(氣管內管)을 통하여 공급하면서, 10분 이내에 혈압을 관찰하여 혈액의 이산화탄소분압($PaCO_2$)이 50torr 이상으로 상승하는 것을 확인하였음에도 불구하고 자발호흡이 유발되지 않으면 자발호흡이 되살아날 수 없다고 판정하며, 검사가 불충분하거나 중단된 경우에는 혈류검사로 추가 확인해야 한다.

사. 다음의 구분에 따른 방법에 따라 가목부터 바목까지의 규정에 따른 판정 결과를 재확인하였을 때에도 그 결과가 같을 것

1) 뇌사판정대상자가 6세 이상인 경우: 1차 판정부터 6시간이 지난 후에 실시

2) 뇌사판정대상자가 1세 이상 6세 미만인 경우: 1차 판정부터 24시간이 지난 후에 실시

3) 뇌사판정대상자가 생후 2개월 이상 1세 미만인 경우: 1차 판정부터 48시간이 지난 후에 실시

아. 다음의 구분에 따른 방법에 따라 뇌파검사를 하였을 때에 평탄뇌파가 30분 이상 지속될 것

1) 뇌사판정대상자가 1세 이상인 경우: 사목에 따른 재확인 이후에 실시

2) 뇌사판정대상자가 생후 2개월 이상 1세 미만인 경우: 사목에 따른 재확인 이전과 이후에 각각 실시

사망진단서는 우리나라 의료법 시행규칙 제10조에 따른 별지 제6호 서식에 따른다고 규정하고 있다(표 2-3 참조). 이 서식에는 사망원인을 직접사인(direct cause of death)을 가장 위에 적고, 그 밑으로 이의 원인을, 그리고 순차적으로 서로 원인이 되는 것들을 다시 기록하여 모두 4개의 원인을 기록하도록 규정하고 있다. 이는 이전에 사용하던 직접사인, 중간선행사인(intervening antecedent cause of death), 선행원사인(underlying antecedent cause of death) 등의 용어가 갖는 혼란스러운 점을 해소하고, 기록할 수 있는 항목의 수를 늘려 여러 사망원인 사이에서의 관계를 좀 더 명확하고 넓게 구별하고자 하는 의미로 해석할 수 있다. 이전의 중간선행사인과 선행원사인을 흔히 선행사인이라 하는데 세계보건기구는 이를 다음과 같이 정의하였다.

① 직접 죽음에 이르게 한 일련의 상태를 초래한 질병이나 손상

② 치명적 손상을 일으킨 사고나 폭행의 상황

즉, 선행사인은 직접사인과 일련의 인과관계가 성립되는 것을 의미한다.

사망원인을 이와 같이 구분하는 목적은 사망에 관련된 모든 사항이 진단서에 기재되고, 의사가 임의로 어떤 사항은 채택하고 또 어떤 사항은 채택하지 않는 일이 없도록 하기 위해서이다. 이처럼 사망원인을 여러 단계로 작성하면 이른바 사망원인의 연합(連合)[이를테면 두개강내출혈로 호흡중추가 마비되고 그 때문에 질식하여 사망한 경우]과 같은 상황에서 이들 상황을 열거함으로써 사망의 과정을 쉽게 표현할 수 있다. 그러나 모든 사망원인을 단계들로 구분하는 것은 아니고, 직접사인 그 자체로 일련의 상태를 완전히 설명할 수 있는 경우에는 선행사인을 기재할 필요가 없다.

2) 사인으로 가능한 요인이 여럿일 때 사망원인의 결정

하나의 시체에 의학적으로 사망원인이 될 수 있는 질병 또는 손상이 여러 개 있는 경우에 예로부터 사망원인의 경합(競合) 또는 경존(競存)[concurrent cause of death]이라 한다. 한편 단독으로는 사망원인이 될 수 없는 장애가 두 개 이상 모여 비로소 사망원인이 될 때 사망원인의 집합(集合)이라 한다. 사망원인의 집합은 다시 사망원인의 공동(共同)과 사망원인의 연합으로 나눌 수 있다.

표 2-3 사망진단서(시체검안서)

■ 의료법 시행규칙 [별지 제6호서식]

사망진단서(시체검안서)

※ [ ]에는 해당되는 곳에 "✔"표시를 합니다.

등록번호	연번호	원본 대조필인

<table>
<tr><td>① 성 명</td><td colspan="4"></td><td>② 성 별</td><td>[ ]남[ ]여</td></tr>
<tr><td>③ 주민등록번호</td><td colspan="2">-</td><td>④ 실제생년월일</td><td>년 월 일</td><td>⑤ 직 업</td><td></td></tr>
<tr><td>⑥ 등록 기준지</td><td colspan="6"></td></tr>
<tr><td>⑦ 주 소</td><td colspan="6"></td></tr>
<tr><td>⑧ 발 병 일 시</td><td colspan="6">년 월 일 시 분(24시간제에 따름)</td></tr>
<tr><td>⑨ 사 망 일 시</td><td colspan="6">년 월 일 시 분(24시간제에 따름)</td></tr>
<tr><td rowspan="2">⑩ 사 망 장 소</td><td>주소</td><td colspan="5"></td></tr>
<tr><td>장소</td><td colspan="5">[ ] 주택 [ ]의료기관 [ ] 사회복지시설(양로원, 고아원 등)
[ ] 공공시설(학교, 운동장 등) [ ] 도로
[ ] 상업·서비스시설(상점, 호텔 등) [ ] 산업장
[ ] 농장(논밭, 축사, 양식장 등) [ ] 병원 이송 중 사망 [ ] 기타( )</td></tr>
<tr><td rowspan="7">⑪ 사망의 원인
※(나)(다)(라)에는 (가)와 직접 의학적 인과관계가 명확한 것 만을 적습니다.</td><td>(가)</td><td>직접 사인</td><td colspan="2"></td><td rowspan="4">발병부터 사망까지의 기간</td><td></td></tr>
<tr><td>(나)</td><td>(가)의 원인</td><td colspan="2"></td><td></td></tr>
<tr><td>(다)</td><td>(나)의 원인</td><td colspan="2"></td><td></td></tr>
<tr><td>(라)</td><td>(다)의 원인</td><td colspan="2"></td><td></td></tr>
<tr><td colspan="4">(가)부터 (라)까지와 관계없는 그 밖의 신체상황</td><td colspan="2"></td></tr>
<tr><td colspan="2">수술의사의 주요소견</td><td colspan="2"></td><td>수술 연월일</td><td>년 월 일</td></tr>
<tr><td colspan="2">해부의사의 주요소견</td><td colspan="2"></td><td colspan="2"></td></tr>
<tr><td>⑫ 사망의 종류</td><td colspan="6">[ ] 병사 [ ] 외인사 [ ] 기타 및 불상</td></tr>
<tr><td rowspan="4">⑬ 외인사 사항</td><td>사고 종류</td><td colspan="2">[ ] 운수(교통) [ ] 중독 [ ] 추락
[ ] 익사 [ ] 화재 [ ] 기타( )</td><td>의도성 여부</td><td colspan="2">[ ] 비의도적 사고 [ ] 자살
[ ] 타살 [ ] 미상</td></tr>
<tr><td>사고발생 일시</td><td colspan="5">년 월 일 시 분(24시간제에 따름)</td></tr>
<tr><td rowspan="2">사고발생 장소</td><td>주소</td><td colspan="4"></td></tr>
<tr><td>장소</td><td colspan="4">[ ] 주택 [ ]의료기관 [ ] 사회복지시설(양로원, 고아원 등)
[ ] 공공시설(학교, 운동장 등) [ ] 도로
[ ] 상업·서비스시설(상점, 호텔 등) [ ] 산업장
[ ] 농장(논밭, 축사, 양식장 등) [ ] 기타( )</td></tr>
</table>

「의료법」 제17조 및 같은 법 시행규칙 제10조에 따라 위와 같이 진단(검안)합니다.

년 월 일

의료기관 명칭 :

주소 :

의사, 치과의사, 한의사 면허번호 제 호

성 명: (서명 또는 인)

유 의 사 항

사망신고는 1개월 이내에 관할 구청·시청 또는 읍·면·동사무소에 신고하여야 하며, 지연 신고 및 미신고 시 과태료가 부과됩니다.

210㎜×297㎜[백상지 80g/㎡(재활용품)]

(1) 사망원인의 우선(priority)

한 시체에서 여러 개의 위중한 상태(사망원인이 될 수 있는 정도로 심한 기능적 또는 기질적인 손상, 질병)가 있을 때 어느 것이 진짜 사망원인인지를 판단하여야 한다(사망원인의 판정). 심장 자창이 있고 복부 자창으로 장간막동맥의 손상이 거의 동시에 있으면 장간막동맥보다 심장이 생명유지에 더 필수적인 장기(뇌, 심장, 폐)이므로 사망원인은 심장 자창으로 결정한다. 이처럼 위중한 손상이 여러 개일 때 어느 상태가 그 개체의 죽음에 더 우선적으로 기여하였는가를 판정하는 것은 매우 중요하다. 그러나 복수의 위중한 상태들 가운데 우선순위가 높은 것을 고르기 어려울 때에는 굳이 우선순위를 결정하여 하나의 사망원인을 찾으려고 고집할 필요 없이 복수의 사망원인을 그대로 같이 기입해도 된다.

(2) 사망원인의 공동(concert)

각각으로는 사망원인이 될 수 없는 정도의 상태가 한 개체에 두 개 이상 있어, 이들이 공동으로 작용하여 비로소 사망원인이 될 때가 있다. 예를 들어, 여러 개의 동맥이 동시에 잘려 이들에서 흘린 출혈의 합으로 실혈사하는 경우 등이다. 이때에는 "ㅇㅇ동맥, △△동맥 및 ××동맥의 절단으로 인한 실혈"로 사망원인을 표현할 수 있다.

또는 보행자 교통사고로 뇌좌상, 내장파열 등의 외인이 서로 상승적으로 작용하였을 때 사망원인은 더 고차적인 의미로 역과손상이라 하는 것도 이에 해당한다.

(3) 사망원인의 경합(competition) 또는 경존(concurrence)

머리와 심장에 관통 총창을 거의 동시에 받았다면 두 가지 모두 사망원인이 될 수 있다. 그러나 우선순위를 결정하기는 쉽지 않다. 이처럼 하나의 개체에 여러 개의 위중한 상태가 있어 어느 하나를 사망원인으로 판정하기 곤란한 경우를 사망원인의 경합 또는 경존이라 한다.

위중한 상태가 여러개라도 실제로는 어느 것이 다른 것에 비하여 우선하여 사망원인으로 작용하였을 것이므로 엄밀하게 말하여 사망원인의 경합은 있을 수 없고 사망원인은 하나이다. 그러나 이들 장애를 관찰하여 사망원인을 판정하기까지의 과정에서는 경존 또는 경합의 관계에 있고 아무리 하여도 우선순위를 결정할 수 없는 경우가 있다.

사망원인의 경합 또는 경존이라고 표현되는 상태는 결코 단순하지 않으며, 각각에서 의학적으로 충분히 검토하여 결정할 필요가 있다.

3) 사망의 종류(manner of death)

사망원인이 의학적인 사망의 원인이라면 사망의 종류는 법률적인 사망의 원인이라 할 수 있다. 법의학에서 사망의 종류를 정하는 일은 그 죽음에 대한 상황을 최종적으로 결정하는 일이 아니다. 다만 의학적으로 사망상황에 대한 종합 의견을 제시할 뿐이다. 따라서 법의학이 결정한 사망의 종류는 나중에 다른 정보가 있으면 바뀔 수도 있다. 궁극적으로 사망의 종류는 법률이 할 일이지만 주어진 정보로 최선의 법의학적 의견을 제시하는 일이 중요하다. 법의학적 판단은 수사에 도움을 줄 수 있고, 행정적으로 사망원인 통계에 쓰인다.

사망의 종류는 자연사와 외인사로 나눌 수 있다.

(1) 자연사(自然死, natural death) 또는 병사(病死)

자연사(natural death)를 나이가 많아 여러 장기가 쇠약해져서 사망하는 것만으로 생각하는 경우가 있는데, 그렇지 않다. 자연사란 법률적으로 병사를 의미한다. 병사에서 병이란 내인적 원인으로 인한 질병(질환)을 의미하며 외부에서 작용한 원인(외인)으로 생긴 상병(질병이나 손상)은 포함하지 않는다. 따라서 나이는 무관하며, 내인적 질병에 의한 사망은 모두 자연사가 될 수 있다.

그러나 직접사인이 질병이라 하여 모두 병사는 아니다. 이를테면 고혈압환자를 폭행하면 신체적 또는 감정적 요인으로 갑자기 혈압이 높아지는데, 그때문에 뇌혈관이 터져 뇌출혈로 사망하였다면 직접사인은 고혈압성 뇌출혈이라 할 수 있으나 선행하는 원인으로 폭행이 있으므로 타살이라 할 수 있다. 따라서 자연사는 다른 요인 없이 순전히 질병으로만 사망한 것을 의미한다.

질병에는 일반적인 질병말고도 습관적인 과음이나 석탄가루 흡입처럼 계속되는 환경적 원인도 포함되지만, 미생물 감염이 아닌 환경적 원인이 짧은 시기에 작용하면 외인사가 된다. 따라서 알코올성 간질환, 진폐증, 중피종, 결핵은 질병에 속하며, 뱀에 물려 뱀독으로 죽으면 외인사이며 사고사가 된다. 완벽하게 구별할 수 없는 것 가운데에는 급성 알코올중독이 있다. 만성 알코올중독증 환자가 급성 알코올중독으로 죽으면 만성 질환의 결과로 생각하여 병사이지만, 술내기를 하다가 과음으로 죽으면 사고사이다. 마찬가지로 외력으로 척추가 탈골하면 외인이지만 만성 퇴행성 관절염으로 인해 탈골이 되면 질병이다.

(2) 외인사(外因死, unnatural death, violent death)

외인사(外因死)는 행위자와 관계에 따라 다시 자살, 타살, 사고사로 분류하며, 분류되지 않는 것은 불상(不詳, undetermined)으로 한다. 한편 비슷한 용어로 변사(變死, unusual death)가 있다. 이는 법률적인 용어로 외인사와 같은 의미로 쓰이지만, 외인사 가운데 천재지변이나 단순한 본인 과실로 인한 죽음이어서 범죄와 관련이 없는 죽음이 확실한 것을 제외하며, 자연사인지 외인사인지 확실하지 않은 죽음을 포함하기도 한다. 즉, 변사는 의학적인 의미와 상관없이 범죄가 관련되었는지에 기준을 두어 수사가 필요한 죽음을 말한다.

가. 자살(自殺, suicide)

사망자 자신이 적극적 또는 소극적 행위를 행하여 죽음에 이른 경우이다. 죽을 뜻을 가지고, 죽을 것을 알고 스스로 한 행위의 결과로 죽었다는 조건에 맞아야 한다. 자살은 범죄로 규정하지 않으나 자살에 관여한 행위는 범죄이다. 아무리 자살이라는 심증이 들어도 의학적으로 타당하다는 확신이 없으면 '불상(undetermined)'으로 한다.

나. 타살(他殺, homicide)

다른 사람의 행위에 의한 죽음을 의미하며, 살인과 치사(과실치사, 폭행치사 과실치사 등)가 포함된다. 자살과는 달리 행위자가 살해 의지가 있었는지는 관계 없다. 살인에는 사전 모의나 사전(事前) 악의(惡意)와 같은 고의가 있었는지에 따라 모살(謀殺, murder)과 고살(故殺, manslaughter)로 나누기도 한다. 법률 행위인 사형(死刑)이나 전쟁 중 적군을 죽이는 것 등은 정당화되는 살인(justifiable homicide)이며, 정당방위에 의한 살인은 면책되는 살인(excusable homicide)이라고 한다.

보행자가 길을 건너다가 교통사고로 사망하는 경우에 흔히 사고사로 생각하지만 타인의 행위에 의한 사망이므로 타살로 분류하여야 한다는 주장이 있을 수 있다. 그러나 WHO의 사망원인분류표나 사망원인통계에서는 사고사로 평가된다. 법률적으로 가해자인 운전자와 상황을 고려하여, 피해자가 고속도로를 무단횡단하였다면 무죄이고, 운전자가 고의로 치었다면 살인죄가 적용되며, 또는 과실치사죄가 적용될 수도 있다.

다. 사고사(事故死, accidental death)

어느 개체의 의사와는 무관하게 생긴 죽음이며, 자신의 과실에 의한 사고사, 천재(天災)에 의한 사망, 노동재해, 산업재해, 운동경기 중 사망, 어린이사고 및 의료사고 등이 있다.

라. 불상(不祥, undetermined)

자살, 타살, 사고사의 구별이 불가능한 때는 불상으로 한다.

(3) 사망의 종류 결정

법의학적으로 사망원인을 밝히더라도 사망의 종류를 정하기는 어려울 때가 많다. 위에서 몇 가지 예를 들었으나 의학적인 소견만으로 결정할 수 없는 경우가 있어 사망의 종류는 궁극적으로는 법률의 측면에서 결정된다. 의학적으로 결정된 사망의 원인은 상황에 따라 다른 사망의 종류로 표현된다. 예를 들어, 물에서 건져낸 주검을 의학적이나 과학적으로 검사하여 사망원인이 익사임이 밝혀졌다 하더라도 스스로 투신하였다면 자살일 것이고, 술에 취한 채 수영하다가 익사하였다면 사고사이며, 강제로 물을 먹여 죽였다면 타살이다. 한편, 수영 중에 심근경색증의 발작이 있어 그 때문에 익사하였다면 병사일 것이다. 비슷한 다른 예로는 높은 곳에서 추락하여 사망하는 경우를 들 수 있다.

4) 사망기전(mechanism or mode of death)

사망의 원인(질병이나 손상)이 작용하여 생긴 인체의 생리적 또는 생화학적 장애를 말한다. 즉, 사망원인이 그 사람을 사망하게 한 현상이다. 사망의 기전에 속하는 것은 심부전증, 부정맥, 심폐기능 정지, 질식, 신부전, 간부전, 실혈 등이다. 이들은 사망에 임박한 사람에서 나타날 수 있는 현상이므로 원인이 무엇이었는지는 상관없다. 경우에 따라서 사망의 원인과 사망의 기전이 혼동될 수 있는데, 이는 의료행위가 질병의 원인보다는 이런 증상을 치료하기 위하여 시도될 때가 있기 때문이다. 예를 들어, 관상동맥경화가 있는 사람은 울혈성 심부전으로 사망할 수 있다. 심부전이 심한 사람에게 투여하는 디곡신(digoxin)은 울혈성 심부전증상을 완화하지만 관상동맥경화에 대해서는 아무 영향이 없다. 요골동맥이 절단되어 많은 출혈로 사망한 사람에서 사망의 원인은 요골동맥 절단이고, 사망의 기전은 실혈이다. 따라서 사망원인을 '요골동맥 절단으로 인한 실혈사'라고 표현하거나 '요골동맥 절창'으로 하는 것은 옳으나 '실혈사'라 함은 잘못된 것이다. 사망의 원인에는 사망에 이르게 한 손상을 기재하여야 하기 때문에 사망의 기전을 사망의 원인 대신으로 써서는 안 된다.

참고문헌

1. 강신몽. 미합중국의 검시제도에 관한 분석보고-California주와 San Diego County를 중심으로- 국립과학수사연구소년보 1995; 27: 35-67.
2. 권영성. 헌법학원론. 1994, 157-160면.
3. 김재선. '검시제도에 관한 연구'. 석사학위논문. 2001. 18-19면.
4. 김형태. 검시제도의 법적 검토. 법의학의 현 상황에 대한 법적 비판. 제24회 대한변호사협회 · 대한의사협회 공동세미나. 검시제도의 법적 · 의학적 검토. 1996. 5-16.
5. 노용면. 미국법의학의 과거와 현재. 대한법의학회지. 1977; 1: 9-12
6. 문국진. 우리나라 검시제도의 문제점. 대한법의학회지. 1991; 15(2): 1-2.
7. 박의우. 일본의 검시제도. 대한법의학회지. 1992; 16(2): 68-71.
8. 박의우, 문국진. 각국 법의제도의 역사적 고찰. 대한법의학회지. 1983; 12(7): 3-10.
9. 박희경. 대륙법 검시제도 고찰-스코틀랜드의 경우와 비교분석- 인권과 정의. 2003;327:115-125.
10. 윤중진. 우리나라의 검시제도. 국립과학수사연구소연보. 1993; 25: 361-364.
11. 이윤성. 법의관제도. 대한법의학회지. 1992; 16: 62-67.
12. 임규옥, 박희경, 이상한, 곽정식, 곽연식, 채종민. 한국검시제도의 문제점과 개선을 위한 제안. 형사정책연구. 2003: 14(4); 247-280.
13. 현용배, 임성철. 한국과 중국 법의학감정제도에 관한 고찰-중국의 제도 검토를 통한 한국의 제도 개선안을 중심으로-. 조선의대논문집. 2001: 26(2); 57-65.
14. 황적준. 우리나라 법의학의 현황-법의학 교육과 검시제도에 대해-대한법의학회지. 1992; 16(1): 1-6.
15. Combs DL, Parrish RG, Ing R: Death investigation in the United States abd Canada, 1995. U.S. Department of health and human services.
16. Culver CM and Great B. The definition & criterion of death. Biomedical ethics. ed. by Mappeds TA et. al. 3rd ed. NY McGraw-Hill, Inc. 1991.
17. Davison AM, McFarlane JH, Clark JC. Differences in forensic pathology practice between Scotland and England, Med Sci Law 1998; 38(4): 283-288.
18. Dean P. Death and its investigation. In McLay WDS.(ed) 2nd ed. Clinical forensic medicine. London, 1996, Cambridge University Press. pp 271-286.
19. Funayama M, Kuroda N, Matuo M: The Tokyo medical examiner's office; Introduction of the medical examiner system in Tokyo and statistical observation over four decades. Am J Forensic Med Pathol. 1993; 14(3): 257-261.
20. Mason JK. Forensic medicine for lawyers, 2nd ed, Butterworths, 1988. pp28-38.
21. Park HK, Vanezis P. The forensic pathology in Scotland and the analysis of post-mortem examinations at Glasgow. Kor J Legal Med 1999: 23(2); 69-74.
22. Ranson D. Death investigation. Informed. Victorian Institute of Forensic Medicine 2001: 6(1); 3-7.
23. Shoji M: History and present status of the Tokyo metropolitan medical examiner system. Forensic Science International 1996; 80: 23-31.
24. Wilks M, Knight M. In McLay WDS(ed) 2nd ed. Clinical forensic medicine. London, 1996, Cambridge University Press. pp 39-58.
25. Voigt J. The teaching of forensic medicine in Denmark. Med Sci & Law. 1984: 24; 70.

박성환 • 고려대학교 의과대학 법의학교실
박종태 • 전남대학교 의과대학 법의학교실

03

시체변화
Postmortem Changes

I. 초기 시체변화

사후변화를 명확히 알아야 사후변화 이외의 사망과 관련된 소견들을 사후변화와 구분하여 찾을 수 있고 사망의 수단이나 사망의 원인을 찾는 데 도움이 된다. 또한 시체의 변화는 사망 후 경과시간, 즉 사망시각을 추정하기 위한 참고자료로 활용되기도 한다. 시체의 변화는 비교적 빨리 하루 만에 일어나는 초기 시체변화와 부패(腐敗)와 같은 후기 시체변화로 구분할 수 있다. 주요한 초기 시체변화로는 체온하강(시체의 냉각), 시반(屍斑, 혈액침하), 시강(屍剛, 시체경직)이 있고, 그 외에 근육이완, 피부창백, 건조, 탄력성 감퇴, 각막혼탁 등의 변화가 있다.

1. 체온하강

개체의 사망은 결국 모든 세포의 사망까지 진행되며, 세포의 대사기능이 없어지므로 체열생산도 중지되어, 시간이 지나면서 시체의 온도가 점차 떨어져서 주변의 온도와 유사해진다. 시체의 온도하강은 물리적 현상으로, 다른 물체처럼 시체의 온도가 외부온도와 같아지는 현상이다. 다만 피부라는 단열층이 있어서 초기에 더디게 떨어지는 점이 다르다. 피부의 온도는 외기와 직접 접하며, 수분이 쉽게 증발하기 때문에 내부온도보다 더 빨리 하강한다.

1) 사후 체온의 변화

주위 환경이 37℃나 그 이상으로 유지되는 경우를 제외하고는 시체의 온도는 떨어지며, 시체와 주위 환경과의 온도차에 비례하여 냉각된다는 Newton의 냉각법칙을 따른다. 다만 옷, 자세, 보호물, 주위 온도 등 작용하는 변수들에 따라 다양하게 나타난다.

시체의 중심 온도는 피부 표면의 온도가 떨어져 표면과 중심 사이에 온도차가 발생하기 전까지는 떨어지지 않는다. 조직은 열전도가 잘 되지 않기 때문에 이 온도차가 발생하기에는 어느 정도 시간이 걸리므로 시체 중심

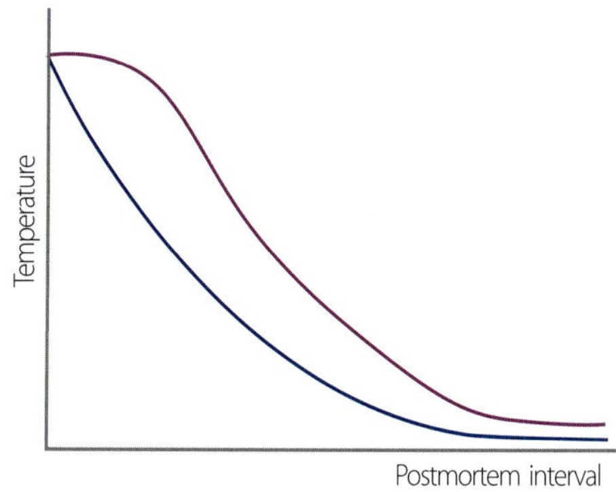

그림 3-1 A: Newton의 냉각곡선. B: 사망 초기 시체의 중심온도 하강이 지연되는 냉각곡선

주위에 위치한 온도(대개 직장)는 일정시간 유지된다. 또한 개체가 사망하였을지라도 세포사까지 완료된 것은 아니어서 일정시간 동안 세포는 부분적인 대사를 통하여 열을 생산하므로 사망 초기의 온도는 어느 정도 유지될 것으로 예측할 수 있다(Fiddes와 Patten, 1958). 이 시기가 냉각곡선(cooling curve)에서 평평하게 또는 약간 기울어진 부분인 '안정기(plateau)'로서 사망 후 수 시간 이내의 직장온도에서 볼 수 있다(그림 3-1).

냉각곡선의 중심 부분은 거의 직선이거나 약간 구부러진 모양을 보이며, Newton 법칙의 곡선 모양에 유사해진다. 시체와 주위 환경과의 온도차가 0에 가까워져 가면서 도표는 점차 평평해진다. 시체의 온도와 주위의 대기온도 차에 따라 시체의 냉각속도도 달라지고 시체의 온도가 주위의 대기온도와 일치해지는 시기도 다르게 나타난다(그림 3-2).

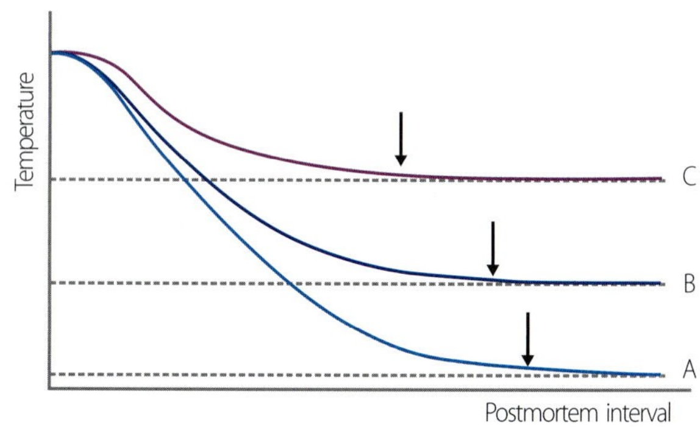

그림 3-2 시체에서 보는 냉각곡선은 대기온도(A, B, C)에 따라 냉각속도가 다르고, 시체의 중심온도가 대기온도와 동일해지는 시기(화살표)도 다름(from Park, 1994)

전형적인 직장 냉각곡선은 'S자 모양'이다. 법의학에서 유용한 부분은 가장 급경사를 보이는 가운데 부분이다. 이론적으로 만약 사망 시 체온이 37℃ 였다면 이 곡선에서 직장에서 측정한 온도가 가리키는 지점을 찾아 사망시간을 추정할 수 있다. 다만 영향을 미칠 수 있는 변수가 매우 많아 실제적으로 사용하기는 쉽지 않다.

2) 체온하강에 영향을 주는 인자들

(1) 초기 체온

시체의 초기 체온이 항상 37℃라고 가정되어서는 안되고, 실제로 후향적으로 측정될 수도 없다. 동일한 사람에서도 측정 부위에 따라 다소 차이가 있는데, 사후에는 직장 내 체온 등 신체 깊은 곳에서 측정한다. 한편 하루 중에도 약간의 온도차가 있는데, 2시에서 6시 사이에 가장 낮고 16시에서 18시 사이가 가장 높다. 격렬한 운동 후에는 3℃ 정도 올라가고 휴식을 취해도 30분 정도는 지속하게 된다. 이러한 주변 인자들도 고려되어야 한다.

질병이나 손상이 있는 경우 훨씬 더 많은 다양성을 보인다. 미생물이나 기생충 감염에 의해 열성 질환이 있는 경우 약 4~5℃ 정도 높을 수 있다. 대뇌출혈(특히 연수)이 일부 약물처럼 체온을 올릴 수 있다. 겨울 날씨에는 초기 체온이 저체온증인 경우가 흔하다. 많은 살인사건에서 피해자가 죽기 전에 노출된 채 방치되는데, 심지어 정상보다 10℃ 낮을 수도 있다.

(2) 신체 부피

냉각을 유도하는 주위와의 온도 차이는 조직의 열전도율뿐만 아니라 신체의 질량과 표면적과도 관계가 있다. 키와 체중을 알아야 하지만 발견 당시 이것들을 알기가 힘들다. 피하지방과 복부지방의 양에 따라 열전도율이 달라질 수 있으나 비만 정도를 정확히 계산하는 방법은 없다. 부종과 탈수 현상도 현저한 영향을 미칠 수 있다. 일반적으로 마른 체형의 사람은 질량과 표면적의 비율과 지방에 의한 단열효과가 없기 때문에 보다 빨리 냉각된다. 아이들은 체중에 비해 넓은 표면적을 가지고 있기 때문에 성인의 기준으로 보기 어렵다.

(3) 자세

피부로부터의 열 방출은 자세에 따라 공기의 접근성과 복사대류의 영향을 받는다. 상하지를 모아 웅크린 자세를 취한 경우 큰 대자로 누워 있는 경우보다 더 적은 노출표면적을 갖는다. 시체가 놓여 있는 바닥의 성질과 그 바닥에 닿는 피부의 양도 영향을 주는 인자이다. 쭉 뻗고 누워 있는 경우 수그린 자세보다 더 빨리 열을 잃는다. 시체가 금속성의 시체안치소에 있는 경우 밀짚에 있는 경우보다 더 빠르게 냉각된다.

(4) 피복과 덮개

피복이나 다른 덮개, 심지어 모자에 의한 보온효과는 명백하다. 복사가 열 손실에 미치는 효과는 그다지 크지 않고, 대류와 전도는 덮개에 의해 현저히 감소된다. 사망 당시 또는 그 후에 전기담요와 같이 덮개가 열 손실에 실제적인 영향을 줄 경우에는 많은 혼란이 생길 수 있다. 따뜻한 이불은 냉각을 지연시키면서 부패를 촉진시킬 수 있다. 젖은 의복은 증발작용을 통해 열을 빼앗기 때문에 마른 의복에 비해 더 빨리 냉각을 시킨다.

(5) 대기온도

대기온도는 냉각에 관여하는 주된 요소이다. 대기온도가 37℃보다 높으면 시체는 냉각되지 않고 더 오를 수도 있다. 이 현상은 꼭 열대지방뿐만이 아니고 풍토적 영향과 계절에 따라 일어날 수 있다. 집이나 건물 내에서 난방 장치에 의해서 일어날 수도 있고, 시체 근처의 화재나 불로 인한 복사열, 전기담요, 집이나 교통수단의 화재 시에도 볼 수 있다. 따뜻한 욕조에서 사망한 경우 전체 냉각 과정이 크게 달라지며, 찬 욕조나, 강, 호수, 바다에서 사망하였을 때와는 다른 현상이 발생한다.

(6) 통풍과 습도

공기가 정지된 조건에서는 따뜻한 공기층이 피부의 온도를 어느 정도 보호하고, 옷을 입었거나 털투성일 경우 주위와의 온도차를 차단할 것이다. 공기가 움직이면 새롭게 차가운 공기들이 피부를 스치므로 시체의 냉각속도는 더 빨라진다. 습도는 작용이 크지는 않지만 축축한 공기는 마른 공기보다 더 빨리 냉각시킨다.

물에 침수된 경우, 특히 강이나 바다처럼 움직이는 경우에 열을 빨리 잃게 되는데, 이는 추운 바다에서 쉽게 저체온증에 빠지는 것과 유사하다.

(7) 출혈

사망 직전 다량의 출혈이 있으면 냉각속도가 빠르다고 알려져 있다.

3) 사후 체온측정

전통적인 방법은 직장 내의 온도를 수은온도계로 측정하는 것이다. 눈금이 0℃에서 50℃까지 있는 것이 좋다. 온도계 끝은 적어도 항문에서 10cm 안까지 들어가야 하며, 안정이 될 때까지 몇 분을 기다린 후 기록하여야 한다. 가능하면 1시간 간격을 두고 3회 이상 측정하여 역산으로 사망시각을 추정할 수 있도록 하는 것이 좋다.

어떤 경우에는 궂은 날씨의 야간에 제한된 공간에서 직장체온을 측정하여 얻게 되는 사후경과시간 추정보다 훨씬 더 중요한 증거를 놓칠 수도 있으므로 사건현장의 상황에 따라 시체가 적절한 통제하에 옷을 벗길 수 있는 장소로 옮긴 후에 직장온도를 측정할지를 검토해 볼 필요가 있으며, 시체의 이동에 의한 환경변화로 시체의 냉각속도에도 영향을 줄 수 있을 가능성도 함께 고려해야 할 것이다. 상황이 아무리 어려워도 시체를 시체냉장고에 보관하였다가 직장온도를 측정하는 것은 의미가 없다.

직장온도 외에 간이나 간 하방의 온도를 측정하는 것도 시체의 중심온도를 알아내는 방법이기는 하다. 그러나 찔린 상처나 일부러 상처를 내어 간의 온도를 재는 등의 행위는 결코 바람직하지 않다. 피부와 옷에 혈액을 묻히게 되고 복강 내 출혈을 야기하여 기존의 내부 손상과 혼동을 일으킬 수 있기 때문이다. 최근에는 디지털화된 정밀한 전기제품이나 여러 곳을 동시에 규칙적으로 측정할 수 있는 컴퓨터 기록 장치도 있고, 뇌와 간의 마이크로파 체온측정 장치, 피부온도의 적외선촬영 등이 연구용으로 활용되고 있기도 하다.

4) 체온하강과 사후경과시간 추정

이와 관련하여 무수히 많은 연구가 진행되었고 그 결과 적지 않은 발표가 있었음에도 불구하고, 사후경과시간 추정의 정확성은 여전히 떨어진다. 안정기가 어느 정도인지와 관련하여 4시간 혹은 그 이상 오랫동안 체온이 떨어지지 않은 상태로 유지될 수 있다고도 하였다. S자 모양의 곡선에서 끝부분으로 가면 체온이 환경과 비슷해지면서 냉각속도는 매우 늦어지게 되고, 더 이상 시간 계산이 불가능하게 된다. 박종태(1994)는 사후 체온하강과 관련된 실험을 통하여 "일정한 조건을 유지할 수 없는 법의학적 감정의 현실에서 시체의 체온하강에 의한 사망시각의 비교적 근접한 추정마저도 감정인에 따라 다를 것이며, 어떤 감정의의 감정 결과에 대하여 재론한다는 것에도 무리가 있다. 따라서 법의감정의는 사망시각을 추정하는 것보다는 사건의 정황에 의해 추정되는 사망시각에 사망하였을 개연성에 대하여 언급하는 것이 바람직하다"고 한 바 있다.

현재 가장 유용하게 사용하는 방법 중의 하나가 Henssge(2002)에 의해 만들어진 계산도표(그림 3-3)이다. De Saram(1957)과 Marshall(1965, 1969)의 기존 계산법을 기본으로 하고, 많은 실험자료들을 보완하여 간단한 컴퓨터 프로그램이나 계산도표로 할 수 있는 방법을 만들었지만 이용하기에는 제한점들이 많다.

체중, 대기온도, 옷의 젖은 정도, 대기의 흐름 정도, 물의 흐름 정도에 대한 조정이 이루어졌다. 그러나 다른 대부분의 방법들처럼 각 변수들을 계량화하기가 쉽지 않다. 그 외에도 Al-Alousi(1987, 2002)와 Morgan 등(1988)도 사후경과시간을 추정할 때 변수들의 영향을 최소화하기 위해서 다양한 조건들과 측정방법들을 제시하며 활발한 연구를 하고 있지만, 주변의 상황에 많은 영향을 받는 시체의 온도가 현실적 이용가치가 있을지 아직은 불분명하다.

결론적으로 사후경과시간을 정확하게 추정하는 것은 매우 어렵다. 최근에 일부에서 발전된 의견과 방법들을 제시하지만, 그것들도 충분하지 않다. 시반이나 시강 등의 사후변화나 다음에서 설명하는 여러 사실들을 포함한 주위 사정들을 종합적으로 고려해야만 한다.

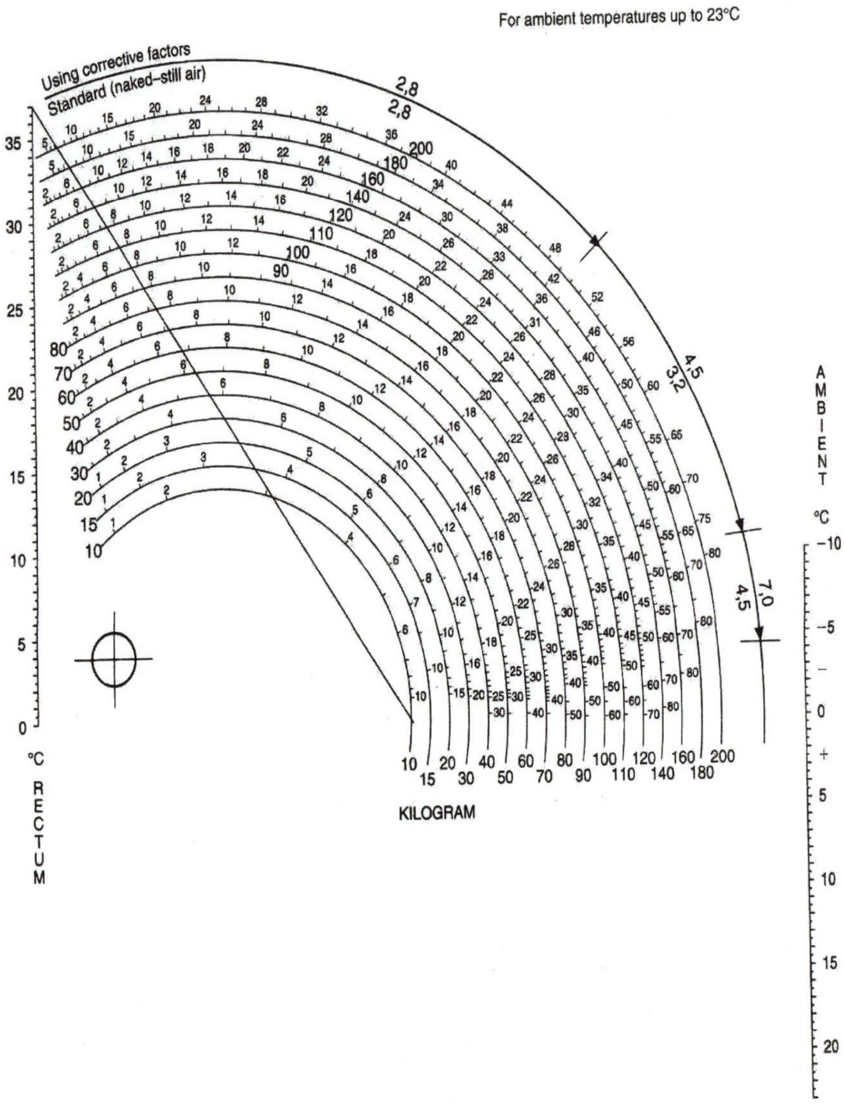

그림 3-3 시체의 온도를 이용하여 사망 후 경과시간을 추정하기 위한 Henssge의 계산표

2. 혈액침하(血液沈下, 屍班, Hypostasis)

혈액의 순환이 멈추면 정체된 혈액은 중력에 의해 시체의 가장 낮은 부위로 내려가면서 혈액침하가 발생한다. 적혈구가 가장 영향을 많이 받아 침전하고, 정도는 경미하지만 혈장 역시 아래로 흘러내려와 사후 '의존성 부종'을 형성하는데, 이는 부패 진행의 초기에 보이는 피부수포가 형성되는 기전이다. 낮은 부위로 적혈구가 모이게 되면 피부를 통해서 암적색으로 보이는데, 이를 '시반(屍班, livor mortis)'이라고 한다(그림 3-4). 시반은 사망 당시의 자세, 시체의 이동, 특정 물질에 의한 중독 등을 판단하고 사망 후 경과시간을 추정하는 데 많은 정보를 준다.

1) 혈액침하의 분포

혈액침하의 발현 양상은 시체의 자세와 관계가 있다. 시체는 바닥에 등을 대고 어깨와 엉덩이, 종아리는 바닥에 눌린 채 누워 있는 경우가 흔한데, 눌린 부위에서는 혈관이 압박되어 혈액침하가 생기지 않고 피부는 하얗게 남는다. 시체가 특정 방향으로 충분한 시간 동안 자세를 취하면 혈액침하는 그 자세에 따라서 분포하게 되고, 눌린 부위는 하얗게 남게 된다. 만약에 시체가 교수형과

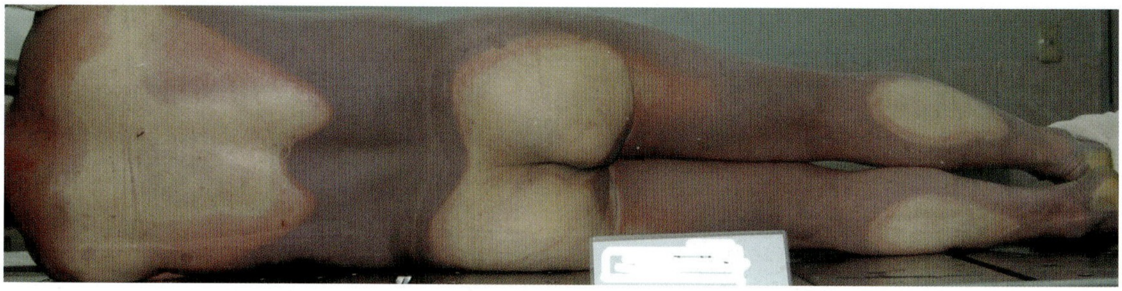

그림 3-4 바닥에 접촉되지 않는 부위에서만 형성된 강한 암적색의 전형적인 시반

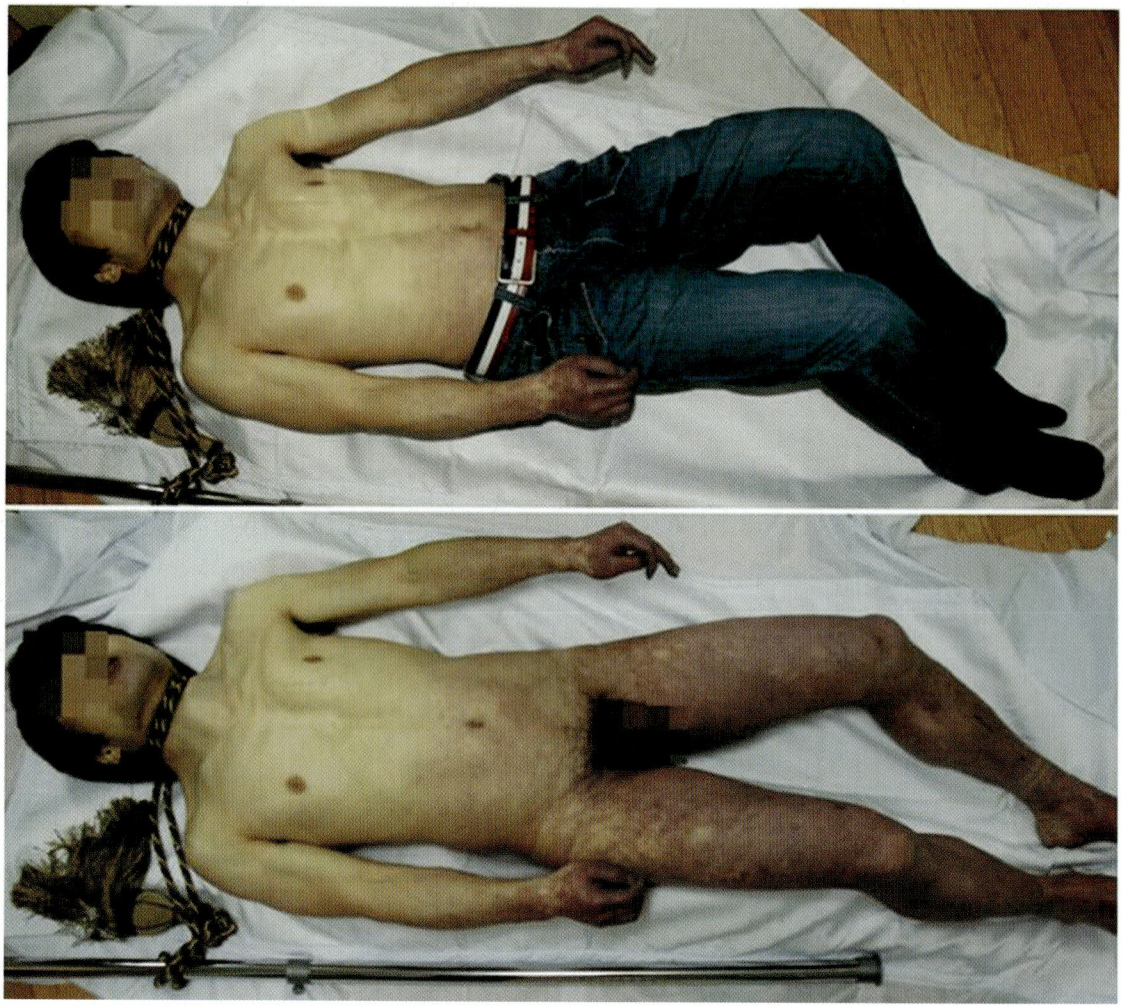

그림 3-5 교수형 형태의 의사체에서, 상체에는 시반이 없고 하체에만 시반이 형성됨

같이 오랫동안 매달려 있었다면, 혈액침하는 발과 다리에서 가장 심할 것이고 손과 팔의 아래쪽도 약하지만 관찰된다(그림 3-5). 시체의 자세에 따라 국소적으로 눌린 부위에서는 혈액침하가 생기지 않고 변색된 부위와 대조적으로 분명한 형태를 보인다. 구겨진 시트의 주름에 의해 생긴 불규칙한 선상 자국, 거친 옷으로부터 나오는 직물의 짜임새 형태, 혁대 자국, 브래지어 고리 자국, 바지, 심지어 양말의 고무줄 자국 등을 예로 들 수 있 있다(그림 3-6, 3-7).

2) 혈액침하의 색깔

일반적인 시반은 푸른 빛을 띤 붉은색인데, 색깔은 사

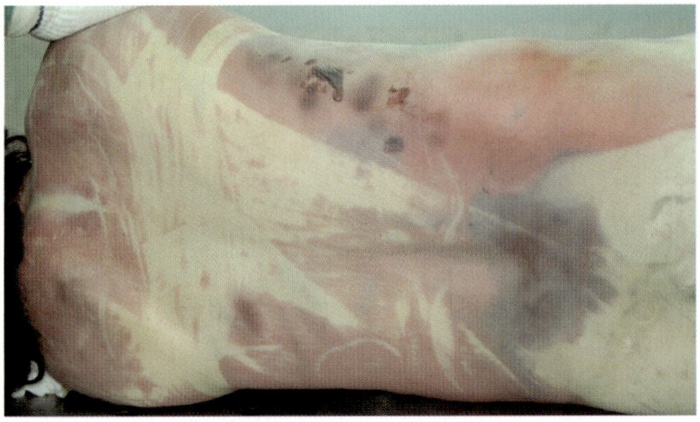

그림 3-6 이불이나 시트 등에 접촉되어 부분적으로 지지되는 경우 시반이 형성되지 않고 그 주변에서는 시반을 볼 수 있음

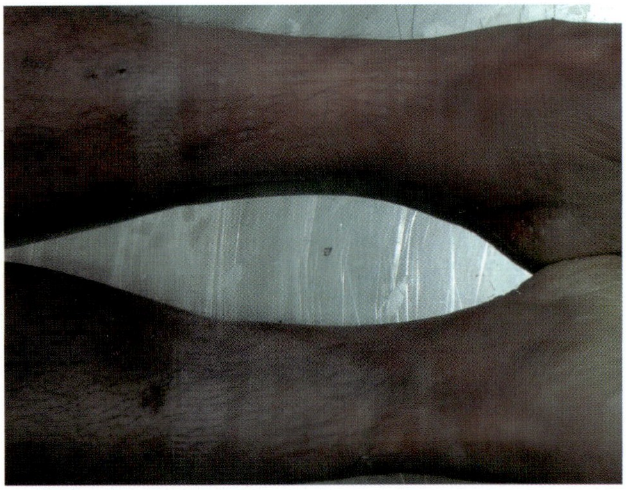

그림 3-7 그림 3-5의 경우 하지에 시반이 형성되어 있으나, 양말에 의해 압박되는 경우 양말의 섬유를 따라 시반이 형성되지 않음

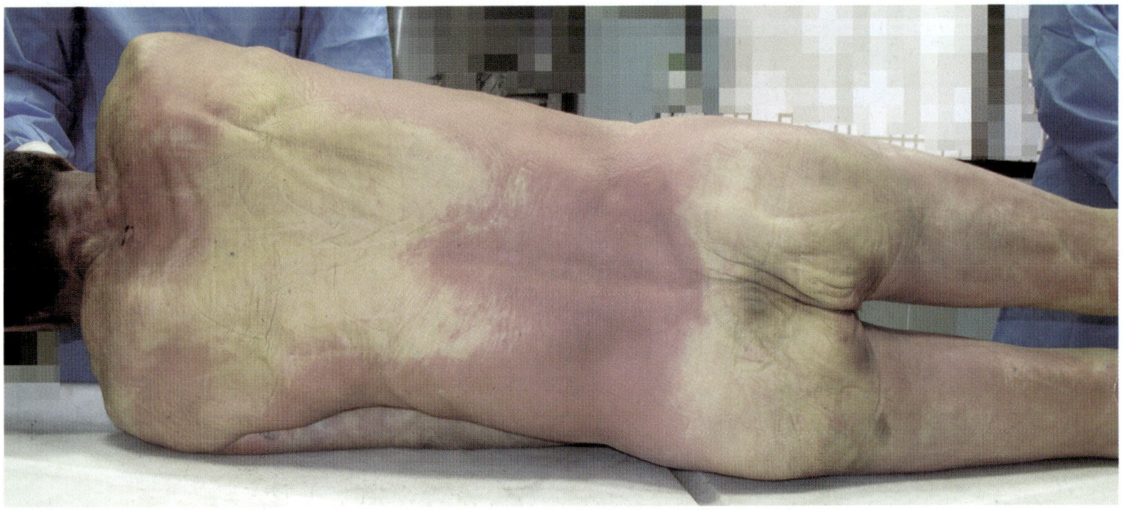

그림 3-8 선홍색 시반

망 시 산소농도와 부분적으로 관계가 있다. 울혈로 인해 저산소증 상태에서 사망한 사람의 경우 피부혈관의 환원된 헤모글로빈 때문에 보다 어두운 색조를 보인다. 비특이적으로 전체 색깔이 분홍색이나 선홍색인 경우도 있다. 익사처럼 저체온증으로 인한 사망이나 사망 시 추위에 노출된 경우에는 색깔이 사인을 확정짓는 데 도움을 줄 수도 있다.

다른 비특이적인 시반의 색깔은 다음과 같다.

가장 잘 알려진 것은 일산화탄소헤모글로빈의 '버찌-분홍(cherry-pink)색'이다. 독특한 색깔로 종종 일산화탄소중독을 의심할 수 있는 중요한 단서이다. 시안산중독에서는 독특한 어두운 푸른색-분홍색을 보이는 것으로 알려졌는데, 시안산의 독특한 냄새와 함께 나타나므로 유용하다. 메트헤로글로빈혈증에서는 밤색을 띠는 붉은색을 보일 수 있고, 아닐린과 염소산염 중독에서는 다양한 형태의 어두운 부위가 나타날 수 있다. 가스괴저균(clostridium perfringens)에 감염되어 패혈증을 거쳐 사망한 경우에서는 엷은 청동색의 얼룩이 때때로 피부에서 보일 수 있는데, 이러한 변화는 시반과는 달리 혈액침하부위에 뿐만 아니라 시반이 형성되지 않는 위쪽 방향에 위치하는 신체 부위에서도 관찰 가능하다.

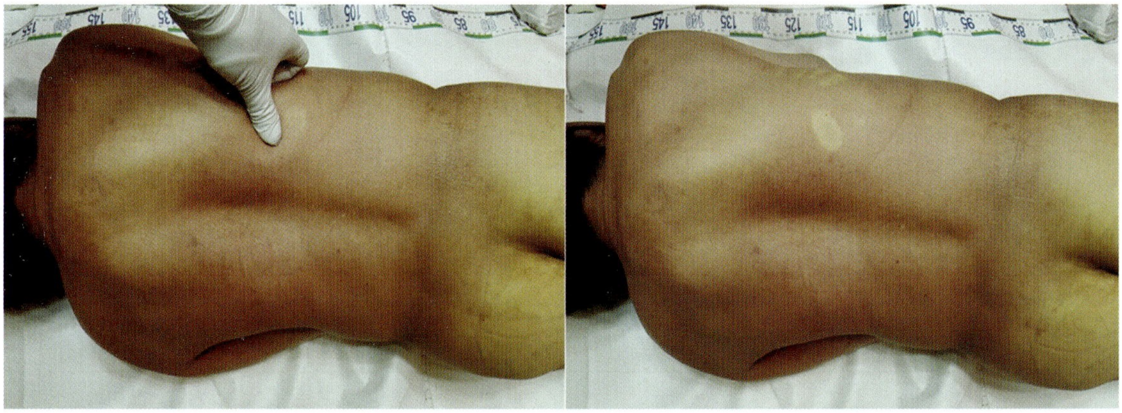

그림 3-9 시반의 퇴색

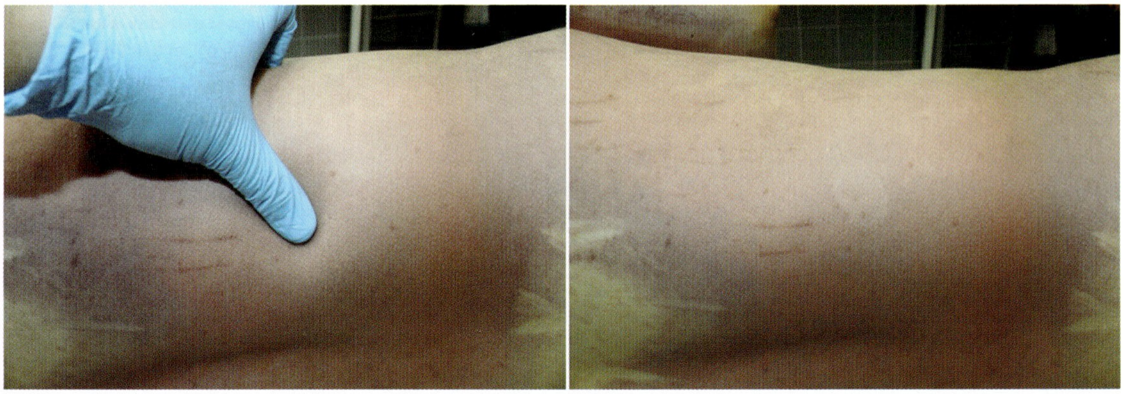

그림 3-10 시반의 퇴색이 없음

3) 혈액침하와 사후경과시간 추정

혈액침하는 사후 30분 이내에 나타날 수도 있고, 수 시간이 지나야 나타나는 경우도 있다. 실제로 유아나 노인, 빈혈이 있는 사람들에서는 전혀 나타나지 않을 수도 있다. 또 너무 희미해서 발견하기 어려운 경우도 있다. 이와 같은 다양성 때문에 사후경과시간 추정과 연관짓는 것은 어렵다.

만약 사후에 자세가 바뀐다면 최초 형성된 시반은 사망시각과 자세 변화 사이의 경과시간에 따라 고정된 채로 남아 있을 수 있고, 새로운 자세에 따라 완전하게 이동하여 최초 형성된 시반이 소실될 수도 있으며, 최초 형성된 시반은 부분적으로는 남아 있고 새 위치에 따라 새로운 시반이 형성된다. 후자를 양측성 시반이라고 한다. 이와 같은 사후경과시간과 시체 자세의 변화에 따른 시반의 특성으로 시체의 위치와 어울리지 않는 시반이나 양측성 시반이 관찰된다면 분명히 사후에 이동이 있었던 것이라고 판단할 수 있다.

예전에는 사후에 일정시간 고정된 자세를 취하면 혈액은 응고되어 자세를 바꿔도 이차적인 전위현상은 일어나지 않는다고 생각하였다. 하지만 대부분의 경우 실제로 사망 후 2~3일까지는 용혈에 의한 조직의 진정한 착색이 일어나지 않는데, 그전까지는 계속해서 부분적으로나 완전한 전위현상이 생길 수 있기 때문이다. Suzutani 등(1978)이 430구의 시체를 대상으로 혈액침하 부위를 눌러보는 실험을 한 결과에 따르면, 사후 6~12시간이 지난 경우에 30%에서 색깔은 지워지지 않았고, 12~24시간이 지난 후에는 50% 이상이 고정되었으며, 1~3일이 지나면 70%에서 지워지지 않았다. 그러나 상당수의 시신에서 3일이 지나도 여전히 혈액침하는 이동하였다.

4) 기타 장기에서의 혈액침하

혈액이 피부에 고이는 것처럼 다른 장기나 조직에서도 고이게 된다. 법의부검에서는 이러한 장기의 혈액침하는 사전 병소와 구별하는 것이 중요하다.

창자의 경우 공장과 회장의 아래 부위가 현저히 변색될 수 있는데, 자칫 장간막의 경색이나 창자의 꼬임으로 오인할 수 있다. 종종 골반강 안쪽의 창자는 낮은 위치에 있기 때문에 가장 큰 영향을 받는다. 폐는 거의 항상 현저한 색깔 차이를 보이는데, 앞쪽은 창백하고, 척추 주위의 폐 뒤쪽은 어두운 푸른색을 보인다. 이와 같은 현상은 종종 체액분포의 차이를 동반하여 뒤쪽에 부종과 울혈이 현저하게 나타난다. 심근에서는 좌심실의 뒷벽에 어두운 반점들이 종종 보이는데, 경색의 초기 소견으로 오인해서는 안 된다.

후두 위치의 식도 뒤쪽에서 울혈 또는 출혈처럼 보이는 혈액침하는 교살 때 보이는 손상으로 오인될 수 있어 매우 중요하다. Prinsloo와 Gordon(1951)에 의하면, 울혈과 출혈은 경추의 앞 세로 인대에 놓여 있는 식도 뒷부분의 성긴 조직에서 나타난다. 이들은 매우 두드러질 수 있고, 심하면 혈종이 형성될 수도 있다. 혈액은 척추 전방부의 정맥과 정맥총에서 유래하는데, 해부를 시작하기 전에 뇌를 먼저 제거하거나 흉부를 열고 상부 종격동의 큰 정맥을 절개하여 경부 혈액을 빼면 이 현상을 피할 수 있다.

5) 혈액침하와 타박상과의 감별

부패되지 않은 시체에서는 타박상과 시반을 구별하는 것이 그렇게 어렵지는 않다.

혈액침하는 표재성 혈관에 규칙적이고 고르게 확산된 울혈로서, 색깔은 적색에서 선홍색으로 다양하다. 밀도는 부위마다 다양하나 갑작스러운 색깔의 변화가 없고 타박상처럼 뚜렷하게 구분되는 부위도 없다. 혈액침하는 초기에 부분적으로 얼룩진 푸른 부위로 보이다가 나중에 합쳐진다. 이는 타박상과는 쉽게 감별되는 소견이다. 시체의 위치에 맞게 의존 부위에 수평하게 형성되는 것도 특징이다(그림 3-11).

타박상은 몸의 어느 부위에서도 생길 수 있고 종종 원형으로 불규칙한 경계를 보인다. 넓은 부위로 나타나는 경우는 매우 드물고, 수평하게 경계를 갖지도 않는다.

혈액침하와 타박상을 구분하는 전통적인 방법은 의심되는 부위를 절개하여 혈액이 혈관 내에 있는지(혈액침하) 아니면 혈관주위의 조직을 침윤했는지(타박상)를 보는 것이다. 혈액침하는 진피의 가장 윗층에 있고 절개된 부위에서 흘러나온 혈액은 잘 닦여진다. 타박상은 종종 피부나 조직의 조금 더 깊은 부위에 있고 파열된 혈관 주위의 조직에 침윤해 있어서 잘 닦이지 않고 고정되어 있다.

그러나 부패가 시작되면 감별은 쉽지 않다. 사후 자가융해가 시작되면 혈관으로부터 용혈된 혈액이 확산되어 이 둘의 감별을 어렵게 하고 결국에는 불가능해진다. 조직이 현저히 변성되면 조직검사도 별 도움이 되지 않는다.

3. 시체경직(屍體硬直, 屍剛, Rigor Mortis)

일반적으로 개체가 사망하면 신경자극이 없어지고 근육은 이완되며(primary muscle flaccidity), 긴장이 거의 모두 사라진다. 그 후 일정시간이 지나면서 근육은 다시 굳어지고(경직), 해부시에 각 관절을 움직이면 저항을 느끼게 된다. 이것이 시체경직이며, 시강(屍剛)이라고도

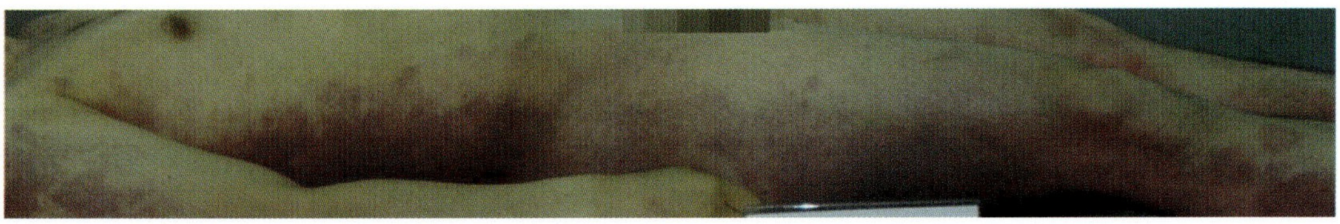

그림 3-11 혈액침하는 시체의 놓인 위치에서 아래로 이루어지므로 반듯하게 하늘을 보고 누워 있는 자세의 시체에서는 시체의 전후를 구분하는 시반을 볼 수 있음. 타박상에서는 이와 같은 일률적인 분포를 보기 어려움

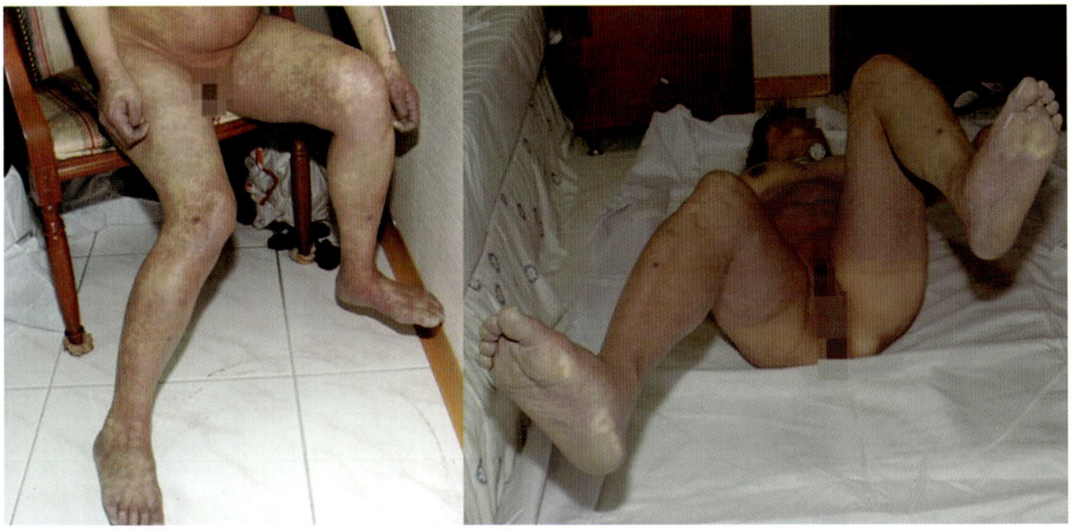

그림 3-12 하지에 형성된 시강. 시체를 옆으로 돌려도 우측 하지가 좌측 하지 쪽으로 움직이지 않음(손으로 우측발목을 잡기는 하였으나 시체의 뒷면을 관찰하기 위해 자세를 유지하기 위한 정도의 힘이 들었을 뿐 우측 하지를 들어 올린 것은 아님)

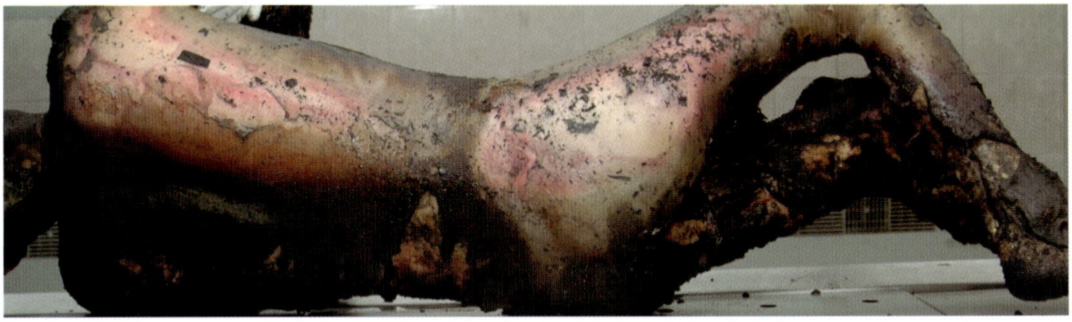

그림 3-13 화재사에서 보는 매우 강한 시강. 특징적인 경우 '투사형 자세'라고도 표현함

한다(그림 3-12, 3-13). 시체경직은 일정한 시기가 지나 부패가 진행되면서 다시 풀려 이완한다(secondary muscle flaccidity). 시체경직 발생의 기전으로 actin과 myosin이라는 근육수축 관련 단백질, 그리고 ATP, ADP 등의 에너지 대사가 관여하는 것으로 알려져 있다.

1) 시체경직과 사후경과시간

혈액침하에 비해 근육의 경직은 사후경과시간과 관련성이 비교적 높다. 개체가 사망하면 바로 근육의 이완이 있고, 부분적으로나 전체적으로 경직되는 기간이 있으며, 후에 부패가 시작됨에 따라 점차 경직이 없어진다는 것은 잘 알려져 있다. 그러나 시간에 따른 변화가 항상 일정하지 않기 때문에 사후경과시간을 추정하는 데 제한점들이 있다. 시체경직이 나타나는 일반적인 시간대를 요약하면 다음과 같다.

사망 후 나타나는 이완기는 주위 환경의 온도와 여러 변수들의 영향에 따라 다양하지만 대개 3~6시간 지속되고 후에 경직이 나타난다. 시체경직은 턱과 같은 작은 관절들이 더 쉽게 고정되기 때문에 작은 근육들에서 먼저 나타난다. 관절을 굽혔다 펴 보고, 사두근이나 흉근의 경우에는 손가락으로 눌러보면 변화를 알 수 있다. 시체경직은 일반적으로 유아나 오랫동안 질병을 앓는 자, 노인 등에서는 근육발달이 미약하므로 그 정도가 매우 약해 잘 알 수 없는 경우도 있다.

시체경직은 평균적으로 최대 6~12시간 내에 신체 전체의 근육으로 퍼진다. 이 상태는 근육이 자가융해를 시작할 때까지 지속하게 된다. 약 18~36시간 정도 지나면 시체경직이 완전히 형성된다.

2) 사후경과시간에 영향을 주는 변수들

시체경직의 시작과 지속기간은 온도에 의해 영향을 받는다. 온도가 낮을수록 속도가 느리고 그 반대의 경우도 성립된다. 영하에 가까운 조건에서는 거의 무한정 연기될 수도 있다.

시체경직의 시작속도에 영향을 주는 또 다른 인자로는 사망 직전의 육체활동이다. 심한 근육운동이 있었던 경우에는 경직이 빨리 나타난다.

사후경과시간을 추정하는 것은 체온측정에 비해 오차가 크다. 다만 평균적인 개념에서 사후경과시간을 추정하는 데 사용되는 대략적인 기준은 다음과 같다.

- 시체가 따뜻하고 이완되어 있으면 3시간 내에 사망한 것이다.
- 시체가 따뜻하고 경직되어 있으면 3시간~8시간 사이에 사망한 것이다.
- 시체가 차고 경직되어 있으면 8시간~36시간 사이에 사망한 것이다.
- 시체가 차고 이완되어 있으면 36시간 전에 사망한 것이다.

3) 기타 장기에서의 경직

시체경직은 골격근뿐만 아니라 근육으로 구성된 모든 장기 및 조직에서 발생한다. 홍채 역시 영향을 받아서 사전에 보였던 수축이나 확대는 변형되며, 좌우측이 서로 다를 수도 있다. 따라서 사후 동공의 모양이 독극물이나 신경학적 질환의 추정 인자로서 역할을 하지는 못한다.

심장에서는 심실이 수축하게 되므로 자칫 좌심실비대증으로 오인할 수 있기 때문에 좌심실비대증을 진단하기 위해서는 심장의 무게를 고려해야 한다. 음낭근의 경직은 고환과 부고환을 압박할 수 있고, 정액낭과 전립선 근육의 수축과 함께 요도 입구에서 정액이 흘러나올 수 있다. 이 현상은 사망 전 성행위와 오르가즘이 있었던 것으로 잘못 이해되기도 한다. 모낭에 연결된 모기립근의 경직은 피부털을 세워서 여드름이나 '닭살(goose-flesh)' 모양을 만든다. 이 현상이 죽은 사람에서 수염이 자랐다는 이야기로 연결되기도 한다. 한편 감전사의 경우에는 경직이 더 빨리 나타났다가 더 빨리 사라진다고도 한다.

4) 시체경직의 결과

시체경직 현상을 통해 단지 근육이 경직되는 것인지 아니면 실제로 근육의 길이가 짧아지는 것인지에 대한 논쟁이 있다. 근육은 사후에 수축하지만 굴근과 신근이 관절에 대해 서로 반대 작용을 하기 때문에 관절 자체의 변화는 미약하다.

경직은 강제적인 움직임에 의해 깨어질 수 있다. 경직이 생긴 시체를 다루는 과정에서 흔히 볼 수 있다. 경직이 여전히 진행 중인 상태에서 강제로 경직을 풀어주면 새로운 자세에서 경직이 계속 진행하기도 한다.

드물게 경직현상을 통해 사망과 발견 사이의 시간에 시체가 운반되었다는 것을 추정할 수도 있다. 만약 팔이나 다리가 허공을 향해 뻗어 있다면 이 자세는 일차 근육 이완기 때 유지될 수 없는 자세이므로 자세에 변화가 있음을 알 수 있다. 역으로 시체가 발견될 때의 경직자세가 사망 시의 자세라고 절대 단정지어서는 안 된다.

5) 특수한 상황에서의 관절경직

(1) 즉시성 시체경직

사망 직후 이완기가 없이 바로 경직이 형성되는 드문 형태를 말한다. 실제로 사망 후 너무 빨리 경직이 일어나서 정상적인 시체경직이라고 볼 수 없는 현상들이 보고되고 있다. 격렬한 육체적 또는 정신적 활동 중에 사망한 사람들에게서 이러한 현상이 일어나는 것 같으나 특히 후자의 경우 어떤 기전으로 발생하였는지 설명하기는 어렵다. 이 현상은 대개 몸 전체에서 나타나기보다는 한쪽팔의 굴근과 같이 단지 하나의 근육집단에서 보인다. 전쟁터에서 사망한 군인이나 물에 빠지거나 절벽과 같은 가파른 경사면을 따라 떨어진 사람에게서 풀이나 작은 나무 같은 물체들을 꽉 쥐고 잡은 상태로 발견되기도 한다.

(2) 고온과 한냉 경직

아주 추운 환경에서 체액이 딱딱하게 얼게 되면 근육은 마치 냉동고에 보관된 고기처럼 굳어지면서 마치 경

03

직이 있는 상태처럼 보일 수 있다. 피하지방이 굳는 것도 경직되는 한 가지 이유이다. 시체가 데워지면 진정한 시체경직이 발생할 수도 있으나 얼음 결정으로 인해 세포가 손상을 받아서 발생하지 않을 수도 있다.

열이 가해지면 단백질이 변성되고 응고되기 때문에 경직이 나타날 수 있다. 경직의 정도와 깊이는 열이 가해진 시간과 세기에 따라 다르다. 근육수축의 정도가 심한 경우에는 소위 '권투선수 자세(투사형 자세)'가 나타난다. 이 현상은 신근에 비해 굴근의 양이 더 많기 때문인데, 사지는 굽혀지고 척추는 휘어지는 자세를 취하게 된다 (178쪽 참조).

II. 후기 시체변화

시체는 초기 시체변화에 이어 자연법칙에 따라 미생물이나 효소로 분해되고, 물리적으로 붕괴된다. 시체분해(decomposition, degradation)는 자가융해(autolysis)와 부패(putrefaction)로 나눈다. 물리적 붕괴(decay)는 오랜 기간에 걸쳐 뼈가 부서지거나 풍화현상 등이 있으며, 이끼가 생기거나, 나무나 풀의 뿌리가 자라 뼈를 파괴하기도 한다.

1. 자가융해(Autolysis)

조직과 세포가 생명력을 잃으면 자체 효소가 세포성분을 소화하여 분해한다. 이는 미생물과 무관하게 일어난다. 효소는 이른바 위, 췌장, 담즙, 소장에서 분비하는 소화효소와 세포 안에 있는 라이소자임(lysozyme)이 있다.

육안적으로 알 수 있는 자가융해현상은 혈관벽이나 주변 조직에 혈색소가 침윤하여 검붉게 되거나, 사후에 위액이 위점막을 소화하여 위벽이 뚫리는(천공) 경우들이다. 자가융해는 모든 장기에서 볼 수 있다. 세포가 죽으면 연화하여 조직학적으로 핵의 염색성이 떨어지고, 세포가 커지며, 과립상으로 붕괴된다.

자궁 안에서 태아가 죽어 수일 후에 꺼내면 태아는 검붉고, 미끈미끈해진다. 이를 침연태아(沈軟胎兒, fetal maceration)라 하며, 이는 자가융해에 의해 생긴 현상이다.

2. 부패(Putrefaction)

미생물, 특히 부패균이 인체의 복잡한 유기물을 분해하여 단순한 유기화합물로 바꾸는 것을 부패라 한다. 부패는 후기 시체변화의 주요 현상이다. 여러 장내 세균과 외부에서 들어온 부패균으로 유발된다. 부패균은 혈관 안에 있는 혈액을 따라 번식하며 스스로 만든 가스에 의해 발생하는 압력으로 시체 전체로 진행되는데, 이를 사후순환이라고도 한다.

산소가 적고 수분이 많은 상황에서는 단백질이나 탄수화물이 분해되어 각종 아미노산, 암모니아가스, 황화수소들이 발생한다. 산소가 많고 수분이 적으면 마지막으로 여러 무기산의 산소화합물을 만든다.

1) 부패에 영향을 주는 조건

부패의 진행은 여러 조건이나 환경에 의해 영향을 받는데, 이는 결국 부패균이 자랄 수 있는 조건과 일치한다.

(1) 부패를 촉진하는 조건

가. 외부 조건

공기 공급이 충분하고, 적당한 습도와 온도(20~30℃)가 유지되면 부패는 잘 일어난다. 그러나 통풍이 너무 좋으면 빨리 건조되므로 부패가 늦다. 반면에 수중시체를 인양하면 매우 빠르게 부패한다. 이는 습도가 충분하고, 조직은 적당히 연화하여 세균번식에 좋은 배지가 되는 데다가 공기 중에 있는 부패균이 추가되기 때문이다.

나. 시체의 조건

영양 상태가 좋은 시체, 즉 신생아, 유아, 지방이나 혈액이 많은 사람, 출혈이 없는 급사, 특히 질식사나 내인성 급사로 사망한 경우에 부패가 빠르다. 그 외에 패혈증처럼 이미 균에 의한 의한 감염이 심하거나 하수구처럼 부패균이 많은 곳에 버린 시체에서 부패는 빠르다.

(2) 부패를 억제하는 조건

가. 외부 조건

밀폐된 상자나 땅속처럼 공기 흐름이 불충분한 장소, 습도가 낮은 장소나 물속처럼 너무 습도가 높은 장소에서는 부패가 억제된다. 주변 온도가 30℃ 이상이거나 5℃이하에서도 마찬가지다.

나. 시체의 조건

영양 상태가 나쁘거나 출혈이 많은 시체, 비소나 수은 중독시체에서는 부패가 늦다. 옷에 눌린 부위는 다른 곳에 비하여 부패가 늦다. 장기 가운데 위나 췌장은 자가융해 때문에, 비장과 간은 부패 때문에 가장 빨리 변한다.

(3) Casper 법칙(Casper's law)

부패는 온도, 습도, 공기의 흐름에 크게 영향 받는다. 땅 위에 있는 시체는 충분한 온도와 공기의 공급으로 부패가 가장 빠르며, 물속이나 땅속에서는 공기 흐름이 없고, 고습도나 저온으로 부패의 진행이 늦다. 공기 중에서 1주일간 부패한 정도는 수중에서 2주일, 땅속에서는 8주일간 부패한 정도와 비슷하다. 이 비율은 개월 수로 계산하여도 일치한다. 그러나 항상 그러한 법칙에 따르는 것은 아니다.

가. 침수된 시체의 부패

표피가 침연되고 결국 탈락되는 점은 수중시체의 특징이다. 이러한 소견 외에도 물은 부패의 전반적인 과정에 영향을 준다. 시체 내에 가스가 형성됨에 따라 뜨게 되는데, 그 시간은 매우 다양하며, 이론적인 시간표와 잘 맞지 않는다. 대개 머리가 무겁기 때문에 얼굴이 아래로 향한 자세를 보이는데, 이때문에 복부와 흉부에 가스형성이 다소 늦어진다. 체액이 아래로 이동해서 부패가 더 많이 진행되기 때문에 얼굴이 부패의 초기임에도 알아보기가 불가능할 정도로 매우 심하게 부패되어 있는 경우가 있다. 물의 깨끗한 정도(하수)도 부패의 속도에 영향을 주지만 부패속도의 가장 중요한 인자는 온도이므로 수온이 더 큰 영향을 준다고 볼 수 있다.

나. 매장된 시체의 부패

땅에 묻힌 시체의 부패속도는 대기 중이나 침수된 경우보다 훨씬 느리게 진행되며, 부패 과정이 정지되어 미라화되는 경우도 있다. 일반 묘지의 매장처럼 깊게 묻는 경우는 살인사건에서 급히 숨기기 위해 간단히 얕게 묻는 경우보다 더 잘 보존된다. 깊게 묻을수록 온도가 더 낮고, 공기가 차단되며, 침수되지 않는 한 비의 영향도 직접적으로 받지 않기 때문이다.

토양인자 중 배수성과 통풍성이 중요하지만 시체가 놓여 있는 지형이 더 중요하다. 점토는 공기와 스며들어오는 물을 막을 수 있다. 반대로 모래땅은 공기와 빗물이 들어오기 쉽고 배수도 잘 된다. 계곡의 바닥이나 지하수면 아래에 놓여 있으면 물이 들어올 수밖에 없지만, 배수가 잘되는 언덕 중턱에 위치해 있으면 비교적 건조하게 보존될 수 있다.

매장된 시체의 보존에 도움이 되는 또 다른 인자로는 관이 있다. 요즘 관이 종종 나무 합판이나 마분지로 되어 있어서 젖으면 쉽게 분해되기는 하지만 일정 기간 동안 공기와 물을 차단할 수 있다. 튼튼하게 접합된 관에서는 수년 동안 보존될 수도 있고, 봉인된 금속관에서는 오랜 기간 동안 매우 잘 보존될 수 있다.

동물의 침습이 비교적 적다는 것도 매장된 시체의 부패가 느리게 진행되는 주된 요소이다. 벌레의 알이 놓이기 전에 시체가 묻힌다면 구더기의 효과를 피할 수 있다. 설치류나 더 큰 포유동물들은 얕게 묻힌 경우에만 접근할 수 있고, 깊은 곳의 관에 묻힌 경우에는 관이 파괴된 경우에 땅속 동물들이 쉽게 접근할 수 있다.

2) 부패 시체의 육안적 소견

(1) 부패성 변색

보통 시체는 하루나 이틀 지나면 일반적으로 우측 하복부쪽이 녹색을 띠는데, 균이 많은 맹장에서부터 균의 증식이 활발하고 가스를 형성하기 때문이다. 이 변색은 차차 상복부나 흉부로 번지는데(그림 3-14, 3-15), 유황을 지닌 단백질을 분해하여 발생한 황화수소(H_2S) 때문이다. 대략 이 시기에 균이 보다 전체적으로 퍼지게 되고, 혈액침하나 부종을 보이는 의존 부위처럼 습한 부위

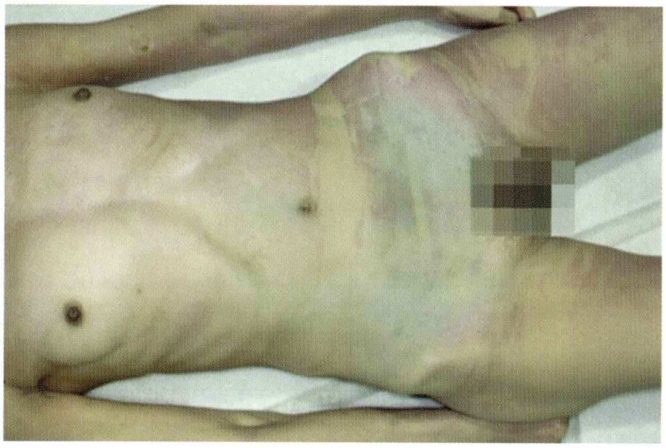

그림 3-14 부패 초기의 외표 소견인 좌우측 하복부의 옅은 암록색 변색

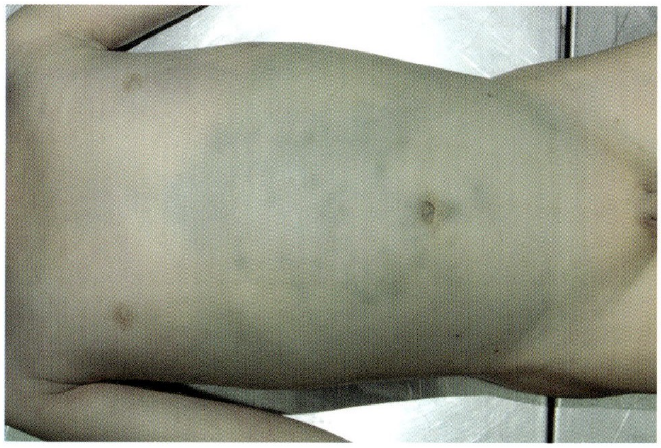

그림 3-15 그림 3-14의 부패 초기 소견이 더 진행된 다른 예의 복부 변색

를 먼저 변색시키기 시작한다. 얼굴과 경부는 붉게 변하고 붓기 시작한다.

(2) 부패망(腐敗網, marbling)

대부분 장과 폐에서 기원한 부패균은 체액이 있는 곳에서 보다 쉽게 퍼지기 때문에 정맥혈관을 침범해서 용혈시키고 가스를 발생시킨다. 혈액이 부패로 용혈되면 혈색소가 혈관 밖으로 침윤한다. 피부에서는 정맥의 주행을 따라 짙은 청색이나 검은색으로 나뭇가지 모양을 나타낸다. 이 부패망은 어깨, 상복부, 사타구니, 다리에 잘 생긴다(그림 3-16).

(3) 부패포(腐敗泡, putrefactive vesicle)

부패망이 나타나는 시기의 전후에 피부에 수포가 나타난다(그림 3-17). 처음에는 혈액침하성 부종이 있는 체간의 아래 부위와 허벅지에서 보인다. 표피 상층이 성기게 되고, 소위 '피부 미끄러짐(skin-slippage)'이 일어나서 맑고 연한 분홍색의 장액이 들어 있고, 쉽게 터지는 수포가 형성된다. 이것들은 매우 커져서 흔들거리다가 곧 터져서 미끈미끈한 표피층을 만든다. 이러한 변화가 털이 있는 피부에서 일어나면 털은 가벼운 압력에서 쉽게 떨어져 나가게 된다. 부패포가 터져 벗겨지면 혈색소가 침윤하여 탁한 붉은색이나 갈색 진피가 드러난다. 부패포의 내용은 부패가스나 부패성 삼출물(putrefactive exudates)이다. 경험이 부족한 사람들은 이러한 현상을 마치 죽음을 일으킨 출혈의 증거로 오인할 수 있고, 화상 수포와 오인할 수도 있다.

부패가스는 장 안에서 처음 발생하여(사후 12~24시간), 복강(사후 2~3일), 전신 피하조직, 여러 장기의 실질에도 생긴다. 장기는 절단면에서 마치 거품이 생긴 것

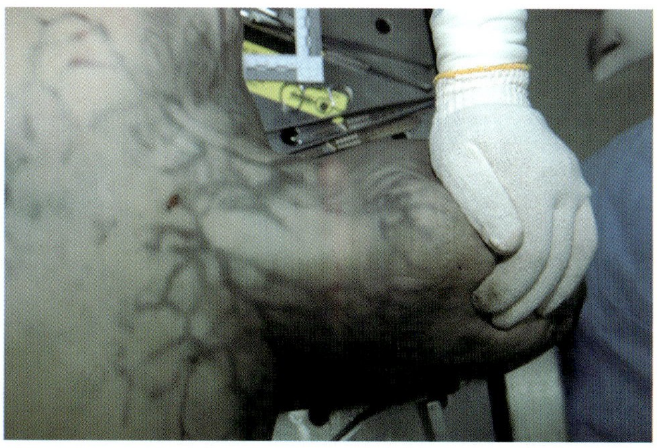

그림 3-16 나뭇가지 또는 그물 모양의 부패망

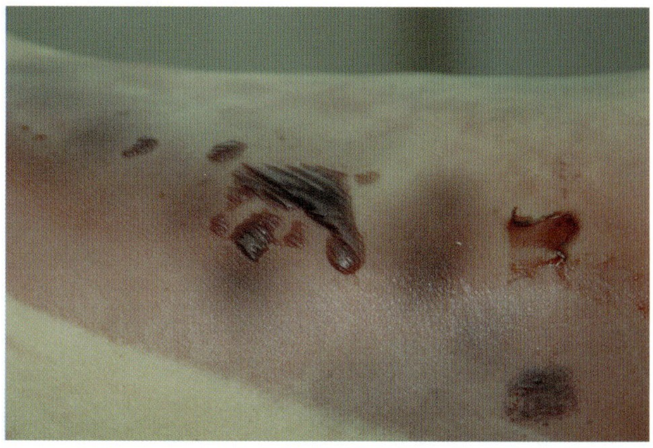

그림 3-17 시반 형성부에서 보이는 부패 수포

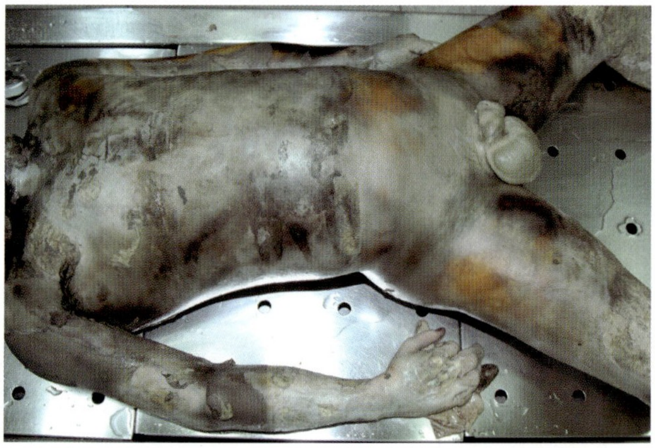

그림 3-18 부패가 진행되어 푸석푸석하게 부풀어 오른 몸통과 거대 음낭

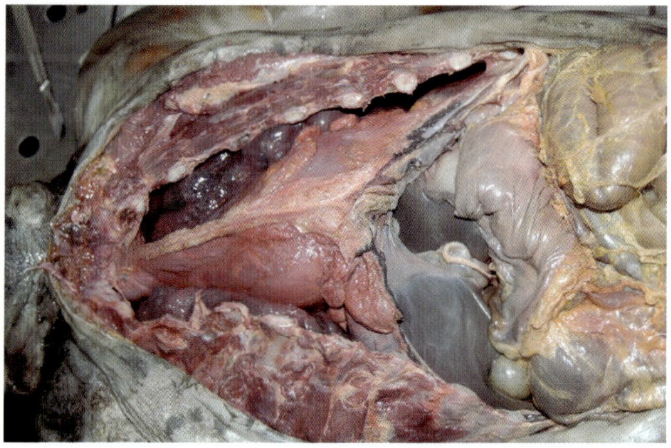

그림 3-19 부패가 진행되어 폐는 기포가 커지며 장은 팽창됨

(foaming organ)처럼 보이기도 한다.

부패가스가 피하조직이나 근육 안에 생기면 기종상(emphysematous)이 되어, 안구가 불거지고, 눈꺼풀, 코, 입술, 음낭, 음경들이 크게 부풀어올라 온몸이 거인처럼 된다(그림 3-18, 3-19). 얼굴은 마치 절에 있는 사천왕(四天王) 같은 모습이 된다. 그 외에 혀가 나오고, 위 내용물이 역류하기도 하며, 항문으로 직장이 삐져나오거나, 심지어 임신 말기의 시체에서는 사후출산(postmortem delivery)도 있다.

(4) 실질장기의 연화

장기를 구성하는 단백질, 지방, 탄수화물은 분해되어 장기의 실질은 연화(軟化)하고 점차 진흙처럼 된다. 연화하기 쉬운 장기는 뇌, 췌장, 간, 비장, 신장들이다.

내부장기는 외부에 비해 부패가 보다 천천히 진행된다. 외부에서 보이는 것보다 내부장기는 훨씬 더 잘 유지되어 있기 때문에 부패가 진행된 시체의 부검이 예상외로 많은 정보를 주는 경우도 종종 있다. 부패는 장기마다 다른 속도로 진행한다. 장의 내면과 부신수질, 췌장은 사후 수 시간 이내에 자가융해가 일어나지만 전립선과 자궁은 일 년이 지나 부분적으로 백골화가 진행된 시체에서도 여전히 볼 수가 있다. 뇌는 곧 변색되고, 수일 내에 액화된다(그림 3-20). 뇌막의 출혈이나 혈종은 잘 유지되는 편이나 일부 종양을 제외한 비출혈성 병소는 관찰할 수 없게 된다.

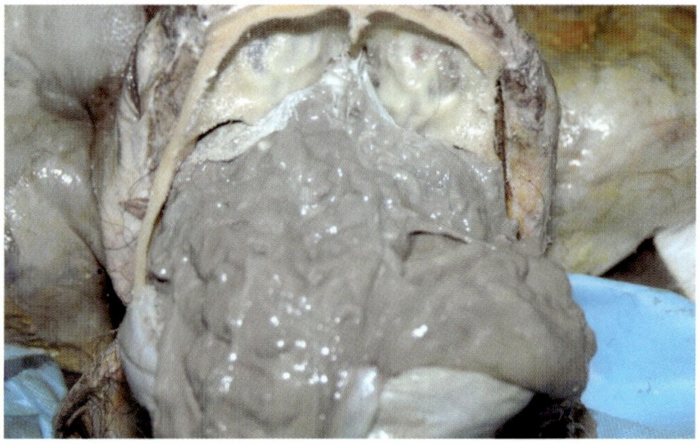

그림 3-20 뇌의 액화로 뇌의 형태를 알아볼 수 없음

(5) 백골화(白骨化, skeletonization)

부패로 시체의 연부조직이 완전하게 분해하기까지는 일정하지 않으나 대개 지상에서는 1년 이내, 건조한 흙에 매장하면 3~4년 이내에 뼈, 연골, 인대, 힘줄(腱)만 남는다. 완전히 백골이 되기까지는 성인이 약 7~10년, 어린이가 4~5년 걸린다. 그러나 구더기나 곤충 또는 다른 동물이 참여하면 백골화는 훨씬 빨라진다. 물론 주위 환경에 따라 많은 예외가 있다. 밀폐된 실내의 경우에는 백골화가 진행이 되지 않을 수 있고, 건조되거나 일부는 부패되며, 일부는 미라화되어 백골화가 부분적으로 진행되기도 한다.

3. 시랍화(Formation of Adipocere, Saponification)

시랍화는 자가융해나 부패로 시체분해가 어느 정도 진행된 단계에서 생긴다. 지방이 가수분해(hydrolysis)되어 지방산(fatty acid)이 생기고, 단백질 일부도 세균작용으로 지방산으로 된다. 이런 지방산은 주변 조직으로 침윤하여 산도를 높이므로 부패를 억제하고, 부분적으로 칼슘(Ca)이나 마그네슘(Mg)과 결합하여 고형의 불용성 지방산염을 형성한다(비누화, saponification).

시랍은 시체가 물속이나 수분이 많은 흙 속처럼 습도가 높고 공기 흐름이 어느 정도 차단된 환경에서 볼 수 있다. 특히 물 바닥에 가라앉은 시체에서 볼 수 있다. 시랍은 회색이나 노란색이다. 초기에는 미끈미끈하고 끈적끈적하여 마치 치즈나 물에 불린 비누 같으나, 오래된 시랍은 딱딱하지만 부서지기 쉽다.

시랍은 시체의 표면에서 시작하며, 수중시체에서 피하지방에 시랍이 나타나기 시작하는 데는 1~2개월, 완성되는 데는 2~4개월이 걸린다. 근육은 2~3개월이 지나야 시랍이 생기고, 전신이 시랍화하는 데는 적어도 1년, 보통 2~3년 정도 걸린다.

시랍은 한 번 형성되면 수십 년 심지어 수세기 동안 지속될 수 있다. 일반적인 부패 과정 대신에 영구적인 단단한 지방산의 주물에 싸여지므로 사망 직후의 모양에 비해 뒤틀리기는 하지만 신체 형태, 심지어 얼굴의 특징까지도 알아볼 수 있게 유지될 수도 있다. 주로 피하지방층에서 형성되지만, 대망, 장간막, 신장 주위 지방에서도 일어날 수 있고, 질병 또는 퇴행성 변화로 지방을 함유하는 장기가 실질 내에 시랍을 형성해서 보존이 될 수도 있다.

4. 미라화(Mummification)

미라는 온몸이 건조되는 현상이다. 미라가 되려면 대개는 온도가 높고, 건조하며, 바람이 잘 통하는 조건이어야 한다. 조직에서 생성된 삼출물이나 체액의 수분이 쉽게 흡수되는 흙 속에 있거나, 유아나 야윈 사람에서 생기기 쉽다. 미라는 부패에 필요한 수분이 급속히 제거되는 환경에서 잘 발생하며 시랍화와는 반대의 상황이다.

미라에서는 피부가 건조하고 깨지기 쉬운 상태가 되는데, 광대뼈, 턱, 갈비뼈 경계, 엉덩이 같이 해부학적 융기를 중심으로 팽팽하게 잡아 당겨진 모습을 보인다. 피부색은 대개 갈색으로 변하며, 곰팡이에 의해 흰색, 녹색 또는 검은색의 반점들이 있을 수 있다. 피부와 그 아

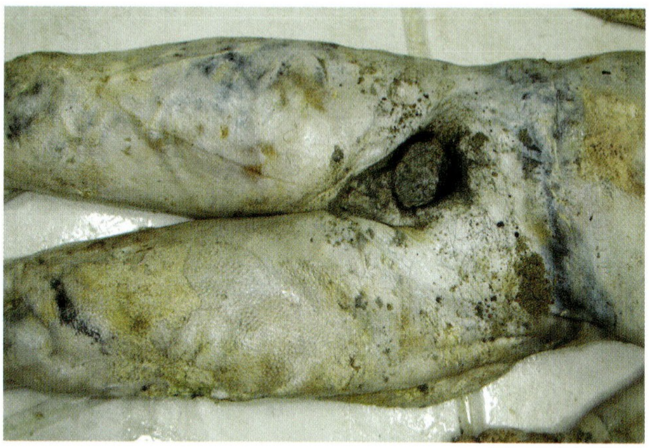

그림 3-21 시랍화. 다소 신선

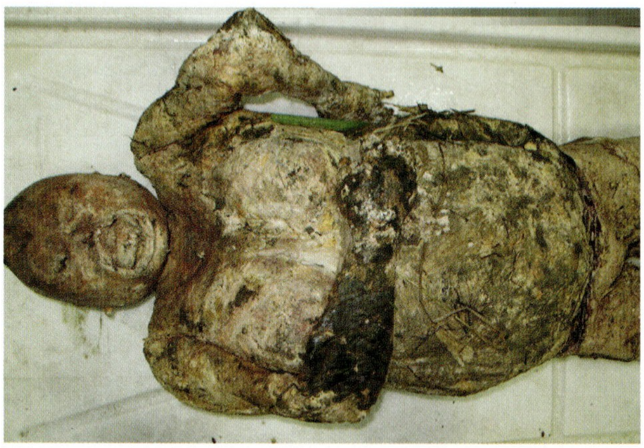

그림 3-22 시랍화

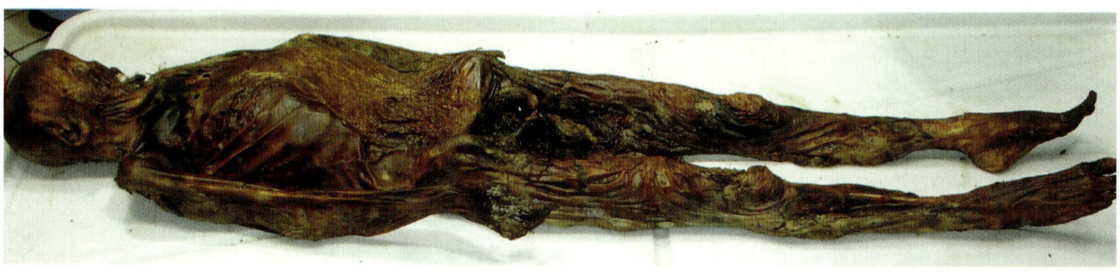

그림 3-23 미라화

래 조직은 단단해서 해부에 시간이 걸릴 수 있다. 내부장기의 일부는 건조되어 있고, 일부는 부패가 일어나며, 시랍화도 흔하다. 실제로 약간의 시랍화는 미라화에서 흔하게 볼 수 있는 소견이다. 지방이 가수분해될 때 체액을 사용면서 조직이 탈수되는데, 이 과정이 도움을 준다는 점에서 이 두 현상은 연관되어 있다고 볼 수 있다.

시랍화의 경우처럼 일부 증례에서 얼굴을 인지할 수도 있지만, 수축으로 뒤틀림, 안구의 소실 등으로 특징이 많이 바뀌게 된다. 부패된 시체에서처럼 타박상이나 찰과상이 변색과 간섭 현상, 곰팡이에 의한 손상과 감별하기 어렵기는 하지만, 주된 손상이 보존이 되기도 한다. 글리세린 15% 용액에 여러 날 동안 담가 두면 딱딱한 조직이 부드러워져서 더 나은 검사와 조직 소견을 얻을 수 있다.

Ⅲ. 시체손괴 Postmortem Destruction

시체가 자연스럽게 분해되기도 하지만 동식물에 의해 변하기도 한다.

1. 지상 시체의 손괴

옥외에 있다면 짐승, 새, 곤충과 같은 동물로 손괴가 생긴다. 시체에 파리가 낳은 알이 부화하여 구더기가 자라면서 시체를 잠식하여 생긴 손괴는 흔히 본다.

1) 구더기

파리는 어디에나 있고, 종류도 대단히 많다. 시체 냄새를 좋아하여 사후 늦어도 30분 안에 시체에 날아들어 눈, 코, 입, 귀, 항문, 음부, 상처처럼 축축한 곳에 알을 낳는다. 알은 곧 부화하여 구더기가 되고, 구더기는 피하 연부조직부터 잠식하여 성장하며, 시체 피부 어디에나 작은 구멍이 많이 생긴다. 구더기는 대개 길이 1.2cm 정도로 자라면 번데기가 된다. 번데기에서 성충이 된 파리는 알을 낳아 다시 구더기가 생긴다. 이렇게 여러 대를 걸쳐 시체를 파먹어서 머리카락, 인대, 힘줄(腱), 뼈, 손톱이나 발톱을 빼고는 모든 연부조직을 잠식한다(그림 3-24).

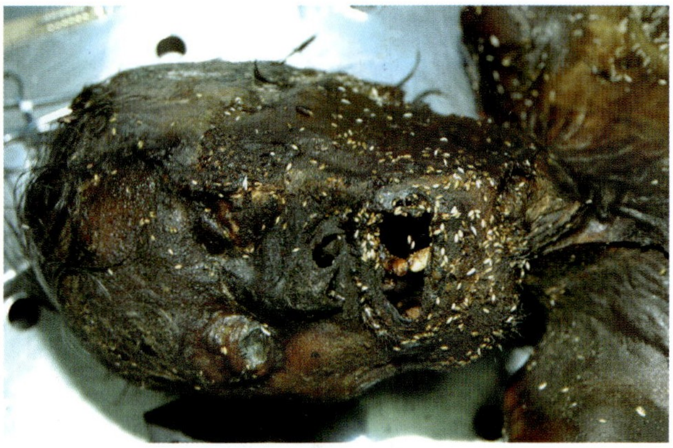

그림 3-24 구더기의 잠식

파리가 가장 활동하기 좋은 온도는 20~25℃인데, 자라는 정도는 파리의 종류, 계절, 지역에 따라 다르다. 구더기 성장 과정은 사후경과시간을 추정하는 데 큰 도움을 줄 수 있다. 시체에서 찾아낸 구더기 가운데 가장 큰 것이 가장 오래된 것이고, 그 종류의 파리에서 구더기 성장속도를 알 수 있다면 사망시각을 추정할 수 있다.

2) 기타 동물

시체에서 냄새가 퍼지면 이를 좋아하는 여러 동물들이 모여든다. 개나 고양이 같은 애완동물, 쥐를 비롯한 설치류, 솔개나 까마귀 같은 새, 개미, 바퀴, 지네, 풍뎅이 등이 있다. 구더기는 시체를 잠식하여 백골화하지만, 다른 동물은 시체를 손괴하는 정도에서 그치는 경우가 많다. 경우에 따라서 이런 동물들이 깨물어 생긴 손상(咬傷)을 사전 손상으로 오인할 수도 있다. 개미가 잠식하여 건조한 부위는 마치 사전에 입은 표피박탈과 비슷하다. 목에 있으면 액흔(扼痕), 입 주변에서는 부식흔(腐蝕痕), 허벅지에서는 강간 흔적과 구별하여야 한다. 자창(刺創)의 주변을 개미가 잠식하면 마치 표피박탈이 수반된 것처럼 보이며, 개나 쥐가 물어뜯은 자국은 좌창(挫創)이나 할창(割創)으로 오인할 수 있다. 경우에 따라서는 혼자 살며 기르던 애완동물이 주인이 죽으면 주인의 시체를 손괴하는 경우가 있다.

03

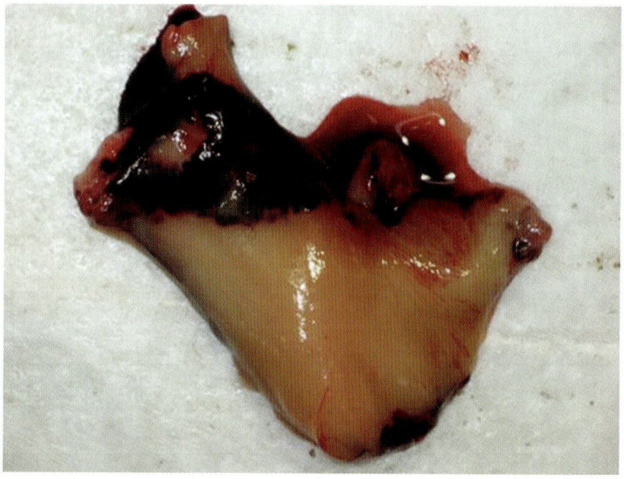

그림 3-25 사후 응고혈(chicken fat)

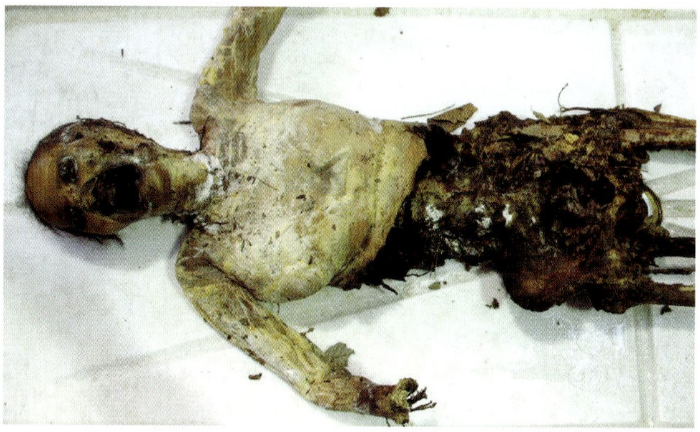

그림 3-26 사후 소동물에 의한 시체손괴

2. 수중 시체의 손괴

1) 물체와 접촉하여 생긴 손상

물속이나 파도가 있는 바다에서 표류하면 바닥에 있는 바위나 돌, 모래와 스치거나 배의 스크류에 의해 손괴된다. 오래된 시체는 머리, 팔다리가 관절에서 분리되는 경우도 있다(그림 3-25).

(1) 단단한 둔체

바위나 돌에 의한 손괴는 이마, 팔꿈치, 무릎, 손, 발에 생기기 쉽다.

(2) 스크류

물에서 표류한 시체에서 절창, 할창, 열창 또는 좌창이 있으면 배의 스크류 날개로 생긴 것을 생각해야 한다. 뼈의 표면에서 평행하는 여러 개의 손상이 뚜렷하면 스크류에 의한 손괴일 가능성이 높다.

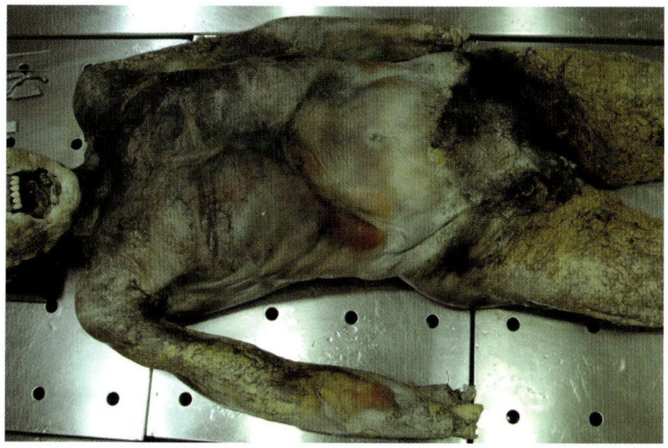

그림 3-27 양측 팔목이 절단된 수중시체

2) 수중동물

많은 동물이 있으나 새우류, 게, 물고기들이 시체를 손괴한다. 상어는 커다란 절창, 할창, 표피박탈 등의 손상을 만들고 이빨자국을 남긴다.

Ⅳ. 사후경과시간 추정

사후경과시간을 추정하는 것은 범죄수사에 중요한 단서를 제공한다. 사후경과시간은 시간이 지나면서 나타나는 여러 시체변화를 고려하여 판단하지만 시체가 놓여진 환경, 개체 차이와 같은 많은 요인으로 차이를 보일 수 있다. 앞에서 설명한 초기 및 후기 시체변화도 결국은 사망시각을 추정하기 위한 자료로 활용하고자 하는 것이지만 하나의 공식으로 맞아 떨어지는 일은 없고, 여러 종류의 변화를 기초로 시간을 단정이 아닌 추정할 수밖에 없다. 시체현상만으로도 사망 시각 추정이 어렵기 때문에 시체현상 이외의 사항에 대해서도 고려해야 한다.

1. 위 내용물에 의한 사후경과시간 추정

사망하기 전의 마지막 식사와 사망 사이 시간을 추정

하기 위해 위 내용물의 소화 상태를 이용하기도 한다. 하지만 매우 제한된 특수한 경우를 제외하고는 이 방법은 매우 부정확한 것으로 생각된다. 위 내용물에 의한 사망시각 추정의 근거는 섭취된 음식이 위에서 십이지장으로 넘어가기 전에 아주 균일한 시간동안 소화가 된다는 전제가 있어야 한다. 음식의 물리적 상태는 위 소화액과 위 운동에 따라 점진적으로 변하므로 음식물의 모양과 부피가 섭취 이후 시간의 척도가 된다는 주장이다. 이 설에 따르면 마지막 식사시간을 상황 증거로부터 알 수 있다면 사망시간을 추정할 수 있다.

다양한 종류의 음식에 대해서 소화시간을 측정한 많은 조사들이 있었지만 그 결과는 일정하지 않다. Modi(1957)는 고기와 야채로 된 음식의 경우 4~6시간, 곡식가루로 된 식사의 경우 6~7시간이 걸린다고 하였다. Adelson(1974)은 위는 식사 후 10분 안에 음식을 십이지장으로 내보내기 시작하고, '가벼운(light)' 식사는 2시간, '중간(medium)' 식사는 3~4시간, 크고 무거운 식사는 4~6시간 걸린다고 하였다. 또한 '일반적인(ordinary)' 식사의 처음 부분은 섭취 후 6~8시간 사이에 회결장판에 도달한다고 하였다. 그러나 이러한 수치는 여러 변수들에 의하여 변할 수 있다.

현대의 연구에서는 방사성 동위원소를 사용하는데, 몇 가지 재미있는 사실들이 관찰되었다. 단단한 음식과 물을 함께 먹으면, 물은 단단한 음식의 성질이나 발열물질 여부에 관계 없이 빠르게 위를 빠져나간다. 그러나 칼로리가 있는 액체는 위에 오래 남는다(Brophy 등 1986). 만약에 발열음식의 양이 많다면 위에서 음식이 빠져나가는 것은 지연된다. Moore 등(1984)은 심지어 정상적인 환경에서도 위내 소화시간은 매우 다양할 수 있음을 강조하였다.

다음과 같은 사실들 때문에 위의 소화시간은 더 이상 사후경과시간 추정의 척도로서 사용되지 않는다.

- 소화는 사망 후에도 어느 정도 계속될 수 있다.
- 음식의 물리적 성질이 큰 영향을 미친다. 액화성 음식이라면 더 빨리 십이지장으로 넘어간다. 비어 있는 위에 액체가 들어가면 저항 없이 바로 통과한다.
- 음식의 성질이 소화시간에 영향을 주는데, 특히 지방 성분은 유문부가 열리는 것을 현저히 지연시킨다. 농도가 높은 강한 술은 점막을 자극하고 소화시간을 연장시키는 경향이 있다.
- 부교감(미주)신경을 통해 매개되는 어떤 종류의 신경성이나 계통적 쇼크, 스트레스도 유문부를 견고히 닫아 둘 수 있고, 위 운동과 소화액 분비를 지연시킬 수 있다.

위 안에 있는 음식물의 부피와 이동 속도도 변화가 다양하지만 음식물의 소화 상태는 거의 알기가 어렵다. 음식의 종류에 따라서 다양한 소화 상태를 보인다. 견과류와 씨 같은 딱딱한 것들은 소화가 잘 되지 않아서 처음 그대로 대변을 통해 나갈 수 있다. 반면에 부드러운 탄수화물은 거의 섭취 즉시 액화될 수 있다. 입자의 크기와 분산 정도가 저작운동의 횟수와 섞인 침과 더불어 중요하다. 치아와 위산의 효율성, 효소와 운동성이 또한 중요하고, 음식 안에 들어 있거나 음식 먹을 때 같이 마신 액체의 양이 중요하다. 지방과 기름은 유문부가 열리는 것을 늦출 것이다. 이러한 모든 변수가 소화시간 추정을 불가능하게 만든다. 또한 소화 과정에 물리적 또는 정신적 쇼크나 스트레스도 영향을 미친다.

사망자가 사망 전 마지막으로 섭취한 음식물의 종류를 안다면 해부를 통하여 그 음식물을 확인하고 이후에 다른 종류의 음식물은 취하지 않았으므로 그 음식물 섭취 후 사망하였다거나 또는 그 후에 다른 음식물을 섭취할 수 있을 정도의 시간이 경과했다는 등의 광범위한 추정은 가능하다.

2. 사후 체내 화학조성 변화에 의한 사후경과시간 추정

체내 화학조성에 대해 분석하는 것은 대사성 또는 생화학적 장애로 사망한 경우에 종종 유용하다. 그러나 세포는 산소가 결핍되자마자 세포의 화학조성이 변하게 되므로 시체의 생화학적 환경에 많은 영향을 미칠 수 있다. 이러한 사망 직전이나 사망 초기 때의 변화 때문에 해부에서 체액을 채취하여 검사하는 결과들이 의미가 없거나 오류를 범할 수 있다.

극히 일부 화학 성분들은 비교적 안정된 변화를 보이므로 어느 정도 중요한 정보를 얻을 수 있다. 예를 들어, 요소와 크레아틴은 사후에도 꽤 안정적인데, 사망 전 질소 보유에 대해 비교적 정확히 알 수 있다. 사후 혈청에서 정상적인 요소의 질소함량은 4.9~55mmol/L, 크레아틴은 70.7~212.2 mol/L이다. 하지만 세포의 사망으로 인한 화학조성의 변화가 일률적이지 않으며, 시료의 채취 부위에 따라 다양한 결과를 보이므로 신뢰할 만한 정보를 얻기는 어렵다.

초자체는 사후 화학조성 분석에 혈액보다 선호되는데, 체온변화에 의해 영향을 받긴 하지만, 신체의 자가융해의 영향을 덜 받고 흉강 및 복강의 큰 장기나 혈관으로부터 떨어져 있기 때문이다. 초자체의 칼륨농도는 사후경과시간 추정에 가장 흔하게 사용된다. 사후경과시간을 추정하기 위한 가장 일반적인 공식은 Sturner(1963, 1964)가 고안한 것으로 다음과 같다.

사후경과시간=7.14×칼륨농도(mEq/L)−39.1

이 공식은 시체가 놓여 있던 주위 온도가 10℃(50℉)를 넘지 않을 때 잘 맞는 것 같다. 농도가 오르는 속도를 측정하기 위해서 한 번 측정하고, 나중에 또 측정하는 것은 한 번만 측정하는 것에 비해 장점이 없는 것으로 알려져 있다(Adjutantis와 Coutselinis 1972).

사망 후에는 칼륨의 농도가 현저히, 점진적으로 증가하게 되지만 이 변화로 사후경과시간을 추정하기 위해 활용하는 데에는 논란이 많다. 우선 양쪽 눈에서 칼륨의 농도가 서로 차이를 보인다. 샘플 채취 방법도 영향을 준다. 온도변화 역시 중요하다. 또한 분석하는 데 이용한 검사 방법에 따라서도 다른 결과가 얻어진다. 이러한 오차는 갑작스럽게 사망한 사람에 비해 만성 질환으로 사망한 사람에게서 더 크게 나타나는데, 아마도 사망 전에 대사 과정에 문제가 발생하여 생긴 체내의 전해질불균형 때문일 것이다.

분석방법에 따라 다른 결과를 보이는 것은 현실적 응용이 어렵다는 의미이기도 하다. 예를 들어, Coe와 Apple(1985)에 의하면 과거의 화염측광법에서는 현재 사용되는 전극방법에 비해 Na은 5mmol/L, K은 7mmol/L, Cl는 10mmol/L 더 낮게 측정된다. Pounder(1998)에 따르면 200구의 부검에서 좌측과 우측의 초자체 사이에 전해질농도의 차이가 있었다. 양측 눈에서 Na과 Cl의 농도 차는 크지 않은 반면 칼륨의 경우, 심지어 생화학적으로 부패가 시작되지 않은 증례들(K<15mmol/L)에서도 0~2.34mmol/L를 보였고, 평균 0.37mmol/L이었다. 따라서 사후경과시간 추정에 초자체 칼륨농도의 유용성은 한계가 있다.

당과 관련해서는 당뇨병과 저혈당증의 진단에 활용할 수 있다. 초자체의 당농도는 대개 사망 후에 감소하여 수시간 내에 0에 도달한다. Coe(1973)는 6000건의 예에 대한 분석결과를 토대로 초자체의 당이 11.1mmol/L 이상이면 분명한 당뇨병이라고 하였다. 저혈당증과 관련해서 Sturner 등(1972)은 1.4mmol/L보다 낮은 수치는 생전에 저혈당이었음을 알려주는 표지자라고 하였으나, 다른 학자들은 농도가 어떻든 어떠한 신뢰성도 부여할 수 없다고 하였다. 저체온증에서는 또한 초자체 당의 농도가 상승하는데, 결코 11.1mmol/L 이상 올라가지 않는다.

결론적으로 사후 체내 화학조성 변화에 의한 사후경과시간을 추정하기 위한 자료들은 많이 보고되고 있지만 아직도 표준화되지 않은 연구실 수준이고, 실무 적용에는 한계가 있다.

V. 법곤충학

1. 법곤충학이란?

법적인 문제의 해결을 위해 곤충학적 증거를 활용하는 학문을 법곤충학(forensic entomology)이라고 한다. 법곤충학은 크게 3가지 분야로 나누는데, 도시법곤충학(urban forensic entomology)은 인체나 도시의 시설물 등에 발생한 곤충을 둘러싼 문제 및 분쟁에 관여하고, 저장식품곤충학(stored-product entomology)은 식품에 발생하거나 침습한 곤충을 둘러싼 분쟁에 관여한다. 법의곤충학(medicolegal entomology)은 변사사건과 관련한 곤충증거물을 다룬다. 이 책에서는 법곤충학 중에서도 법의학과 가장 관련이 깊은 법의곤충학에 대해서만 기술한다. 법의곤충학은 곤충증거를 이용하여 다양한 수사상의 의문에 답을 할 수 있지만, 가장 중요한 업무는 시신에 침습한 곤충증거물을 분석하여 사후경과시간(postmortem interval, PMI)을 추정하는 것이다. 시신에는 곤충만이 찾아오는 것은 아니고, 거미, 진드기 등 곤충이 아닌 절지동물(arthropoda)들도 찾아오는데, 이들 동물들을 따로 법절지동물학으로 다루는 것은 현실적이지 않으므로 법곤충학의 범위에는 시신을 찾아오는, 곤충이 아닌 절지동물들도 포함된다. 이 단원에서 법곤충학의 모든 것을 다루는 데에는 지면의 제약이 있으므로 법곤충학의 기본원리과 한국 자연환경에서 가장 흔한 시식성 곤충에 대해서 기술하기로 한다.

2. 사후경과시간 추정에 곤충증거를 활용하는 이유

사망 후 이른 시기에는 체온하강, 시반, 시체경직 등의 초기 시체현상을 이용하여 사후경과시간을 추정한다. 그러나 시간이 더 흐르면 이러한 초기 시체현상들은 소실되거나 그 의미를 상실하므로 사후경과시간의 추정에 활용될 수 없다. 초기 시체현상 이후에 나타나는 자가융해, 부패 등의 후기 시체현상의 정도를 평가하여 사후경과시간을 추정하는 방법도 연구되고는 있으나, 현재로서 법곤충학은 부패가 일어난 시신에서 사후경과시간을 추정하기 위한 가장 잘 확립된 방법이라고 할 수 있다.

3. 동물의 사체와 곤충

곤충을 비롯한 절지동물들은 혹한기나 완전히 밀폐된 경우, 깊이 매장된 경우 등의 특수한 상황을 제외하면 항상 동물의 사체를 찾아와서 여러 가지 관계를 맺게 된다. 이들에게 있어 풍부한 영양분의 보물창고(寶庫)라고 할 수 있는 동물의 사체는 소멸되기 전까지 일시적으로 작은 생태계의 역할을 한다. 곤충과 절지동물들은 다양한 목적을 가지고 동물의 사체를 찾아오는데, 사체를 먹이로 하거나 그곳에 산란(産卵)을 하기 위해 오는 시식성(necrophagous), 사체에 오는 다른 곤충을 포식하거나 그 곤충에 기생하기 위해 오는 포식성(carnivorous), 사체도 먹고 다른 곤충도 포식하는 잡식성(omnivorous) 등으로 분류할 수 있고, 우연히 지나치거나 그냥 공간을 점유하기 위해 오는 경우도 존재한다. 사체를 찾아오는 곤충들의 목적이 다른 만큼 부패 정도에 따른 선호도도 달라서 부패의 단계가 달라짐에 따라 주로 목격되는 곤충의 종류도 달라지는 현상이 발생하는데, 이를 천이현상(遷移現象;succession)이라고 한다. 법곤충학에서는 부패의 단계를 다음과 같이 분류한다.

- 신선기: 사망직후부터 부패가스로 인해 몸이 부풀어 오르기 전까지의 상태
- 팽창기: 부패가스로 인해 몸이 부풀어오른 상태
- 부패기: 피부가 파열되면서 부패가스와 유출되고 내장이 노출된 상태
- 부패후기: 피부, 연골, 뼈가 주로 남고 다른 조직은 소량만 남은 상태
- 골격기: 뼈와 털만 남은 상태

4. 시식성 파리들의 일반적인 정보

파리는 파리목(order Diptera)이라는 거대한 분류군에 속하는 곤충들의 총칭이지만, 파리목은 워낙에 방대하여 이 안에는 모기 무리도 포함된다. 일반인들이 '파리'라고 인지하는 대부분의 곤충들은 파리목 중 짧은뿔파리아목(suborder brachycera)에 속한다. 파리목의 곤충들은 날개가 두 쌍인 일반적인 곤충과 달리 날개가 한 쌍이라는 특징이 있다(파리의 라틴어 학명인 Diptera가 날개 두 개라는 의미). 뒷날개가 평균곤(haltare)이라는 곤봉 모양의 구조물로 진화한 탓이며, 평균곤이 일종의 자이로스코프 같은 역할을 하기 때문에 파리는 현란한 비행술을 가진다.

혹한기나 우천 시, 야간시간 등과 같이 파리가 활동

할 수 없는 환경이 아닌 야외나 파리가 접근가능한 공간에 시신이 방치되었을 경우 매우 이른 시기에 시식성 파리들이 시신에 접근한다. 시신에 접근한 파리들은 시신으로부터 영양분을 섭취하기도 하지만 산란할 준비가 된 암컷들은 시신에 산란을 한다. 눈, 구강, 콧구멍, 항문, 질 등의 점막이 노출된 부위나 부드러운 부위, 혹은 상처 부위에 우선적으로 산란이 일어난다. 이러한 부위들이 선호되는 것은 알에서 부화된 구더기들이 손쉽게 시신 안으로 침투하도록 하기 위함이다. 파리 암컷은 산란할 때 낱개로 낳지 않고 알들이 난괴(卵塊)를 형성하도록 산란하는데, 낱개의 파리알은 시가형 혹은 타원형이고 연황색 내지 백색의 색조를 띤다. 이러한 알들로 구성된 난괴는 육안으로 쉽게 확인이 가능하다(그림 3-28). 난괴가 눈가나 구강에 위치하면 얼핏 멀리서 보기에 마치 분유가루가 흩뿌려진 것처럼 보이기도 한다.

곤충이 다른 절지동물과 가장 크게 다른 점은 성충이 되기 전에 변태(metamorphosis)를 한다는 것인데, 변태에는 알, 유충, 번데기, 성충으로 변화하는 완전변태와 알, 약충, 성충의 단계를 거치는 불완전변태가 있다. 파리는 알, 유충(구더기), 번데기, 성충의 단계를 모두 가지는 완전변태를 한다. 파리의 알이 부화되면 알과 같은 크기인 1령 구더기가 되며, 1령 구더기가 탈피를 하면 2령 구더기가 되고, 다시 탈피하면 3령 구더기가 된다. 3령 구더기는 성장이 최고조에 달한 뒤에 먹이 먹는 것을 멈추고 번데기가 되기 좋은 장소를 찾아 이동하는데, 이 시기의 3령 구더기를 먹이를 먹는 것을 그만두었다고 하여 '섭식 후 구더기(postfeeding larva)'라고 부른다. 섭식 후 구더기는 3령 구더기와 모양으로는 차이가 없으나 먹이를 먹지 않아 먹이주머니가 비어 있다는 점이 특징이다(그림 3-29). 섭식 후 구더기가 되면서 구더기의 길

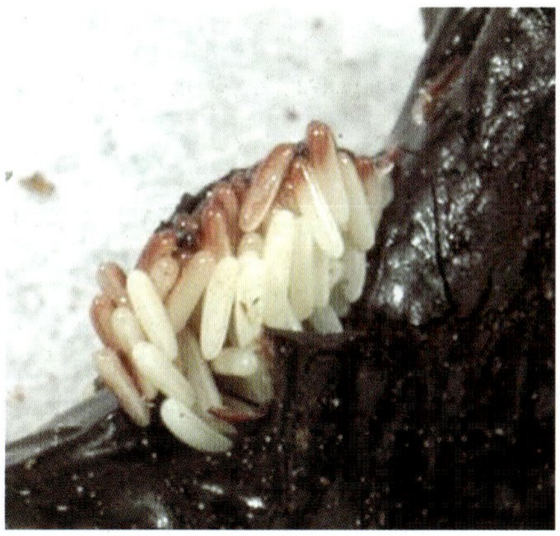

그림 3-28 구리금파리의 알(접사 소견)

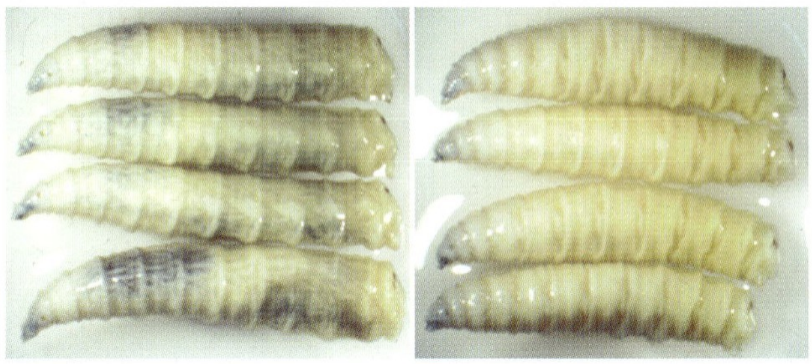

그림 3-29 일반 3령 구더기(좌)와 섭식 후 구더기(우)의 모습 비교

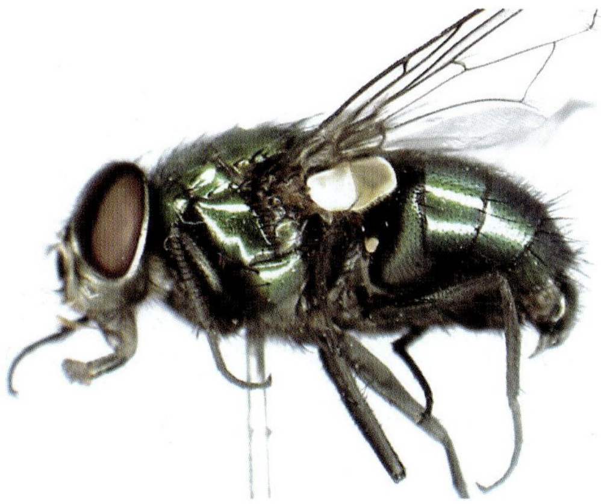

그림 3-30 금파리 성충

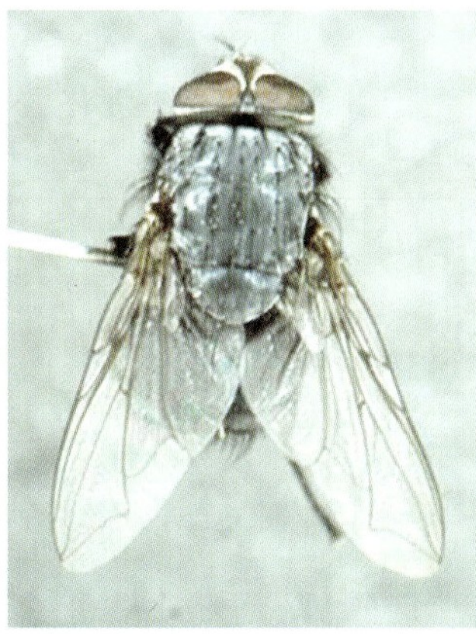

그림 3-31 붉은뺨검정파리 성충

이는 점점 줄어들다가 이윽고 번데기 껍질(puparium)을 형성하기 시작하는데, 이를 번데기의 전단계라는 의미인 전용(前蛹; prepupa)이라고 칭한다. 번데기 껍질이 완성되면 번데기가 된 것이고, 번데기 껍질 안에서 성충으로의 변태 과정이 진행된다. 변태가 완료된 후에 번데기의 뚜껑을 열고 성충이 우화(emergence)한다.

파리 중 시신에 가장 먼저 도착하여 산란하는 분류군은 일반적으로 검정파리과(family Calliphoridae)에 속하는 파리들로서, 한국에서는 구리금파리(Lucilia sericata, 그림 3-30), 붉은뺨검정파리(Calliphora vicina, 그림 3-31), 큰검정뺨금파리(Chrysomya pinguis) 등이 가장 흔히 발견된다. 그 다음으로 많이 발견되는 것은 쉬파리과(family Sarcophagidae) 파리들로서, 한국에서는 떠돌이쉬파리(Sarcophaga peregrina)가 가장 흔하다. 집에서 흔히 발견되는 집파리(Musca domestica)는 탄수화물과 분변을 더 선호하여 시신에서는 제한적으로 발견되고, 집파리과(family Muscidae) 중에서는 깜장파리속(genus Ophyra)에 속하는 파리들이 부패가 많이 진행된 시신에서 주로 발견된다. 벼룩파리과(family Phoridae) 파리는 매장된 시신에까지 침습할 수 있는 성질 때문에 영어로는 일명 coffin fly라고도 불린다. 치즈도둑파리과(family Piophilidae) 파리는 부패가 많이 진행된 시신이나 거의 유골만 남은 경우 등에서 주로 발견되는데, 그 구더기는 위험을 느끼면 튕기듯 튀어오르는 특성이 있는 것으로 유명하다.

5. 곤충증거물로부터 사후경과시간을 추정하는 원리

시체에서 발견된 곤충증거물을 이용하여 사후경과시간을 추정하는 원리는 크게 두가지로 나눌 수 있다. 하나는 시신에 산란되어 시신을 먹고 자란 곤충 유충(대개 파리 구더기)의 나이를 이용하는 방법이고, 다른 하나는 시신의 부패단계별로 서로 다른 종류의 곤충이 찾아오는 천이현상을 이용하는 방법이다. 전자의 방법은 주로 시신이 그 장소에 방치된지 1~2주 정도의 비교적 이른 시기에 사용가능하고, 후자의 방법은 수 주-수 개월 이후까지 비교적 장기간에 걸친 대략적인 시기를 추정할 때 사용할 수 있다. 천이현상을 이용하는 방법은 시식성 곤충의 지리적, 계절적 분포나 습성 등의 자세한 생태정보를 숙지한, 고도로 숙련된 법곤충학자가 있어야만 활용이 가능하다.

1) 파리유충의 나이를 이용하는 방법의 개요

간단히 말해 시신에 산란되고 시신을 먹고 자란 파리의 유충 중 가장 연장자(年長者; the oldest)의 나이가 시신이 그곳에 방치된 시간과 근접해 있다는 것을 이용하는 방법이다. 파리유충 중 가장 나이가 많은 것을 찾아내고 그 나이를 계산해 내는 것이 관건이다. 파리는 변온동물이므로 기온에 의해 대사속도가 변화하므로 시신이 방치되었던 동안 현장의 대기온도를 추정하여 그 온도대에서 발견된 파리 종의 유충이 그만큼 성장하려면 얼마나 걸릴지를 계산한다. 유충으로 발견된 파리의 종을 알고, 그 종 유충의 온도대별 성장속도를 알고 있어야 이러한 계산이 가능하다. 실제 그 변사자가 사망하여 그 곳에 방치된 시점(PMI)은 이렇게 계산된 산란시점(the time of oviposition)보다는 이전일 수 밖에 없다. 그래서 현장 곤충증거물로부터 계산한 산란시점을 최소사후경과시간(mininum PMI; PMI-min)이라고 부른다. 한편, 변사자의 알려진 최후행적은 실제 사망시점보다 이전일 수 밖에 없으므로 이를 최대사후경과시간(maximum PMI; PMI-max)이라고 부른다. 따라서 실제 사후경과시간은 최소사후경과시간과 최대사후경과시간 사이의 어딘가에 존재하게 된다(그림 3-32).

2) 파리유충의 나이를 아는 방법: 유효적산온도 이용

파리는 변온동물이므로 기온이 높아져 대사가 빨라지면 성장도 촉진되고, 반대로 기온이 낮아지면 성장이 지연된다. 기온이 높다고 무조건 성장이 촉진되는 것이 아니라 어느 정도 이상 오르면 더 이상의 성장촉진효과가 없어지거나 심지어 유충이 사멸하기도 하고, 기온이 낮아지면서 성장이 느려지다가 일정한 한계에 도달하면 발육이 아예 정지(발육정지온도; 기저온도)된다. 이처럼

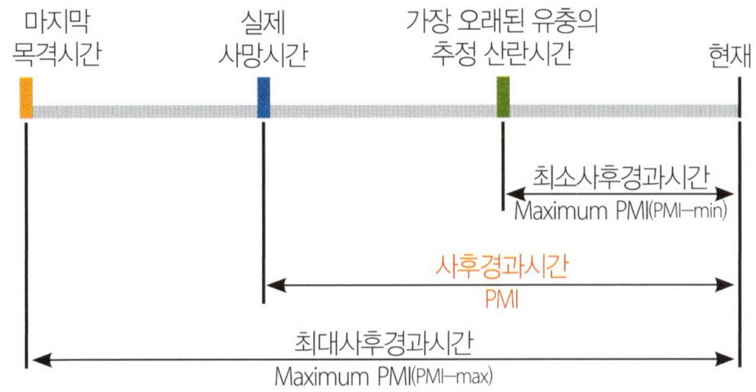

그림 3-32 최소사후경과시간과 최대사후경과시간, 실제 사후경과시간의 관계

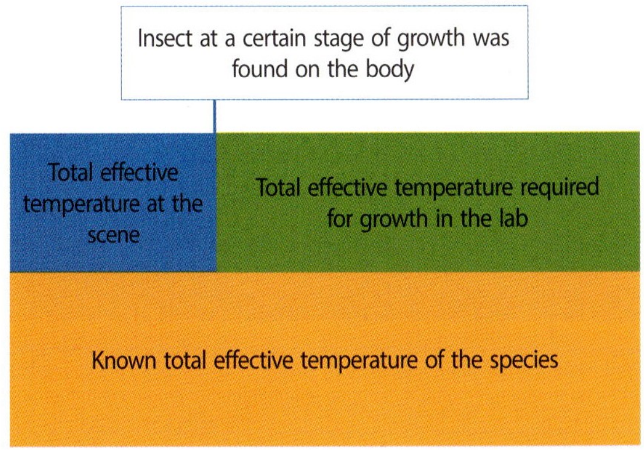

그림 3-33 유효적산온도를 이용한 최소사후경과시간 추정방법의 모식도

유효하지 않은 범위의 온도값을 제외하고 '유효한 범위의 온도'만을 따졌을 때 어느 특정 성장단계에서 다른 특정 성장단계로 성장하기 위해 필요한 유효한 온도의 양(유효한 온도의 적산값, 즉 유효적산온도)은 항상 일정하다고 밝혀졌다. 예를 들어, 일정한 온도에서의 사육실험을 통해 어느 파리 종의 유충이 알에서 성충이 되는 데에 23°C에서 120시간, 28°C에서 96시간이 걸린다고 할 때, 발육정지온도를 t_0로 놓는다면 다음의 방정식이 성립한다.

$$(23 - t_0) \times 120 = (28 - t_0) \times 96 = K$$

이 방정식을 풀어보면 발육정지온도 t_0가 3°C라는 것을 알 수 있다. 이 종의 파리가 알에서 성충이 되는 데에 필요한 유효적산온도의 값(K)은 2400도 · 시(degree−hour)가 된다. 이 파리유충의 성장에 유효한 온도범위가 3°C~35°C도라면 이 온도 범위 내의 성장은 발육정지온도와 유효적산온도를 이용하여 예측이 가능하다. 이 파리 종의 알이 성충이 되는 데에 33°C에서는 80시간, 19°C에서는 150시간이 걸릴 것으로 예상할 수 있다.

현장에서 발견된 파리유충이 현장에서 어느 정도의 유효적산온도를 흡수하였는지를 곧바로 알기는 어렵다. 따라서 발견된 유충을 실험실로 가져와서 일정한 온도에서 사육하여 실험실에서 번데기 또는 성충처럼 특정한 단계가 될 때까지 투입된 유효적산온도를 측정한다. 이 종의 알부터 그 단계까지 필요한 유효적산온도는 이미 실험값을 가지고 있어야 하는데, 이 전체 유효적산온도로부터 실험실에서 투입된 유효적산온도를 빼면 그 유충이 현장에서 받은 유효적산온도의 값이 나온다. 이 값으로부터 현장온도를 이용하여 현장에서 경과된 시간을 구할 수 있는데, 이 시간이 바로 최소사후경과시간(PMI−min)이 된다. 이러한 과정을 모식도로 설명한 그림이 그림 3−33이다.

3) 파리유충의 나이를 아는 방법: 구더기의 길이

앞에서 설명한 방법을 적용하려면 유충을 특정단계까지 일정한 온도에서 사육해야 한다. 이러한 사육은 번거로울 뿐 아니라 사육 도중 유충이 사멸하는 경우도 있으므로 실제 수사에 적용하려면 많은 노력이 필요하다. 또한 현장에서 수거된 곤충증거물을 아예 처음부터 고정액에 투입하거나 냉동하여 살상해야만 하는 사정이 있을 수도 있어서 증거물을 사육해야 하는 방법은 제약이 수반된다. 파리의 유충인 구더기는 시간이 지남에 따라 길이가 달라진다는 점을 이용하여 구더기의 길이를 통해 나이를 추정하는 방법도 있다. 그러나 그림 3−34에서 보는 바와 같이 구더기는 성장이 최고조에 이른 뒤에는 번데기가 될 준비를 하면서 오히려 길이가 줄어드는 현상을 보이고 번데기가 된 후에는 길이의 변화를 보이지 않으므로 길이만을 비교하는 것으로는 유충의 정확한 나이를 아는 데에 제약이 있다는 단점이 있다.

4) 곤충의 천이현상을 이용하는 방법

곤충들은 저마다 다른 목적을 가지고 시신을 찾아오며, 곤충 종에 따라 선호하는 계절, 환경, 부패의 단계들이 다르다. 예를 들어, 검정파리과 중 구리금파리로 대표되는 금파리아과(subfamily luciliinae)의 파리들은 대

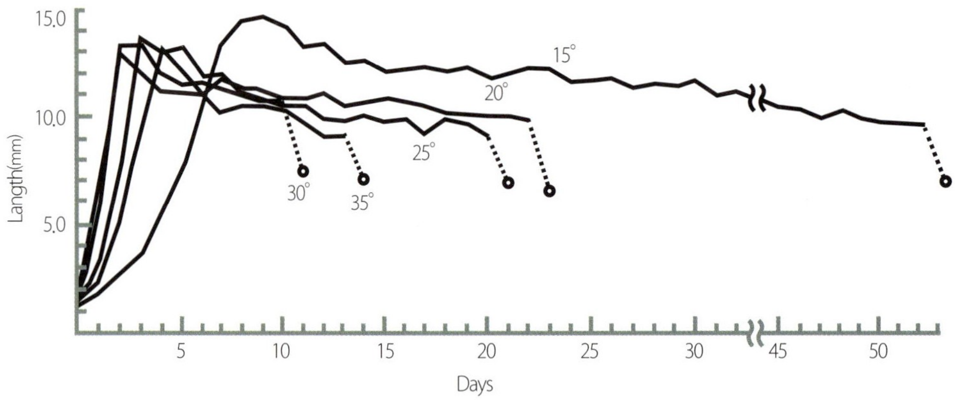

그림 3-34 꼬마구리금파리의 성장속도곡선

개 따뜻한 계절에 출현하나 같은 검정파리과라도 붉은뺨검정파리로 대표되는 검정파리아과(subfamily calliphorinae)의 파리들은 서늘한 기후를 좋아한다. 구리금파리와 붉은뺨검정파리는 도시나 인간의 거주지와 가까운 곳에서 주로 발견되는 반면 금파리(Lucilia caesar)와 큰검정파리(Calliphora lata)는 식물이 많은 숲이나 들을 선호한다. 따뜻한 시기 한국의 야산지역에서 가장 많이 발견되는 시식성 파리는 검정파리과 중 검정뺨금파리아과(subfamily chrysomyiinae)의 큰검정뺨금파리(Chrysomya pinguis)다. 지구 상 다른 지역에서도 검정파리과 파리들이 시신에 가장 먼저 온다는 점은 대부분 동일하나 지역에 따라 파리의 종은 다르게 나타날 수 있다. 이들 이른 시기에 찾아오는 파리들 뒤로는 좀 더 부패되거나 건조해진 시신을 좋아하는 다른 곤충들이 이어서 찾아오는데, 치즈도둑파리과 파리나 송장벌레과, 반날개과, 수시렁이과 등의 딱정벌레가 중요한 분류군들이다. 곤충의 천이현상을 법곤충학 감정에 원활하게 활용하기 위해서는 방대한 생태정보의 수집이 필요하고, 이러한 정보를 활용하여 판단할 숙련된 법곤충학자의 양성이 필수적이다.

참고문헌

1. 도로시 제나드 지음. 신상언, 현철호 옮김. 곤충이 말하는 범죄의 구성 - 법곤충학자들은 어떻게 범죄를 해결하는가?. 글로세움.
2. 박종태. 사후 체온 하강 – 사후 체온 하강 곡선의 실험적 분석과 문헌 고찰. 대한법의학회지 1994;18(2):10–18.
3. Adelson L. The pathology of homicide. 1974, Thomas, Springfield.
4. Adjutantis G and Coutselinis A. Estimation of the time of death by potassium levels in the vitreous humour. Forensic Sci 1972;1:55–60.
5. Al–Alousi LM. A study of the shape of the postmortem cooling curve in 117 forensic cases. Forensic Sci Int 2002;125:237–244.
6. Al–Alousi LM. The post–mortem interval: a study of the postmortem cooling rate. 1987, University of Glasgow, Glasgow.
7. Amendt J, Campobasso CP, Gaudry E, Reiter C, LeBlanc HN, Hall MJ.Best practice in forensic entomology––standards and guidelines. European Association for Forensic Entomology. Int J Legal Med. 2007 Mar;121(2):90–104. Epub 2006 Apr 22. Review.
8. Amendt J, Krettek R, Zehner R. Forensic entomology. Naturwissenschaften. 2004 Feb;91(2):51–65. Epub 2004 Jan 16. Review.
9. Amendt J, Richards CS, Campobasso CP, Zehner R, Hall MJ. Forensic entomology: applications and limitations. Forensic Sci Med Pathol. 2011 Dec;7(4):379–92. doi: 10.1007/s12024–010–92092. Epub 2011 Jan 7. Review.
10. Benecke M. A brief history of forensic entomology. Forensic Sci Int. 2001 Aug 15;120(1–2):2–14. Review.
11. Brophy CM, Moore JG, Christian PE, et al. Variability of gastric emptying measurements in man employing standardized radiolabeled meals. Dig Dis. Sci. 1986;31:799–806.
12. Campobasso CP, Introna F. The forensic entomologist in the context of the forensic pathologist's role. Forensic Sci Int. 2001

Aug 15;120(1-2):132-9. Review.
13. Coe JI and Apple FS. Variations in vitreous humor chemical values as a result of instrumentation. J Forensic Sci 1985; 30:828-835.
14. Coe JI. Further thoughts and observations on postmortem chemistry. Forensic Sci Gaz 1973;5:26
15. De Saram GS. Estimation of the time of death by medical criteria. J Forensic Med 1957;4:47-57.
16. Fiddes F. and Patten TA. Percentage method for representing the fall in body temperature after death. J Forensic Med 1958;5:2-15.
17. Hall M, Donovan S. Forensic entomology: what can maggots tell us about murders? Biologist (London). 2001 Dec;48(6):249-53. Review.
18. Henssge C, Knight B, Krompecher T, et al. The estimation of the time since death in the early postmortem period, 2nd edn. 2002. Arnold, London.
19. Kim SY, Park SH, Piao H, Chung U, Ko KS, Hwang JJ. Vouchering of Forensically Important Fly Specimens by Nondestructive DNA Extraction. ISRN Entomology 2013;2013:286182. http://dx.doi. org/10.1155/2013/286182
20. Kim YH, Shin SE, Ham CS, Kim SY, Ko KS, Jo TH, Son GH, Park SH, Hwang JJ. Molecular Identification of Necrophagous Muscidae and Sarcophagidae Fly Species Collected in Korea by Mitochondrial Cytochrome c Oxidase Subunit I Nucleotide Sequences.Volume 2014 (2014), Article ID 275085.
21. Magni P, Guercini S, Leighton A, Dadour I. Forensic entomologists: an evaluation of their status. J Insect Sci. 2013;13:78. doi: 10.1673/031.013.7801.
22. Marshall TK. Temperature methods of estimating the time of death. Med Sci Law 1965;5:224-232.
23. Marshall TK. The use of body temperature in estimating the time of death and its limitation. Med Sci Law 1969;9:178-182.
24. Modi JP. Medical jurisprudence and toxicology. 1957, Tripathi, Bombay, India.
25. Moore JG, Christian PE, Brown JA, et al. Influence of meal weight and caloric content on gastric emptying of meals in man. Dig Dis Sci 1984;29:513-519.
26. Morgan C, Nokes LD, Willaims JH, et al. Estimation of the post mortem period by multiple-site temperature measurements and the use of a new algorithm. Forensic Sci Int. 1988;39:89-95.
27. Pallis C. ABC of brain death. 1983, British Medical Association, London.
28. Park SH, Park CH, Zhang Y, Piao H, Chung U, Kim SY, Ko KS, Yi CH, Jo TH, Hwang JJ. Using the developmental gene bicoid to identify species of forensically important blowflies (Diptera: calliphoridae). Biomed Res Int. 2013;2013:538051. doi: 10.1155/2013/538051. Epub 2013 Mar 18.
29. Park SH, Shin SE. Molecular Species Identification of Forensically Important Flies in Korea. Korean J Leg Med. 2013 Nov;37(4):177-182. Korean. Review. http://dx.doi.org/10.7580/kjlm.2013.37.4.177
30. Park SH, Zhang Y, Piao H, Yu DH, Jeong HJ, Yoo GY, Chung U, Jo TH, Hwang JJ. Use of cytochrome c oxidase subunit i (COI) nucleotide sequences for identification of the Korean Luciliinae fly species (Diptera: Calliphoridae) in forensic investigations. J Korean Med Sci. 2009 Dec;24(6):1058-63. doi: 10.3346/ jkms.2009.24.6.1058. Epub 2009 Nov 9.
31. Park SH, Zhang Y, Piao H, Yu DH, Jeong HJ, Yoo GY, Jo TH, Hwang JJ. Sequences of the cytochrome C oxidase subunit I (COI) gene are suitable for species identification of Korean Calliphorinae flies of forensic importance (Diptera: Calliphoridae). J Forensic Sci. 2009 Sep;54(5):1131-4. doi: 10.1111/ j.1556-4029.2009.01126.x. Epub 2009 Aug 6.
32. Pounder DJ, Carson DO, Johnston K, et al. Electrolyte concentration differences between left and right vitreous humor samples. J Forensic Sci 1998;43:604-607.
33. Prinsloo I and Gordon I. Post-mortem dissection artefacts of the neck and their differentiation from ante-mortem bruises. S Afr Med J 1951;25:358-361.
34. Shapiro HA. The post-mortem temperature plateau. J Forensic Med 1965;12:137-141
35. Sturner WQ, Dowdey AB, Putnam RS, et al. Osmolarity and other chemical determinations in postmortem human vitreous humor. J Forensic Sci 1972;17:387-393.
36. Sturner WQ, Ganter G. The postmortem interval. A study of potassium in the vitreous humor. Am J Clin Pathol 1964;42:137-141.
37. Sturner WQ. The vitreous humour:postmortem potassium changes. Lancet 1963;1:807-808.
38. Suzutani T, Ishibashi H, Tkatori T. Studies on the estimation of the postmortem interval. 2. The postmortem lividity(author's tranl). Hokkaido Igaku Zasshi 1978;52:259-267.
39. Use of beetles in forensic entomology. Kulshrestha P, Satpathy DK. Forensic Sci Int. 2001 Aug 15;120(1-2):15-7. Review.

이충식 • 충남대학교 의과대학 법의학교실
허기영 • 부산대학교 의과대학 법의학교실

04

내인성 급사
Sudden and Unexpected Natural Death

I. 내인성 급사의 개념

1. 개념

내인사(內因死, natural death)는 외인사(外因死, violent, unnatural death)와 반대되는 의미로, 내적 원인에 의한 죽음을 말한다. 내적 원인이란 거의 모두 질병이므로 병사(病死)라고도 말한다. 급사(急死, sudden and unexpected death)란 죽음이 돌연히(sudden) 예기치 못한(unexpected) 상태에서 발생했다는 것을 의미한다. 급사에는 '돌연성'과 '불예측성'의 두 가지 요소가 있는데, 시간적으로 어디까지를 급사의 범주로 인정할 것인가는 저자 및 학회에 따라 매우 다양하다. 세계보건기구(WHO)에서는 질병에 의한 증상이 시작된 후 24시간 이내에 사망하는 경우로 정의하고 있으나 많은 임상의사 및 병리의사들은 질병에 의한 증상이 발생한 후 1시간 이내에 사망하는 경우를 급사로 받아들이고 있다.

불예측성의 경우 의사들은 충분히 예상할 수 있지만 일반인들은 예상하지 못한 것일 수도 있다. 예를 들어, 심한 관상동맥병을 가진 사람이 운동을 하다가 사망하면 일반인에게는 예상치 못한 죽음일 수 있으나, 의사들의 경우 그러한 병이 있는 사람은 언제라도 사망할 수 있다는 것을 쉽게 예상할 수 있으므로 그와 같은 상황의 죽음을 예상치 못한 죽음이라고 정의하기에는 무리가 있다. 따라서 내인성 급사의 경우 돌연성보다는 불예측성의 외인이 개입되었을 가능성이 높으며, 이는 법의학적으로 중요하다.

2. 내인성 급사와 조사

외견상 급속도로 치명적이거나 손상과 연관되어 사망한 것이 아니라 동반된 질환 또는 손상 후의 합병증이 치명적인 결과를 초래하여 사망한 경우에서 법적으로 이를 원만하게 해결하는 것이 중요한데, 이는 쉽지 않다. 이를 위해서는 내인사에 대한 지속적인 경험을 쌓아 두어야만 한다. 예를 들어, 폭행에 의한 희생자가 뇌졸중 발작 후 사망하였거나 무시할 정도의 작은 사고 후에 치명적인 폐혈전색전증이 발생하여 사망하는 경우 그 원인을 밝히거나 여러 요인들이 관여한 정도를 판단하는 데 어려움이 있다. 의학적으로 치명적인 질병과 손상이 공존하는 경우 이들의 성상을 정확하게 알아내거나 사망원인을 밝혀야 사망상황을 이해하는 데 도움을 줄 수 있고, 법적으로는 바르고 객관적인 의학적 정보가 있어야만 형사사건뿐 아니라 민사소송, 노동재해보상, 보험금 지급과 같은 문제를 적절히 해결할 수 있다. 이러한 의미에서 내인성 급사의 법의학적 이해는 중요하다.

○ 내인사 중 법의부검의 대상이 되는 경우

- 증상이 나타나서 사망하기까지 매우 빠른 경과를(rapid course) 나타냈을 때
- 질병을 미처 예상치 못했을 때(insidious onset)
- 질병을 알고 있으나 죽음을 설명하기 어려울 때(unexplained death)
- 질병을 알고 있으나 이상한 상황에서 사망했을 때(unusual circumstances) 크게 네가지로 나눌 수 있으며

경우에 따라서는 특이체질 때문에 다른 사람에게는 이상 반응을 보이지 않는 약물을 섭취하거나 경미한 외력을 받아 사망하는 수도 있다.

○ 법의학적으로 문제가 되는 내인성 급사의 경우 유의해야 할 점

- 갑자기 발병하거나, 잠행(潛行)성 질병이거나, 분명한 증상이 나타나서 사망하기까지 경과가 짧아 미처 진료를 받지 못하였든지 진료를 받았지만 원인이 불명인 경우(medically unattended, unexplained death) 법의학적으로 사망원인을 규명하여야 한다.
- 신체활동 중에 증상이 나타나면 우연히 여러 가지 손상이 같이 생길 수 있다. 따라서 외인사와 감별해야 한다. 특히 보험과 관련되었으면 손상을 잘못 해석하지 않도록 주의해야 한다.
- 죽음을 예상할 수 없지만, 의심스러운 상황(단순한 사고, 말싸움, 폭행, 학대, 가정불화, 비행 등)이거나 불분명한 상황(혼자 살거나 목격자가 없는 경우)

이면 외인사를 감별하는 일이 중요하다. 반대로 손상이 없는 외인사를 내인성 급사로 속단해서도 안 된다. 내인성 급사의 진단은 먼저 외인을 제외하는 것부터 시작한다.

- 진료 중에 일어난 내인성 급사는 우선 의료사고의 가능성을 의심한다.
- 직업 종사 중에 급사하면 노동재해보상과 관련하여 작업과 발병이나 사망의 인과관계(causal relationship)가 중요하다.
- 이상한 경과를 밟는 전염병도 내인성 급사로 나타날 수 있다. 이는 공중보건에 매우 중요하다.
- 손상을 받고 난 상태에서 내인성 급사로 사망한 경우에 사망원인을 결정하는 일이 중요하다. 사망원인이 된 병과 손상 사이에 인과관계가 있는지, 오진이 있었는지에 따라 단순한 상해 또는 상해치사가 될 수도 있고, 의료과오 또는 보험금청구 여부가 결정되므로 신중한 판단이 필요하다.

이 장에서는 법의학에서 흔히 접하게 되는 급성 또는 예기치 못한 사망의 원인 및 이들의 중요점들에 대하여 기술하고자 한다. 표 4-1은 우리나라에서 법의부검 중 내인성 급사로 사망한 사례의 원인에 대한 통계이다. 이 통계에 의하면 가장 흔한 사인은 순환기계통임을 알 수 있다.

표 4-1 우리나라 법의부검 중 병사의 사인별 분류

	사인	중간합계	합계
심장	허혈병	660(66.1)	998(49.0)
	심근병	40(4.0)	
	판막병	1(0.1)	
	기타	297(29.8)	
혈관	대뇌혈관	239(67.6)	354(17.3)
	대동맥	40(11.3)	
	폐혈관	32(9.0)	
	식도정맥류	39(11.0)	
	기타	5(1.1)	
호흡기	후두/인두	2(3.3)	61(3.0)
	기관	1(1.6)	
	폐	58(95.1)	
	기타	0(0)	
소화기	위/장	41(27.5)	149(7.3)
	간	97(65.1)	
	췌장	10(6.7)	
	기타	1(0.7)	
내분비/영양/대사 질환	만성 알코올중독	149(74.1)	201(9.8)
	당뇨	38(7.0)	
	기타	14(0.7)	
임신/산욕/분만	출혈	4(30.8)	13(0.6)
	색전증	4(30.8)	
	고혈압성 질환	1(7.6)	
	기타	4(30.8)	
주산기	저산소증	16(69.6)	23(1.1)
	기타	7(30.4)	
기타		113(100)	113(5.5)
불명	청장년	35(26.9)	130(6.4)
	영유아	37(28.5)	
	미상	58(44.6)	
합계			2042(100)

(출처: Jang JS, et al A Statistical Analysis of Legal Autopsies Performed in Korea in 2014. Korean J Leg Med. 2015;39(4):99–108)

II. 순환기계통

성인에서 내인성 급사 중 가장 흔한 원인은 심장 및 혈관의 기질적 질환이다. 심혈관계(순환기계), 특히 심장의 질환은 정도가 심각해도 특별한 증상을 느끼지 못하고 살아가는 경우가 많은 반면 언제라도 사망할 수 있는 특수성을 지니고 있어 법의학적으로 문제될 때가 많다. 심장병 중에서는 단연 허혈심장병이 가장 흔하다. 허혈심장병이란 심장근육층에 원활한 혈액의 공급이 이루어지지 못함으로써 적절한 산소 및 영양의 공급이 이루어지지 못하여 발생하는 질환이다. 실질적으로 관상동맥 죽상경화(coronary atherosclerosis)는 허혈심장병을 유발하는 가장 흔한 유발인자이지만 허혈심장병을 유발하는 다른 요인들도 있다. 진단명의 표기에 있어서 관상동맥 죽상경화 또는 관상동맥 죽종은 대부분의 사망을 초래하는 흔한 퇴행성 질환의 적절한 표현일 것이나 관상동맥병이라는 표기가 훨씬 더 흔하게 사용되고 있으며, 비록 다른 관상동맥병들도 많이 있기는 하지만 관상동맥병은 관상동맥 죽상경화와 같은 표현으로 받아들여지고 있다.

심장병을 분류하여 보면, 관상동맥 죽상경화, 급성 심근경색증, 심부전을 동반한 만성 허혈 심장병 등이 포함되는 허혈심장병, 고혈압심장병, 판막성심장병, 심근염, 심장근육병 등을 포함하는 심장근육 자체의 질환, 선천성 심장병 등이 있다.

1. 허혈심장병(Ischemic Heart Disease)

1) 관상동맥 죽상경화(coronary atherosclerosis)

(1) 관상동맥 죽상경화의 의의

'인간 사망의 수장(首長)'이라고도 불리울 정도로 서구 사회에서 급사의 가장 흔한 사망원인이 바로 관상동맥 죽상경화이며, 우리나라에서도 점점 그 발생빈도가 증가하고 있다. 기본적으로 이 질병은 죽상성 병변에 의해 주요 관상동맥 가지의 하나 또는 그 이상이 협착 또는 막히는 것인데, 이러한 죽상성 병변의 합병증으로 사망 등이 유발된다. 초기 손상(예, 화학적, 기계적 또는 면역학적)이 내피세포의 기능이상으로 유도하여 일련의 연쇄적인 세포성 염증 및 면역학적 반응을 유발한다. 다시 이러한 반응은 조직학적으로 확인할 수 있는 단계가 되며, 미국 심장협회(American Heart Association, AHA)의 등급 기준에 의하면 이러한 병터는 병적인 혈관내막의 두꺼워짐(pathological intimal thickening), 섬유모자 죽종(fibrous cap atheroma), 얇은 섬유모자 죽종(thin fibrous cap atheroma), 죽종판 파열(plaque rupture), 죽종판 미란(plaque erosion), 섬유석회화 병터(fibrocalcific lesion) 및 석회화 결절(calcified nodule) 단계로 구분한다.

관상동맥경화의 심한 정도와 관련하여 심장병리의사들은 심근괴사가 일어나기 위해서는 최소한 정상 관상동맥내강의 80% 이상이 막혀야 한다고 주장하지만, 대부분의 법의병리의사들은 허혈심장병에 의해 사망한 것으로 생각되는 많은 예에서 관상동맥의 내강이 75% 미만으로 막혀 있었다고 한다(그림 4-1). 또한 부검에서 경도의 관상동맥경화만이 있는 경우에도 심근섬유화가 발견되기도 하고, 심할 경우 급성 심근괴사가 발견되기도 한다. 경화의 양적 정도를 어떻게 평가하느냐 여부도 문제가 된다. 사후 관찰되는 비어 있는 혈관은 생존 시의 혈관에 있던 정상적인 내강 내 혈압이 결여되어 혈관벽이 쭈그러들고 펴져 있지 않기 때문이다. 다만 이 경우에도 정상과 병적 혈관들의 비교적인 내강의 협착 정도(degree)는 신뢰할 수 있다.

(2) 관상동맥의 검사

관상동맥 죽종(atheroma)은 부분적으로 생겨 있을 수도 있고, 불규칙한 죽종판(atheromatous plaque)을 지니고 있을 수도 있다. 관상동맥의 협착은 좌관상동맥 내

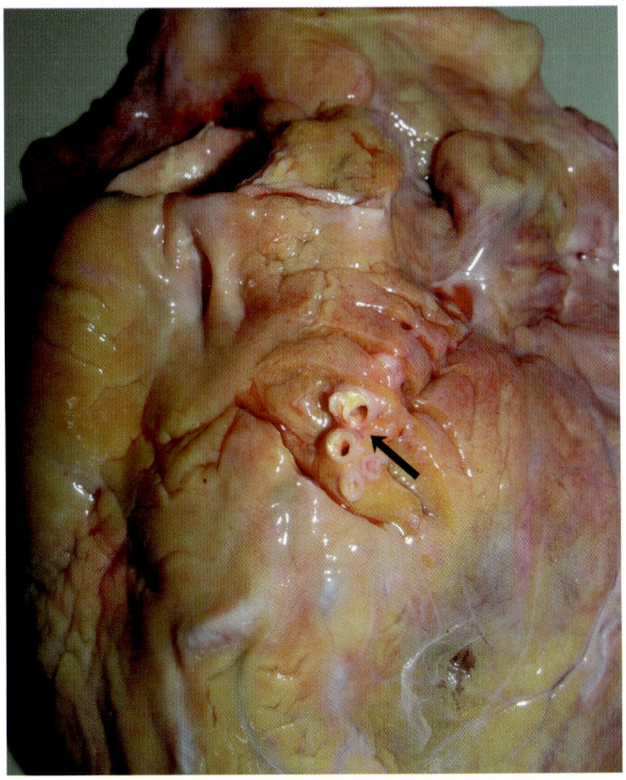

그림 4-1 관상동맥 죽상경화. 좌관상동맥 내림앞가지(leftanterior descending)에 황색의 죽종판에 의해 내강이 좁아져 있음(화살표)

림앞가지(left anterior descending)의 기시부, 좌관상동맥 휘돌이가지(left circumflex)의 기시부, 우관상동맥의 거의 전반에 가장 잘 형성되는 것으로 되어 있으나 좌관상동맥 내림앞가지에서 분지되는 대각선가지(diagonal branch), 좌관상동맥 휘돌이가지에서 분지되는 모서리가지(left marginal branch), 좌관상동맥 주간(主幹), 발살바굴(Sinus of Valsalva)에도 형성될 수 있으며, 경우에 따라서는 죽종을 거의 보지 못하거나 제한된 한 곳(solitary stenosis)에서만 볼 수도 있다. 따라서 부검 시 주요 관상동맥의 모든 부분을 검사하여야 하며, 관상동맥의 절개 간격은 3mm를 넘어서는 안 된다(그림 4-2). 죽종판이나 혈전을 놓치지 않기 위해서 길이 방향으로 관상동맥을 절개하기도 한다. 다만 길이 방향으로 관상동맥을 절개하는 경우 협착의 정도를 정확하게 평가하기는 힘들어진다.

죽종판은 종종 내강의 한쪽에 치우쳐 생기며, 이로 인해 초승달 모양의 관상동맥내강을 남기게 된다. 그러나 또 다른 경우는 내강의 전반에 걸쳐 죽종이 형성되는데,

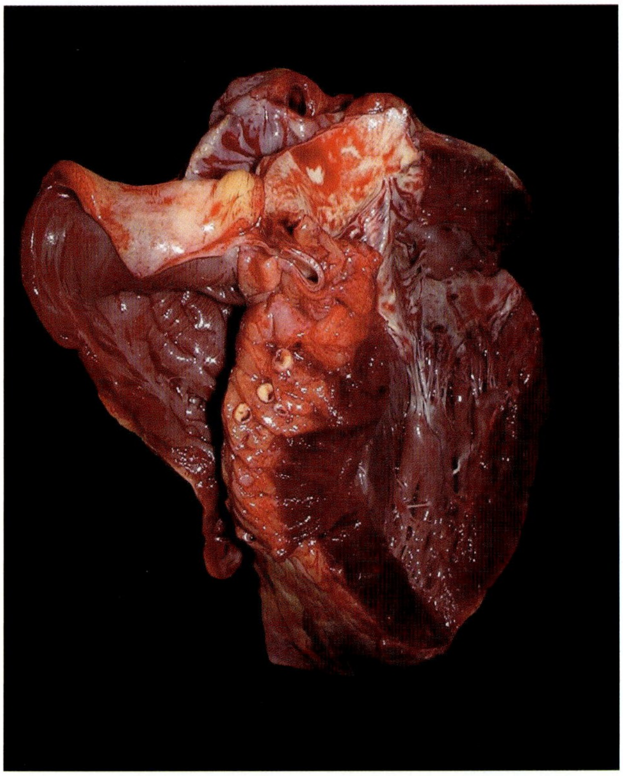

그림 4-2 관상동맥 죽상경화의 검사. 좌관상동맥 내림앞가지를 일정한 간격으로 단면을 잘라 내강의 협착 정도를 검사한 상태

이러한 경우 혈관은 고리모양 또는 링 형태이며 미만성으로 좁아져 좁은 튜브 모양의 분절(segment)을 형성하게 된다. 심한 경우 바늘구멍 정도의 중심내강을 형성하기도 한다. 이러한 병터는 젊은 변사자들에게서 좀 더 흔하게 나타나며, 안정성 죽종판으로써 궤양이나 석회화는 잘 동반되지 않는다. 편측성이든 동측성이든 이들 죽상판은 종종 동일 환자에서도 발견되며, 이들의 병인론에 있어서의 차이는 없는 것으로 생각된다.

(3) 관상동맥 죽상경화의 임상

관상동맥 죽상경화의 중요한 합병증은 죽종판의 궤양, 죽종판 내 출혈, 관상동맥 내 혈전형성 등인데, 이들의 임상적 결과로는 급성 심근경색증, 불안정성 협심증, 심지어는 급사가 초래되기도 한다. 죽종판 궤양의 경우 죽종판의 내피를 덮고 있는 부분의 손상이 없어도 죽종판이 커지면서 생명에 위협을 줄 수 있으나 압력이 커지고 중심괴사 과정 동안에 미란이 발생하면 섬유내피성 덮개가 파열될 수 있다. 이렇게 되면 죽종판이 동맥내강 안으로 파열된다. 이 결과로 급성 증상이 초래될 수도 있고 심지어는 사망할 수도 있다. 혈류속도가 느려지면 혈전이 생길 수도 있다. 죽종판의 덮개 부위는 혈관내강을 향해 있을 경우 갑작스럽게 완전히 혈관을 막아버리는 결과가 초래될 수도 있다. 만약에 파열된 죽종판이 혈류의 방향에 거슬러 올라가게 되면 더욱 위험하다. 거슬러 올라간 내피성 덮개는 마치 밸브와 비슷한 모양의 협착을 야기하기 때문이다. 반대 방향으로 덮개가 휩쓸려가면 비록 부드럽고 피가 엉킨 것 같은 죽종 안의 내용물은 같이 씻겨 내려가더라도 덮개 자체는 옮겨지지 않을 수 있다. 죽종판의 내용물은 혈류를 따라 씻겨 내려갈 수 있고 결과적으로는 말초부위의 작은 가지를 막을 수 있다. 이것은 조직학적으로 지방 염색과 헤마톡실린 에오신 염색(Hematoxylin-eosin stain)에서 다발성의 작은 경색을 봄으로써 확인하거나, 면역조직화학적 검사를 이용하여 확인할 수 있다. 오랫동안 진행된 관상동맥병환자에서 보는 다발성의 작은 섬유성 병터들도 아마 이러한 병터라고 추정된다.

죽종판의 부드럽고 괴사된 중심부에서는 출혈이 발생

할 가능성이 높다. 이러한 '내피하출혈'은 관상동맥의 혈액을 공급하는 능력을 급격히 감소시키고 급사를 초래한다. 출혈의 근원은 다소 논쟁이 있지만, 가장 그럴듯한 설명은 죽종판의 변연부에 있는 작은 혈관이 파열되면서 발생된다는 것이다.

출혈은 그것이 신선한 것이든 오래된 것이든 죽종판에 대한 조직학적 검사에서 확인할 수 있다. 이러한 출혈은 운동이나 흥분 시에 혈압의 갑작스러운 상승과 관련되어 있는 것으로 볼 수 있다. 죽상판 내 출혈은 죽종을 더욱 크게 만들고 죽종판의 덮개를 들어올려서 동맥의 내강을 폐쇄시킬 수 있으며, 더 심하게는 죽종판 자체를 파열시킬 수도 있다. 경우에 따라서 내피하출혈은 동맥벽의 미세박리를 초래하기도 한다.

간혹 죽종판은 이러한 급진적인 변화를 거치지 않고 점진적으로 내부 괴사가 형성되면서 혈관의 내강 표면에 미란 형성 내지 섬유지방성 내용물을 노출시킨다. 이로 인해 정상적인 내피세포는 혈전을 생성하는 병터가 되고 이러한 것이 서서히 증대되어 내강을 줄이고 혈관을 완전히 폐쇄시킬 수 있다. 혈전은 동맥의 내강을 심각하게 또는 완전히 폐쇄시킬 수 있는데, 이러한 경우 원위부 심근으로 가는 혈액량이 감소함으로써 발생하는 모든 현상이 초래될 수 있다. 좁은 내강은 혈전이 생성되는 필수적 요소이나 비정상적으로 넓은 혈관 특히 노인에서 보는 관상동맥 동맥류 부위에서도 혈전이 발생한다. 이들 혈관의 내강은 수 cm에 이를 수 있고 견고하게 혈전이 박혀 있을 수 있는 데 이는 아마도 내피의 손상과 관련이 있을 것으로 추정된다. 또한 혈전은 재소통된(recanalised) 혈관에서도 종종 발생한다.

다발성 관상동맥혈전도 결코 적지 않은데, 이러한 다수의 병변은 경색 후에 발생할 수 있다. 최초의 혈전이 심근괴사를 초래하여 결과적으로 혈류의 정체가 발생하고 다발성 관상동맥혈전을 형성하게 된다. 관상동맥의 혈전증(coronry thrombosis)은 신체의 다른 부위의 혈전 병변과 동반될 수 있다. 예를 들어, 관상동맥혈전증은 다리 정맥혈전에서 유발되는 폐혈전색전증(pulmonary thromboembolism) 후에도 올 수 있다. 이러한 경우 피의 응고성과 순환의 지체, 침대에서 움직이지 못하는 것 등이 주요 요인이 된다.

관상동맥 죽상경화의 사망기전은 죽상판에 의한 동맥내강의 협착 정도보다는 이로 인한 심근의 혈류장애로 인한 심근 손상이며, 이의 결과로 발생되는 심장펌프(pump)부전과 부정맥이 주요 사망기전으로 생각되고 있다.

심장펌프부전은 '심장기능상실' 또는 '심부전'이라고 부르며, 심장이 펌프로서 대사에 필요한 혈액을 신체 여러 부위로 내보내지 못하는 상태이다. 그래서 심장비대, 호흡곤란, 여러 장기의 울혈과 조직의 부종이 생긴다. 전신에 울혈이 생기면 심장도 다른 조직과 마찬가지로 원활한 혈액공급을 받지 못하게 되어 저산소증에 빠진다. 이런 상태가 심해지면 부정맥이나 서맥을 동반하는 심부전에 빠지게 되지만 환자들은 대개 병원에서 진료를 받고 관상동맥경화성 심장병으로 진단된 상태에서 치료를 받아 오던 중 사망하므로 사망 당시 치료를 담당하였던 담당의사가 사망원인을 진단할 수 있어 법의부검 대상이 되는 예는 적다.

그러나 관상동맥 죽상경화환자가 울혈심장기능상실에 이르지 못하고 특정한 자각증상을 느끼지 못하여 예기치 못한 상황에서 부정맥의 기전으로 사망에 이르게 되는 경우 법의부검의 대상이 된다. 부정맥은 심근허혈(myocardial ischemia) 때문에 생기는데, 여러 가지 유발요인이 부정맥의 발생에 관여할 것으로 생각하고 있다.

(4) 유발요인

유발요인은 사인과 대비되는 개념으로서 유인(inducing factor)이라 하는데, 이는 실질적으로는 경미한 것으로서 정상인이라면 단지 일과성에 그치며, 안정을 되찾으면 회복되는 것이 상례이므로 전혀 문제되지 않는다. 그러나 기존 질환이 있다면 기능적, 생리적 변화를 초래하여 기존 질환을 급격히 악화시키거나 이차적 변화를 초래하여 사망에 이르게 한다. 경미한 일과성 고혈압으로 인한 심장의 산소요구량 증가, 산소요구량 증가와 함께 교감신경 흥분, 카페인이나 코카인, 에피네프린과 같은 교감신경흥분약, 폐쇄 부위에 동맥연축(spasm), 심근허혈과 흥분성으로 생긴 혈소판 혈전, 죽상경화 부위에 생긴 혈전 등이 부정맥을 유발하는 요인이 된다.

그러나 형태학적인 변화를 관찰하는 부검에서 유발요인이 있었는지 알기 어려운 경우들이 대부분이고, 경우에 따라서는 사망상황을 고려해야만 한다. 실험이나 역학조사로 고혈압이 심장의 전기적 상태를 불안정하게 한다는 사실은 잘 알려져 있다. 병원 밖에서 사망하는 관상동맥 죽상경화 환자는 대부분 전기적인 장애, 즉 부정맥이 사망기전이다. 부정맥은 언제 어디서나 나타날 수 있어, 목욕탕이나 화장실에서, 자동차 운전, 성교, 식사, 대화 또는 운동 중이나 직후에 부정맥으로 사망할 수 있다. 부정맥 가운데 심실세동이 가장 흔하다.

(5) 죽상경화와 사망원인

관상동맥 죽상경화는 상당히 흔한 질환이고, 동맥경화는 상당히 오랜 기간에 걸쳐 만들어지며, 동맥경화를 가지고도 활동적으로 살았는데, 이것이 사망의 원인이 되었다고 할 만한 근거를 찾을 수 없는 경우가 많다. 그러므로 단순히 관상동맥에 심한 경화가 있다고 해서 쉽게 이를 사인으로 진단할 수 없고, "이 질환으로 사망하였다고 하려면 어떠한 요건들이 필요한지"를 고려해야만 한다. 즉, 사망상황이 합당하고 다른 사망원인을 적절하게 배제할 수 있을 때에 비로소 관상동맥 죽상경화를 사망원인으로 진단할 수 있다.

관상동맥 죽상경화로 급사하는 경우 협심증증상은 오히려 적다. 경우에 따라서 가슴이 두근거리고, 정신을 깜빡 잃거나, 희미하게 가슴이 아픈 정도이며, 통증이라도 어깨나 목, 배가 아프다고 하거나 속이 쓰리다고 하는 경우가 있어 협심증 약이 아니라 진통제나 위장약을 먹는 수가 있다.

부검에서 가장 흔한 소견은 심비대증, 단순한 중등도 이상의 관상동맥경화 및 부분적인 심근간질의 섬유화이고, 드물게 죽종판이 찢어져 혈전이 생기거나, 콜레스테롤 혈전이 관찰된다. 비특이적인 소견으로 심한 울혈을 흔히 볼 수 있는데 심장발작으로 사망한 사람에서 심방이나 심실이 확장하고 큰 혈관들이 늘어나 얼굴이나 다른 곳에 짙은 시반(屍斑, livor mortis)을 보이기도 한다. 이는 사망시기에 자율신경계 난조로 생기는 것이다. 죽종판 자체의 합병증을 동반하지 않은 단순한 혈전은 오히려 사망시기에 합병하여 생긴 이차적인 소견일 수 있으므로 이를 해석하는 것에 주의를 요해야 한다.

2) 급성 심근경색증(acute myocardial infarction)

(1) 병태 생리

거의 대부분의 급성 심근경색증은 관상동맥의 죽상경화와 이들의 합병증에 기인한다. 소수의 예에서 다른 형태의 관상동맥 폐쇄를 보는데, 다발성 동맥염, 다른 형태의 혈관염, 다양한 형태의 색전, 관상동맥 기시부가 매독에 의해서 폐쇄되는 경우, 고도의 대동맥판 경화, 일부 관상동맥 혹은 대혈관의 선천성 기형, 대동맥 기시부의 대동맥박리 그리고 종양 혹은 사르코이드증(sarcoidosis) 등이 관상동맥을 침범한 경우 등이다.

대부분의 급성 심근경색증은 관상동맥혈전증에 기인한다. 심장근육의 괴사가 혈관 내막하출혈, 파열된 죽종판 혹은 단순한 고도의 관상동맥 죽상경화에 의한 협착과 동반되어 심장근육층으로 혈액을 공급하는 혈관이 고도로 좁아져 있는 상황과 동반되는 것은 의심의 여지가 없다. 더욱이 파열된 죽종판과 동반된 응혈성 찌꺼기는 색전성 폐쇄를 유발하면서 원위부의 심장근육에 미세경색을 유발할 수 있다.

일반적으로 관상동맥의 내강이 75% 이상 협착되어야만 심장근육의 허혈성 괴사가 유발될 수 있다고 알려져 있는데, 더 적은 정도의 내강협착에 의해서도 명백한 심근경색증이 발생하기도 하며, 나아가 관상동맥혈전에 의해 관상동맥의 내강이 완전히 폐쇄되었지만 심근경색증의 소견을 보지 못할 수도 있다. 이 경우 기존의 혈액공급을 대치할 수 있는 부가적인 혈액순환에 의해 비교적 효과적인 혈액순환이 이루어졌거나 혹은 희생자가 심근경색증에 이르기 전에 사망하였을 가능성을 고려할 수 있다. 부검에서 볼 수 있는 심근경색증의 형태는 다음과 같다.

- 심내막 하부에서 보는 층판 형태의 경색

  이는 대부분 좌심실에서 발생하고, 간혹 심근 전체 두께의 반 이상 혹은 전체 두께에 걸쳐 발생할 수 있다.

이는 심장 내측의 혈액순환의 압력이 감소하면서 대부분의 관상동맥을 통한 혈액순환이 심외막까지만 오기 때문이다. 층판 형태의 경색은 관상동맥 주요 분지의 전체적인 협착에 기인하지만 이는 대부분 두 번째 요소이고, 혈압의 감소 혹은 산소를 함유한 혈액순환이 이미 심외막 부분에서 감소되어 이용할 수 있는 산소 및 영양분이 심장 내측까지 도달하지 못하여 발생하는 것이다.

• 부분적 혹은 국소적인 경색

순수한 관상동맥병에서 더 흔하게 나타나고, 이는 관상동맥의 부분적인 폐색 혹은 고도의 협착에 기인한다. 심근경색증은 정의상 경색이 혈액순환의 폐색에 의해서 오는 것으로 되어 있으므로, 엄밀하게는 혈액순환압력의 감소 혹은 고혈압이나 대동맥판막질환 등에 의한 혈액순환의 상대적인 감소에 의해서 발생한 층판 형태의 경색은 제외되어야 한다. 부분적인 경색은 해부학적으로 심근괴사 부위가 뚜렷하게 나타나며, 크기와 위치는 혈관이 폐색된 위치에 따라서 달라지는데 부가적인 혈액순환 여부에 따라서 그 형태가 변형될 수 있다. 일반적으로 좌관상동맥 내림앞가지에서 혈류의 장애가 있는 경우 좌심실의 앞쪽벽 및 심실사이벽의 앞쪽 2/3, 좌관상동맥 휘돌이가지에서 혈류의 장애가 있는 경우 좌심실의 바깥쪽벽, 우관상동맥에서 혈류의 장애가 있는 경우 좌심실의 뒤쪽벽 및 심실사이벽의 뒤쪽 1/3에 허혈손상이 발생한다.

우심실과 심방은 비교적 면역성이 있는데, 이는 아마도 비교적 벽이 얇고 다량의 혈액이 필요하지 않으며 좌심실의 두꺼운 벽에서의 혈액순환에 따른 변화에 비해 좀 더 용이하게 산소 등을 얻을 수 있기 때문일 것이다. 동방결절 부위는 좌관상동맥의 휘돌이가지와 우관상동맥의 문합을 형성하고 있는 동맥원뿔가지(conus artery)의 존재에 의해 허혈 변화에 있어서 덜 영향을 받는다고 한다. 좌심실벽의 경색 부위는 항상 관상동맥의 폐색 혹은 혈전의 위치와 일치하는 것은 아닌데, 이는 부가적인 혈액순환이 존재하기 때문이다.

(2) 심근경색증의 부검 진단

경우에 따라서 부검을 통해 급성 심근경색증을 진단하는 것이 매우 중요한 의미를 지니게 된다. 교통사고로 사망한 운전자에게서 급성 심근경색증이 진단되는 경우 이는 사고상황의 재구성에 있어서 매우 중요한 소견일 뿐만 아니라 해당 사고에서의 법적 책임의 분배에도 중요한 자료가 된다. 또한 상호 간의 다툼이 관여되어 타살이 의심되는 경우에 있어서도 변사자의 부검을 통해 급성 심근경색증이 진단되면 이는 직접 사인이 되거나 사망의 기여 인자로 인정할 수 있다. 그러므로 면역조직학적 방법, 면역형광기법 등과 같은 이용 가능한 모든 방법을 사용하여 심근섬유의 손상을 찾는 노력을 다하여야 한다. 형태학적으로 심근경색증을 진단하려면 발생 후 적어도 몇 시간에서 반나절 이상 지나야 한다. 그러나 발병 후 자각증상도 없이 급사하는 경우도 있고 관상동맥이 혈전으로 완전히 막혀(閉塞) 급사하면 심근경색증의 소견을 보지 못하는 것이 오히려 당연하다. 심근경색증 후에 나타나는 심장근육층의 육안 소견에 대하여 기술하면 다음과 같다.

• 초기 8~12시간, 심지어는 24시간 이내에는 육안적으로 특기할 소견을 보지 못한다. 단, 이들 시간대의 끝부분에 해당되는 시기에는 손상을 입은 근육들의 부종으로 인해 조금 창백해 보이게 된다. 그러나 이 시기는 실질적으로 육안상 판별하기 어려운 경우가 대부분이다.
• 하루에서 2~3일 사이에 손상받은 부분은 경계가 명확해지면서 노란 색조로 변하게 된다. 이 부위에서는 심근섬유 사이 간질 출혈로 인해 빨간색의 띠가 나타나기도 하는데, 이를 호랑이무늬 모양이라 일컫는다.
• 수일에서 1주 사이에 병터 부위는 좀 더 부드러워지게 되며, 이 시기에 심장근육층의 파열이 잘 발생한다.
• 3주 정도가 되면 경색의 중심부는 젤 양상으로 변화되고 반투명의 갈색조를 띠게 된다. 이 병터의 절단면은 대개 절단면으로부터 함몰되는 양상을 보인다. 이후 병터는 1~2달 정도가 되면 섬유조직으로 대치되게 된다(그림 4-3).

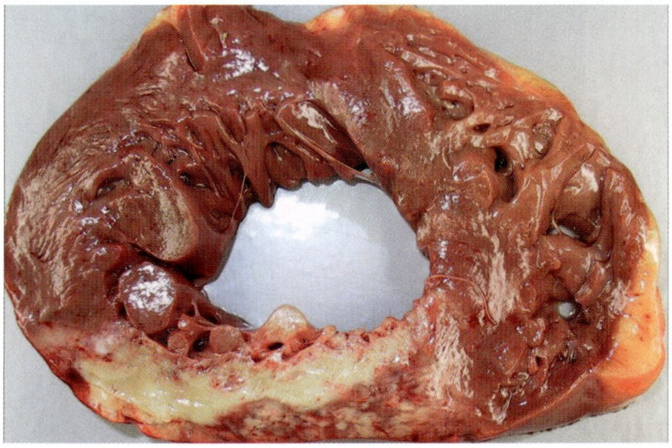

그림 4-3 급성 심근경색증. 좌심실 후벽에 연황색 내지 황갈색으로 심근의 괴사를 볼 수 있으며, 이웃한 곳에 국소적으로 흰색의 섬유화 반흔도 있음

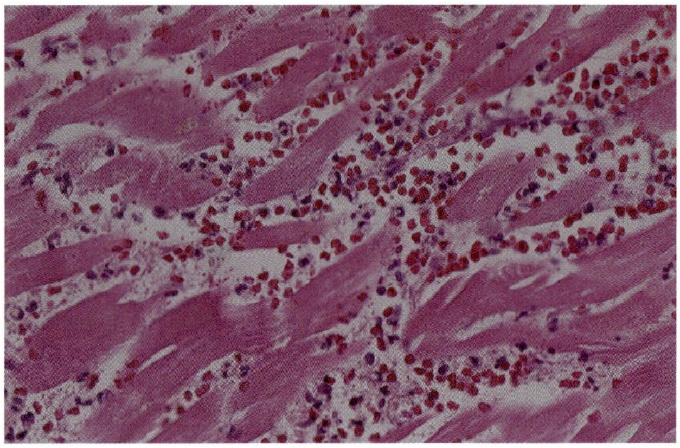

그림 4-4 급성 심근경색증의 초기 현미경적 소견. 심근의 응고괴사와 함께 간질에는 적혈구와 중성백혈구의 침윤이 일어나 있음(헤마톡실린-에오신 염색)

(3) 심근경색증의 현미경 소견

심근경색증의 소견에는 고전적인 조직학적 소견, 면역조직화학적, 형광검사 소견, 전자현미경 소견 등에 이르는 매우 다양한 변화의 소견이 있지만 여기에서는 간단한 조직학적 소견만 기술하고자 한다.

가. 초기 변화

심근경색증의 육안 소견은 경색 후 시기에 따른 변화가 다양하게 나타나듯이 현미경적 변화의 소견들도 마찬가지이다. 실질적으로 경색이 정확히 언제 발생된 것인지를 결정하는 것은 매우 어렵다. 초기 4~12시간에 경색 부위는 헤마톡실린 에오진(H&E) 염색 소견상 자가용해 소견과 비슷하게 보이는데, 심근세포의 세포질이 에오진(eosin) 염색에 강하게 나타난다. 심장근육층의 간질(interstitium)에는 부종 및 부분적인 출혈이 관찰된다. 탈수소효소를 이용한 면역조직화학적 기법이나 아크리딘 오렌지(acridine orange) 형광 기법을 이용하는 경우 초기 4~5시간에도 변화를 확인할 수 있다.

나. 후기 변화

심근경색증 발생 후 18~24시간에는 현미경적 변화가 뚜렷해서 조직학적 소견만으로 확진이 가능하다(그림 4-4). 그러나 이 시점에서도 특히 세포침윤 부분에서는 다양한 소견을 보인다. 심근섬유의 점진적인 변성도 오는데, 종으로 잘린 절편에서 분명하게 보인다. 세포질의 호산성 정도는 세포 내부 구조가 파괴되면서 시간이 지날수록 강해진다. 세포의 부종은 가라앉고 심근섬유 사이의 부종이 심해지면서 근섬유 사이가 넓어지고 나중에는 더욱 심해져 근섬유가 쪼그라들고 조각나는 현상을 보이게 된다. 심근경색증과 관련 없는 사후현상에서는 평행하게 놓인 근섬유가 일정하게 직렬상의 물결 형태로 보이는 반면에, 경색에서는 근섬유가 굽이치는 물결 모양으로 불규칙한 양상을 보인다. 심근섬유가 굽이치는 물결 모양일 뿐만 아니라 불규칙한 간격으로 쪼그라들어 있으며 과염색상을 보인다.

심근섬유의 무늬는 뒤엉키고 깨어지며, 모래와 같은 모습을 보이기도 하며, 심근섬유를 가로지르는 수축띠(contraction band)가 나타난다. 처음에는 세포질 안에서 수축요소들이 모여 두껍고 진한 덩어리를 형성하지만 나중에는 세포막이 터지고 호염기성 내용물이 세포 밖으로 흩어져 나온다. 수축띠는 경색 이외에 다른 경우에도 나타난다. 즉, 심폐소생술 후에도 볼 수 있고, 기계적인 마사지를 한 경우나 노르아드레날린(noradrenalin)과 같은 강심제를 사용한 경우에도 볼 수 있다. 사실 카테콜아민(catecholamine)은 제세동기를 사용할 때나 심장에 스트레스가 가해지는 경우와 같이 심장근육에 단절을 일으킬 수 있다. 헤마톡실린 에오신(Hematoxylin-eosin, H&E) 염색 슬라이드에서 보이는 색이 연한 부분은 섬유세포용해(fibrocytolysis)에 의한 경우가 가장 많고, 이런 부분에서는 세포질이 적어 보인다. 핵의 소실은 초기 현상이 아니며 2~4일까지 속이 빈 모습 그리고 그림자 같은 모양

04

을 보인다. 완전히 경색으로 괴사가 된 세포에서도 남은 핵의 일부가 보이는 경우도 있지만 마침내 유령과 같은 모습으로 변화한다. 세포의 침윤은 다양한 형태로 나타나고, 모든 교과서에 기록되어 있는 것과 반대로 세포의 침윤이 전혀 일어나지 않는 경우도 있다. 그러나 일반적으로 처음 며칠 동안 대부분의 경색 부위에 중성구의 침윤이 있으며, 그 후 중성구는 점차 사라지고 1주일 정도 후에는 단핵세포로 대치가 된다. 단핵세포는 대부분 세포찌꺼기를 제거하는 대식세포이고, 섬유아세포가 아교질(collagen)로 복구를 하게 된다. 비록 예외가 많이 있기는 하지만, 1주 정도 되면 근육세포들이 자리를 잡으면서 새로운 모세혈관과 섬유아세포가 나타난다. 일반적으로 경색 부위는 대부분 보이는 것보다 오래된 경우가 많아 시간을 잘못 추정하는 경우가 많다. 4주 정도 되면 경색 부위 크기에 따라 초기 섬유화가 진행되고, 부분적인 괴사와 복구가 되지 않은 근육세포가 아직 남아 있지만 천천히 불규칙하게 회복이 된다. 이 시점에는 다양한 종류의 세포를 볼 수 있으며, 백혈구는 수가 줄어들고, 섬유아세포, 대식세포 그리고 새로운 혈관으로 대치된다(그림 4–5).

경색 후 몇 주 이내에는 경색 부위의 경과시간을 추정하는 것은 어렵고, 서로 다른 곳에 있는 같은 시기에 발생한 경색도 완전히 다른 소견을 보이기도 한다. 다만 오랜 시간이 지나 최종적으로 단단한 섬유화가 이루어지면 최소한 3개월이 경과한 것이라고 할 수 있다. 하지만 이것은 경색의 크기에 따라 차이가 있고 또한 나이, 앓고 있는 다른 질환의 여부에 따라 차이가 나타난다.

(4) 심근경색증의 합병증

심장파열은 가장 흔한 혈심낭과 심장눌림증(cardiac tamponade, 그림 4–6, 4–7)의 원인이며, 파열은 경색 부위에서 일어난다. 부드러워지고 괴사가 일어난 심장근육은 수축기 심실내부압력에 의하여 파열된다. 고혈압이 위험인자이지만 나이가 들어 심장근육이 부드러워지는 것이 더 주요한 인자이며 나이든 여자에서 심장파열이 가장 흔하게 나타난다. 경색 부위가 크고 심장근육층 전층에 걸쳐 있는 경우 젊은 남자에서도 발생할 수 있다. 파열이 가장 잘 일어나는 부위는 좌심실 앞쪽 벽 끝부분이다. 심실사이벽이 파열되는 경우도 있는데, 이때는 좌

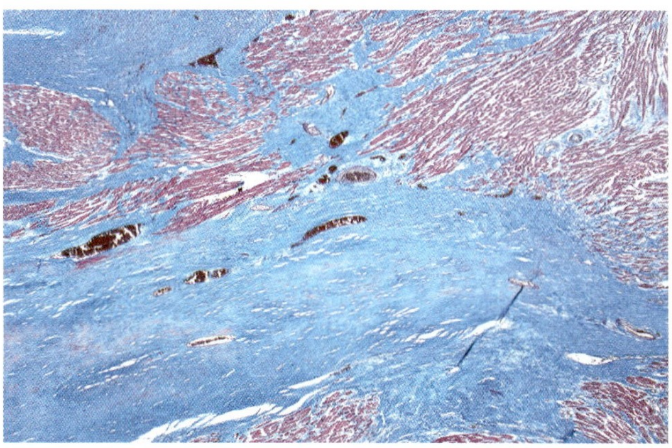

그림 4-5 급성 심근경색증의 후기 현미경적 소견. 괴사가 일어났던 심근은 치유기전을 통해 거쳐 8주 이상이 되면 완전한 섬유화로 대치됨(Masson's trichrome 염색)

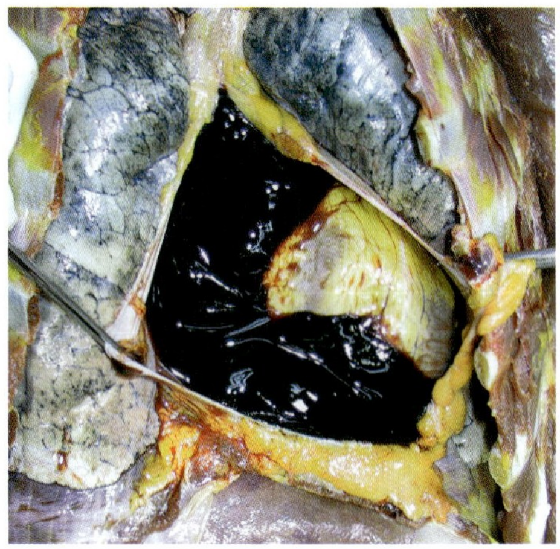

그림 4-6 심장눌림증

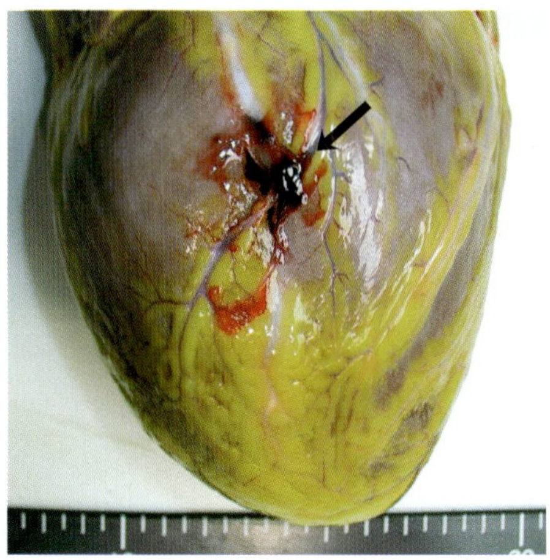

그림 4-7 급성 심근경색증에서의 심장파열

우션트(shunt)가 만들어지고, 청진기로 들을 수 있는 전형적인 증후를 보인다.

심장파열은 초기에 발생하지 않으나, 수일에서 1주일 사이 심장근육의 괴사 부위가 부드러워졌을 때 일어난다. 혈액은 심실에서 심낭으로 터지듯 직접 연결되는 누관을 형성하는 것이 아니라 근육 사이사이 공간으로 길을 만들어간다. 경색 부위가 항상 명확한 것은 아니며 출혈반이 가리는 경우도 있지만, 조직학적으로는 너덜너덜한 조직과 그 주변에서 괴사를 볼 수가 있다.

혈심낭은 부검 시 볼 수 있는 육안 소견으로, 심낭 안에 점차적으로 혈액이 고이는 임상적 상태를 말하는 심장눌림증과 동의어는 아니다. 외부의 압력이 강해지면 확장기에 정맥혈이 채워지도록 충분히 확장을 할 수 없다. 들어오는 혈액량이 감소하면 나가는 양도 줄어든다. 그래서 사망할 때까지 정맥혈이 돌아오는 것에 장애가 생기고, 얼굴과 목에 청색증이나 울혈이 발생한다.

심장근육 벽면의 혈전은 경색이 좌심실 심내막에서 생겼을 때는 반드시 생긴다. 비록 심내막 아래에 얇은 층의 살아 있는 세포가 있지만 혈소판과 섬유소의 침착은 막지 못한다. 혈전은 심실 첨부를 덮고 있는 근육에 엉켜 붙는다. 정도가 심하면 혈전은 심실 첨부 전체를 채우게 된다. 심내막에 가까운 층에는 가장 오래된 세포가 있고 항상 있어야 할 횡문이 없는 경우도 있다. 표면에 있는 가장 새로운 세포는 잘 조직화되지 못하고 약해서 잘 떨어져 나가고 혈전을 형성하여 동맥을 통하여 신장, 대뇌, 비장 그리고 심근 자체에 경색을 야기한다.

서양에서 가장 흔한 심낭염의 원인은 전 층에 걸친 경색으로 생기는 심낭염이다. 장막쪽 심낭은 밑에 있는 경색과 표면에 있는 혈관 때문에 청록색으로 보인다. 표면에 있는 섬유소 침착물 때문에 표면의 윤기가 없어지고 섬유소 때문에 장측과 벽측 막이 서로 밀착한다. 완전히 치유가 되면 심낭 일부 또는 전체에 유착이 일어나게 된다.

치유된 경색 부위는 새로운 근육이 만들어질 수 없으므로 단단한 아교질로 대치된다. 막힌 혈관에 따라 치유된 경색 부위가 좌심실 어느 부위에나 나타날 수 있다. 앞쪽과 바깥쪽 벽보다 심실사이벽과 뒤쪽 벽에 흔히 나타난다. 경우에 따라서 섬유화된 부위가 여러 곳에 불규칙하게 심실벽에 흩어져 있기도 한다. 전반적인 섬유화는 관상동맥에 좁아진 곳이 없음에도 불구하고 노인에서 흔하다. 이것은 부분적으로 상대적인 허혈 상태를 일으키는 고혈압에 의한 심실비대로 인한 것이다.

심장동맥류가 과거에 있던 심근 전층에 걸친 경색 후 섬유화로 대치된 곳에서 발생하여 주로 좌심실 첨부 쪽에서 나타난다. 수축기 혈압에 의해 점진적으로 동맥류가 바깥쪽으로 밀려나와 심낭 쪽으로 빠져 나오게 되어 주머니 모양의 동맥류가 형성되며 석회화, 심낭과 유착, 혈전이 형성되는 것과 같은 여러 가지 변화가 일어난다. 동맥류의 벽은 탄력성이 떨어지고 절대 파열되지는 않지만 단단하고 섬유성 양상을 갖게 된다.

(5) 관상동맥부전의 사망원인

관상동맥부전에 의한 급사의 대부분에서는 명백한 심근경색증 소견이 관찰되지 않는다. 정의상 심한 관상동맥협착증은 존재하지만 대부분에서 관상동맥혈전증이 동반되지 않는다. 일부 병리의사들은 관상동맥이 미세한 죽종성 협착만을 보일 경우 혈관의 '경축(spasm)'이라는 용어를 사용하기도 하지만 바람직하지 않다. 임상의사들이 심도관법이나 심장수술 시 경축(spasm)을 보기도 하지만 부검에서 형태학적 진단일 수는 없다. 대부분의 관상동맥질환에 의한 사망에서 부검 소견은 보통 심하고 오래 경과된 협착 소견이 있고, 때때로 파열된 죽종판이나 혈관의 내막하출혈에 의한 완전한 폐색을 볼 수도 있다. 죽종판이나 좁아진 부위에서 내강을 더욱 좁히지만 완전하게 폐색하지는 않는 벽성 혈전증과 같은 부분적인 혈전증이 존재할 수도 있다. 이런 경우 많은 예에서 육안적 혹은 현미경적으로 심근섬유화의 증거를 볼 수가 있다. 이는 국소적 경색이 있었던 부위의 반흔이거나 미만성 섬유화일 수도 있다. 심내막하 혹은 유두근의 섬유화가 있을 수도 있다.

급사의 많은 경우에서 관상동맥이나 심장근육에서 육안적 혹은 현미경적으로 새로운 병터를 찾을 수가 없는데, 이때 사망은 기계적인 펌프력의 상실보다는 전기적 주기성의 결손 때문으로 보아야 한다. 심근과 심박조율관, 그리고 심전도기관은 허혈과 저산소증에 손상을 받기 쉽다. 원인이 무엇이든 이소성(ectopic of heterotopic)의 박동, 심방세동, 심실세동, 심정지와 같은 리듬의 이상과 심전도계 차단 등의 허혈심장병의 임상적 출현이 일어날 수 있다. 더욱이 많은 경우 고혈압과 좌심실비대가 동반되기 때문에 관상 동맥부전을 악화시킨다. 심장무게가 400g 이상인 경우 관상동맥협착이 있든 없든 간에 전기적 불안정 상태가 발생하여 급사가 일어날 수 있다. 광범위한 경색이 없는 경우 이런 급사의 기전은 만성적 저산소증에 의한 전기적 불안정 때문인 것으로 보이며, 운동이나 감정기복과 같은 급작스런 스트레스가 부정맥을 유발할 수 있고, 수면 중이나 휴식 중과 같이 유인이 없는 경우에도 급사가 발생할 수 있다. 심근은 카테콜아민(catecholamine)에 민감하다. 과량의 카테콜아민을 주사하면 부정맥을 유발할 수 있고 심한 경우 근원섬유의 수축대에 손상을 줄 수 있다. 유기용제 등의 다른 약품들도 심근을 민감하게 해서 생리적인 양의 노르아드레날린(noradrenaline)을 분비하게 하여 심실세동과 급사를 유발할 수 있다.

심근의 섬유화를 가진 사람들은 심전도계의 단절을 유발할 수 있는 또 다른 위험이 있으며, 이로 인해 부정맥이나 심정지가 쉽게 발생할 수 있다. 심장 첨부로 주행하기 위해 왼방실다발갈래(left bundle branch)가 관통하는 심실사이벽에 광범위한 섬유화가 존재할 경우 더 쉽게 발생할 수 있다.

부검 소견상 최근에 형성된 관상동맥혈전을 보았지만 경색이 형성되지 않았다면 심근경색증이 명백히 형성되기에 충분한 시간이 흐르지 않았음을 나타낼 수 있지만, 펌프 효율에 이상이 발생하고 전기적인 장애가 생겨 상기한 문제가 발생하였을 수도 있다. 경색이 없는 다른 이유로는 충분한 곁순환(collateral circulation) 때문에 괴사가 일어나지 않고 단지 심근의 허혈성, 저산소성의 상태만을 악화시켜 전기적인 불안정 상태를 초래하였을 수도 있다.

경색이 있는 경우 위와 같은 위험인자에 더하여 기계적인 펌프 기능의 손실이 더해져 심박출량이 떨어져서 저박출량에 의한 심부전이 발생할 수 있고, 이때도 항상 급사가 병발할 수 있다. 그 외에 심장파열이나 색전증과 같은 심근경색증의 후유증도 항상 발생할 수 있다.

(6) 심장전도계의 이상

급성 심장사에서 심전도계의 역할은 새로운 조직학적, 면역조직화학적인 기술이 가능해지면서 관심이 증가하고 있다. 많은 이상들이 확인되고 있지만 형태와 기능을 연관시키는 것은 쉬운 일은 아니다. 방실결절이나 굴심방결절 혹은 히스다발(His bundle)이나 그 분지에서 섬유화나 다른 병터가 보인다고 이것이 사망과 관련됨을 의미하는 것은 아니다. 심전도계는 나이에 따라 섬유화, 지방침착 등과 같은 퇴행성 변화가 나타나며 명백하게 심장 이외의 원인으로 사망한 경우에도 부검 시 심전도계에 병변을 보이는 경우가 많다. 그러나 최근에 와서는 방실결절 및 동방결절동맥의 심한 근섬유성 증식(fibromuscular hyperplasia) 및 젊은 연령층에서 보이는 비정상적으로 심한 섬유화 등은 치명적인 심전도계 병변으로 받아들여지고 있다. 심전도계만을 침범하는 심근염 및 심전도계에 발생하는 양성 종양 등이 있어도 발생하는 것으로 되어 있어, 급성 심장사를 조사함에 있어 심전도계에 대한 조사는 필수적이다. 급성 심장사를 조사함에 있어 지속적으로 유용한 심전도계에 대한 새로운 지식들이 축적되고 있고, 관상동맥이나 심근에 급성 병터를 갖지 않는 많은 사망이 심장흥분전도의 이상에 의한 부정맥이나 기능적인 정지 때문에 일어난다는 것은 명백하다.

2. 고혈압심장병 (Hypertensive Heart Disease, HHD)

고혈압은 신부전, 동맥류파열, 뇌출혈 등 많은 합병증을 유발하여 사망에 이르게 되지만, 내인성 급사로서의 사망으로는 원발성 심부전이 중요하다. 살아 있는 동안 고혈압성 좌심실부전에 의한 폐부종으로 '심천식'이나 '발작성야간호흡곤란' 등의 임상적인 증후군이 나타난다. 폐부종은 치명적인 고혈압성 심장질환환자의 부검 시 관찰될 수 있는 현저한 특징이다. 고혈압과 관상동맥 죽종경화 사이의 원인적인 연관성 때문에 두 소견이 급사한 사람에게서 동시에 나타나는 경우가 많고, 이런 경우 각 구성요소에 의한 심근의 이상을 나누는 것은 어렵다. 순수한 고혈압심장병의 병리학적 정의는 다른 심혈관병이 없는 상태에서 동심형(concentric) 좌심실비대가 있고, 분명한 고혈압의 과거력이나 병리학적 증거가 있는 경우이다. 좌심실이 체순환 동맥의 높은 혈압에 대해 지속적으로 적응하게 되면서 근육섬유가 비대된다. 근육섬유의 수는 증가되지 못하므로 길이와 두께가 증가하면서 핵도 커지며 불규칙해진다. 이러한 섬유 크기의 증가는 좌심실 부피의 증가를 가져오고, 잘 알려진 고혈압성의 '동심형 비대'를 나타낸다.

정상 남자의 심장 무게는 300~350g으로 알려져 있으나 고혈압심장병의 경우 심장의 무게가 500~700g까지 달할 수 있다. 이보다 더 큰 심장은 고혈압과 당뇨가 합병되어 있는 경우나 판막질환, 비대성 심장근육병 등과 같은 다른 원인을 갖는 경우가 많다. 많은 법의학자들은 고혈압이 급사를 유발한다고 이해하고 있다.

급사의 경우 고혈압의 병력을 알 수 없는 경우도 많고 항상 고혈압의 증거가 나타나는 것도 아니지만, 판막질환이나 심장근육병 없이 동심형 비대가 있으며, 신장과 같은 실질장기나 혈관에서 특징적인 혈관 변화가 동반된다면 이는 혈압 상승의 강력한 증거가 된다. 경우에 따라서 심장의 무게는 정상이나 좌심실벽이 비교적 두꺼워져 있는 경우가 있는데, 이 또한 고혈압을 암시하는 소견이다. 구불구불한 혈관과 위축을 보이는 고령자의 심장에서는 무게가 정상인 경우 좌심실비대 소견을 놓치기 쉽다. 진성 고혈압과 대동맥 판막질환의 경우 두꺼워진 심실 크기에 비하여 불충분한 관상동맥의 혈액공급으로 인한 심실내벽의 상대적인 허혈이 급사의 원인 된다.

심실벽의 여러 층들은 서로 다른 동맥분포 양상을 지닌다. 심실 내막하층은 다량의 풍부한 혈액을 공급하는 많은 종결동맥 가지들에 의해 혈액공급을 받는다. 두 번째 혈관 무리들은 분지 없이 심실벽을 관통한다. 이러한 혈관들은 유두근육(papillary muscles)과 근육기둥(trabeculae carnae)을 담당한다. 반면 세 번째 혈관 무리들은 심장 바깥층 주위를 둘러싸면서 평형하게 분지한 다음 심장 바깥막 밑으로 안쪽과 바깥쪽 방향으로 가지를 낸다. 심내막하 영역에 있는 나뭇가지 모양의 혈관분지들의 주행은 주동맥선에 연속되는데, 이러한 혈관 분지들에 의해 공급받는 심장근육층의 영역은 적다. 이와는 반대로 심장벽의 가운데 층에서의 양상은 주동맥 가지에 직각으로 분지한 다음 심내막하영역의 종결가지가 공급하는 심장근육층보다 더 넓은 영역의 심장근육층으로 분지를 낸다. 이러한 해부학적인 차이점은 심장중간층에 분포한 혈관들이 다른 심장층보다 더 많은 양의 심장근육에 혈액을 공급해야 한다는 것을 암시한다. 이것은 심장중간층이 허혈 변화에 대단히 취약하다는 것을 말하며, 이로써 효소활성이 감소되어 층판괴사가 발생함을 암시해 준다. 실제로 심내막하층의 경우 허혈성 손상을 받기도 하나 심장 바깥막하층의 표면층은 거의 손상을 받지 않는다. 대동맥협착증과 더불어 고혈압심장병에서 심장근육층에 손상을 일으킬 수 있는 근거는 상대적인 관상동맥의 부전에 기인된다. 관상동맥병만 있는 경우에는 정상 심장 크기의 어느 한 부위에 관상동맥의 협착이나 막힘으로 인한 혈류의 국소적인 감소로 인해 심근허혈이 되기 쉽다. 그 결과로 막힌 혈관의 위치에 따라 심근괴사가 국소적으로 분포된다. 그러나 고혈압심장병이 있는 경우, 정상 관상동맥들은 훨씬 더 큰 크기의 근육에 혈액을 공급하여야 하는데, 이로 인해 혈액공급과 수요에 불균형이 생긴다. 따라서 국소적인 혈관내강의 막힘이 없더라도 병터는 확산되며, 위에 언급한 혈관의 미세해부학적 분포 때문에 특히 중간층과 안쪽 영역에 허혈이 잘 유발되는 것으로 생각되고 있다.

3. 판막심장병(Valvular Heart Disease)

1) 대동맥판막질환(aortic valve disease)

심장판막질환에 의한 급사는 대동맥판막질환이 가장 흔하다. 대동맥 판막질환의 경우 폐쇄부전보다 협착이 있는 경우 급사를 잘 유발한다(그림 4-8). 대부분의 병터는 일차적으로 퇴행성이며, 가장 흔한 경우는 노인에서 종종 관찰되는 특발 석회화 대동맥 협착증이다. 한편 류마티스열이 원인인 대동맥 협착증은 항상 이첨판에 영향을 끼친다. 그러므로 대동맥에 국한되는 병터인 경

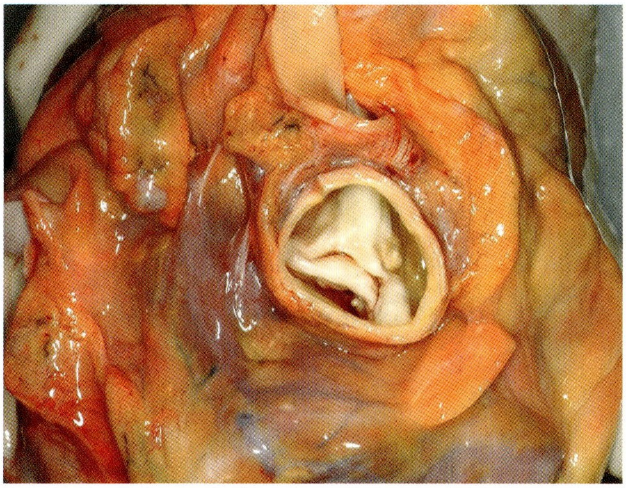

그림 4-8 대동맥판막협착

우에는 류마티스열에 원인이 있다고 하기보다는 일차적인 퇴행성 병터가 그 원인이라고 하겠다. 류마티스성 판막질환은 현저한 심실비대와 심근병변이 발생하기 전의 초기 단계에서 수술을 하는 경우가 많아서 대개 드물다. 일반적인 석회화 질환인 경우, 판막은 두껍고 단단해지며 대개의 경우 첨판융합(commissural fusion)이 이루어진다. 크고 불규칙한 석회화 덩어리가 대동맥판막의 앞쪽 판막과 뒤쪽 판막쪽에 생긴다. 말기에는 전 판막이 알아 볼 수 없을 정도의 회백색의 덩어리로 되며, 내경은 연필이 겨우 지나갈 정도로 좁아진다. 이러한 형태의 판막은 태어날 때부터 이첨판일 수도 있으나, 많은 협착증의 경우 육안적으로 보기에는 이첨판이지만 사실은 이첨판이 아닌 경우가 많다. 이것은 첨판들 중 하나가 파괴되거나 없어지는 퇴행 과정을 거치기 때문인데, 이것은 첨판의 흔적이 여전히 관찰되고 두 개의 잔존하는 첨판의 크기가 일치하지 않고, 첨판이 서로 만나서 이루는 각도가 180도가 아니라 120도로 놓인 사실로 미루어 알 수 있다. 어떤 원인인지는 모르지만 단단히 고정된 대동맥판막은 좌심실의 출구를 폐쇄하고 좁은 통로 같은 심박출량을 내보내기 위해 심실비대를 야기한다. 더불어 만약 역류가 있다면 실제적으로 재역류된 혈액을 내보내기 위해 더 많은 힘이 소요된다. 급사와 관련되는 심한 대동맥판막협착증은 고혈압에서 관찰되는 것보다 훨씬 더 큰 좌심실비대를 유발시킨다. 몇몇 심장근육병을 제외한 경우, 가장 큰 심장의 무게는 대동맥 판막질환에서 관찰되며 800g 이상, 예외적으로 1,000g을 넘는 경우도 있다.

고정된 판막의 또 다른 영향은 관상동맥으로의 관류압을 감소시키는 것이다. 특히 역류가 있다면 그것은 더 악화를 초래한다. 이완기 혈압 동안 근위부 대동맥에서 관상동맥으로 혈류가 지나가고 수축기 동안에는 심장의 수축이 심장근육층 내의 혈관(intramural artery)의 혈류를 막는다. 드문 영향으로는 발살바굴과 근위부의 대동맥벽에 석회성 덩어리에 의해 관상동맥의 입구가 변형되어 부분적으로 관상동맥으로 가는 입구를 막기도 한다. 동반된 관상동맥의 죽상동맥경화로 인해 비대해진 심장과 감소된 혈류의 관상동맥은 더 악화된다. 대동맥판막 이외의 다른 판막질환들은 하나의 이유만으로 급사를 일으키지는 않으며, 주로 울혈심부전 같은 만성 심장기능이상이 초래되어 때때로 급사를 유발한다.

사망기전의 대부분은 비정상적인 좌심실의 동심성 비대에 의한 전기적 불안정이며, 심실근육 흥분성 때문이다. 드물게 석회침착이 오른쪽 첨판과 뒤첨판 사이에 생겨 히스다발(His bumdle)을 눌러 전도차단으로 급사하거나, 대동맥판막의 기형으로 인해 관상동맥으로 들어가는 혈류를 막아 심장근육으로 혈류장애가 발생하여 허혈손상으로 사망하기도 한다.

2) 이완승모판증후군(floppy mitral valve syndrome, 승모판탈출증, mitral valve prolapse)

승모판탈출증과 승모판을 비롯한 심장골격이 점액 변성을 수반한 것으로 알려진 이 질환은 수축기 중간 클릭(mid-systolic click)이 특징이다. 승모판은 점액성 변성으로, 크고 두꺼워 늘어진 듯하여 건삭(chordae tendineae) 위에 낙하산처럼 펴져 있다. 조직학적으로는 판막에서 원래 점액성인 해면층(zona spongiosa)은 두꺼워지고, 섬유층(zona fibrosa)에는 점액침윤이 보이지만, 판막끼리 닿는 부위나 건삭이 심실벽에 닿는 부위에는 마찰 때문에 섬유화가 보인다.

이완승모판증후군에 생기는 합병증으로는 세균성 심내막염, 승모판막부전증, 심건삭파열, 뇌혈관혈전증, 급사 등이 있다. 환자들에서 원인은 잘 알려지지 않았으나 이소성 심박이 흔히 관찰되며, 일부는 아드레날린 긴장(adrenergic tone)이 증가되어 있는 것이 밝혀졌다.

외국에서는 일반인의 5~10%가 승모판탈출증을 가진 것으로 알려졌으며, 가끔 가슴이 아프고, 호흡항진과 같은 증상을 나타내기도 한다. 마르팡증후군(Marfan's syndrome)에서 합병하는 비율이 높다.

4. 심장근육병(Cardiomyopathy, CMP)

다양한 원인 또는 불확실한 원인에 의해 공통적인 병리학적 소견을 가지면서 심장 기능 이상과 연관되어 있는 일단의 심근질환군들을 심장근육병(cardiomyopathy)이라 한다. 관상동맥병 다음으로 급사의 원인이며, 심장기원 급사의 약 10~15%를 차지한다. 특징은 고혈압과 판막질환이 없는 경우에 심장이 큰 것이다. 희생자는 보통 젊은 성인이다. 1995년 WHO 분류에 따르면 확장성, 비대형, 제한성 그리고 부정맥유발 우심실심장근육병(arrhythmgenic right ventricular cardiomyopathy, ARVC)으로 구분한다.

심장근육병은 원발성이거나 다른 질환의 결과로 나타날 수 있다. 공통적으로 심근의 섬유화가 나타날 수 있으나 심장근육병에 유일한 소견이 아니므로 조직학적 검사만으로는 진단할 수 없다.

1) 확장심장근육병(dilated, congestive CMP)

어떠한 원인에 의하던 심장의 2개의 방 · 실이 확장되면서 점차적으로 심부전이 나타나는 것을 특징으로 하는 질환이다. 확장심장근육병의 원인으로 유전적, 가족적 요소, 바이러스성 심근염, 세포독성물질, 면역학적인 요소 등이 추정되고 있기는 하나 현재까지 명확한 원인은 불명이다. 심근이 여러 종류의 손상을 받게 되면 어떤 원인에 의해서든지 그 공통된 결과로 확장심장근육병이 일어나게

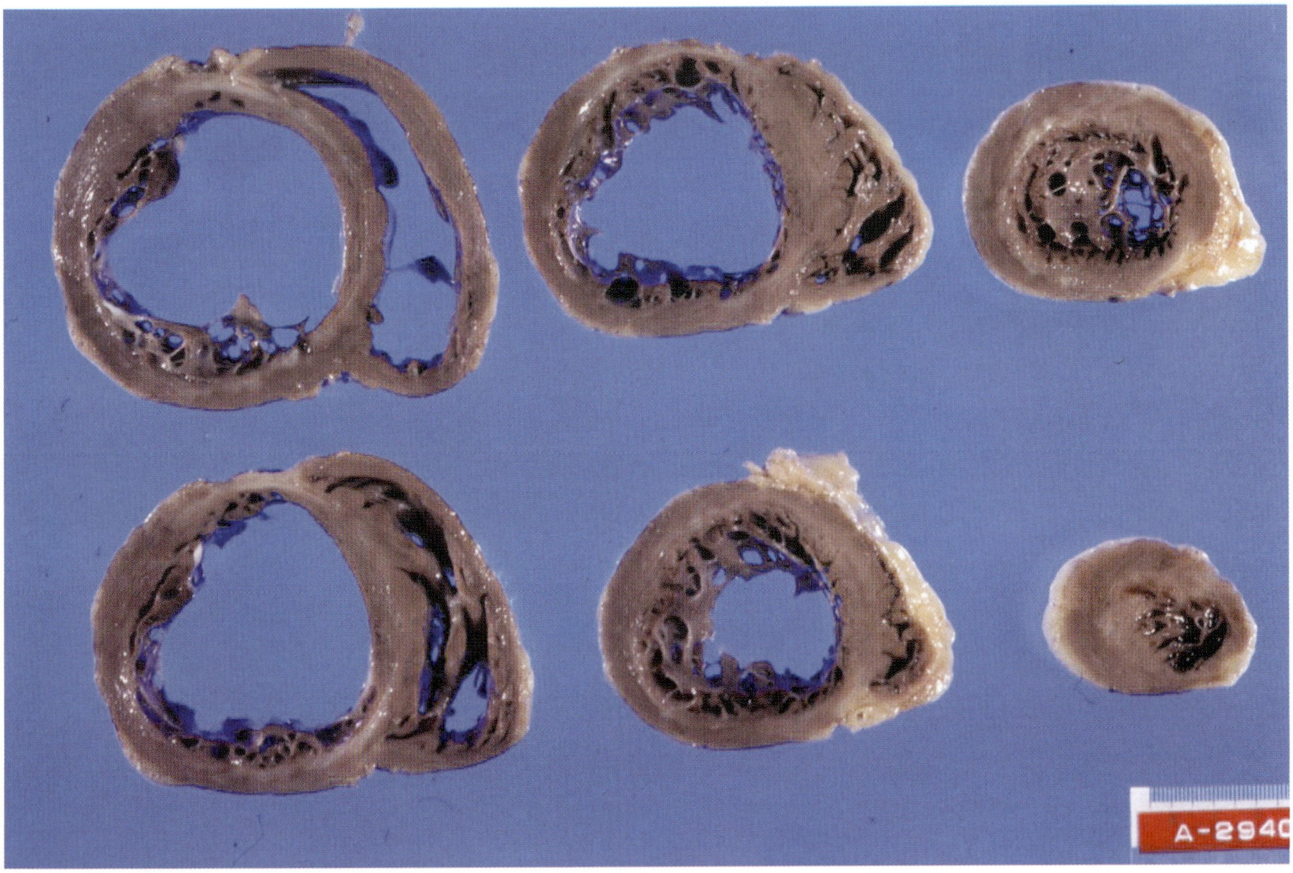

그림 4-9 확장심장근육병

된다고 추정되고 있다. 그러나 일부의 경우 특정 원인이 거론되기도 하는데, 예를 들어 알코올심장근육병, 근위축증(muscular dystrophy), 심근염이 확장심장근육병을 일으킨다는 것이다. 동맥경화성 심장질환으로 육안적으로 심실이 확장된 것을 임상적으로는 허혈심장근육병(ischemic cardiomyopathy)이라 부르기도 한다. 알코올과 관련된 심장근육병의 경우 심장에 대한 에탄올의 독성 때문에 생기는 것으로 생각되고 있다. 실제로 알코올심장근육병과 특발 확장심장근육병을 구별할 수 있는 소견은 없다. 따라서 부검에서 간경화, 지방간, 급성 췌장염처럼 만성 알코올중독증의 소견이 있거나 술을 많이 마신다는 과거력이 확실히 있으면 알코올심장근육병으로 진단한다. 그 외에 주산기(peripartum) 심장근육병이나 근위축증와 관련된 확장 심장근육병이 있다. 확장성심장근육병은 어떤 연령층에서도 발생할 수 있고, 심부전증이 서서히 진행되어 회복불능 상태가 된다. 육안적으로 심방 및 심실의 확장으로 인한 공 모양의 변화가 동반되며, 좌심실에 가장 많이 발생하며, 그 다음은 우심실, 우심방 그리고 좌심방의 순으로 발생한다(그림 4-9). 심장의 무게는 무거워지며 심할 경우 900g까지 이를 수도 있다. 심실벽은 조금 두꺼워지거나 경우에 따라서 얇아져 있다. 임상적으로는 심실벽이 1.0cm 미만으로 얇아져 있는 경우 예후가 좋지 않은 것으로 되어 있다. 심장 수축이 원활하지 못하므로 심실이나 심방벽에 혈전을 흔히 본다. 조직학적 소견은 비특이적으로 약 1/4의 환자에서는 변화를 볼 수 없으며, 심근세포의 비후 또는 위축상과 경우에 따라서 간질의 섬유화 등이 가장 흔한 소견이다. 동반되는 증상은 일반적으로는 피로, 쇠약감 등이 가장 많으며, 기타 흉통, 경우에 따라서는 상복부 통증, 운동 시 호흡곤란 등이 있고, 말기에는 심부전에 동반된 증상이 나타난다. 완치할 수 있는 치료방법은 아직 없으며, 식이 및 운동요법 그리고 약물요법, 수술요법 등으로 증상의 완화를 기대한다. 예후는 좋지 않으며, 치료하지 않으면 1년 이내에 약 25%가 사망하며, 5년 이내에 약 50%가 사망한다. 심부전, 동맥성 색전증 또는 치명적인 부정맥 등이 사인(死因, cause of death)이 된다.

2) 비대심장근육병(hypertophic CMP)

이 질환은 고혈압으로 인한 동심성 비대를 보이는 것과는 구별되며, 좌심실에 비대칭성 비대를 보여 심실사이막이 다른 심실벽보다 두꺼워진다(asymmetric septal hypertrophy, ASH, 그림 4-10). 특히 막성 심실사이막이 두꺼워 좌심실 유출로(outflow tract)가 좁아질 수 있다(idiopathic hypertrophic subaortic stenosis, IHSS 또는 hypertrophic obstructive cardiopathy). 그러나 좌심실 유출로의 수축기 폐쇄를 수반하지 않는 경우도 있다. 비대심장근육병의 정확한 원인은 아직까지 밝혀져 있지 않으나, 추정되는 것으로 비정상적인 교감신경의 자극, 비정상적으로 두꺼워진 심장근육층 내 관상동맥 등이 있으며, 약 50%의 경우에서는 유전적 소인을 지니고 있는 것으로 되어 있고, 이들의 경우 상염색체 우성으로 유전하며 6번째 염색체 HLA 유전자 자리와 관련이 있는 것으로 알려져 있다.

형태학적으로 심실사이막의 불규칙한 비대, 심실 용적 감소, 좌심실 유출로의 심내막 비대, 승모판 비후, 심장 확장, 관상동맥의 변형 등이 관찰되고, 조직학적으로 심근의 불규칙한 배열과 다형성을 동반한 심근섬유의 비대가 관찰된다. 횡문근종 또는 과오종으로 오인할 수 있지만 대개 심실사이막의 팽창은 규칙적인 층 구조가 소실되어 근육다발의 형태와 유사한 교차배열로 이루어진 심근섬유의 기괴한 배열이 특징적인 소견이다. 간질성 섬

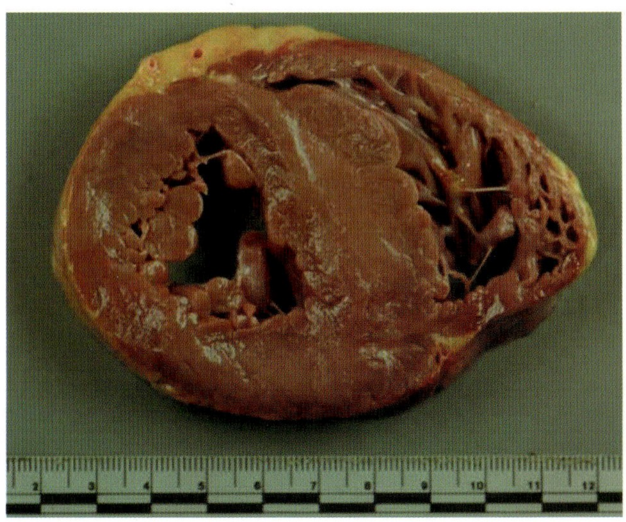

그림 4-10 비대심장근육병. 비대칭적인 심실사이막의 비대

유화가 흔하며, 간질조직의 세포밀집도는 높지만 심근염에서 보는 염증성 침윤은 보이지 않는다.

앞서 소개한 전형적인 비대심장근육병과는 다른 예로 심실사이막뿐만 아니라 심실의 자유벽도 두꺼워져 대칭성 동심성 심실비대를 보이는 것, 심실의 자유벽이 부분적으로 결절양상으로 두꺼워지는 것과 같은 비전형적 비대심장근육병도 있다.

이 질환이 무서운 이유는 전체적인 사망률은 3%이나 대부분의 사망력을 보면 무증상이거나 매우 안정적인 상태에서 질환이 있음을 알지 못하는 상황에서 급사를 한다는 데 있다. 급사의 기전은 치명적인 심실성 부정맥(서맥성 부정맥) 및 심전도계 이상인 것으로 알려져 있다.

3) 제한/침윤 심장근육병(restrictive/infiltrative CMP)

마치 심낭막염과 같은 증상을 보인다. 이런 심장근육병을 보이는 질환으로는 심장 아밀로이드증(cardiac amyloidosis), 사르코이드증(sarcoidosis), 심(장)내막탄력섬유증(endocardial fibroelastosis), 뢰플러 심내막염(Loeffler's endocarditis) 등이 있다.

4) 부정맥유발 우심실심장근육병(arrhythmogenic right ventricular cardiomyopathy, ARVC)

우심실 심근에 점차적인 섬유지방 변성(fibrofatty degeneration), 부정맥, 급사를 특징으로 하는 원발성 심근질환이다. 다양한 발현성(variable penetrance)을 가진 상염색체 우성 유전을 한다고 알려져 있다.

5. 심근염(Myocarditis)

급성, 아급성, 만성의 어느 형태로도 생길 수 있으며, 바이러스를 비롯하여 세균, 곰팡이, 원충(protozoa), 심지어 연충(helminth)도 원인이 되며, 자가면역질환이나 아드리아마이신(adriamycin), 알코올을 비롯한 독물, 갑상샘기능항진증을 비롯한 대사성 질환, 신경성 근육질환, 과민성 반응의 결과로도 생긴다. 가슴통증, 호흡곤란, 심부전으로 진단을 받을 수도 있지만 피로감, 쇠약감, 감기 등과 같은 비특이적인 증상만을 호소하다 급사하여 법의부검의 대상이 되는 수도 많다. 사망기전은 심근 손상으로 흥분성이 달라지거나 전도계를 침범하여 생긴 부정맥이다.

육안적으로 심장은 처지는 듯하며(flabby), 작은 출혈이 보일 수 있으나 대개는 정상으로 조직학적으로 진단할 수밖에 없다. 류마티스열의 초기 단계에서와 같이 아쇼프소체(aschoff body)를 동반한 심장근육층 전 층의 염증과 같이 특징적인 소견을 보이는 경우는 드물고 대개는 비특이적이다. 심근섬유의 변성이나 괴사와 함께 여러 종류의 염증세포가 관찰된다. 적게는 림프구 몇 개만 모여 있는 것부터 매우 넓은 부위가 괴사하고 염증세포가 모인 것도 있다. 모든 심근에 나타나는 것은 아니어서 심근을 여러 군데 채취해야만 한다. Dallas 진단 기준에 의하면 염증세포 몇 개 있다고 해서 심근염을 진단할 수는 없고, 심근섬유의 변성이나 괴사와 함께 100개 이상의 염증세포가 모여 있는 군집이 있거나, 50개 이상의 염증세포가 모여 있는 여러 개의 군집이 있어야 진단할 수 있다(그림 4-11). 조직학적 진단에 있어서 확진 기준은 심근섬유의 괴사이다. 염증세포의 침윤이 간질조직에만 있고 심근섬유를 침범하지 않은 애매모호한 단핵세포의 침윤은 진단에서 무시되어야 하고, 심외막하에서 발견되는 40개 이하의 단핵구 군집 또한 진단에서 제외되어야 한다.

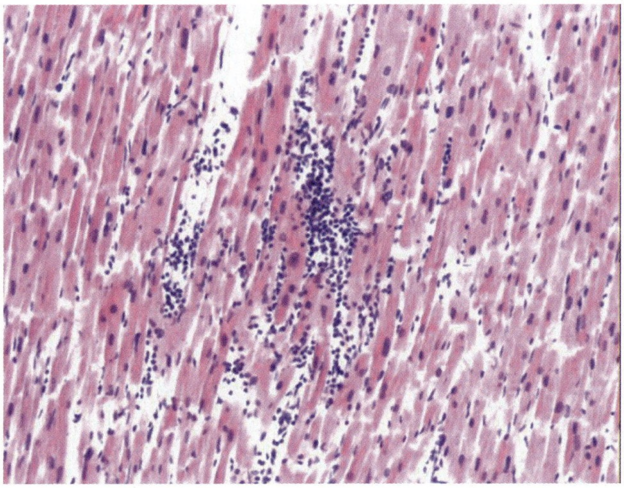

그림 4-11 심근염. 심근세포의 변성과 함께 간질에는 염증세포의 침윤이 있음(헤마톡실린-에오신 염색)

6. 선천성 관상동맥기형 (Anomalous Coronary Artery)

관상동맥저형성(hypoplasia)은 가끔 진단되는 병명이지만 확실한 진단기준은 없다. 좌관상동맥이 발살바굴에서 시작하는 부위가 예각이면 심실확장기에 대동맥 기시부가 팽창하면서 관상동맥 근위부를 압박하여 혈류를 막아 허혈변화를 일으킨다.

심근속관상동맥(bridging of coronary artery)은 좌관상동맥 내림앞가지가 주행하는 중에 심장근육층 속으로 들어가는 것으로, 심근이 수축할 때 관상동맥을 압박한다고 생각되고 있다. 그러나 심근속관상동맥으로 인한 심근의 허혈손상이 부검을 통해 잘 확인되지는 않으며, 따라서 격렬한 운동 중에 급사하였다는 명확한 사실이 인정되는 경우 부검을 통해 다른 병변의 소견이 확인되지 않고 단지 심근속관상동맥만 관찰되는 경우 이를 급사의 원인으로 생각해 볼 수는 있다(그림 4-12).

관상동맥이 기형적으로 폐동맥으로부터 기시되는 경우는 드물지 않으며, 이는 소아기에 수술적으로 치료하지 않으면 급사할 위험이 매우 높다. 좌관상동맥이 기형적으로 대동맥의 우관상동맥굴 또는 비관상동맥굴에서 기시하는 경우, 이는 좌관상동맥이 대동맥과 폐동맥 주간부 사이로 주행함으로써 심박출 시 압박으로 인한 혈류장애가 초래되며, 소아기에 급사의 위험이 매우 높다.

이와는 반대로 우관상동맥이 기형적으로 좌관상동맥굴에서 기시하는 경우에서도 급사가 발생할 수 있으나 좌관상동맥이 기형적으로 우관상동맥굴에서 기시하는 경우에 비해서는 급사의 위험도가 상대적으로 낮다.

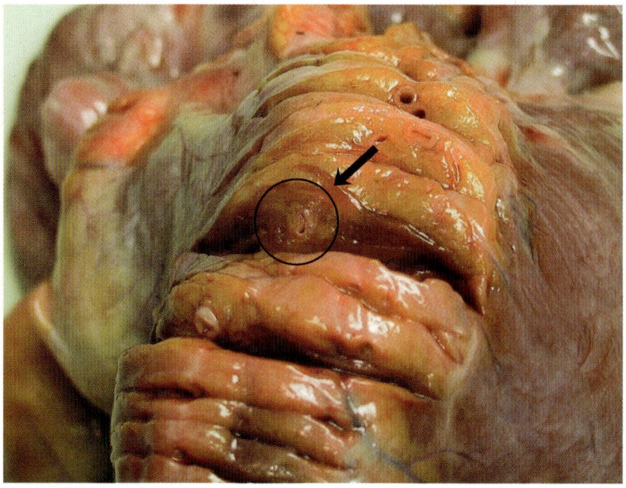

그림 4-12 심근속관상동맥(myocardial bridge)

7. 동맥염(Arteritis)

류마티스열이거나 결절성 다발동맥염(polyarteritis nodosa)과 같은 관상동맥염이나, 가와사끼병(Kawasaki disease) 후유증이나 동맥경화로 생긴 관상동맥류도 드물지만 급사의 원인이 된다.

8. 노인성 심근(Senile Myocardium)

상황은 병사인 것으로 판단되는데 분명한 사망원인이 없는 경우로, WHO 분류에 노쇠로 '심근변성(myocardial degeneration)'에 해당할 수 있다. 심장은 작고, 무게는 250g 이하까지 줄어들 수도 있으며, 표면은 갈색을 띠며, 처진다(flabby). 중요한 것은 표면의 관상동맥이 구불구불한 것으로, 이는 심장이 위축하여 관상동맥 주행거리가 짧아졌기 때문이다. 관상동맥은 석회화는 되어 있으나 그 내경은 잘 유지되어 있다. 조직학적으로 심근섬유는 크기가 불규칙하며, 심근층에서 허혈로 생긴 것이 아닌 섬세한(고은) 섬유화(dispersed fine fibrosis)가 관찰되며, 지방갈색소(lipofuscin)가 핵 아래위에 많이 보인다. 그러나 불행하게도 이러한 조직학적 소견은 진단적 소견은 아니며, 손상으로 사망한 경우에 있어서도 이와 같은 심장근육층의 조직학적 소견을 보일 수 있다.

석회화한 동맥경화는 있지만 폐쇄는 없으며, 다른 질환도 없고, 나이가 70살 이상인 경우에 사망원인으로 가능하다.

9. 대동맥병

1) 죽상경화성 대동맥류(atheromatous aneurysm of aorta)

죽상경화성 대동맥류는 동맥류에 의한 급사의 원인 중 가장 흔하며, 이는 배대동맥(abdminal aorta)에 호발한다. 죽상경화는 전체 대동맥에 영향을 미치지만, 특히 횡격막 아래쪽에 호발하는데, 이는 이 분획 부위에서 분지되는 큰 가지 혈관의 혈류역동학적 효과 때문인 것으로 생각되고 있다. 혈류의 와류현상(turbulence effect)은 죽종판을 형성하는 것으로 잘 알려져 있는데, 이는 배대동맥에서 양쪽 총장골동맥(arteria iliac communis)으로 분지되는 부위에서 가장 흔하게 나타난다. 대부분의 죽상경화성 대동맥류의 모양은 혈관의 길이 방향을 따라서 좌우대칭으로 팽창하여 방추 모양이거나 다른 쪽에 비해 한 쪽이 더 심하게 팽창하여 주머니 모양을 보인다. 죽상경화로 인한 섬유지방성 변성으로 대동맥벽의 혈관중간막(tunica media)이 점진적으로 파괴되어 대동맥벽이 약해지게 되고, 지속적인 혈압으로 인해 약해진 대동맥벽 부위는 팽창되게 된다. 이는 연령이 증가하면서 고혈압이 동반되면 그 정도가 더욱 심해진다. 대동맥의 혈관내막(tunica intima)에 손상이 발생하면 혈소판과 섬유소가 침착되어 팽창된 동맥류에 벽재성(mural) 혈전이 형성되는데, 이는 팽창된 낭을 부분적으로, 경우에 따라서는 전체적으로 채우게 되고, 그 두께가 심할 경우 수 cm에 달하게 된다.

실질적으로 대부분의 대동맥류는 평생 동안 파열되지 않고 지내는 것이 일반적인 것으로 되어 있으나, 부검 시 우연히 발견되기도 한다. 그러나 법의부검의 경우 급사의 예들만이 선택적으로 부검이 이루어지므로 그 빈도가 높은 것처럼 여겨지는 것이다. 대동맥류에 의한 급사의 원인은 약해진 대동맥류의 벽이 파열되어 후복막강으로 급속한 다량의 출혈이 발생하기 때문이다. 출혈이 복강내로 발생하는 경우는 매우 드물다.

2) 대동맥박리(aortic dissection)

이는 죽상경화성 대동맥류에 비해 발생빈도가 훨씬 낮고 계속 감소하는 추세이지만 여전히 급사의 흔한 원인이며, 심장눌림증 및 혈심낭을 일으키는 두 번째로 흔한 원인이다. 죽상경화성 대동맥류가 대개 배대동맥에서 발생하는 반면 대동맥박리는 장골동맥(iliac artery)에서 대동맥판막에 이르는 혈관의 전체 범위에서 모두 발생할 수 있으며, 주로 오름대동맥(ascending aorta)에서 호발한다. 근본 병터는 대동맥벽 중 중막의 퇴행성 변화이며, 이를 중막괴사(medionecrosis)라고 부른다. 두꺼운 탄력섬유를 가지는 중막이 퇴화되면 대동맥벽은 중간층이 공동화됨으로써 중간에 균열층을 가진 샌드위치처럼 변하게 된다. 이러한 변화는 아직 그 병인이 밝혀지지 않았으나 주로 중막의 탄력섬유와 근섬유에서 병터가 발견되며, 상대적으로 50대 이상의 남자에서 호발한다. 부검 시 많은 경우 대동맥에서 동맥류는 아니나 이러한 퇴행성 변화가 동반된 소견을 볼 수 있는데, 이는 혈압이 대동맥벽의 균열을 야기할 정도로 높지 못하여 더 진행되지 않은 것이다.

대동맥박리에 의해 사망한 대부분의 경우 혈액은 혈관내강에서 죽종판의 균열을 통해 흘러들어가 혈관을 파괴시키는데, 이러한 죽종판은 중막괴사(medionecrosis)와 함께 존재하기는 하나 그 병인은 다소 다르다. 높은 혈압하에 혈액이 중막의 균열 사이로 들어가면 중막의 두 층은 분리되며 대동맥벽을 따라 상방 및 하방으로 매우 빠르게 박리가 진행된다. 상방으로 진행하는 박리는 대동맥활(aortic arch)과 심낭과의 부착 부위 주변으로 일어날 수 있는데, 대동맥활의 직상방에서는 박리를 일으킨 혈액이 남아 있는 혈관중막 외층과 혈관외막(tunica adventitia)을 통해 심낭으로 분출되어 대량의 혈심낭 및 심장눌림증이 유발된다. 하방으로 진행된 박리는 장골동맥 및 심지어 대퇴동맥까지 침범하기도 한다. 드물지만 대동맥박리 후에 생존한 환자에게서 동맥벽의 균열면에 형성된 2차적인 혈관내강이 파열되며 원래의 동맥내강으로 혈액이 흘러들어가는 '이중관대동맥(double-barreled aorta)'이 형성되어 있는 것을 부검을 통해 가끔 볼 수 있다. 대동맥박리의 경우 혈관중막이 찢어지면서 혈액이 유입되어 실질적인 대동맥의 내강이 팽창되어 형성되는 진짜 동맥류가 아닌 가짜 동맥류를 형성하게 된다. 따라서 혹자들은 대동맥박리를 박리성 대동맥류라고 부르기도 한다(그림 4-13, 4-14).

사망은 대개는 심장눌림증에 의해 유도되나 일부 대동맥박리는 심낭 내로 혈액이 분출되지 않는다. 이때 사인은 다소 불분명하나 부분적으로는 대동맥내강이 급격히 협소해지며 관상동맥의 기시부 및 내강을 압박하는 것으로 생각된다. 50대 미만에서는 이와는 달리 중막괴사

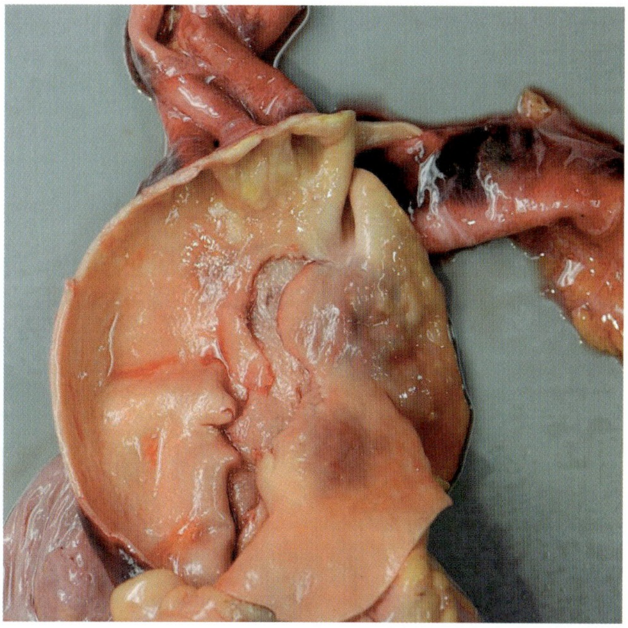

그림 4-13 **대동맥박리.** S자형으로 대동맥 내막이 찢어져 있음

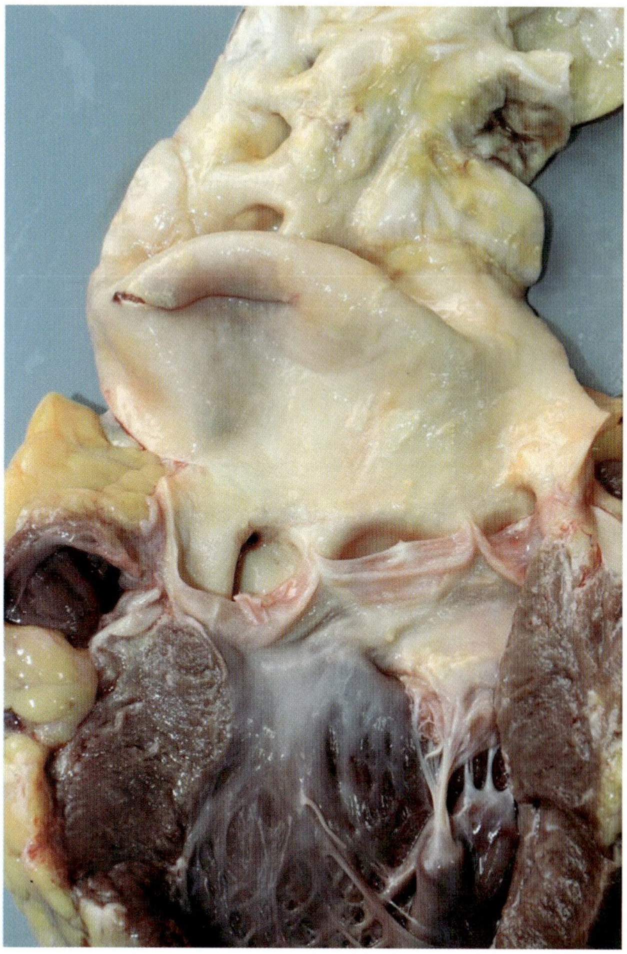

그림 4-14 **대동맥박리**

의 원인으로 흔치 않은 에드헤임변성(Erdheim's degeneration)이 있다. 이것은 경우에 따라서 점액성 중막변성(mucoid medial degeneration)이라고도 불리는데, 거미손가락증(arachnodactyly) 및 눈, 귀, 골병변 등을 동반하는 유전질환인 마르팡증후군과 연관되어 나타난다.

3) 매독성 대동맥류

이 질환은 매독의 조기 치료가 가능하기 때문에 삼차 병변까지 진행되는 경우가 상대적으로 줄어들어 흔히 볼 수는 없다. 그러나 유럽과 미국 등 일부 지역에서는 삼차 매독이 드물지 않게 나타난다.

대동맥에 발생한 매독성 동맥류는 거의 대부분이 가슴 대동맥에 발생하며, 대개는 대동맥활에 발생한다. 동맥류로 진행하는 매독성 대동맥염은 가슴대동맥(thoracic aorta) 및 배대동맥의 내막층이 불규칙한 골판지같은 형태를 취하는데, 이와 같은 전형적인 소견은 죽종판에 의해 가려질 수도 있다

10. 기타 심장질환

심장막염(pericarditis), 세균성 심장내막염(bacterial endocarditis), 선천성 심장질환 등도 급사의 원인이 될 수 있다.

Ⅲ. 중추신경계통

1. 뇌혈관질환

1) 비외상성 뇌내출혈(非外傷性 腦內出血, non-traumatic intracerebral hemorrhage; non-traumatic ICH)

뇌혈관질환 가운데 가장 흔한 뇌내출혈은 세계보건기구 질병분류표에는 순환기계통으로 분류하지만 법의학에서는 흔히 중추신경계통 질환으로 분류한다. 우리나라를 비롯한 동양인에서 특히 장년과 노년에 흔한 사망 원인 가운데 하나로 갑자기 발병하여 진행하므로 생존

기간이 짧아 자주 법의부검의 대상이 된다. 뇌내출혈을 보인 사람은 거의 대부분 고혈압을 가지고 있으며, 출혈전 혈압을 상승시킬 수 있는 외부요인, 즉 배변, 극렬한 운동, 언쟁, 육체적 다툼의 상황 등이 수반되는 경우가 많다. 뇌조직 한 곳에서만 출혈하는 것이 대부분이며, 조가비핵(putamen), 시상(thalamus)을 비롯한 기저핵(basal nuclei) 부근에 출혈이 가장 많으며(약 75%), 소뇌(cerebellum), 교뇌(pons), 대뇌 백색질에도 생긴다(그림 4-15). 기저핵 부근에 생긴 혈종은 뇌실(lateral ventricle)로 출혈을 보인다. 경우에 따라서 대뇌피질을 뚫고 지주막하강으로 들어갈 수도 있고, 출혈되는 힘에 의하여 지주막이 찢어지면 경막하혈종이 형성되어 마치 외상성(外傷性)과 유사하게 보일 수 있다. 특히 뇌내출혈로 인해 의식을 잃고 쓰러지는 과정에 머리부위 등이 지면과 부딪히면서 표피박탈 또는 좌상 등과 같은 손상을 동반할 수 있는데, 이러한 경우 손상의 발생기전을 해석함에 있어 주의를 요한다.

조가비핵 근처에 출혈이 있으면 언어장애가 생기고 얼굴과 팔다리 근육이 약해지며, 시상에 출혈이 있으면 속섬유막(internal capsule)을 눌러 반신불수가 생긴다. 대개 운동장애보다 감각장애가 더 크게 나타난다. 소뇌출혈은 대뇌출혈보다 경과가 길고, 의식을 잃는 일이 적으며 계속 토하거나, 뒷머리 두통, 어지러움이 생기고 걷거나 서 있기 어려운 증상이 나타나 독극물중독을 의심하기도 한다. 교뇌에 출혈이 있으면 즉시 의식을 잃는다.

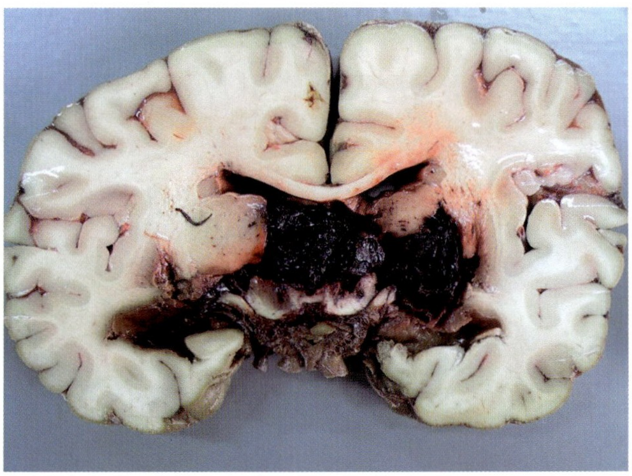

그림 4-15 고혈압에 의한 비외상성 뇌내출혈. 왼쪽 기저핵에서 출혈이 일어나 뇌실로 파급되어 있음

뇌내출혈이 있으면 대뇌는 양쪽 반구가 대칭적으로 부풀어 오르고, 출혈한 반구 안에는 혈종이 있다. 출혈 주변 뇌조직에는 부종이 심하고, 혈종 안에는 뇌조직이 관찰되지 않는다. 부종이 심할 경우 측두엽(해마결 부위)의 경천막하뇌탈출(transtentorial herniation)이 유발되어 중뇌 및 교뇌 부위를 압박하며, 압박에 의한 이차적 중뇌 및 교뇌출혈(duret hemorrhage)이 동반되기도 한다. 조직학적으로 출혈 주변 조직에서 쉽게 동맥이나 소동맥에 심한 경화를 관찰할 수 있으며, 경우에 따라서 동맥류를 만든 것도 볼 수 있다. 사망기전은 출혈과 뇌조직부종으로 뇌가 압박되는 것이다. 뇌내출혈은 고혈압성 뇌혈관 병변에 의한 뇌출혈이 가장 많지만 드물게 매독성 동맥내막염, 혈액질환, 혈관종이나 동정맥기형(arteriovenous malformation, AVM)의 파열에 의해 나타날 수도 있다.

동정맥기형으로 생긴 출혈은 10~40세의 남자에서 관찰되지만 10대에 많다. 신체적인 운동이나 흥분이 유인이 되어 파열하는 것으로 알려져 있으나, 수면 중이나 일상의 보통 행동 중에도 흔히 발생한다. 대개 뇌표면에서 관찰할 수 있으며 두정엽에 자주 생기고 중대뇌동맥에서 나온 가지에서 생긴다. 스터지-웨버증후군(Sturge-Weber syndrome)은 동정맥기형이 여럿이고 얼굴이나 목에 혈관반점이 있고 간질을 일으키는 질환이다.

2) 비외상성 지주막하출혈(非外傷性 蜘蛛膜下出血, non-traumatic subarachnoid hemorrhage; non-traumatic SAH)

지주막하출혈은 뇌동맥류(aneurysm)가 터지거나 다른 원인으로 생긴 측뇌실출혈이 지주막하강 쪽으로 확산한 것이 흔하며, 동정맥기형에서 출혈하는 수도 있다. 동정맥기형은 주로 10대에 많고 전두엽이나 측두엽 피질 쪽에 흔하다. 그 외에 드문 원인으로 출혈성 질환, 뇌색전증, 항응고제 과다 사용, 뇌종양과 같은 질환이 있다. 여기에서는 비외상성 지주막하출혈의 가장 흔한 원인인 뇌동맥류파열을 중심으로 기술하고자 한다. 뇌동맥류의 모양으로는 꽈리동맥류가 가장 많으며, 파열되는 뇌동맥류의 약 95%를 차지한다(그림 4-16, 4-17). 파열은 주로

04

40대와 50대에 많이 발생한다. 관상동맥병이 배제된다면 이는 젊은층과 중년층에서 가장 흔한 급사의 원인이다. 여자의 경우 40대까지 관상동맥병 발생빈도가 낮으나 이 질환에 있어서는 남자보다 발생빈도가 높다. 가임여성이 갑작스럽게 사망한다면 임신합병증, 음독, 폐색전증, 지주막하출혈의 가능성을 생각하여야 한다.

법의부검에서 경험하게 되는 지주막하출혈은 대부분의 경우 갑작스러운 사망을 유발하지만 그 사망기전은 아직 불분명하다. 그러나 혈액이 급격하게 솟구쳐 나오면서 뇌저부의 뇌간 부위를 자극함으로써 심정지가 발생하는 기전이 작용하거나 관상동맥과 마찬가지로 동맥류파열 후 동맥의 수축으로 인해 급사가 일어난다는 설이 지배적인 사망기전으로 생각되고 있다. 법의학자들이 경험하는 예들에서는 사망력을 알 수 없거나 심한 두통과 혼수 후 급격하게 사망하는 경우가 많다. 성교나 스포츠와 같은 육체적 운동이나 정신적인 흥분 후 급사하는 경우도 많다. 부검을 할 때 지주막하출혈은 두개강을 열고 나면 쉽게 확인되는 소견인데, 윌리스고리(Circle of Willis)에서 출혈이 생기는 경우가 대부분이어서 뇌저면에 짙은 출혈이 나타난다. 출혈은 바깥쪽으로 퍼져 대뇌반구 표면이나 뇌간부 후면까지도 분포할 수 있다. 출혈의 색깔은 신선한 출혈은 밝은 빨간색을 띠지만 수 주일 정도 생존하게 되면 혈색소가 변화를 일으켜 갈색을 띨 수 있다. 그러나 경우에 따라서 명확한 지주막하출혈을 보이지만 그 출혈원을 찾기 어려운 경우가 있다. 자발적인 지주막하출혈의 경우 85% 정도에서는 동맥류가 발견되지만 나머지는 자세히 찾아보아도 동맥류를 발견할 수 없다. 이는 파열 당시 동맥류의 크기가 매우 작았거나 동맥류가 없이도 혈액이 세어 나오는 부위가 있을 수 있기 때문이다. 혈관종, 혈관기형, 뇌막의 비정상적인 혈관과 같은 동맥혈관기형들에서 출혈이 되는 경우는 드물며, 아이들에서 나타난다. 사후 혈관조영술을 시행하면 도움이 될 수 있다. 동맥류가 선천적이라고 종종 불리지만 태어날 당시에 존재하는 것은 아니다. 태생기에 동맥고리는 뇌저면에 그물처럼 혈관망을 형성하고 있다가 불필요한 동맥들은 위축이 일어난다. 이들 풍부한 혈관들이 원래 존재하는 혈관들과 만나는 부위에서 탄력섬유나 아교질로 이루어지는 창문이 생길 수 있는데, 이 부위에서 혈압이 상승하였을 때 한 개 또는 그 이상의 동맥류가 형성된다. 동맥류가 없는 경우는 기존에 동맥류가 생기지 않았더라도 혈관의 약한 부위를 통해 출혈이 일어날 수 있다.

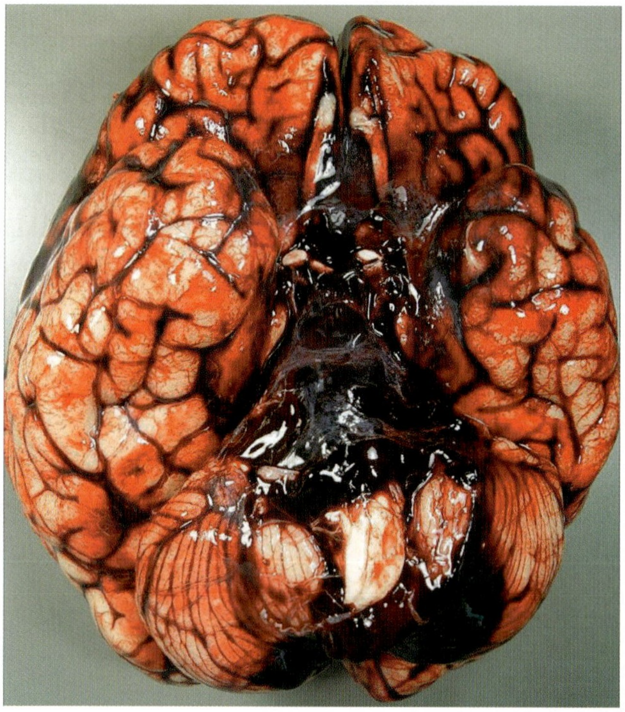

그림 4-16 비외상성 지주막하출혈

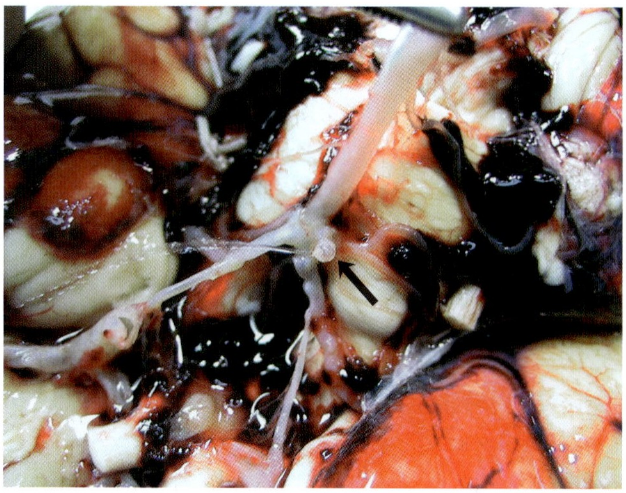

그림 4-17 뇌동맥류의 파열. 물을 채운 주사기로 힘껏 밀자 동맥류의 파열된 부위로 물이 새어나오고 있음(화살표)

두터운 출혈이 지주막과 혈관 사이에 존재하기 때문에 부검 당시 작은 동맥류를 찾는 것은 쉽지 않으므로 조심 하여야 한다. 뇌동맥류는 뇌동맥고리(cerebral arterial circle, circle of Willis) 앞쪽에 있으며, 특히 동맥이 나누어지는 부위에 많다. 전교통동맥(anterior communicating artery), 바깥쪽 대뇌틈새(Sylvian fissure) 안에 존재하는 중대뇌동맥(middle cerebral artery)의 첫 번째 가지부위, 중대뇌동맥과 내경동맥(internal carotid artery)이 만나는 부위, 후교통동맥과 후대뇌동맥이 만나는 부위, 뇌기저동맥(basilar artery)이 나뉘는 부위 등의 순으로 발생한다.

2. 간질(Epilepsy)

간질로 급사한 예는 대개 젊은 층이고, 혈중간질약 농도검사를 해 보면 없거나 매우 낮은 경우가 많다. 목격자가 있으면 어려움이 없으나, 목격자가 없거나 있어도 간질을 감추려고 하는 경우가 있다.

간질은 그 원인이 무엇이든 간에 여러 가지 상황에서 예기치 못한 상태에서 급사가 초래될 수 있다. 간질로 인해 의식 또는 근육조절이 소실되면서 목욕탕에서 익사할 수 있으며, 운전 중 교통사고로 사망할 수 있다. 위 내용물의 흡인 또는 간질 발작 당시의 자세에 의해 호흡기가 폐쇄되어 사망할 수 있고, 관상동맥 죽상경화가 동반되어 있는 간질환자의 경우 발작 중 발생된 극도의 근육활동 증가로 인한 저산소증과 고혈압으로 인해 관상동맥부전증으로 사망할 수도 있다. 드물게는 간질환자가 발작 없이(예; paroxysmal autonomic dysfunction) 또는 한 번의 발작으로 사망하는 수도 있다. 이불과 같은 주변 물체가 흐트러진 흔적이 있으면 간질을 의심할 수도 있으나, 자다가 또는 잠에서 깨면서 사망한 예에서 발작의 흔적을 보지 못하거나 목격자가 없으면 진단은 어렵다.

부검에서 간질은 특징적인 소견이 없으므로 다른 사망원인을 배제하여 진단할 수밖에 없다. 대뇌에서 간질의 원인이 될 기질적인 병변을 찾을 수 있는 경우는 10% 밖에 안 된다. 이런 병변으로는 신경교증(gliosis)과 같은 경화, 동정맥기형, 대뇌피질과 뇌경막 유착, 대뇌피질의 선천적 이소증 등이다. 그렇지만 이런 병변은 매우 드물고, 간질 진단은 다른 원인을 배제한 후 얻을 수 있으므로 실제보다 적게 느껴진다.

간질 사망 예의 25% 정도에서는 발작한 증거로 혀를 깨문 흔적이 있으나 발작은 다른 원인으로도 있을 수 있으므로, 과거에 발작한 병력이 있으며 상황이 간질에 합당하고 전신 부검을 하여 다른 원인이 없을 때 진단할 수 있다. 특징적인 소견은 아니지만 폐부종이 흔히 관찰되는데, 이를 근거로 간질환자에서 신경성 폐부종이 사망기전이라고 주장하기도 한다.

간질에서 사망기전은 일반적으로 발작 중에 자율신경의 자극으로 부정맥이 생기기 때문이라고 알려져 있다. 교감신경 활성이 높아지면 심근에서 자극에 대한 역치를 낮추어 심실세동을 일으키며, 에피네프린 분비로 부정맥을 일으켜 사망하게 할 수 있다.

3. 뇌종양(Brain Tumors)

뇌종양이 있음을 알지 못하였다가 갑자기 의식을 잃고 사망하는 예도 적지 않으며, 경우에 따라서 간질이나 다른 정신과적 증상으로 치료를 받게 되어 뇌종양을 의심하지 못한 예도 있다.

뇌조직 가운데 손상을 받아도 특별한 증상을 보이지 않는 부위(silent area)에 생긴 신경아교종(glioma)은 상당히 커질 때까지 아무 증상이 없다가 정서장애나 정신병적인 증세를 보이는 수도 있고, 수막종(meningioma)의 경우도 특별한 증상을 보이지 않는 부위에 발생하여 수년에 걸쳐 서서히 종양의 크기가 커지면서 압박함으로써 대뇌의 보상기전이 작용하여 환자가 특별한 증상을 느끼지 못하다가 아주 커진 다음에야 증상이나 증세를 보일 수 있다. 뇌종양이 보이는 뚜렷한 증세는 뇌압상승 때문인데, 뇌종양은 천천히 자라므로 보상(compensatory) 기능이 작용할 수 없는 수준에 이르러 갑자기 증상을 보인다. 갑자기 뇌압이 오르는 경우는 대개 종양이나 주변 조직에 부종이 생기기 때문이며, 아교모세포종(glioblastoma)처럼 종양이 가진 비정상 혈관이 저절로 또는 외상을 받아 터지면 출혈로 갑자기 뇌압이 상승한다. 또 이 종양은 정상 뇌조직을 누르지 않고 침윤하여 자라므로 종양이 상당히 커질 때까지 증상이 없을 수 있다. 그 외

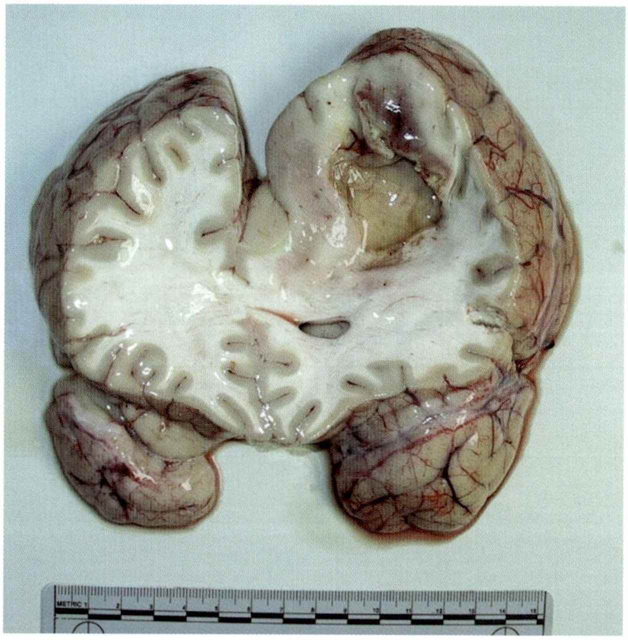

그림 4-18 **뇌종양.** 낭성의 아교모세포종으로, 종양 주위에는 뇌부종이 일어나 있음

에 낭성 종양이 갑자기 커지거나 시상하부, 제4뇌실에 생긴 종양이 압박하여 자율신경계 자극으로 급사할 수도 있다(그림 4−18). 뇌종양은 그 자체 영향으로 사망케 할 수도 있지만 뇌종양의 증상으로 보행불능, 어지러움, 착각, 간질발작이 생겨 사고를 일으켜 선행 사망원인이 될 수도 있다.

4. 수막염(Meningitis)

수막염은 경우에 따라서 급사의 원인이 되는데, 어린이에게서 많고 나타나고 원인균으로는 인플루엔자균, 폐렴구균, 수막구균이 흔하다. 신생아에서는 특히 대장균, B군 연쇄구균이 흔하다. 인플루엔자균 수막염은 3개월에서 3살 사이의 유아나 어린이에 생긴다. 패혈증 후에 수막염이 생기는 것이 보통이지만 인플루엔자균, 폐렴구균, 수막구균 수막염은 중이 감염에서 직접 전파하기도 한다. 2살 이전 아이들은 전형적인 수막염증상을 보이지 않고, 단지 "잘 안 먹는다", "좀 보챈다", "자주 토한다"는 정도일 수 있다.

부검에서 뇌는 심하게 부풀어 보이고, 뇌막(특히 뇌저부)은 혼탁하며, 화농성 분비물이 보이기도 한다. 수막염이 있으면 중이를 검사하여 수막염의 원인이 있는지를 확인하여야 한다.

5. 뇌경색(Cerebral Infarction)

뇌색전증(cerebral embolism)은 젊은 사람이나 중년에서 흔히 보는데, 대개는 심장벽에 있는 혈전이 떨어져 나와 혈류를 따라 뇌로 와서 뇌혈관을 막는다. 심방세동을 수반하는 류마티스 심장질환(rheumatic heart disease, RHD), 동맥경화성 심장질환, 심근경색증의 합병증이 가장 흔한 원인이다. 세균성 심장내막염이나 심장수술 후에 속발하는 경우도 있다. 드물게 심한 물리치료 때문에 척추동맥에 손상이 생기고 혈전이 생겨 뇌간에 경색이 생길 수도 있다.

증상을 보이고 나서 수 시간에서 수일 동안 진행하므로 뇌내출혈보다 경과가 길어 대개는 진료를 받는 경우가 많아 법의부검의 대상이 되는 예는 적다. 뇌중심부를 향한 쐐기 모양(wedge−shaped)으로 출혈성 괴사가 대뇌피질에 있는데(그림 4−19). 조직학적으로 뇌척수액에서 산소를 공급받을 수 있는 피질 상층부가 살아 있어 뇌좌상(cerebral contusion)과 구별할 수 있다.

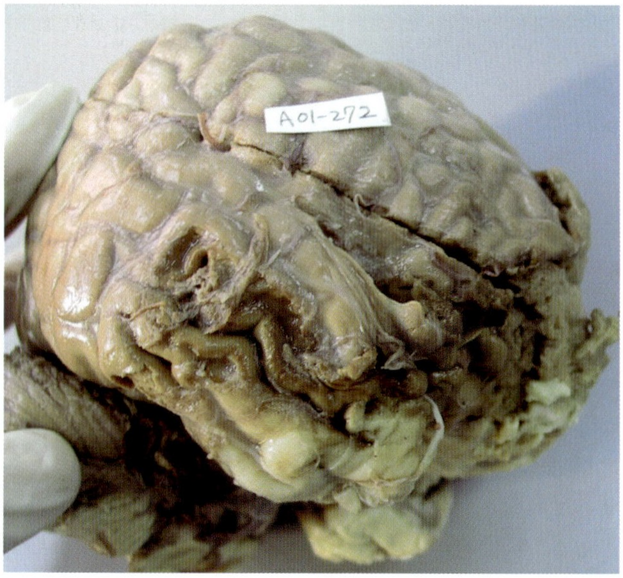

그림 4-19 **오래된 뇌경색.** 짙은 오렌지색으로 변색되어 있음

6. 기타 뇌와 척수질환

수두증(hydrocephalus)환자는 뇌압 상승과 겨우 평형을 이루고 있는 상태에서 조금이라도 평형을 깨뜨리는 조건이 생기면 급사할 수 있다. 만성 조현병(schizophrenia)환자는 투여하는 약(예: phenothiazine)이 가진 합병증으로 부정맥, 고열증, 저혈압, 호흡곤란 등으로 사망하거나, 그런 약을 끊은 지 두어 달 후에 급사할 수 있다.

Ⅳ. 호흡기계통

감염성 질환에 대한 치료방법이 발달하면서 호흡기계통 질환이 급사의 원인이 되는 빈도는 낮아지고 있다.

1. 폐렴(대엽성 및 기관지폐렴, Lobar and Bronchopneumonia)

폐렴은 전형적인 경과를 취할 때는 쇼크, 극도의 쇠약, 심한 호흡곤란 등의 증상을 보이지만 경우에 따라서는 상당히 진행된 상태에서도 사망할 때까지 활동하는 경우도 많아 급사의 형태를 취하기도 한다. 이러한 사람은 대개 만성 알코올중독자이다. 또한 어린이나 노인은 뚜렷한 증상을 보이지 않다가 갑자기 사망할 수 있다.

대엽성 폐렴은 한 엽의 거의 전부 또는 여러 엽이 동시에 감염된 것으로 원인은 90~95%가 폐렴구균에 의하여 발생한다. 대개 독감 후에 잘 발생하며, 선행질환이 없는 경우가 많다. 경우에 따라서 급격한 임상경과를 보여 1~2일만에 사망할 수 있다. 형태학적으로 울혈기, 적색간변기(절단면이 붉은색을 보이면서 만져 보면 간처럼 딱딱해진 시기), 갈색간변기(절단면이 갈색을 보이면서 만져 보면 간처럼 딱딱해진 시기) 및 융해기의 4단계를 거치는데, 사망은 대개 갈색간변기에 일어난다.

기관지폐렴은 거의 다른 것에 합병한다. 특히 어린아이, 노인, 알코올이나 약물 의존증환자, 심혈관질환자, 바이러스성 호흡기질환자에게서 흔하다. 육안적으로 종말기관지를 중심으로 다발성 경결(硬結, consolidation)이 나타나며, 경결의 크기는 수 mm로부터 3~4 cm 정도이다(그림 4-20). 조직학적으로 세기관지 괴사가 관찰되고, 기관지벽에 급성 및 만성 염증세포의 침윤이 관찰된다. 특히 겨울철에는 기관지염 또는 세기관지염, 폐섬유화증이나 폐기종이 있는 환자에게 병발하여 1~2일만에 사망에 이를 수도 있다. 전반적인 폐렴의 사망기전은 호흡곤란에 따른 저산소증이나 균의 내독소에 의한 심장 기능 억제이다. 일반적으로 폐렴환자가 나타나는 증상 없이 활동하다가 갑자기 사망하는 예가 있어 법의부검 대상이 된다. 법의학에서 보게 되는 특수한 폐렴의 형태로는 울혈성 심부전, 간경화 말기, 만성 호흡기질환 및 만성 신부전증으로 폐부종 및 울혈이 생겨 이차적으로 발생되는 침강성 폐렴(hypostatic pneumonia) 또는 뇌손상, 뇌출혈, 급성 중독, 심장질환, 수술 후 합병증, 그리고 식물인간 상태나 뇌사 상태에서 보는 흡인성 폐렴(aspiration pneumonia)이 있다.

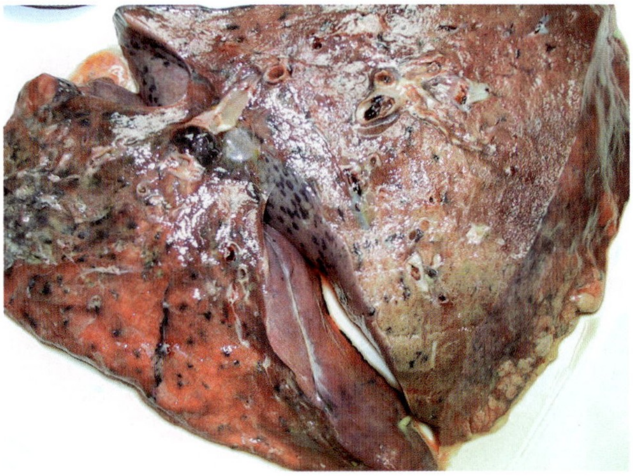

그림 4-20 **대엽성 폐렴.** 왼쪽 폐 하엽은 경화되어 있음

2. 폐결핵(Pulmonary Tuberculosis)

결핵은 결핵균(mycobacterium tuberculosis)에 의하여 발생하는 만성 소모성 질환으로, 폐에 호발하지만 다른 장기에도 침범한다. 대부분의 환자는 잘 관리되지만 사회경제적 여건이 낮은 층에서 적절한 치료를 받지 못하거나 제때에 진단되지 않은 상태에서 결핵 자체 또는 폐

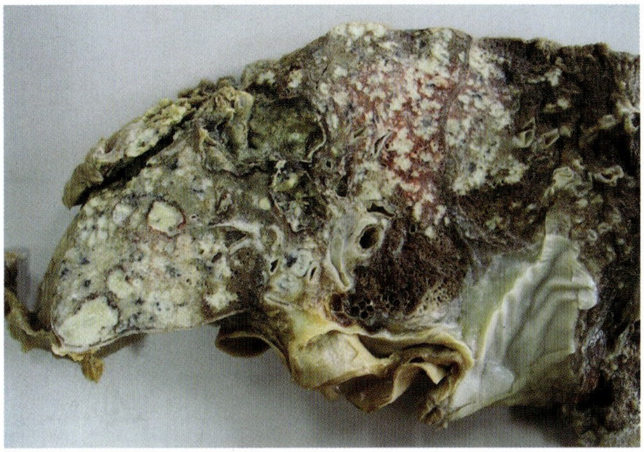

그림 4-21 결핵성 폐렴. 다양한 크기의 치즈괴사와 함께 주위에는 기관지폐렴이 동반되어 있음

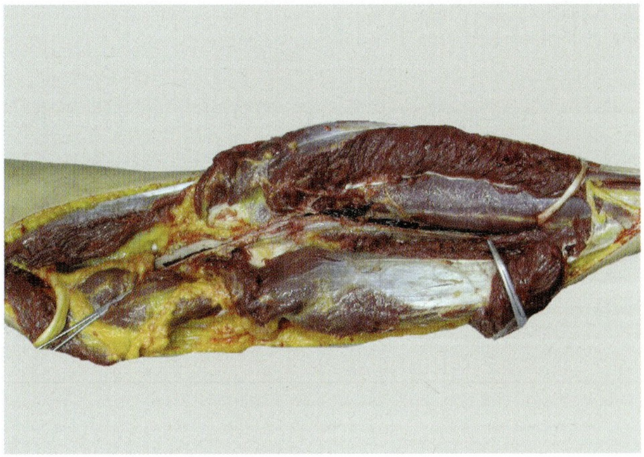

그림 4-22 다리의 심부정맥의 혈전증

렴이 합병되어 사망한 채 발견되는 경우가 많다(그림 4-21). 동공성 폐결핵에서 갑자기 많은 객혈로 실혈하여 사망하거나, 기관 또는 기관지점막을 파열시켜 안으로 출혈하여 질식하거나, 소모성 질환이기 때문에 지극히 나쁜 영양 상태로 사망하기도 한다.

3. 폐혈전색전증(Pulmonary Thromboembolism)

폐혈전색전증은 다른 부위에서 형성된 혈전이 혈류를 따라 이동하다가 폐동맥에서 색전을 형성하여 폐동맥의 순환이 폐색되는 것으로, 치명적인 질환이다. 혈전이 생기는 기전은 일반적으로 혈액정체(stasis), 정맥손상(injury to a vein), 혈액응고증(hypercoagulability)이다. 혈전이 생기는 부위는 대개 다리 깊숙히 있는 정맥(deep leg vein)인데(그림 4-22). 임산부나 골반 내 종양이 있는 환자에서는 골반정맥(pelvic vein)에도 생긴다. 다리나 골반에 손상을 받으면 정맥 손상으로 쉽게 혈전이 생긴다. 다른 원인으로도 오래 누워 있거나 산욕기, 복부 수술 환자, 심부전, 만성 폐질환, 비만 등이 있으면 정맥에 혈전이 생기기 쉽다. 심지어 오랫동안 앉아 있는 것도 심부정맥혈전을 초래한다. 그 예로서 전쟁 기간 동안 방공호 내의 휴대용 의자에 앉아서 잠을 자던 사람에게 다리 깊숙이 있는 정맥에서 혈전이 초래된 것을 볼 수 있고, 최근에 와서는 오랜 시간의 항공 여행과 오랜 시간 동안 앉은 자세로 컴퓨터 관련 작업(게임 등)을 하는 것과 연관하여 폐혈전색전증이 발생된 것이 보고되었다. 대부분 사망의 상황을 보면 침상에 누워 있거나 앉아 있는 상태에서 일어선 직후 또는 일어나서 보행을 하던 중 갑자기 가슴통증과 호흡곤란을 호소하다가 정신을 잃는다. 경우에 따라서는 보행을 하지 않고 누워 있거나 앉아 있는 상황에서도 이와 같은 증상이 나타나는 경우도 있다.

혈전에 의한 색전(이하 색전이라 기술함)이 폐동맥 주간부를 완전히 폐쇄시키면 폐로 가는 혈류가 일시에 차단됨으로써 즉사하며(그림 4-23), 큰 폐동맥 또는 중간 크기의 폐동맥을 막으면 우심장이 급속히 확장되어 급성 폐심장증(cor pulmonale)을 형성하여 폐경색을 만들 시간도 없이 대개 수 시간 이내에 사망한다. 폐동맥의 작은 가지가 색전에 의하여 폐쇄되면 좀 더 복합적인 생리적 기전이 작용하는데, 동맥을 폐쇄시키고 있는 색전에 의해 자율신경계 반사기전으로 전반적인 폐동맥의 연축이 발생하여 급격한 혈압의 상승에 연이어 우심실의 과대확장이 일어나고 이의 결과로 심폐부전, 즉 말초 저혈압을 동반한 전신성 쇼크 및 관상동맥으로 혈류 흐름의 장애가 발생하여 급속한 심폐기능의 정지가 초래된다.

폐혈전색전증이 의심되는 경우, 최초 부검을 실시할 때 심장을 일반적인 방법으로 적출하기 이전에 우선 폐동맥 주간부를 절개하여 폐동맥 주간부 및 주요 폐동맥에서 색전이 있는지를 확인하여야 한다. 이곳에서 색전이 발견되지 않으면 양쪽 폐를 적출한 후 주요 폐동맥을 따라 절개하면서 폐동맥 내 색전이 있는지를 확인한다.

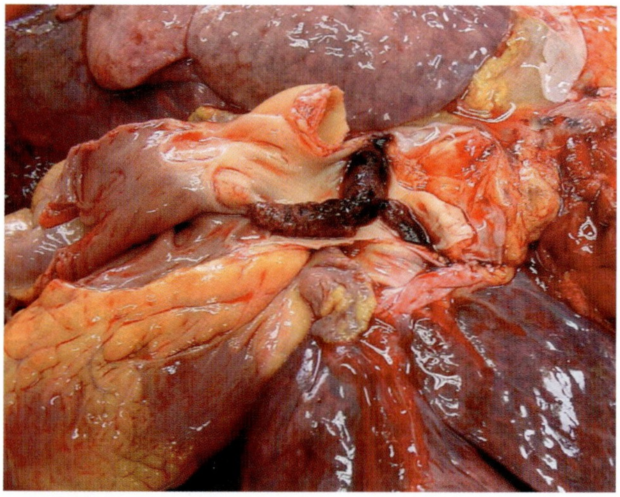

그림 4-23 폐동맥 주간부를 막고 있는 말안장 형태의 혈전성 색전

이의 과정 동안에 색전이 있을 경우 압력을 가하면 소시지 모양으로 색전이 밀려나오는 것을 볼 수 있다. 다수의 작은 폐동맥 가지에 색전이 있는 경우는 일반적인 폐동맥 절개 방법으로는 확인이 어려우며, 이때는 폐의 절단면을 짜보면 작은 폐동맥 가지로부터 마치 치약이 짜져 나오는 모양의 색전을 볼 수 있다. 폐혈전색전증과 더불어 그 원인이 된 다리의 혈전을 증명할 필요도 있다. 이때는 종아리를 길이 방향으로 완전히 절개하여 피부를 박리한 다음 종아리근육을 가로 방향으로 절단하면 쉽게 증명할 수 있다. 또는 종아리근육 깊숙이 있는 정맥을 박리하여 이를 절개하면서 확인할 수도 있다. 종아리의 깊은 부위 정맥에서 혈전이 확인되지 않으면 허벅지 및 골반 부위 정맥에서도 혈전을 확인해 보아야 한다. 부검 시 사후 응고혈과 색전은 반드시 구별되어야 하는데, 색전은 혈전에서 유래된 것으로서 비교적 딱딱하고 잘 부스러지고 끝이 뭉뚝하며, 그 절단면에서 혈액응고괴층과 섬유소층이 혼합되어 나타나는 잔선(line of Zahn) 등과 같은 혈전의 특징을 볼 수 있다. 반면 사후 응고혈은 부드럽고 젤라틴과 같은 양상을 보이며, 혈액침하에 의해 혈구가 뭉친 적갈색 부위를 연황색의 응고된 혈장이 덮고 있다. 혈관을 따라 형성되며, 끝이 뾰족하다. 경우에 따라서는 색전의 끝단 부위에 사후 응고혈이 붙어 있는 경우도 볼 수 있으므로 주의를 요한다.

혈전에 의한 폐색전증 외에 지방, 양수, 공기에 의한 폐색전증도 생길 수 있으나 이들에 대해서는 각각 연관된 장에서 기술할 것이다.

만일 다른 원인이 선행하면 비록 사인은 폐혈전색전증으로 자연사 같지만, 선행 원인에 따라 사망의 종류를 결정하여야 한다. 예를 들어, 교통사고로 누워 있다가 또는 수술을 받다가 폐혈전전색증으로 사망하면 교통사고가 원인으로 당연히 사고사로 분류된다. 따라서 폐혈전색전증의 경우 그 사망의 종류를 결정함에 있어서는 신중을 기하여야 한다.

4. 기관지천식(Bronchial Asthma)

기관지천식은 과민성 반응(hypersensitivity reaction)의 하나로, 기관지 수축, 짙은 가래, 기관지점막의 염증과 부종 때문에 숨쉬기가 어려워지는 질환이다. 기관지천식으로 급사하는 경우는 대부분 급성 천식발작(acute asthmatic paroxysm) 중에 일어난다. 천식발작은 하루 중 밤중이나 이른 아침에 잘 생기며, 천식발작으로 사망하는 사람의 25%는 발작이 시작한 지 30분 안에 사망한다. 그러나 경우에 따라서는 지속적 천식발작(status asthmaticus)이나 급성 천식발작 상태가 아닌 안정적 상황에서 급사가 초래되는 경우도 있다.

부검에서 폐가 매우 팽창하여 갈비뼈에 눌린 자국을 보이고, 기관과 기관지 안에는 짙은 가래가 들어 있는 것을 관찰할 수 있다(그림 4-24, 4-25). 조직학적으로 기관지 주변에 호산구나 중성구를 비롯한 염증세포침윤, 유리질화된(hyalinized) 두껍고 꼬불꼬불한 기관지 기저막, 두꺼운 기관지 주변근육, 기관지 점액선 증식과 점액성 분비물 등의 소견이 있다.

사망기전으로는 보통 호흡부전으로 인한 저산소증 및 호흡성 산증이 심장의 전기적 불안정을 초래하는 것이 대부분이라고 받아들여지고 있지만, 경우에 따라서 갑자기 부정맥과 함께 폐포가 파열된 소견을 보이므로 파열된 폐포로 공기가 들어가 관상동맥이나 척추동맥에 공기색전증을 일으키는 것도 사망기전으로 들고 있다. 안정적 상황에서 급사의 경우 천식 치료용으로 사용되는 흡입형 기관지확장제의 과용과 연관된 빈맥, 부정맥 및 심

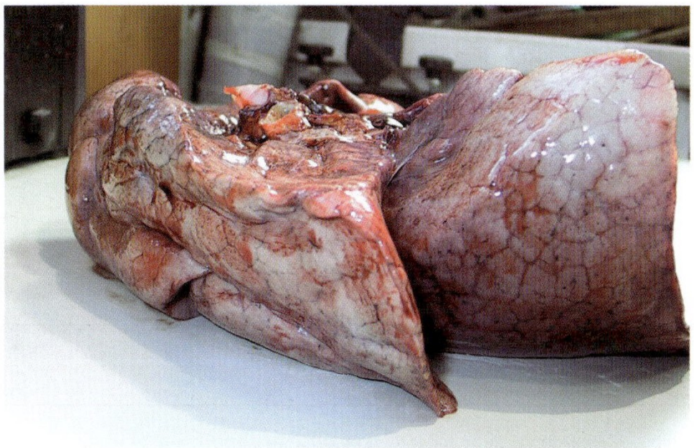

그림 4-24 **기관지천식.** 폐의 과팽창

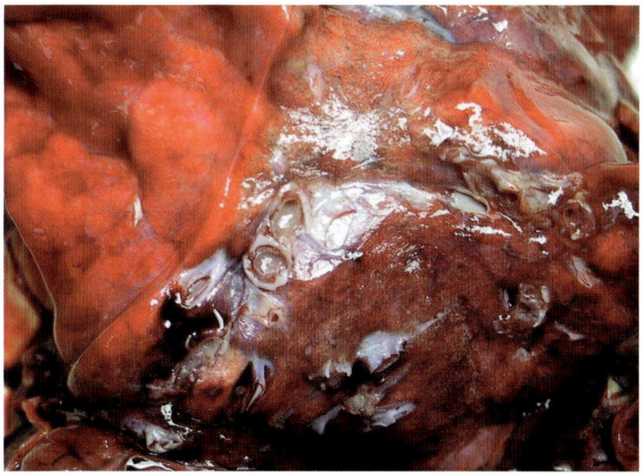

그림 4-25 **기관지천식.** 기관지 내에 점액이 차 있음

실세동을 그 원인으로 생각하고 있다.

5. 급성 후두개염(Acute Epiglottitis)

드물지만 급성 후두개염은 단지 목이 아프거나, 음식물을 삼킬 때 아프며, 목이 쉬는 정도로 시작하였다가 갑자기 기도를 막아 급사하는 경우가 있다. 어른보다는 어린이에 잘 생기며, 원인균은 인플루엔자(influenza)가 가장 흔하다. 이는 최초 목이 아파 개인 의원을 방문하였다가 단순한 감기 정도로 진단받고 귀가하였다가 급사하는 경우가 있어 의료행위와 연관된 의료분쟁으로 법의부검이 의뢰되는 경우가 많다(그림 4-26).

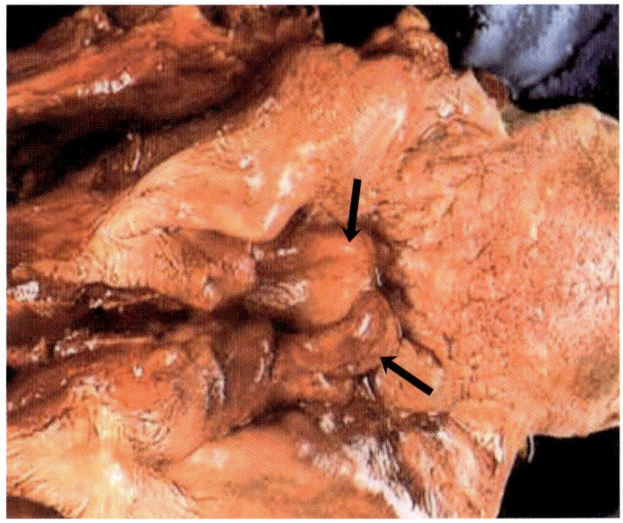

그림 4-26 **급성 후두개염.** 후두개가 부어 기도 입구를 막고 있음

6. 자연 기흉(Spontaneous Pneumothorax)

갓난 아이나 젊은 사람에서 폐의 간질성 기포(bleb)의 파열로 자연 기흉이 생기며, 나이든 사람에서는 만성 폐질환, 특히 폐기종(emphysema)에 합병하는 수가 많다. 부검하기 전에 방사선촬영으로 진단하거나, 기흉을 알아보기 위한 부검방식을 쓰거나 또는 부검에서 폐가 조그맣게 위축되고, 흉막이 말라 있는 상태를 보면 진단할 수 있다.

7. 기타 폐질환

폐기종, 원발성 폐동맥 고혈압(primary pulmonary artery hypertension), 기관지확장증(bronchiectasis), 여러 종류의 진폐증(pneumoconiosis), 폐섬유화증(pulmonary fibrosis), 폐암(lung cancer, 그림 4-27)과 같은 질병에서 호흡부전, 감염증, 폐심장증, 객혈 흡인에 의한 질식으로 사망한다.

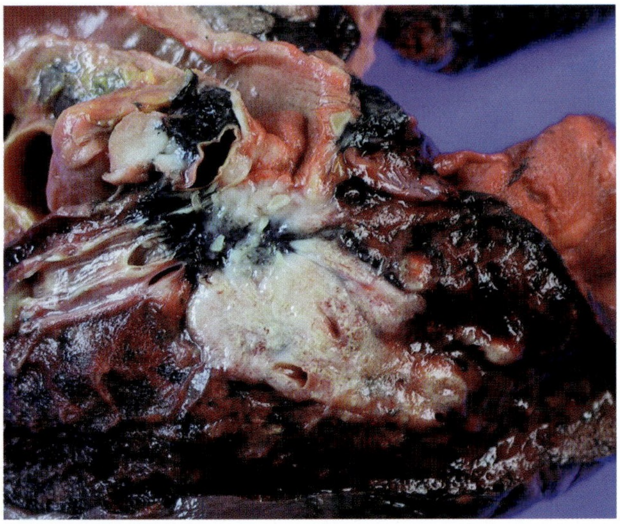

그림 4-27 폐암. 편평상피암종

V. 소화기계통

1. 위장관출혈(Gastrointestinal Hemorrhage)

뇌혈관계에서와 마찬가지로 위장관계통 질환 중 급사를 초래하는 가장 대표적인 것은 출혈이다. 급사를 초래하는 위장관계 출혈은 위장관의 어떤 부위에서라도 발생할 수 있지만, 가장 흔한 것은 위 또는 십이지장에서 생기는 소화성 궤양과 식도정맥류에 의한 것이다. 이들의 경우 변사 현장에서 많은 혈액을 볼 수 있어, 경우에 따라서 살인을 의심케 하는 경우도 있으므로 현장에서의 시체 검안 시 주의를 요한다.

1) 소화성 궤양(peptic ulcer)

위나 십이지장에 생긴 소화성 궤양의 경우 바닥에 동맥이 노출되어 심한 출혈 또는 천공으로 복막염이 생겨 사망한다. 사망현장에서 많은 혈액을 볼 수 있는데, 토혈(吐血)은 객혈에 비해 더 거무스름하고 거품이 없어 구별할 수 있으나 객혈이 마르면 비슷해지므로 감별이 어려울 때도 있다. 부검 시 위장 내의 혈액을 제거한 후 궤양의 바닥을 검사하면 경우에 따라서는 궤양의 바닥에서 침범된 혈관을 육안으로 확인할 수도 있다. 사망기전은 대량 출혈 또는 호흡기 내로의 혈액 흡인에 기인한 질식이다. 대량 출혈의 경우 시반이 매우 약하게 형성되고 전반적인 내부 실질장기의 빈혈상을 볼 수 있다.

2) 식도정맥류(esophageal varices)

주로 간경화의 합병증으로 생긴다. 간경화의 경우 간문맥 고혈압에 이어 식도정맥류가 형성된다. 적절한 치료가 이루어지지 못하면 식도정맥류의 파열에 의한 심한 출혈 또는 호흡기 내로의 혈액이 흡인하여 사망한다. B형 간염 또는 알코올성 간질환에 의한 간경화가 있는 사람이 드물지 않게 변사체로 발견된다. 부검 시 위 안에 많은 혈액이 있으나 위에서 궤양을 보지 못하고 간경화가 있으면 조심스럽게 식도에서 정맥류를 확인해야 한다. 터진 정맥류는 사망 후에 납작해지지만 주변에는 아직 혈액을 가진 정맥류를 관찰할 수 있다(그림 4-28).

2. 간경화(Liver Cirrhosis)

우리나라에서는 B형 간염에 의한 간경화가 가장 많으나, 최근 알코올성 간경화도 증가하고 있다. 특히 만성 알코올중독증인 사람은 혼자 살다가 변사체로 발견되는 경우가 많다(그림 4-29, 4-30). 이들은 복수나 황달을 보이는 간부전으로 사망하기보다는 식도정맥류의 파열, 알코올심장근육병, 폐렴 등과 같은 감염증이 합병되는 수가 많다.

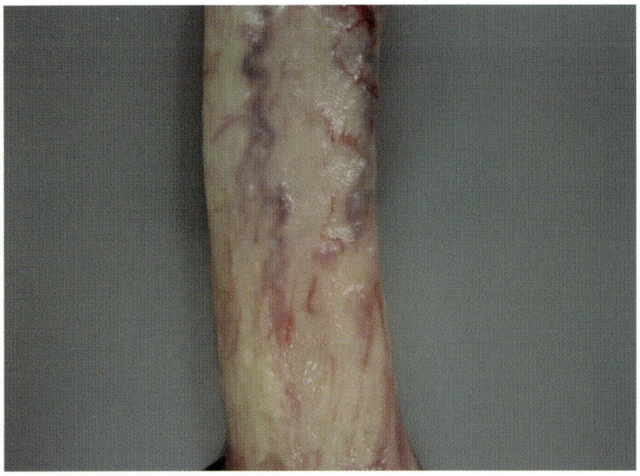

그림 4-28 식도정맥류. 혈관이 비정상적으로 확장되어 있음

04

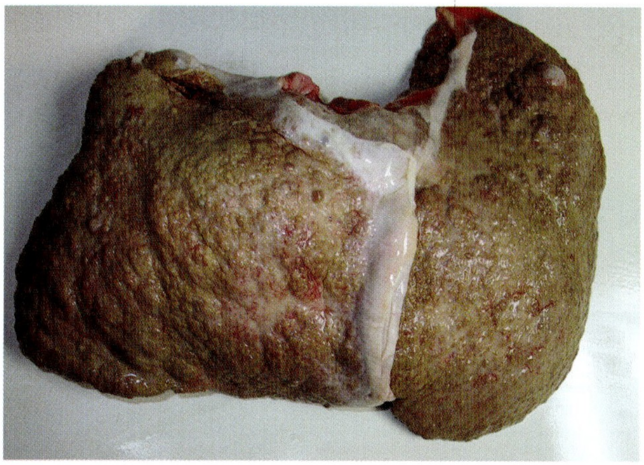

그림 4-29 간경화

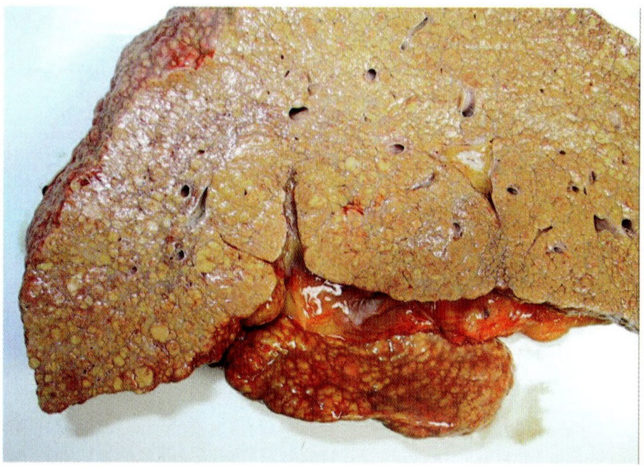

그림 4-30 간경화의 단면

3. 약물에 의한 간염(Drug-induced Hepatitis)

경우에 따라서 전격성 간염(fulminating hepatitis)이 내인성 급사로 취급될 수 있다. 수술과 관련된 할로테인 간염(halothane hepatitis)은 간혹 의료사고와 관련이 있을 수 있다. 전에 할로테인 마취를 받은 적이 있는 사람에서 발생률이 높고, 발생하면 증상도 일찍 심하게 나타나므로 과민성에 의한 것이라는 설명도 있으나 아직 발생기전은 밝혀지지 않았다. 마취 후 1주일 이내에 발열, 백혈구증가증(leukocytosis) 등으로 시작하여 7~10일에 황달, 구역질, 구토 등이 나타난다. 형태학적 및 검사 소견에서 전격성 간염의 소견을 보인다. 치사율은 약 20~40%에 이른다.

4. 급성 췌장염(Acute Pancreatitis)

법의부검의 대상이 되는 것은 주로 급성 출혈성 췌장염(acute hemorrhagic pancreatitis)이다. 대개 폭음을 하는 중년의 남성에서 자주 나타나지만, 경우에 따라서는 금주자에게서도 나타난다. 그 외 담도관질환, 외상, 인접 장기로부터의 감염 및 각종 약물에 의하여 발생할 수도 있다. 사망기전은 심한 전해질 및 단백질불균형을 동반한 쇼크이다. 증세가 나타나고 얼마 되지 않아 급사하면 출혈성 괴사의 소견은 뚜렷하지 않으며, 급사체에서 사후변화인 혈액침강이나 혈색소침윤은 급성 췌장염의 육안 소견과 비슷하므로 반드시 췌장액 때문에 생긴 주변 지방조직에서 지방괴사(fat necrosis)를 확인하여야 한다.

5. 기타 소화기계통 질환

급성 복막염(acute peritonitis)은 위궤양, 십이지장 궤양, 급성 담낭염, 급성 충수염, 그 외 소화관의 염증으로 인한 천공이나 괴사로 생긴다. 천공 후 수 시간 내에 범복막염(panperitonitis)으로 인해 복막강에 많은 섬유소성-화농성 삼출물(고름)이 고일 수 있다(그림 4-31).

장폐색증(ileus, intestinal obstruction)은 탈장(hernia, strangulated or incarcerated), 장중적증(intussusception), 장유착증(intestinal adhesion), 장염전(volvulus), 장간막혈전증(mesenteric thrombosis), 복막염(peritonitis) 때문에 생기며, 대개는 진료를 받으므로 법의부검의 대상이 되는 예는

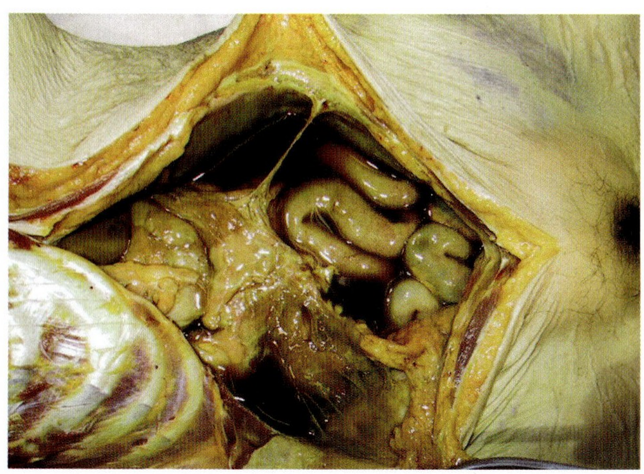

그림 4-31 세균성 복막염. 복강 내에 섬유소성 화농성 복수가 차 있음

드물지만 경우에 따라서 의료 행위와 연관된 의료분쟁으로 법의부검의 대상이 되거나, 목격자가 없는 상황에서 변사체로 발견되어 법의부검의 대상이 되기도 한다.

VI. 기타 질환

1. 비뇨생식기계통 질환

급사를 초래하는 비뇨기계통 질환은 거의 없지만 여성생식기계통 질환의 경우 경우에 따라서 급사가 초래될 수 있다. 급사를 초래하는 가장 대표적인 여성생식기계통 질환은 자궁외임신(ectopic pregnancy)으로, 대부분 난관임신(tubal pregnancy)의 파열로 대량의 복강 내 출혈로 급사할 수 있다.

그 외에 난소 낭종의 염전(torsion of ovarian cyst), 임신말기의 자간(子癎, eclampsia) 등이 있다.

2. 만성 알코올중독증(Chronic Alcoholism)

만성 알코올중독증은 정신과적, 생리학적 및 병리학적 이상이 종합적으로 동반된 흔한 질환이다. 이로 인해 이미 알고 있는 기전이나 또는 잘 알려져 있지 아니한 다양한 기전으로 인해 치명적인 급사를 초래할 수 있다. 알코올중독에 의한 사망은 다음과 같다.

① 술 자체에 의한 급성 중독사
② 알코올중독이 선행 사망원인인 외인사
③ 알코올로 병이 생기는 경우

에탄올은 세포대사에 여러 가지 변화를 일으키는데, 가장 흔한 변화는 간에서 지방과 탄수화물 대사의 변화로 인해 간세포에 지방이 축적되는 것이다. 지방간(脂肪肝, fatty liver, fatty metamorphosis)으로 이것은 술을 끊으면 다시 원 상태로 돌아가지만, 계속하여 알코올을 섭취하게 되면 알코올성 간염이 생기며, 결국에는 비가역적 질환인 알코올성간 경화가 생긴다. 간경화의 발생은 에탄올 섭취의 양과 기간 그리고 에탄올에 대한 개인적인 감수성의 차이에 따라 결정된다. 그 기전은 잘 알려져 있지 않지만 급성 췌장염도 생기며, 티아민(thiamine, vitamin B_1)이 부족하여 베르니케뇌병(Wernicke encephalopathy)이 생기면 자율신경계 변조로 급사하며, 알코올심장근육병도 생길 수 있다.

알코올과 연관된 사망에 있어서 경우에 따라서는 알코올에 대한 실험실 자료만으로 쉽게 그 사망을 설명할 수 있는 경우도 있으나, 경우에 따라서는 그 사망을 설명하기 어려운 경우가 많다. 실질적으로 과거에는 알코올과 연관된 사망에 있어서 알코올에 의한 심장흥분성의 증가, 알코올심장근육병, 알코올과 연관된 자세성 질식사 등이 제대로 평가되지 못하였다. 지방간과 간경화 그 자체만으로는 알코올중독자의 급사를 설명할 수가 없고, 따라서 지방간 또는 간경화를 직접 사인으로 기술하는 것에는 문제가 있다(그림 4-32). 갑자기 사망한 알코올중독자 가운데에는 심한 지방간이 유일한 소견이고, 혈액에서 알코올도 검출되지 않고 독극물검사나 다른 질환이 없는 경우가 있다. 이 경우 '지방간'으로 그 사망을 모두 설명할 수는 없으며, 이러한 경우 '만성 알코올중독증'으로 사망하였으되 정확한 사망기전은 잘 모르겠다는 의미를 추가적으로 부드럽게 표현해야 하는 것이 좋을 듯하다. 실제로 만성 알코올

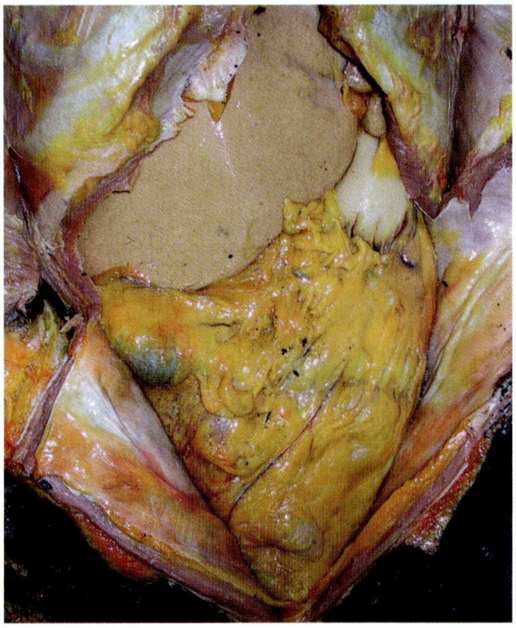

그림 4-32 지방간

중독자에서 산증(acidosis), 급성 전해질이상, 뚜렷한 알코올심장근육병을 일으키지는 않았지만 심근에 영향이 있어 생긴 부정맥 등을 사망기전으로 생각할 수 있다. 알코올은 심장에 자극제로 작용하므로 스스로 심방부정맥이나 드물게 심실부정맥을 일으키며, 말초 혈압을 높이게 된다. 만성 알코올중독이 사망원인이면 사망의 종류는 자연사(병사)이다. 혈중알코올농도가 높더라도 이는 만성 알코올중독증의 연장이라 생각할 수 있다. 그러나 술내기를 하는 등의 경우 급성 알코올중독이면 사고사로 하여야 할 것이다.

3. 대사 및 내분비계통 질환 (Metabolic and Endocrine Disorders)

드물기는 하지만 대사이상이나 내분비계 이상으로 급사할 수 있다. 따라서 내인사가 의심되지만 해부학적 이상을 보지 못하는 경우 이러한 질환으로 급사하였을 가능성을 고려하여야 한다.

1) 저혈당 및 고혈당

체내의 혈당 조절기능이 파괴되어 저혈당이나 고혈당으로 급사할 수 있다. 저혈당은 췌장의 랑게르한스섬(islets of Langerhans)에 생긴 기능성 샘종에 의한 과인슐린혈증에 의해 발생되며, 또한 당뇨병 치료 시 인슐린을 과용하여 급격히 저혈당성 혼수에 빠져 사망할 수 있다. 고혈당에 의한 사망은 당뇨병이 있는지 모르는 상황에서 당뇨성 혼수로 급사할 수 있어 이 또한 법의부검의 대상이 된다. 당뇨병 중에 어린 나이에 시작하여 인슐린이 절대적으로 부족한 유형은 케토산증(ketoacidosis)을 잘 일으킨다. 대개는 전형적 증상인 다음(多飮, polydipsia), 다뇨(多尿, polyuria), 다식(多食, polyphagia), 체중 감소를 보이지만 1/3 정도는 산증이나 당뇨병성 혼수로 시작하는 수도 있다. 따라서 부검상 당뇨병의 근거가 될 만한 육안적 및 조직학적 소견을 보지 못하는 경우가 많으며, 특히 부검 전 변사자의 유가족 등으로부터 만족할 만한 정보를 얻지 못하는 경우 진단에 큰 곤란을 느끼게 된다. 당뇨병의 사후 진단에 있어서 그 가치가 제한적이기는 하지만 생화학적 분석은 중요한 의미를 지닌다.

당뇨병성 혼수에서 혈액에서 포도당농도는 대개 300mg/dL 이상이다. 따라서 혈당을 측정하면 당뇨병성 혼수를 진단할 수 있는데, 사망시기 전후에 혈당은 크게 높아지고 사후에는 점점 낮아지므로 믿을 수 없다. 다만 유리체액(vitreous humor)에서 포도당의 농도는 이 시기에 생기는 혈당에 크게 영향을 받지 않으므로 당뇨병성 혼수를 진단할 수 있다. 사망 전에 포도당 주사를 맞아도 유리체액에는 영향이 없어 그 농도가 200mg/dL 이상이면 당뇨병을 진단할 수 있다. 그러나 저혈당의 경우에는 사망 후 대개 1시간 이내에 유리체액 내의 포도당이 검출되지 않을 수도 있어 이의 진단에는 사용할 수 없다.

조직학적으로 근위세뇨관에서 세포 안 글리코겐(Armani-Ebstein lesion)이나 결절사구체경화증(nodular glomerulosclerosis, Kimmelstiel-Wilson disease)을 보면 진단에 도움이 된다. 경우에 따라서 당뇨병과 연관된 합병증으로 사망할 수도 있는데, 이의 가장 대표적인 것은 괴사성 근막염(necrotizing fasciitis)과 종격동염(mediastinitis)이다. 특히 당뇨병환자의 경우 괴사성 근막염이 최초 농양 부위에 대한 간단한 배농이나 절개 후 급격히 발생하는 경우가 있어 사망 후 의료분쟁으로 인해 법의부검이 이루어지는 경우가 있다.

2) 기타

산후출혈이나 출혈성 쇼크로 인한 뇌하수체기능부전(pituitary insufficiency), 다양한 원인에 의한 갑상샘기능항진증(thyrotoxicosis) 및 점액부종(myxedema), 부신수질에서 기원한 크롬친화세포종(pheochromocytoma), 부신부전(adrenal insufficiency) 등이 급사의 원인이 된다.

4. 라이(에)증후군(Reye's Syndrome)

라이증후군은 어린이에서 감기, 수두, 위장관염증이 있은 다음 구토, 경련, 혼수, 저혈당증, 암모니아혈증, 혈청 아미노전이효소(transaminase) 상승을 보이는 원인불명의 질환이나 부종성 뇌병증과 간의 지방변성을 특징으로 한다. 간세포 세포질에 고은 지방소포(fine fatty vesicle)가 관찰되며, 심근세포나 세뇨관세포에서도 관찰할 수 있다. 감기나 수두에 걸려 아스피린을 복용한 어린이에서 발병률이 높다. 라이증후군은 선천대사장애와 동일한 증상으로 가지고 있기 때문에 혼돈이 되기도 한다. 진단에 절대적인 방법은 간조직에서 특이한 사립체 변화를 확인하는 것이다. 이 증후군의 빈도가 증가된 것은 플루(flu)와 같은 질병이나 수두에 아스피린 사용과 연관이 있다고 보고되어 1980년부터 어린이에서 아스피린치료가 중지되었다.

5. 기능적 사망(Functional Deaths)

가시적인 원인과 형태학적인 변화가 없이 생리학적 기반으로 급사가 발생할 수 있는 경우와 상황을 열거한다.

1) 미주신경억제(vagal inhibition)

미주신경이 심장운동을 억제하여 사망하는 경우는 약한 폭행이나 자극 후 몇 초 또는 1분 안에 급사한다. 상황을 조사해 보면 사소한 폭행이나 자극이 치명적인 심장혈관계 억제 반응을 일으킨 것으로 추정할 수 있다. 원인은 대개 목이나 배를 맞거나, 불알을 채이거나, 경동맥동이 눌리거나, 자궁경부에 관을 넣거나, 직장검사를 하기 위해 직장을 부풀리는 것처럼 흔한 것이다. 그러나 부검 소견상 특기할 손상을 보지 못하는 경우가 대부분이므로 사망 당시의 상황에 대한 정확한 정보를 확보할 수 없는 경우 이를 진단하는 것은 거의 불가능하다.

2) 자발적 심실세동(spontaneous ventricular fibrillation)

드물게 아주 건강한 사람이 갑자기 쓰러져 사망하는 경우로, 대개는 운동 중이거나 운동 후 또는 심한 감정흥분을 겪는 상황에서 발생한다. 심장질환을 가진 사람에서 육체적, 감정적 흥분이 이소성 박동을 일으키고 심실세동으로 사망할 수 있는 것은 잘 알려져 있다. 그러나 정상인에서도 감정흥분만으로 부신피질호르몬이 한꺼번에 밀려나와 심실세동을 일으킬 수 있다. 예컨대 "놀라 죽었다", "무서워 죽었다"는 이야기가 성립할 수 있다는 의미가 된다.

3) 긴QT증후군(long QT syndrome)

심장의 탈분극(depolarization) 회복 과정이 길어 심전도 QRS복합(QRS complex)과 T파 사이가 긴 것으로 이 사이에 심실세동이 생기기 쉽다. 이는 살아 있는 동안 진단되기도 하나, 사망한 이후에는 실질적으로 이를 진단하는 것은 거의 불가능한 것으로 되어 있다. 그러나 최근에는 이 질환과 연관성이 있는 심전도계의 병리조직학적 소견이 소개되고 있다.

4) 조기흥분증후군(pre-excitation syndrome, Wolf-Parkinson-White syndrome)

정상적으로는 심방과 심실 사이에 전기전도는 히스다발로만 연결되어 있으나, 그 외에 별도 심방심실전도계를 가지고 있어 자극이 회귀(re-entry)함으로써 심실세동을 일으킬 수 있다. 심전도에서 델타파(delta wave)가 나타나고 피-델타파 간격(p-delta interval)이 짧으며 QRS 복합이 긴 것이 특징이다. 물론 별도의 심전도계 이상을 확인하지 않는 이상 이 질환을 사후 부검을 통해 진단하는 것은 거의 불가능 하다. 따라서 부검을 통해 확진되지 않는 경우 사인은 급성 심장사로 추정될 수밖에 없다.

Ⅶ. 원인이 분명하지 않은 내인사

1. 영아돌연사증후군(Sudden Infant Death Syndrome, SIDS)

영아돌연사증후군은 2004년 San Diego 정의에 의하면 "부검이나 사망상황 점검, 병력조사로도 사인이 될 만한 병변을 찾을 수 없는 1살 이하의 영아의 급사"로 정의하며, 조사의 완벽성과 소견에 따라 세분화하고 있다(표 4-2)

최근 영아에서 감염에 의한 사망이 감소하므로 상대적으로 영아돌연사증후군이 증가하는 양상이지만 발생빈도는 보고자에 따라 달라 적게는 출생 1,000명에 0.06명부터 많게는 6.25명까지 보고되었다. 한편 인종 간 차이

04

가 있으며, 같은 인종이라도 지역이나 조사 시기에 따라 다르다. 일반적으로 조산하였거나 저체중아, 남아, 다태아, 형제가 영아돌연사증후군인 예, 뇌나 골격 발육부진인 영아에서 발생률이 높고, 나이가 어리거나 미혼모, 빈곤계층, 흡연이나 약물 남용을 하는 모친에서 태어난 아이에서 발생률이 높다.

성별은 거의 비슷하나 남아에 조금 더 많이 발생하며, 나이는 2달에서 4달 사이가 상대적으로 빈도가 높다. 계절적으로 겨울철에 많다는 보고가 있으나 분명하지 않고, 한밤중에서 이른 아침까지 잠자는 시기에 가장 많으며, 낮잠 자는 중에도 많다.

생전에 건강하여 전혀 이상을 알 수 없던 예가 많으나, 주의 깊게 살핀 어머니에 의하면 다른 아이에 비하여 우는 모습이 다르고, 환경자극에 대한 반응이 약하다는 정도의 이상을 말하는 경우도 있다. 또 가벼운 호흡기계통의 감염증이나 위장장애를 보인 예도 적지 않다. 최근에는 지연성 수면무호흡(delayed sleep apnea)과 관계가 깊은 것으로 알려져 있다. 쌍둥이 중 하나가 영아돌연사증후군로 사망하면 다른 아이도 영아돌연사증후군로 사망하는 일치율은 5~8%로 대조군보다 높고 형제 간에도 높은 편인데, 유전적 요인보다 환경요인이 더 큰 영향을 주는 것으로 판단된다.

영아돌연사증후군의 원인으로는 주로 심장기능장애와 호흡장애 두 가지로 대별된다. 그러나 영아돌연사증후군를 가설 하나로 모두 설명할 수 없고, 영아돌연사증후군의 각 예에서도 원인을 정확히 밝히기는 쉽지 않다. 따라서 사망상황조사와 처음 발견한 사람을 만나는 것은 필수이다. 영아용 침대가 망가졌거나, 이불, 베개, 쿠션이 너무 부드러워 코와 입이 막혀 질식하거나 위 내용물을 토하거나 장난감 등이 부서져 흡인하여 질식하는 경우는 사고사에 해당한다.

영아의 내인성 급사 시 자세한 부검과 독극물검사, 균배양검사 등, 여러 가지 검사에도 적극적으로 사인을 결정할 수 없는 경우에만 영아돌연사증후군로 하는 것이 바람직하다.

이불이 얼굴에 덮여 있거나 엎드려 사망하였다면 보

표 4-2 영아돌연사증후군의 진단 기준 및 분류

	임상 소견	사망상황	부검 소견
일반 정의	• 갑작스럽고, 예기치 않은 죽음 • 1세 이하 • 수면 중 치명적인 사건 발생 • 임상 병력에 의해 설명되지 않는 죽음	• 상황 검토 후 설명되지 않음	• 완전한 부검 후 설명되지 않음
분류 제 IA형 SIDS	1. 생후 21일 이상, 9개월 이하 2. 정상 임상 병력 3. 만삭 임신(>37주) 4. 정상 성장, 발달 5. 형제/친척에서 유사한 사망이 없음	• 현장조사를 했으나 설명이 안됨 • 안전한 수면환경 • 사고의 증거는 없음	1. 치명적인 병리학적 소견이 없음 2. 설명이 안 되는 손상, 학대가 없음 3. 상당한 가슴샘스트레스가 없음 4. 독성학, 미생물학, 방사선학, 유리체 화학검사, 대사성 선별검사
제 IB형 SIDS	1.~5.(구분 제 IA형 SIDS와 동일)	현장조사를 하지 않음	제 IA형 SIDS의 1.~4. 및 5. 다음 검사 중 한 개 이상 미실시: 독성학, 미생물, 방사선, 유리체 화학검사 및 대사성 선별검사
제 II형 SIDS	제 I형 기준과 차이점 1. 연령 범위(0~21일, 270~365일) 2. 신생아/주산기 상태가 사망할 당시 해소된 상태 3. 형제, 자매, 가까운 인척에서 유사한 죽음	• 기계적 질식 또는 덮어씌움에 의한 질식(suffocation)을 확실히 결정하지 못함	1.~5. 및 6. 죽음에 기여된다고 생각되지 않는 비정상 성장 발육 7. 사망을 초래할 정도로 충분하지 않은 좀 심한 염증성 변화 및 이상
미분류 영아돌연사(USID)	• 제 I 또는 II형 SIDS의 진단 기준을 만족시키지 못함	• 병사 또는 외인사의 대체적인 진단이 애매모호함	• 부검이 시행되지 않음

SIDS: Sudden infant death syndrome, USID: Unclassified Sudden Infant Death
(출처 Krous HF et al. Sudden infant death syndrome and unclassified sudden infant deaths: a definitional and diagnostic approach. Pediatrics 2004;114(1):234-8.)

육 자의 관리책임을 물을 수 있다. 어머니가 아이를 끼고 자다가 유방이나 팔에 눌려 질식하게 되면 어머니에게 과실치사의 책임을 물을 수 있다. 감기로 의사를 찾았던 영아가 급사하면 오진의 혐의로 인해 의료분쟁으로 발전할 수도 있다. 따라서 이런 증례에서는 생전의 건강 상태를 충분히 검토하고, 부검과 같은 사후에 가능한 모든 검사를 시행하여 다른 병터나 외인처럼 급사의 원인을 분명히 알 수 없으면 영아돌연사증후군로 진단할 수 있다.

부검은 매우 중요하다. 부검에서 아동학대, 감염, 손상, 선천성 기형, 독극물중독을 감별해야 한다. 자세한 부검으로 영아돌연사증후군로 오인될 수 있는 영아 사망을 밝힌 예도 많다. 부검을 시행했을 때 키, 몸무게, 머리둘레와 같은 발육은 정상인 경우가 많다. 육안적으로는 일반적인 급사의 소견뿐이고 달리 사인이 될 기질적인 병변을 볼 수 없다. 눈꺼풀, 결막, 입속 점막에 점상출혈이 있거나, 입술에 표피박탈, 입술주름띠(frenulum)가 찢어졌으면 코와 입을 막아 죽인 것일 수 있다. 영아돌연사증후군에서 폐부종과 울혈은 흔하고, 경우에 따라서 역류한 위 내용물(우유)이 코나 입, 기도 안에 들어있다. 흉막이나 횡격막 윗면, 가슴샘(흉선)의 피막에 점상출혈이 나타날 수 있다. 조직학적으로도 전혀 이상을 발견할 수 없는 경우도 있으나 사인이 될 수 없는 정도의 호흡기계통 감염을 볼 수 있다. 만성 저산소증의 결과로 폐동맥에서 중간막근육층이 두껍고, 부신 주위에 갈색지방세포가 남아 있거나, 간에서 골수외 조혈(extramedullary hemopoiesis), 대뇌피질과 백질의 연화, 뇌간의 아교세포증, 부신수질의 크롬친화(chromaffin)물질의 증가 등을 관찰할 수 있다. 또한 호흡이 지연되어 정지할 때 호흡운동을 강화하여 다시 작동시키는 작용을 지닌 목동맥소체(carotid body)가 크다는 보고도 있다.

부검 후 균배양검사, 독극물검사로 다른 질병이나 중독을 감별해야 한다. 영유아돌연사증후군에서 유리체액의 하이포크산틴(hypoxanthine)이 상승한다는 보고도 있다.

2. 청장년급사증후군, 수면 중 급사증후군 (Sudden Manhood Death Syndrome; SMDS, Sudden Unexplained Nocturnal Death Syndrome, SUNDS)

10대 후반에서 30~40세까지 주로 남성의 급사 가운데에는 부검으로도 급성사의 소견뿐이고 심장의 무게나 모양, 기타 육안적 소견으로 사인이 될 만한 이상이 전혀 없으며, 조직학적으로도 이상 소견을 볼 수 없는 예가 있다. 이와 같은 예는 보통 '급성 심장사' 또는 '급성 심부전' 등으로 부르기도 하는데, 사망의 원인이 심장에 있는지도 알 수 없고 중추성 호흡정지가 심장정지보다 먼저 나타난다는 보고도 있으므로 적절한 용어일 수 없다. 따라서 현재는 세계보건기구의 ICD에서도 '급사, 원인불명'에 속하는 것으로 할 수 밖에 없으므로 영아돌연사증후군처럼 청장년급사증후군(sudden manhood death syndrome, SMDS)으로 명명하자고 일본의 Watanabe가 처음 제창하였다.

동양인에도 많은 것으로 알려져 있어 일본에서는 폭쿠리(ポックリ, 덜컥, 뚝)병으로, 필리핀에서는 Bungungut(악몽), 태국에서는 lai-tai(끙끙 신음소리를 내다 수면 중 사망, 악몽, 수면사)로 알려진 상황이 이와 비슷하다. 우리나라에서는 소위 '가위눌려 죽음'이 흡사하다. 한편 서양에서는 이러한 예가 거의 알려지지 않았으나 동남아시아에서 온 난민에서 이런 예들이 발견되어 수면 중 급사증후군(sudden unexplained nocturnal death syndrome, SUNDS)이라 부른다. 임상적으로 심전도 소견상 우각차단(right bundle branch block, RBBB)과 ST 분절의 상승을 공통적으로 보이는 브루가다증후군(Brugada syndrome)과 수면 중 급사증후군은 전압작동 심장 나트륨 통로(voltage-gated cardiac sodium channel), 즉 SCN5A 유전자의 돌연변이를 동반하는 동일한 대립유전자 질환으로 알려져 있다.

비교적 정상 생활을 하며 체격도 건강한 젊은 남자가 밤중 특히 새벽에 자다가 갑자기 신음소리를 내거나 소리를 지르며 곧 사망하는 경우로, 술을 많이 마시지도 않았고, 담배도 피우지 않는 사람도 많다. 다만 전날에 과로, 과음, 성교, 과식과 같은 유인이 있기도 하지만, 원인에 대한 정설은 없다. 관상동맥의 연축으로 심근에 허혈성 괴사, 심장자극전달계 이상, 자율신경계이상, 미주신경의 과도한 긴장 및 호르몬불균형과 같은 가설이 있다.

영아돌연사증후군과 마찬가지로 자세한 상황조사, 완벽한 부검, 독극물검사로도 사망원인을 확인할 수 없을 때에 배제적 진단(diagnosis of exclusion)으로 비로소 진단명으로 쓸 수 있다. 그러나 여러 가지 부정맥, 간질, 폐쇄성 수면무호흡증, 미주신경억제와 같은 기능적(functional) 사망이나, 관상동맥기형이나 전도계 이상과 같은 병터를 반드시 감별하여야 한다.

참고문헌

1. Aretz HT. Myocarditis: the Dallas criteria. Hum Pathol 1987;18:619–24.
2. Behr E, Wood DA, Wright M, Syrris P, Sheppard MN, Casey A, Davies MJ, McKenna W; Sudden Arrhythmic Death Syndrome Steering Group. Cardiological assessment of first-degree relatives in sudden arrhythmic death syndrome. Lancet 2003;362:1457–1459.
3. Black M, Graham DI. Sudden unexplained death in adults caused by intracranial pathology. J Clin Pathol 2002;55:44–50.
4. Cameron HM, McGoogan E. A prospective study of 1152 hospital autopsies: I. Inaccuracies in death certification. J Pathol 1981;133:273–283.
5. Day CP, James OF, Butler TJ, Campbell RW. QT prolongation and sudden cardiac death in patients with alcoholic liver disease. Lancet 1993;341:1423–1428.
6. DiMaio VJ, DiMaio D. Deaths due to natural disease. Forensic pathology. 2nd ed. Boca Raton: CRC Press; 2001.
7. Dowling G. Sudden natural death. In Dolinak D, Matshes E, Lew E, ed. Forensic pathology, Principles and practice. San Diego: Elsevier Academic Press; 2005.
8. Edston E, Kawa K. Immunohistochemical detection of early myocardial infarction. An evaluation of antibodies against the terminal complement complex (C5b–9). Int J Legal Med. 1995;108(1):27–30.
9. Fineschi V, Baroldi G, Silver MD. Pathology of the heart and sudden death in forensic medicine. Boca Raton, 2006, CRC Press.
10. Goldstein S. The necessity of a uniform definition of sudden coronary death: witnessed death within 1 hour of the onset acute symptoms. Am Heart J 1982;103:156–9.
11. Hougen HP, Valenzuela A, Lachica E, Villanueva E. Sudden cardiac death: a comparative study of morphological, histochemical and biochemical methods. Forensic Sci Int 1992;52:161–169.
12. Jang JS, Jang SJ, Choi BH, Lee HY, Chung NE, Seo JS. A Statistical Analysis of Legal Autopsies Performed in Korea in 2014. Korean J Leg Med 2015;39:99–108.
13. Krous HF, Beckwith JB, Byard RW, Rognum TO, Bajanowski T, Corey T, Cutz E, Hanzlick R, Keens TG, Mitchell EA. Sudden infant death syndrome and unclassified sudden infant deaths: a definitional and diagnostic approach. Pediatrics 2004;114(1):234–8.
14. Leadbeatter S, Wawman HM, Jasani B. Further evaluation of immunocytochemical staining in the diagnosis of early myocardial ischaemic/hypoxic damage. Forensic Sci Int 1990;45:135–141.
15. Mahmoudi M, Curzen N, Gallagher PJ. Atherogenesis: the role of inflammation and infection. Histopathology 2007;50(5):535–46.
16. Nashef L, Ryvlin P. Sudden unexpected death in epilepsy (SUDEP): update and reflections. Neurol Clin 2009;27:1063–74.
17. Sauko P, Knights B. The pathology of sudden death. Knight's forensic pathology. 4th ed. London, 2016, Hodder Arnold Publisher.
18. Schoen FJ, Mitchell RN. The heart. In Kumar V, Abbas AK, Astler JC. Robbins and Cotran Pathologic Basis of Disease. 9th ed. Philadelphia: Elsvier Saunders; 2015.
19. Shepherd R. Unexpected and sudden death from natural causes. Simpson's Forensic Medicine. 12th ed. London: Hodder Arnold Publisher; 2003.
20. Song Y, Laaksonen H, Saukko P, Toivonen S, Zhu J. Histopathological findings of cardiac conduction system of 150 Finns. Forensic Sci Int 2001;119:310–7.
21. Spitz WU, Spitz DJ, Fisher RS. Sudden and unexpected death from natural causes in adults. In Spitz W. Spitz And Fisher's Medicolegal investigation of death: Guidelines for the application of pathology to crime investigation. 4th ed. Springfield: Charles C. Thomas Publisher; 2006.
22. Terrence CF, Rao GR, Perper JA. Neurogenic pulmonary edema in unexpected, unexplained death of epileptic patients. Ann Neurol. 1981;9(5):458–464.
23. Tough SC, Green FH, Paul JE, Wigle DT, Butt JC. Sudden death from asthma in 108 children and young adults. J Asthma 1996;33:179–188.

이상한 • 경북대학교 의과대학 법의학교실

05

손상
Injury

I. 총론

1. 손상의 정의

손상(損傷, injury)은 의학적 개념으로, 외력이나 질병으로 인하여 조직의 정상적인 연결이 끊어진 것이다. 그 원인이 무엇이든 조직의 정상 구조가 기능적 장애를 일으키거나 형태학적으로 파괴되는 것을 의미하기 때문에 심근경색증, 폐결핵, 위궤양으로 인한 천공, 고혈압성 뇌출혈도 손상에 포함될 수 있다. 그러나 이렇게 손상을 광범위하게 정의하게 되면 손상은 거의 모든 죽음의 원인이 되고, 외력에 의한 사망과 질병으로 인한 사망을 구분하기가 어렵다. 따라서 일반적으로는 물리적 외력이나 화학적 작용으로 인해 기능적 장애나 형태적 변화가 초래된 것을 손상이라고 한다. 법의학에서는 그보다 더 좁게 보아, 물리적 외력에 의한 외상(外傷, trauma) 또는 기계적 손상(mechanical injury)을 손상이라고 한다.

법률적으로는 손상보다는 상해(傷害)라는 용어를 주로 사용한다. 상해는 외부적 원인으로 건강 상태를 해치고 그 생리적 기능에 영향을 준 모든 가해사실이라고 해석된다. 따라서 손상이 결과 중심이라면 상해는 원인 중심이다. 상해는 결과의 기준을 일상생활과 지속성에 두고 있다. 즉, 일상생활에 지장을 주지 않거나 일시적인 상해는 폭행이라고 하며, 그 정도가 지나쳐 사람이 사망하였다면 치사 또는 살인이라고 표현한다. 의학적으로는 모두 손상이라고 표현되어도 법률적으로 적용할 때에는 상해나 폭행, 치사, 살인 등의 다양한 개념이 사용되는 것이다. 손상만으로는 상해죄의 성립 요건이 충족되지 않지만, 손상의 유무는 상해사건의 증거로서 매우 중요하다. 따라서 상해진단서는 단순히 의학적으로 손상을 기술하는 문서에 그치지 않으며 상해를 법률적으로 증명하는 문서이기도 하다. 상해진단서에 기입해야 하는 각 상병별 치료기간은 주 단위로 정해져 있으며, 대한의사협회에서 발행한 "진단서 등 작성 · 교부지침(2015. 3.)"을 참고하면 된다.

외상과 유사한 말로 상처(傷處, wound)가 있다. 상처는 피부를 포함하여 신체의 조직이나 장기의 정상적인 연속성이 파괴된 상태를 말한다.

2. 손상의 형태학적 분류

손상은 원인물체의 종류에 따라 둔기손상, 예기손상, 총기손상, 폭발물손상, 교통기관 손상 등으로 나누어진다(표 5-1). 손상은 창상(創傷)이라고 표현되기도 하는데, 법의학적으로 창(創)은 피부 연속성이 끊어진 개방성 손상을, 상(傷)은 비개방성 손상을 의미한다. 성상별 손상은 나중에 따로 설명하기로 하고, 여기서는 개방성 손상과 비개방성 손상만 기술하기로 한다.

1) 개방성 손상(open injury): 창(創)

손상으로 인해 피부 연속성이 끊어진 상태로, '~창'이라는 어미를 가진 명칭들을 사용한다. 원인물체의 종류나 작용기전에 따라 열창(裂創), 자창(刺創), 절창(切創), 할창(割創), 총창(銃創) 등으로 분류한다. 개방성 손상을 자세히 살펴보면 발생기전이나 원인물체의 종류를 추정할 수도 있다. 개방성 손상의 각 부위별 명칭과 검사 요령은 그림 5-1과 같다.

표 5-1 개방성 손상(創)의 부위별 명칭

성상물체에 의한 분류	발생기전에 의한 분류
둔기 손상	표피박탈 생채기, 찰과상, 좌상, 교상(교흔, 치흔), 열창, 좌창
예기 손상	절창, 자창, 자절창, 할창
총기 손상	총창(사입구, 사출구)
폭발물 손상	다양함(파편에 의한 사입구, 파열창)
기타 손상 (화학약품, 열 전기, 방사능 등)	부식상, 화상, 전기화상, 동상, 방사능상 등

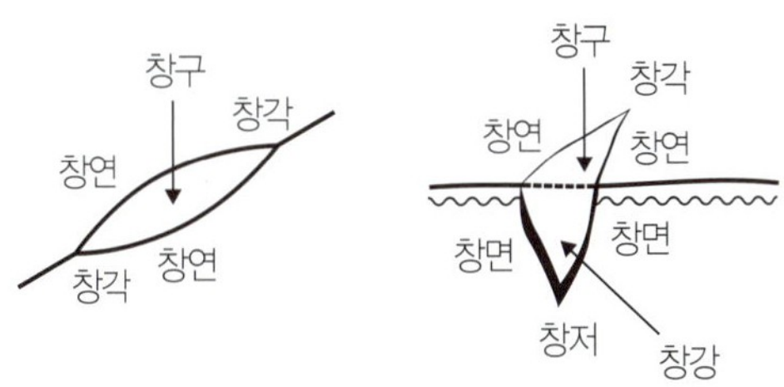

그림 5-1 개방성 손상(創)의 부위별 명칭

(1) 창구(創口, wound)

연속성이 끊어진 피부 그 자체, 즉 창의 입구를 말한다. 피부의 랑거할선(Langer's line) 때문에 창구는 항상 벌어지게 되는데, 창구의 장축이 랑거할선의 주행방향에 평행하면 적게 벌어지고, 직각에 가까울수록 더 많이 변형된다.

(2) 창연(創緣, wound margin)

창구의 가장자리를 말한다. 창연의 모양은 직선이나 곡선, 톱날 모양, 불규칙한 상태 등으로 표현한다. 창연 주위에 표피박탈이 동반되어 있는지 확인한다.

(3) 창각(創角, wound angle)

창연이 서로 만나 이룬 각을 말한다. 자창의 원인물체가 날이 한쪽만 있는 칼이라면 창각이 예각인 곳이 칼날 쪽이고, 두 개의 창연이 서로 만나지 못하고 새로운 창연과 둔각으로 이어진 곳은 칼등 쪽이다.

(4) 창저(創底, wound base)

창의 바닥을 말한다. 자창에서는 점으로 끝나지만 절창에서는 선을 이룬다. 열창에서는 면을 이루는 경우가 많다. 신체를 관통하게 되면 창저는 존재하지 않는다.

(5) 창면(創面, wound surface)

창연에서 창저에 이르는 면을 말하며, 창벽이라고도 한다. 부드럽거나 불규칙한 상태 등으로 표현할 수 있으며, 가교상조직이 있는지 검사한다.

(6) 창강(創腔, wound cavity)

창구에서 창저까지 창면으로 둘러싸인 공간을 말한다. 방향과 깊이를 살피고, 이물질이나 혈액, 고름, 삼출액 등이 고여 있는지 확인한다. 창강을 관찰하는 과정에서 핀셋이나 탐침(probe), 손가락 등을 함부로 삽입하여 손상을 변형시키지 않도록 주의하여야 한다.

2) 비개방성 손상(closed injury) : 상(傷)

표피나 진피만 벗겨지거나 피부의 연속성이 끊어지지 않은 상태에서 피하조직에 손상을 받은 경우를 말한다. '~상'이라는 어미를 가진 명칭으로 표시하며, 찰과상(擦過傷)이나 좌상(挫傷)이 대표적이다.

임상에서 창과 상을 혼동하여 사용하는 것을 흔히 보게 되는데, 이는 매우 주의해야 한다. 예를 들어 '절상'이라는 손상명을 사용하게 되면 예리한 흉기로 손상을 가하였지만 피부는 갈라지지 않았다는 의미인데, 이는 피부가 철판같이 단단하였던 것이 아닌 이상 원인물체와 결과가 서로 연결되지 않는 모순되는 표현이다. 개방성 손상의 상처 하나하나를 구체적으로 가리킬 때는 '~창'이라고 하여야 하지만, 전체적인 손상을 통틀어 가리킬 때는 '총상' 또는 '자상'이라고 할 수 있다.

3. 손상검사

손상은 법의학 영역에서 가장 중요한 부분 중 하나이다. 손상검사는 시체에만 국한되는 것은 아니므로, 법의학을 전공하지 않았더라도 의사라면 누구나 신체검사(physical examination) 과정에서 손상을 인지하고 적절히 검사하여 손상의 종류와 양상을 명확하고 자세하게 기록할 수 있어야 한다. 법의학자가 부검감정서를 작성하며 손상에 대해 기술하듯이, 임상의사는 진단서나 상해진단서에서 손상을 평가하여야 하기 때문이다.

생체에서 손상이 발생하면 수일에 걸쳐 치유를 위한 염증 반응이 일어나기 때문에 시간의 경과에 따라 손상의 모습은 계속 변화한다. 따라서 손상을 처음 검사한 의사의 기록이 중요하다. 기록이 잘못되거나 충실하지 않으면 나중에 손상의 본래 모습을 파악하기 힘들다. 그러나 손상 부위를 사진으로 찍어놓으면 기록을 제대로 하지 못하였더라도 나중에 손상에 대한 판단에 큰 도움을 받을 수 있다. 따라서 응급실에서는 손상의 형태가 변할 수 있는 치료를 하기 전에 가급적 사진을 몇 장 찍어 두는 것이 좋다.

검안이나 부검을 할 때에는 손상이 있는지 확인하고 손상이 있다면 그 성상을 정확히 파악하여 사망원인과의 관련성을 확인하여야 한다. 사망원인과 직접적인 관련이 없어 보이는 작고 경미한 손상이라도 수상 상황이나 사망상황을 추정하는 데 중요한 단서가 될 수 있기 때문에 소홀히 취급하여서는 안 된다. 사망 후 시간이 흐르면서 시체의 손상은 건조나 부패 등의 사후변화에 의하여 변형될 수 있으므로 주의해야 한다. 병원에서 치료를 받다가 사망한 경우에는 심폐소생술이나 다른 의학적 중재에 의해 생긴 인위적인 손상인지, 치료를 받기 전에 원래부터 생긴 손상인지도 감별을 하여야 한다(그림 5-2).

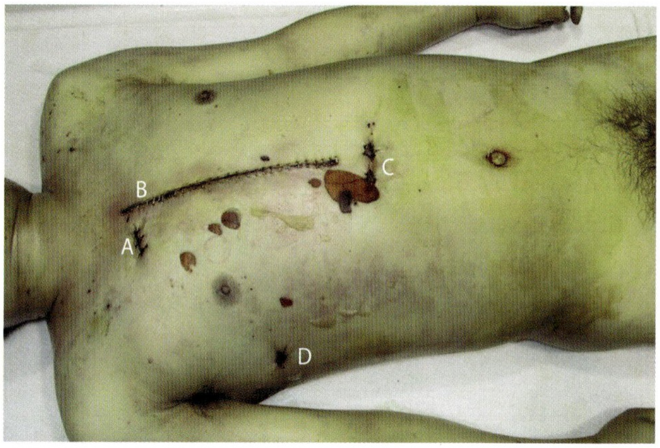

그림 5-2 봉합된 자창(A)과 의학적 중재(수술, 흉관삽입, 배농)에 의해 생긴 손상(B, C, D)

손상은 서술형으로 기록할 수도 있지만, 신체도나 부위별 해부학적 그림에 바로 표시하는 것이 더 간편하고 정확하며, 보는 사람들의 이해도 빠르다(그림 5-3). 손상의 부위와 종류, 수, 크기, 정도, 방향, 배열 상태 등을 관찰하고 신체도에 기록한다. 손상 주위 조직에 감염이나 염증과 같은 변화가 있다면 함께 기록한다. 착용한 옷에 신체에 나타난 손상과 연관이 있는 흔적이 있는지 확인하여 함께 기록해 두는 것도 중요한데, 특히 총창에서는 발사거리 추정의 단서가 되며, 자창에서는 자살과 타살을 감별하는 데 도움이 된다. 뺑소니 교통사고를 당한 피해자의 몸에 타이어흔이 남아 있다면 투명한 비닐을 대고 유성 사인펜으로 본을 떠 가해 차량의 타이어와 비교할 수 있다(그림 5-4). 경우에 따라서는 손상 부위나 옷에 이물이 부착되어 있는 것을 발견할 수도 있는데, 손상의 기전이나 상황을 추정할 수 있는 물질이라면 법적 증거물로서의 가치가 높기 때문에 쉽게 지나치지 말아

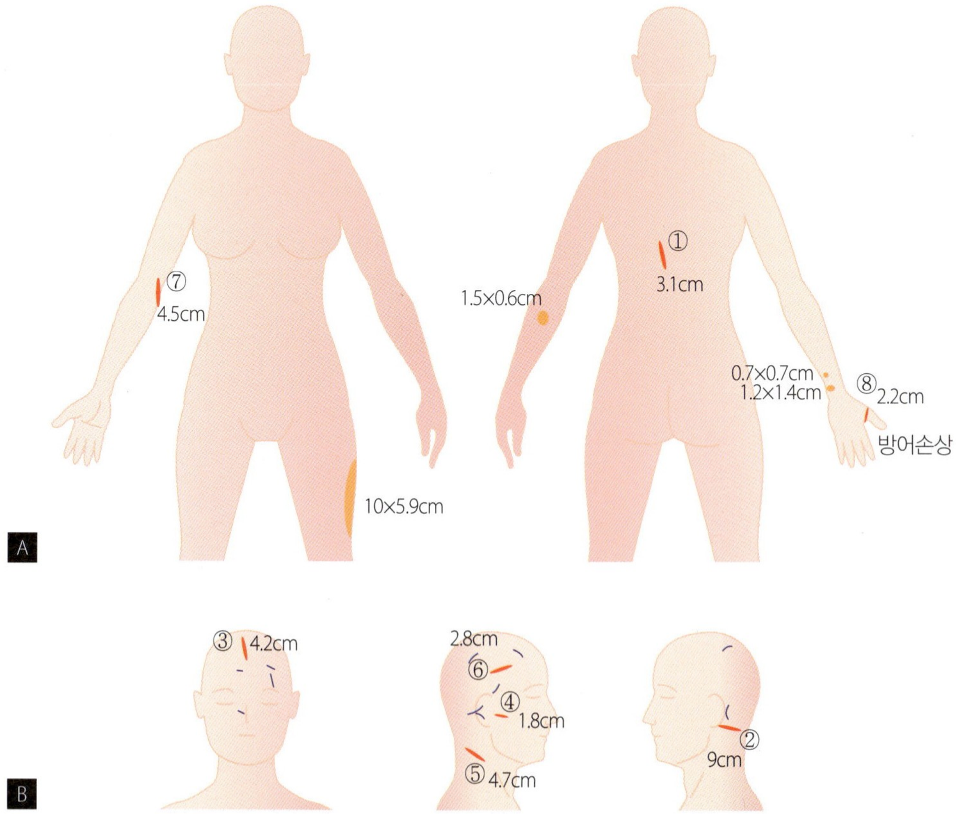

그림 5-3 다발성 자창 및 열창 등의 손상에서 부위별 해부학적 그림을 이용하여 기록(붉은색: 자창, 청색: 열창, 황색: 좌상)

야 한다(그림 5−5). 몸 안에 탄환이나 부러진 칼끝, 폭발물 파편 등이 남아 있을 것으로 의심된다면 X선 촬영을 하는 것이 좋다(그림 5−6). 내부장기의 손상이나 미세한 손상을 탐색하기 위해 컴퓨터단층촬영(CT)이나 자기공명영상(MRI), 혈관조영술 등 다양한 영상의학적 검사의 도움을 받을 수도 있다.

앞에서 언급한 바와 같이, 사진촬영은 손상의 재구성에 크게 도움이 되므로 손상검사에서 빠뜨려서는 안 된다. 모든 손상 하나하나를 자세히 기록하는 것은 힘들고 비효율적이며, 아무리 손상을 정확히 기술하더라도 사진만큼 구체적으로 표현하기는 어렵다. 사진은 손상과 관련한 분쟁이나 법적 공방이 발생하였을 때 양측이 손상의 양상을 이해하고 입증하는 데 큰 도움이 된다. 주변의 조명이나 사진기의 플래시, 촬영 각도, 사진기나 필름의 종류, 조리개 심도 등에 따라 손상의 색상이나 선명도가 달라지거나 형태가 다소 왜곡될 수는 있지만, 일반적인 사진촬영의 원칙을 따르고 초점을 잘 맞춘다면 손상의 존재와 그 양상은 충분히 판단할 수 있다. 최근에는 휴대폰 카메라의 성능이 뛰어나고 촬영방법도 간단하여 사진기가 없는 상황에서도 사진촬영이 그렇게 어렵지 않다. 다만 손상의 본래 색상을 그대로 재현하기 위해서는 사진 편집을 위한 별도의 프로그램이나 애플리케이션은 사용하지 않아야 한다. 사진을 찍을 때에는 혈흔이나 이물질의 상태를 확인할 수 있도록 현장에서 발견된 상태 그대로 우선 촬영한다. 그리고 이물 채취나 개략적인 관찰을 마치고 나서 손상 부위를 깨끗이 닦은 뒤에 다

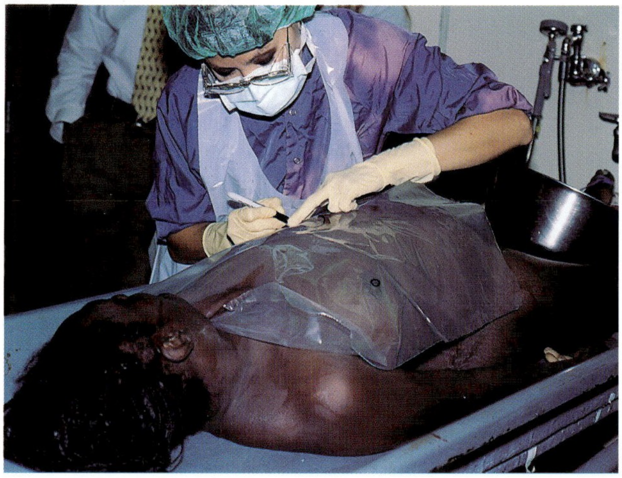

그림 5-4 투명한 비닐에 손상을 본 뜸

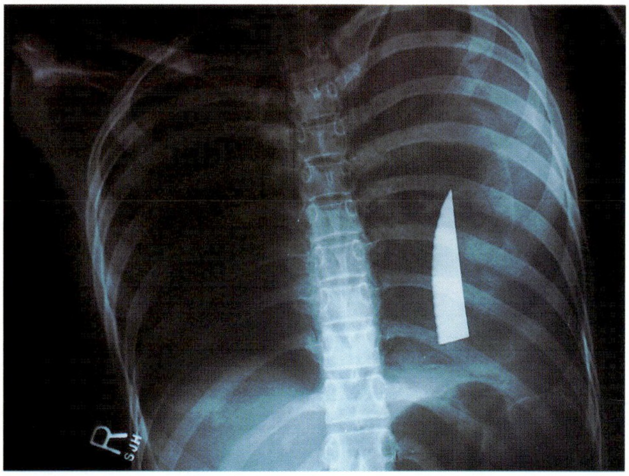

그림 5-6 X선으로 확인된 부러진 칼날

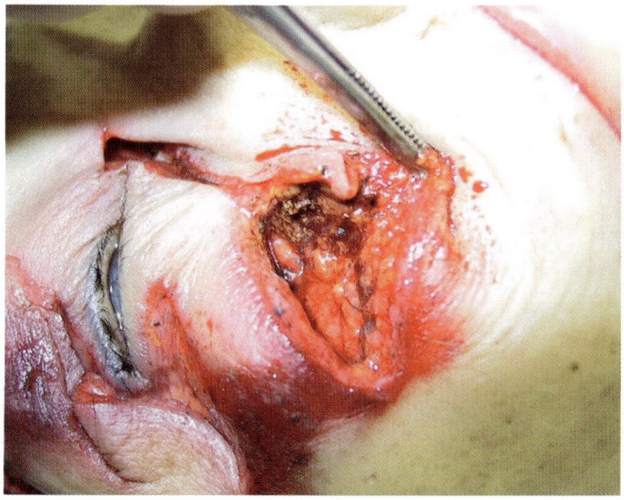

그림 5-5 할창 속에 남겨진 파란색의 페인트조각

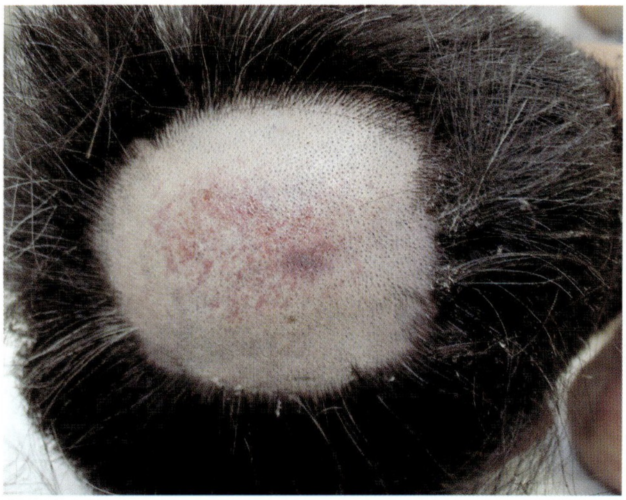

그림 5-7 머리카락을 깎고 본 후두부 두피의 표피박탈

05

시 촬영한다. 머리카락 등의 체모로 덮힌 부위에 손상이 있다면 면도한 뒤 다시 촬영하는 것이 좋다(그림 5-7). 손상 부위는 수직으로 촬영하되, 먼저 해부학적 위치를 알 수 있는 신체의 표준점이 포함되도록 넓게 촬영한 뒤 손상을 자세히 볼 수 있도록 충분히 확대하여 근접촬영을 한다. 이때 상처의 크기를 알 수 있도록 눈금이 있는 자를 대고 찍는 것이 좋다. 만일 자가 없다면 동전이나 담뱃갑, 볼펜 등 흔히 사용하는 크기가 균일한 물건을 함께 찍어 상처의 크기를 짐작할 수 있도록 한다.

1) 손상의 육안적 검사 요령

(1) 손상의 위치

치명적이거나 사건과의 관련성이 높은 손상은 위치를 정확히 표시하여야 한다. 먼저 ① 해부학적 부위를 기록하고(예를 들어 오른쪽 측두부, 왼쪽 가슴, 우상복부 등), ② 필요하다면 높이를 알 수 있도록 정수리나 발뒤꿈치로부터의 수직거리를 기록하거나 ③ 보다 구체적인 위치를 가늠할 수 있게 정중선(몸 가운데선)으로부터의 수평 거리나 ④ 신체의 특정 부위(예를 들어 배꼽, 왼쪽 눈구석, 젖꼭지 등)를 기준으로 한 거리를 기록한다. 되도록 손상의 정가운데를 중심으로 하여 측정한다. 예를 들어 왼쪽 가슴에 있는 자창을 기록한다면 "왼쪽 가슴에 있는 자창의 중심은 정수리에서 54cm 아래, 정중선에서 왼쪽으로 16cm, 왼쪽 유두 안쪽 아래로 2cm에 있다"고 기록하면 된다. 그러나 실무적으로 모든 기준점에 대한 거리를 기록하지는 않아도 좋으며, 위치를 정확하게 파악할 수 있는 정도면 충분하다. 따라서 위의 예문은 "왼쪽 가슴의 자창은 정중선에서 왼쪽으로 16cm, 왼쪽 유두 아래로 2cm에 있다"고 줄일 수 있다. 손상의 위치는 신체도를 이용하여 기록하면 편리하다. 작고 경미한 손상까지 상세히 기록할 필요는 없다. 비슷한 형태의 손상이 같은 부위에 여러 개 모여 있는 경우에는 이들을 한 무리로 묶어 기술하여도 좋다. 신체의 기준점을 선정할 때에는 쉽게 이동하거나 사람마다 차이가 큰 부위는 피해야 한다.

(2) 손상의 성상 및 모양

개방성 손상이든 비개방성 손상이든 손상의 성상을 자세히 관찰하면 원인물체의 종류나 외력이 가해진 방향을 비롯한 수상상황을 추정하는 데 도움이 된다. 손상의 종류를 기록할 때는 타박상이나 찰과상, 절창, 자창과 같이 검사자의 판단이 반영될 수 있는 용어는 되도록 사용하지 말고 관찰한 소견을 그대로 기술하는 것이 좋다. 그러나 누가 보아도 분명한 손상은 위와 같은 진단적인 용어를 사용하여 기록하는 것이 편하며, 보는 사람도 이해하기 쉽다. 창구에 표피박탈이나 피하출혈이 있는지, 손상의 주변 조직과 장기에 출혈이나 파열, 변성이 있는지, 안쪽의 뼈나 관절에는 골절이나 탈구가 있는지, 혈액의 응고나 부종과 같은 생활 반응은 있는지 등을 함께 기술하면 손상의 원인이나 기전을 판단하는 데에 좋은 자료가 된다. 예를 들어, 표피박탈의 벗겨진 방향은 외력이 작용한 방향을 직접적으로 나타내므로 손상이 생긴 과정을 판단하는 데에 큰 도움을 받을 수 있다. 원인물체가 신체와 접촉하면서 접촉면의 형태와 유사한 출혈이나 표피박탈, 열창 등을 남기는 본뜬손상 또는 정형손상(patterned injury)은 특히 원인물체를 확인하는 데 아주 좋은 자료가 된다. 자동차 바퀴자국처럼 특정 형태가 규칙적으로 반복되는 형태나 여러 개의 선이 일정한 간격으로 평행하게 나타나는 형태, 둥글거나 각진 기하학적 문양이 이러한 예이다(그림 5-8). 사진 이외의 자료로 보존할 필요가 있으면 투명한 비닐을 손상 부위에 대고 본을 떠두는 것도 좋다.

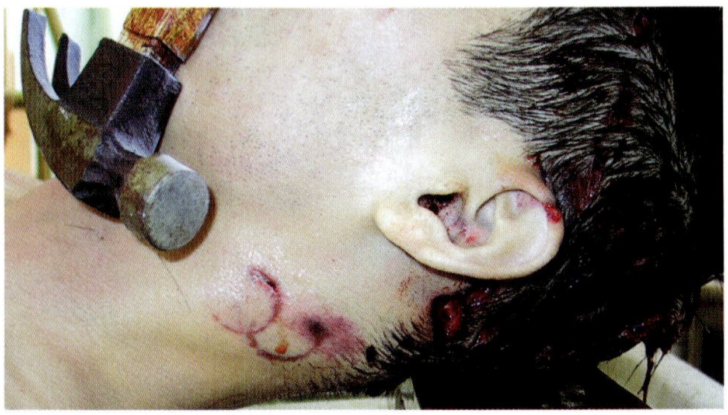

그림 5-8 망치머리에 의해 생긴 본뜬손상

개방성 손상은 피부의 랑거할선에 의해 창구가 벌어져 변형된다. 접사 총창에서는 사입구의 피부가 파열되면서 창구의 모양이 심하게 변형되기도 한다. 창구가 변형된 후에는 손상의 특징적인 모습을 놓칠 수 있으므로 창연을 서로 맞대거나 오므려서 본래의 모양을 복원해야 한다. 창구 양쪽의 피부를 손가락으로 모으거나 투명한 접착테이프를 붙여 고정시키기도 하며(그림 5-9), 찢어진 총창을 봉합하여 창구의 모양을 재건하기도 한다. 표피박탈이나 피하출혈은 '직선'이나 '곡선', '원형', '불규칙한' 등 이해하기 쉬운 단어를 사용하여 묘사한다.

(3) 손상의 크기

특별한 모양의 손상 이외에는 길이와 너비를 잰다. 경계가 불명확한 좌상은 손바닥이나 동전처럼 쉽게 알 수 있는 물건과 비교하여 표현하기도 한다. 그러나 달걀처럼 보는 방향에 따라 크기와 모양이 달라지거나 라이터처럼 형태가 일정하지 않은 것은 사용하지 않아야 한다.

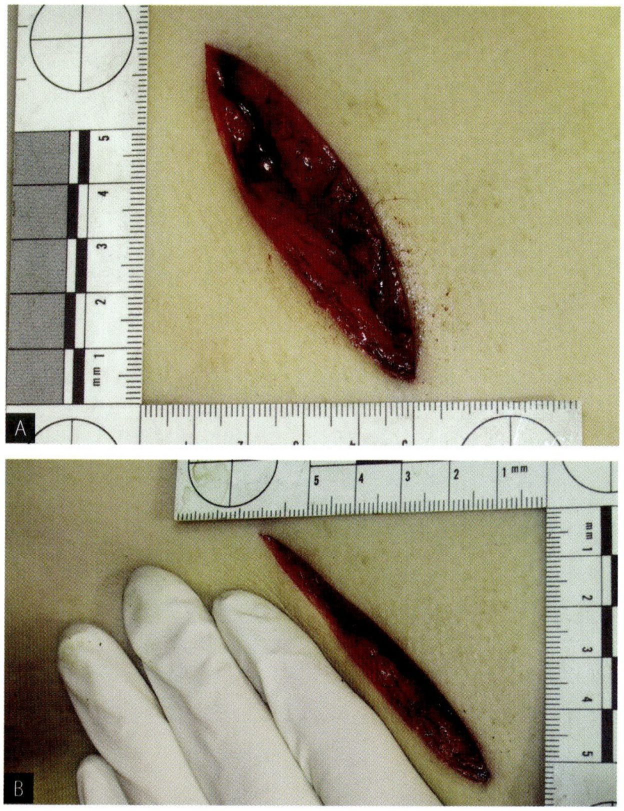

그림 5-9 자창의 창연을 서로 맞댄 모습. 이렇게 함으로써 칼등과 칼날 부위를 판단할 수 있음(오른쪽 하단이 칼등 부위)

피하출혈은 피부에 비쳐 보이는 것보다 피부 아래층의 출혈 범위가 더 크기 때문에 실제 크기를 재려면 피부를 절개해야 한다. 그러나 피하출혈은 주변 조직으로 넓게 퍼지는 경향이 있어 직접 충격을 받은 범위와 일치하는 경우는 거의 없다.

개방성 손상에서 창구의 크기는 대개 벌어진 상태 그대로 측정하지만, 자창은 반드시 창연을 오므린 상태에서 측정하여야 칼의 너비나 두께(칼등의 폭)를 추정할 수 있다. 열창에서는 창연에 나타난 표피박탈과 같은 창구 주변의 손상을 포함한 전체 크기를 통하여 원인물체를 추정할 수 있다. 손상 주변에 눈금이 있는 자를 대고 사진을 찍으면 기록한 측정값을 객관적으로 뒷받침할 수 있으며, 혹시 기록에서 빠뜨리더라도 보완할 수 있는 근거가 된다. 그러나 자가 손상을 가리거나 손상보다 가깝거나 먼 위치에서 촬영되면 손상의 형태나 크기를 파악하는 데 오히려 방해가 될 수 있으므로 주의하여야 한다.

(4) 손상의 수

작거나 경미한 손상도 수상 상황을 추정하는 데에는 중요한 역할을 할 수 있다. 따라서 사인과 관계없는 손상이라도 대략적인 형태와 개수를 기록한다. 같은 종류의 작은 손상이 여러 개 모여 있다면 '열 개 남짓' 또는 '20개 정도'로 기술하여도 상관없다.

(5) 손상의 배열 상태 및 상호관계

여러 개의 손상이 발견되는 경우에는 각각의 위치와 방향뿐만 아니라 가까운 손상 사이의 위치관계가 중요한 의미를 가질 수 있다. 특히 손상의 수가 많고 한 군데에 몰려 있을 때에는 자살과 타살의 감별에 도움이 되기도 한다. 손상의 배열 상태를 표시하려면 각 손상의 장축과 신체 정중선의 관계를 '45° 각도로 기울어져', '비스듬히' 등으로 기술할 수 있으며, '평행하게', '불규칙하게 교차하여', '나란히' 등으로 손상 사이의 관계를 보여줄 수도 있다. 손상의 배열이 특징적으로 나타날 수 있는 사례들은 다음과 같다.

- 바퀴자국: 일정한 간격으로 배열된 지그재그 또는 사다리 모양의 표피박탈과 좌상

- 자동차와 충돌한 흔적: 자동차 돌출 부위나 파손된 부위와 일치하는 손상
- 칼에 의한 주저흔: 평행한 여러 개의 얕은 절창
- 깨진 유리조각에 의한 손상: 평행한 두 줄의 얕은 절창
- 가늘고 둥근 봉(棒)에 의한 좌상: 두 줄로 난 피하출혈(중선 출혈)
- 위팔을 관통하여 몸통에 이른 자창이나 총창: 손상 당시 팔의 위치를 재현하면 몸통의 손상과 연결됨

(6) 손상의 정도

손상의 성상을 자세히 관찰하면 손상의 정도를 함께 알 수 있다. 체표면에서 보이는 손상과 내부손상의 정도는 서로 다를 수 있기 때문에 임상에서 외표만 보고 손상을 경미하다고 판단하여 충분한 치료를 받지 못하거나 치료가 지연되는 경우가 있다. 손상의 위치만 생각하고 방향을 고려하지 않았을 때도 그러하다. 시체에서도 외표의 손상만 보고 쉽게 사인을 판단하는 것은 오진할 가능성이 높아 위험하다.

(7) 손상의 진행경로

05

자창이나 총창에서는 손상이 신체 깊은 곳으로 이어질 수 있다. 이러한 경우에는 피부의 창구로부터 시작된 손상이 신체 내부에서는 어느 조직과 장기로 어떻게 이어져 어떠한 손상을 초래하였는지 확인하여 칼의 진입경로나 탄환의 진행방향과 같은 손상의 경로를 밝히는 것이 중요하다. 손상의 경로는 손상 당시의 자세나 상황 등에 관한 정보를 제공하여 손상 자체뿐만 아니라 사건을 재구성하는데 도움을 줄 수 있다.

손상을 입을 당시 피해자의 자세에 따라 손상의 경로는 크게 달라질 수 있다. 그러나 손상을 기술할 때는 항상 해부학적 자세(anatomical position)를 기준으로 표현해야 한다. 손상이 적을 때에는 체표면과 내부장기의 손상을 따로 설명하여도 손상의 경로를 쉽게 이해할 수 있지만, 비슷한 부위에 여러 개의 손상이 몰려 있거나 손상 당시의 자세로 인하여 특이한 경로를 형성하였다면 그 경로를 구체적으로 밝혀주어야 한다. 경우에 따라서는 손상이 너무 밀집되어 있어 부검을 하여도 각각의 경로를 파악하기 어려울 수 있지만, 대략적인 경로라도 밝히려는 노력이 필요하다.

한편 관통손상(penetrating injury)은 신체를 완전히 뚫고 지나가 창저를 형성하지 않는 손상을 말하며, 자창이나 총창에서 주로 볼 수 있다. 이때는 손상의 진행경로뿐만 아니라 진입 방향도 구분해야 한다. 관통손상이 다른 신체 부위로 이어진 경우에는 손상 당시 피해자의 자세를 재구성하는 데 도움이 될 수 있다.

2) 기타 법의학적 검사 사항

(1) 혈흔

혈흔은 피해자에게 생활 반응이 있었음을 시사하는 중요한 소견이다. 혈흔의 형태나 분포를 통하여 사건과 관련된 사람들의 위치나 자세, 행동 등을 추정할 수도 있다. 혈액이 여러 방향으로 흘러내렸다면 시체를 옮기거나 자세를 바꾸었을 가능성을 시사한다.

(2) 이물질

손상 부위에서 발견되는 탄환이나 칼조각은 원인물체를 결정하는 증거물이 된다. 손상 주변이나 옷에 묻어 있는 모래, 흙, 페인트조각도 귀중한 증거물이 될 수 있다.

(3) 손상의 조직학적 검사

아래 '4. 생활 반응'과 '5. 수상 후 경과시간' 참조.

(4) 생체를 대상으로 한 여러 검사 소견

뇌파, 심전도, X선 검사, CT, MRI, 양전자단층촬영술(PET) 등.

3) 손상검사에 따른 주의사항

- 사망원인으로 볼 수 있는 크고 치명적인 손상뿐만 아니라 작고 가벼운 손상도 주의할 것
- 손상이 많으면 각각의 손상만을 보지 말고, 서로의 위치관계를 볼 수 있도록 시야를 넓게 가질 것
- 부패가 진행되면 손상이 변형되거나 사라질 수 있으므로 부패된 시체는 신중히 검사할 것
- 손이나 기구로 인위적인 손상을 만들지 않을 것

- 시체에 부착된 이물을 소홀히 다루거나 엉뚱한 이물질이 붙지 않도록 할 것
- 손상 부위에 흙이나 피 등의 이물질이 묻어 있다면 닦기 전과 후에 모두 사진을 찍을 것

4. 생활 반응

시체에서 나타난 손상이 생전(antemortem)에 생긴 것인지, 사후(postmortem)에 생긴 것인지를 구별하여야 하지만, 어려울 때도 많다. 사망을 전후한 시기(perimortem)에 손상은 사망 전에 생긴 것인지, 사후에 생긴 것인지 구분이 되지 않는다. 예를 들어, 병원 응급실에서 심폐소생술을 하면서 생긴 손상이라든가, 사망 직후에 다른 손상이 추가될 때에는 이미 사망해 있었는지를 판단하기는 불가능하다. 개체는 사망하였더라도 신체조직이나 세포 모두가 동시에 죽는 것은 아니기 때문이다. 시체에서 관찰된 손상이 생전에 생긴 것인지를 판단할 수 있는 소견이 손상의 생활 반응(vital reaction)이다. 생활 반응이 있다는 것은 개체가 살아 있을 때 나타나는 현상 또는 손상이라는 의미이다. 생활 반응은 국소적으로 나타날 수도 있고, 전신적으로 나타날 수도 있다.

1) 국소적 소견

(1) 출혈이나 응혈

시체에서도 혈관이 터지면 혈액이 흘러나오지만 혈압이 걸리지 않으므로 그 양은 생전 손상에 비하여 훨씬 적고, 혈액이 건조되지만 응고되지는 않는다. 따라서 응혈된 출혈이 있다면 이 손상은 생전에 생긴 것이라고 볼 수 있다. 같은 맥락으로 사후에 생긴 골절에는 출혈이 없다. 심폐소생술을 실시하는 경우에는 개체가 사망을 했더라도 사망을 전후한 시기에 늑골골절이 생기기 때문에 설령 개체는 사망하였더라도 출혈은 나타난다. 생전에 생긴 손상이라도 혈관 분포가 극히 나쁜 곳이거나, 혈관이 터지자 곧 그 부위가 압박되거나, 터지자 곧 혈압이 심하게 떨어지면 출혈이 없거나 있더라도 소량인 경우가 있다(역과손상, 열차사고 등).

(2) 창구가 크게 벌어짐

생전에 생긴 개방성 손상은 탄력섬유가 수축하여 창구가 크게 벌어지지만, 사후 손상은 적게 벌어진다. 그러나 창구의 깊이, 원인물체의 종류, 창구의 방향과 피부 랑거할선과의 관계에 따라 벌어지는 정도가 일정하지 않다. 단순히 창구가 벌어진 것만으로 생활 반응의 유무를 판단할 수는 없다.

(3) 염증 반응

염증 반응은 살아 있는 조직에서 손상을 최소화하고 조직을 정상화시키기 위하여 일어나는 방어기전이다. 염증이 생기면 시간이 지나면서 섬유화나 육아종과 같은 상처가 남을 수도 있는데, 이러한 현상은 손상을 받고 나서 어느 정도 시간이 흘러야 나타날 수 있으므로 이 소견으로 사후 손상의 여부를 감별하여야 하는 경우는 거의 없다.

(4) 기도 내 매 침착

화재가 발생하고 새까맣게 탄화된 시체가 발견되는 경우 화재 당시에 살아 있었는지 여부를 판단하는 것은 매우 중요하다. 만약 피해자가 살아 있었다면 호흡을 하게 되고, 호흡을 했다면 화재현장에서 발생되는 연기 그을음인 매를 들이마시게 되기 때문에 기도 내에서 매 침착을 본다. 코나 입에서도 매를 볼 수 있지만, 기관이나 기관지점막에서 매를 본다는 것은 더욱 확실한 생활 반응이다. 분신을 하는 경우에는 매를 볼 수 없는 경우도 있고, 코와 입에서만 아주 옅은 매를 본다면 생활 반응인지 판단하기가 어려울 수도 있다.

2) 전신적 소견

(1) 빈혈

손상으로 인해 전신이 창백하게 빈혈을 보이는 경우는 그 손상이 심장박동이 있던 시기, 즉 생전에 생긴 것을 의미한다. 빈혈 상태에서는 심내막 아래에 다양한 출혈반이 생길 수 있다. 심장이나 큰 혈관의 손상으로 급격하게 실혈사하면 뇌혈량은 거의 정상이지만, 출혈에 시간이 걸리면 뇌혈량은 적어진다.

(2) 압박성 울혈

목을 조르거나 흉복부를 강하게 압박하면 압박 부위보다 말초에 울혈이 생기고, 이는 손상을 받았을 때에 심장박동이 있었음을 의미한다(그림 5-10).

(3) 혈액 흡인

두개골 바닥이 골절되면 코나 입 속으로 혈액이 흐르고, 기도나 폐 실질로 흡인될 수 있다. 혈액을 흡인하면 폐 실질에서 울긋불긋한 출혈반을 볼 수 있다(그림 5-11).

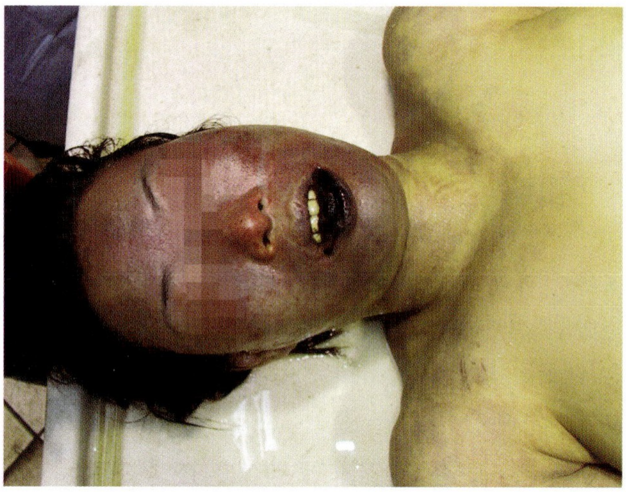

그림 5-10 압박성 울혈

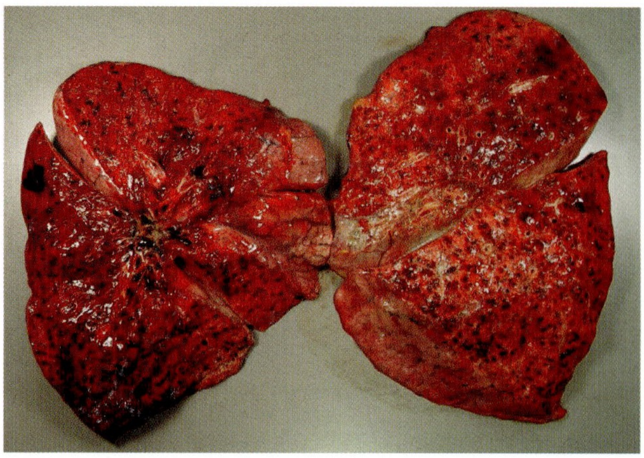

그림 5-11 혈액을 흡인한 폐

(4) 공기나 지방, 혈전으로 인한 색전증

손상을 받은 후 어느 정도 시간이 흘렀을 때 심장 안에서 거품과 섞인 혈액을 보거나, 뇌혈관에 염주알 모양의 거품을 볼 수 있다. 이는 공기색전을 의미하는 것으로, 손상받을 때 혈액이 순환하고 있었음을 의미하는 소견이다. 그러나 두개골을 톱으로 자를 때 뇌혈관이 손상을 받아 공기가 들어가서 공기색전으로 오인되는 수가 있으니 주의해야 한다. 지방색전증은 골절이 되면서 골수를 구성하는 혈구와 지방이 색전이 되어 생기는 것이다. 피하지방이 좌멸(crush)되어 지방색전증이 생길 수도 있다. 한편 혈전은 살아 있을 때 혈관 안에서 피가 응고되어 생기는 것인데, 뇌혈관이나 심장의 관상동맥, 폐동맥으로 이동하여 색전이 될 수 있다.

(5) 기도나 위장의 이물질

큰 음식물 덩어리를 삼키게 되면 기도 입구나 기도 내에 음식물이 막혀 질식사할 수 있다. 음식물 덩어리 자체가 사망원인을 판단할 수 있는 근거가 될 수 있다. 그러나 사후에 인위적으로 음식물 덩어리를 입안에 밀어 넣은 것과 생활 반응을 구분하기가 어려울 수도 있다. 위장에서 이물질을 본다면 살아 있을 때 삼킨 것으로 판단하면 된다.

(6) 선홍색 시반

시반 자체는 사후 변화이지만, 일산화탄소 중독이나 화재사에서 나타나는 선홍색 시반은 생전에 일산화탄소와 헤모글로빈이 결합하여 해리가 되지 않아서 나타나는 결과로, 생활 반응이라고 할 수 있다.

(7) 속발한 병변

수상 후 어느 정도 시간이 지나야 나타날 수 있는 소견이다. 상처 주위의 부종이 대표적이다.

5. 수상 후 경과시간

상황을 알 수 없는 상해사건에서 수상 시기를 추정하는 것은 매우 중요하다. 수상 시기가 다른 손상이 여럿 있으면 어느 것이 사인과 관계있는 것인지를 판단해야 한다. 살아 있는 사람의 표피박탈에는 출혈이 멎은 후 진물이 생기며, 이는곧 갈색의 딱지(가피,痂皮)를 만들고, 시간이 더욱 지나면 점차 위축되어 떨어진다. 얼마 안 된 좌상은 겉에서는 퍼렇게 보이지만 절개해 보면 암적색이고 경계가 명료하다. 수일이 지나면 녹색이 되었다가 열흘쯤 되면 누렇게 변한다. 창구도 이즈음에는 서로 붙어 힘을 주어도 상처가 벌어지지 않는다.

현미경적으로는 시간이 지나면 염증세포가 침윤하고, 신생혈관이나 섬유아세포가 나타나며, 결합조직이 증식하는 등 치유가 진행되는 것을 볼 수 있다. 손상이 치유되는 과정 중에 볼 수 있는 소견은 거의 개인차가 없다. 그러나 치유에 소요되는 시간이나 범위, 결과는 국소적 인자(출혈의 양, 부종, 감염, 이물질, 손상 부위, 손상 종류, 크기나 깊이, 의료적 개입 여부)나 전신적 또는 체질적 인자(성별, 나이, 영양 상태, 질병의 유무)에 따라 달라진다. 따라서 위에서 기술한 소견만으로 손상의 경과 시간을 추정하는 것은 현명하지 못하다. 출혈 부위에서 3~4일이 지나면 헤모글로빈은 헤모시데린으로 변하여 철 반응으로 증명할 수 있다.

6. 손상과 관련된 사망원인 및 사망기전

1) 중요 장기의 손상

(1) 손상 자체가 사인이 되는 것

생명유지에 필수적인 뇌, 심장, 폐에 손상이 있어 그 기능이 완전히 없어지면 단독으로 사인이 될 수 있다. 예컨대 뇌좌멸, 경수 절단, 심장 자창 등으로, 이 경우 진단은 비교적 쉽다. 특히 뇌간이나 경수의 손상은 비록 심하지 않더라도 충분한 사인이 된다.

(2) 손상의 이차적 병변이 사인이 되는 것

손상 그 자체는 사인이 될 수 없으나 근접 부위의 손상이나 출혈로 기능장애가 생겨 사망하는 경우이다. 두개강의 출혈이 50~200gm 정도면 이차적인 뇌부종으로 뇌압박이나 뇌탈출(herniation)로 사망하며, 심낭에 100~200mL 이상의 혈액이 고이면 심장압전(cardiac tamponade)으로 사망할 수 있다(그림 5-12).

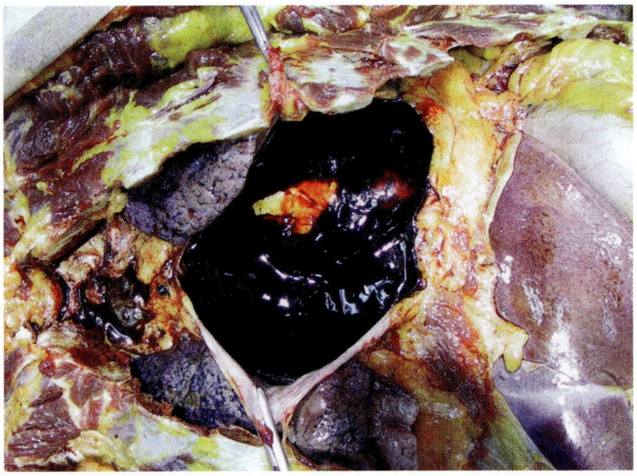

그림 5-12 심장 압전(cardiac tamponade)

2) 전신성 기능장애

(1) 출혈(실혈, exanguination)

혈관에 손상이 있어 짧은 시간에 많은 출혈이 있으면 실혈사한다. 보통 순환 혈액량의 10~15%(어른에서 500~750mL)를 급속하게 잃으면 혈압이 떨어지고, 20~30%를 잃으면 심한 쇼크의 증상이 나타나며, 40%를 잃으면 겨우 2~3시간을 버티고, 50%를 잃으면 완전히 사망한다. 실혈에 대한 감수성은 성별, 나이, 개인차에 따라 다르며, 특히 출혈속도에 큰 영향을 받는다. 실혈사하는 경우 시체는 전신적인 빈혈 상태로 피부나, 점막, 결막이 창백하고, 시반은 약하게 형성되며, 뇌를 제외한 내부장기의 빈혈, 심장내막(endocardium)에 점상출혈이나 출혈반 등을 볼 수 있다. 실혈 후에 대량의 수혈이 있었으면 시반은 보통으로 형성되나 여러 장기의 혈액 분포는 고르지 않은 현상을 볼 수 있다.

(2) 외상성 쇼크(traumatic shock)

쇼크는 적절한 순환 혈액량이 감소하여 전신의 말초순환계에 장애를 일으켜 주요 기관의 기능장애를 초래하는 임상적 진단명이며, 외상에 의한 쇼크의 원인은 다양하다. 따라서 각각의 원인을 밝혀 사인으로 결정하거나, 충분한 형태학적인 증거가 없는 경우에는 인정하지 않는다. 쇼크는 3가지로 분류하는데, 외상으로 인해 발생한 경우 그 기전은 다음과 같다.

- 신경성 쇼크(neurogenic shock): 반사적인 혈관운동의 실조
- 저혈량성 쇼크(hypovolemic shock): 실혈 등으로 순환 혈액량의 부족
- 심인성 쇼크(cardiogenic shock): 빈맥 등으로 적절한 순환의 결핍

외상성 쇼크는 단독 또는 복합적으로 나타나는데, 저혈량성 쇼크가 가장 많다. 직경 10cm 정도의 조직이 좌멸되면 순환하는 혈액량의 10%가 출혈된 것과 맞먹으며, 사지 한 군데의 골절은 약 1,000mL 사지 세 군데 이상이나 골반골의 골절은 2,000mL 이상의 출혈에 상당하다고 한다. 따라서 광범위한 좌멸이나 다발성 골절이 있으면 쉽게 쇼크에 빠진다.

가. 외상성 쇼크의 소견

ㄱ. 신부전(renal failure)

연부조직의 좌멸, 열상, 부적합한 수혈이나 신장허혈에서 볼 수 있다. 병리조직학적으로는 원위세뇨관을 중심으로 급성 세뇨관괴사(acute tubular necrosis)의 소견을 보이므로 독성물질에 의한 근위 세뇨관괴사와 구별된다. 손상을 받고 수 시간부터, 대개는 하루나 이틀에 핍뇨(oliguria)나 무뇨(anuria)가 생긴다. 부검에서 육안적으로는 양쪽 신장의 종창이 있으며, 조직학적으로는 사구체의 허탈, 허혈, 세뇨관의 확장, 상피 세포의 편평화, 단백질이나 색소체 원주(cast), 원위세뇨관 상피의 퇴행성 변화나 괴사, 간질의 수종 등이 관찰된다.

ㄴ. 폐기능부전(pulmonary insufficiency)

가슴 이외의 손상에 의한 출혈성 쇼크를 비롯한 모든 쇼크로 생긴 호흡장애를 총칭한다. 쇼크폐(shock lung, traumatic wet lung)라고도 한다. 폐 순환의 변화, 카테콜아민과 같은 화학물질, 혈액응고기전의 변화 등이 관여하여 발생하는 것으로 생각된다. 부검에서 기관이나 기관지 안에 점액이 많이 고이고, 무기폐, 심한 부종, 충혈, 출혈 등의 소견이 있다.

ㄷ. 좌멸증후군(crushing syndrome)

피하조직이나 근육 등 연부조직이 폭넓게 좌멸되면 출혈량이 적더라도 수일 후에 저혈량성 쇼크의 증상을 나타내며 사망할 수 있다. 손상을 받은 부위에는 종창이 있을 수 있는데, 전신 상태는 괜찮다가 갑자기 증상을 보인다. 쇼크증상은 수 시간 또는 수일 후에 전신이 창백해지고, 땀을 흘리며, 혈압이 떨어진다. 핍뇨나 무뇨의 신부전증이 생긴다. 전신적으로 경도의 부종, 목마름, 구역질, 구토 등을 보인다. 대개는 1주일 이내에 갑자기 혈압이 떨어져서 사망한다. 이는 손상을 받은 세포가 직접적으로 또는 이차적으로 괴사될 때 생성되는 단백질의 분해산물, 특히 미오글로빈(myoglobin)과 같은 물질에 대하여 일종의 자가중독이 일어나는 전신장애로 생각된다. 동시에 손상을 받은 부위에 혈장이 많이 이동하여 순환혈장량이 감소한다. 더욱이 조직 좌멸에 의한 반사적인 저혈량증, 혈압강하에 의한 쇼크 상태가 되어 심한 급성 세뇨관괴사를 일으키는 것으로 생각한다.

3) 기타

(1) 지방색전증(fat embolism)

팔다리 또는 골반의 골절이나 지방조직의 좌멸 등에 수반되어 지방색전이 발생할 수 있다(그림 5-13). 발생기전은 지방방울(fat droplet)이 터진 혈관을 통해 정맥으로 들어가 폐의 모세혈관을 막거나, 일부는 폐를 통과하

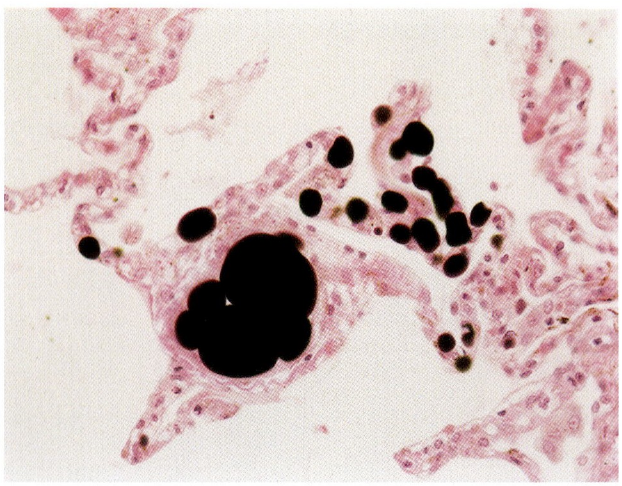

그림 5-13 지방색전증.
폐조직의 현미경적 소견으로, 검게 염색된 것이 기름방울임

여 동맥을 통해 뇌 등에 색전을 일으키거나(mechanical theory), 혈장 중에 유화 상태인 지방이 외상으로 지방방울로 변하여 색전을 일으킨다(physicochemical theory)는 두 가지 설이 있다. 경도의 지방색전은 사인과의 관련성이 낮다. 생존 기간이 길어지면 폐나 뇌의 형태학적 변화가 뚜렷해진다.

가. 폐의 지방색전

손상을 받고 이틀쯤 지나서 순환장애가 나타나고 출혈성 경색이 생긴다. 단순히 지방이 폐에 걸린 것 외에 혈중지방분해효소(lipase)의 활성이 높아지므로 중성지방이 분해되어 유리지방산이 생기게 된다. 이것이 모세혈관이나 폐포벽의 표면활성물질의 장애를 초래하여 폐부종이나 출혈이 생기는 것으로 알려져 있다. 더욱이 이차 감염이 생기기 쉬워 1주일 이상 생존한 경우에는 기관지폐렴으로 사망하는 경우가 많다.

나. 뇌의 지방색전

대개는 손상을 받고 3일에서 1주일 사이에 뇌 백질에 많은 점상출혈이 나타난다. 백질은 회질보다 혈관의 밀도나 연결이 적어 순환장애가 생기기 쉬우므로 작은 출혈성 병변이 잘 생긴다. 경우에 따라서 목, 가슴, 겨드랑이의 피하조직이나 결막, 눈에 점상출혈이 있을 수 있다. 이와 같이 심한 지방색전은 폐나 뇌의 순환부전, 폐의 출혈성 경색, 뇌 백색질의 많은 점상출혈을 만들어 직접 사인이 될 수 있다. 사인은 손상이나 색전의 정도, 다른 손상을 고려하여 결정한다.

(2) 공기 색전증(air embolism)

원인으로는 큰 정맥의 손상, 채혈이나 수혈 또는 수액주입 중의 실수, 의도적인 혈관내 공기주입 등이 있을 수 있다. 주입한 공기의 치사량은 확정되지 않았으나 일반적으로 50mL 이하에서는 사망하지 않고 200mL 이상에서는 매우 위험하며 사망할 수 있다. 물론 빨리 주입하면 적은 양도 위험하다. 폐에 공기 색전이 생기면 호흡곤란, 우심실부전, 관상동맥 색전증 등으로 급성 심부전, 중추신경계 기능장애 등이 생길 수 있다. 부검에서 우심방이나 심실, 폐동맥 안에 많은 기포나 피 섞인 거품을 볼 수 있다.

(3) 흡인성 질식(asphyxia due to aspiration)

두개골 기저부의 골절, 토혈(吐血) 등으로 혈액이 기도 안으로 흡인되거나 기도 또는 폐의 손상으로 혈액이 유입하면 질식사할 수 있다.

(4) 소화관 출혈

심한 외상환자가 위나 십이지장 궤양으로 출혈하여 사망하는 경우가 있다. 머리의 외상 후에 생기는 쿠싱궤양(Cushing's ulcer)이나 화상에 의한 컬링궤양(Curling's ulcer)은 위의 여러 부위에 궤양이 생겨 심하게 출혈하며, 사망률도 매우 높다.

4) 감염

손상 부위로 이차 감염이 생겨 사망할 수 있다. 예를 들어, 소화관 손상으로 화농성 복막염이 생기거나 개방성 손상 후에 패혈증이 생기는 것 등이 있다.

5) 만성 후유증

손상을 받고 상당한 기간이 지나 후유증으로 사망하면 외상과의 인과관계가 문제될 수 있다. 머리외상 후에는 외상 후 경련발작, 지연성 뇌졸중, 뇌동맥류 파열, 혈관내막 손상에 의한 혈전증 등 여러 가지 경우가 있을 수 있다. 사망의 종류를 결정할 때에는 무조건 외상 후의 후유증이라고 판단해서는 안 되며, 사망까지의 경과 등을 잘 살펴서 판단해야 한다.

6) 기존 질환의 악화

손상으로 원래 지니고 있던 당뇨병, 심부전, 폐부전 등이 악화하여 사망할 수도 있다.

7. 응급의료와 법의학적 문제

응급의료는 기계적인 외력, 물리적 외인이나 화학적 외인에 의한 신체의 장애에 대응하기 위한 임상의학이다. 응급의학의 첫 번째 대상은 물론 환자의 건강과 생명이다. 그러나 이러한 외인이 환자에 작용하게 된 기전은 타인의 행위, 과실, 사고, 재해, 자신의 행위 등 다양하다. 너무 치료에만 급급하다 보면 법의학적으로 매우 중요한 소견들이 소홀히 다루어져 불명확해지거나 없어질 수 있다. 상해의 원인 등을 법의학적으로 분석하는 목적은 환자만을 위하는 것이 아니고, 관계된 사람의 법적 권익, 나아가서는 사회 정의를 이루는 것도 포함된다. 따라서 응급의료 가운데 필수적인 사항을 기술한다.

1) 응급처치

구급차에 실려 올 정도의 외상환자를 처치하는 데에는 환자의 생명을 구하는 것은 물론 나중에 생길 문제와 얽힌 법의학적 측면도 있다.

(1) 일차적 응급처치

- 먼저 환자의 전신 상태를 빠르고 가능한 한 정확하게 파악한다.
- 호흡이 곤란한 상태면 호흡을 유지하기 위한 조치를 취하고 출혈, 쇼크에 대하여 지혈, 혈관 확보, 수액 및 수혈을 처치한다.
- 필요하다면 심폐소생술을 한다.
- 외상에 대하여 응급처치, 예컨대 지혈, 감염 예방, 골절 부위 보호 등을 한다.
- 전문의에게 의뢰한다.

05

환자의 생명 확보가 가장 먼저이고 다음에 국소적인 창상의 치료를 한다. 대개 일차적인 응급처치에서 요구되는 주의의무는 임상의사로서 당연히 지니고 있어야 할 지식과 기능으로 행하는 정도이다.

(2) 전문적 응급처치

추상적이기는 하지만 기본적으로 다음과 같은 처치를 한다.

- 구급 구명 처치를 한다.
- 손상의 가능한 빠른 치유를 꾀한다.
- 손상받은 기관의 남은 기능을 보존하고, 소실된 기능을 가능한 완전하게 복원시킨다.
- 팀 의료로서 전체적 관리를 한다.

전문적인 처치에서는 일차적인 처치보다 높은 주의 의무를 요구한다.

2) 응급의료와 법의학적 주의점

(1) 증거물 확보

가. 옷, 소지품 등

손상을 받은 원인을 구명하는 데 매우 중요한 실마리를 제공한다. 오염되지 않도록 깨끗한 비닐주머니에 보관한다.

나. 진찰

손상의 부위, 배열, 성상, 정도 등을 상황이 허락하는 한 자세하게 관찰하여 기록한다. 치료할 필요가 없는 경한 손상이라도 중요한 의미를 가질 수 있으므로 기록하여 둔다. 골절이나 탈구처럼 뼈 손상이나 총기손상 등에서 X선 촬영은 원인 분석에 객관적인 실마리가 되며 증거력도 높다.

다. 창상 처치

개방성 창상을 처치할 때 쓰이는 거즈에는 사건 해결의 열쇠가 될 수 있는 미세한 물체가 묻을 수 있다. 교통사고에서는 창상 안이나 주변에 작은 페인트조각이 남는 경우가 많은데, 이것으로 가해 차량의 종류를 알아낼 수 있다. 사용한 거즈 등을 버리지 말고 수사당국에 보내주는 것도 좋다. 창상의 형태는 손상의 원인물체를 추정하는 데 매우 중요한 근거가 된다. 따라서 창연의 형태, 창각(創角)의 모양, 창강의 가교상조직 유무 등을 자세하게 기록하는 것이 좋다.

(2) 응급의료 관련 의료분쟁

응급의료에서는 보통의 진료와는 달리 예기치 못한 돌발사태가 잘 생긴다. 환자의 상태도 그러하려니와 주위 사람들의 심리 상태나 다른 상황도 절박한 분위기에서 진료하게 된다. 따라서 나중에 의료분쟁이 생길 소지가 충분하다고 할 수 있다. 상해사건에 의료행위가 개재하여 결과적으로 사망한 경우에는 의료행위를 둘러싼 분쟁이 생기기 쉽다. 가해자는 상해를 가한 사실은 인정하지만 피해자가 사망한 것은 의료행위 도중에 생긴 의료과실 때문이라고 주장하는 사례가 늘어나고 있다. 특히 교통사고환자처럼 고액의 배상이 관련된 경우에 그러하다. 비교적 오래(4~5일 이상) 생존하여 의식도 있고, 일반인이 보아도 비교적 양호한 상태이고, 일단 회복하는 기미를 보이다가, 갑자기 악화하여 사망하는 경우에는 분쟁의 소지가 많다. 한편 의사 쪽에서도 엎친 데 덮친 격으로 의사의 설명 부족이나 예후 판단이 어긋나거나, 진료 태도에서 오해 등이 있을 수 있고, 여러 의사가 관여한 경우에는 다른 의사의 진료를 경솔하게 비판하거나, 가해자측이 책임 경감의 의도가 강한 경우에 더욱 분쟁이 생기기 쉽다.

8. 내부장기 및 부위별 손상

내부장기의 파열은 주로 실질장기에서 관찰된다. 장관은 파열되기 쉽지 않지만, 장관도 위나 방광처럼 내용물이 차 있으면 손상받기 쉽다. 특히 심장은 확장기가 위험하다. 어느 장기라도 병변이 있으면 손상받기 쉬우며, 장기의 변성, 염증, 감염, 궤양, 종양 등이 있어도 손상받기 쉽다. 외력에 파열되기 쉬운 장기는 간, 비장, 신장, 폐, 위장관, 방광, 자궁, 담낭의 순이다. 원인물체의 형태에 따라 내부장기의 손상은 다양하지만 여기서는 각 부위별로 개괄적인 특징만 살펴보기로 한다.

1) 머리

두피의 표피박탈, 좌상 및 열창은 흔히 볼 수 있다. 손상을 확인하기 위해 머리카락을 깎고 검사할 필요성이 있다. 두개골의 골절은 외력이 작용에 따라 골절의 양상도 다양하다. 외상성 뇌출혈은 출혈 부위에 따라 경막하출혈, 경막외출혈 및 지주막하출혈로 나눌 수 있고, 뇌좌상을 흔하게 볼 수 있다. 뇌손상의 발생기전을 크게 대측손상과 동측손상으로 나누는 것은 사망상황과도 밀접하기 때문에 매우 중요하다. 자세한 설명은 제6장 '머리손상'에서 기술하기로 한다.

2) 목

경부에 둔체가 작용하는 것으로는 교통사고가 가장 많다. 경추골절, 경추압박골절, 경추변형, 추간탈구 등 다양하다. 경추에 손상이 있으면 척수의 손상도 반드시 고려하여야 한다. 교통사고에서 경부손상으로 특이한 것은 채찍질손상(whiplash injury)이 있다(제7장 교통기관 손상 참조). 주먹이나 당수로 목을 강타하면 목동맥팽대(carotid sinus)를 자극하여 미주신경의 작용으로 반사적인 심장정지를 일으킬 수 있고, 성대나 후두의 부종으로 질식할 수 있다.

3) 가슴

폐의 손상으로는 골절된 늑골이 찔러 생기는 손상 외에 늑골의 골절 없이 폐에 외력이 작용하여 국소적으로 출혈이나 기종이 생길 수 있다. 흉곽을 압박하거나, 심하게 몸이 진동되면 생길 수 있다. 이차적인 외상성 폐렴도 생길 수 있다. 유아에서는 늑골의 탄력성이 높아 골절의 흔적 없이 폐의 좌창, 좌멸 등 심한 손상을 일으킬 수 있다. 심장의 손상으로는 강한 외력에 의한 심장파열이 있다. 심근경색증처럼 병적 원인에 의한 파열은 좌심실에 호발하지만, 외상성인 경우에는 우심실이나 심방의 파열이 많다. 이는 벽의 두께가 얇기 때문이다. 심진탕(commotio cordis) 또는 심장 좌상은 심장 부위를 주먹으로 치는 것과 같이 둔력이 작용하면 급사하는 경우를 말한다. 가격을 받은 후 즉시 협심증과 같은 증상을 보이고 급격히 심부전의 상태에 빠진다. 부검 소견으로는 심실중격 내막하출혈을 보거나 아무런 소견을 보지 못한다. 대단히 큰 외력이 작용하면 흉부의 큰 혈관, 특히 왼쪽 쇄골하동맥의 기시부 하방에서 대동맥이 잘 파열된다. 횡격막이 자동차 역과손상 때처럼 파열되면 복강의 장기인 위, 창자, 간 등이 흉강으로 탈장할 수 있다.

4) 배

외상으로 복강 안에 출혈이 있고 장기의 파열, 좌멸이 있는 경우이다. 특히 간, 비장, 신장의 파열은 많은 출혈이 있어 사망하는 수가 많다. 장관의 손상은 대장보다 소장에 많다. 특히 척추의 전면에서 작은 둔체에 의해 눌리면 천공이 생기거나 끊어질 수도 있다. 장 내용물이 복강으로 나오면 수 시간 이내에 범복막염(panperitonitis) 또는 화농성 복막염을 일으켜 하루나 이틀 만에 사망할 수 있다. 장관의 손상이나 내장의 파열이 있어도 외표에 외력의 흔적을 거의 볼 수 없는 경우도 상당히 많으며, 오히려 복강 내의 소견을 바탕으로 외표에서 외력이 작용한 부위를 발견하는 경우가 있다. 간 파열은 다양하여, 간 실질이 넓게 파열되는 경우부터 간의 피막 밑에 출혈만 있는 경우까지 있다. 때때로 손상을 받을 때에는 증상이 없다가 일정한 시기가 지난 후에 파열되는 지연성 파열이 있을 수 있다. 합병증으로는 간 농양이 있다. 비장 파열은 비교적 약한 외력에서도 생길 수 있다. 비장의 문맥 부위와 비장정맥이 손상받기 쉽다. 합병증으로 출혈과 감염이 있다. 신장 파열은 비교적 드물지만 실질의 열창, 신우의 손상이 생기기 쉽다. 이차 감염이 합병할 수 있다. 그 외에 골반골절로 직장, 방광의 손상이 있고, 회복되기 어려워 노동재해나 교통사고의 후유증으로 감정을 요하는 경우가 있다.

II. 둔기손상(鈍器損傷) Blunt Force Injury

일상 주변에 있는 많은 물체가 둔기로서 손상을 일으킬 수 있다. 돌, 파이프, 각목, 몽둥이, 망치, 주먹, 구두를 비롯하여 자동차, 열차까지 무수히 많다. 또한 높은 데에서 추락할 때에는 지면이 둔기로 작용한다. 둔기손상은 표피박탈, 좌상, 열창으로 크게 나눌 수 있다.

1. 표피박탈

1) 발생기전

표피박탈(表皮剝脫, abrasion)은 둔체가 피부 표면에 작용하여 피부 윗부분인 표피(epidermis)가 벗겨지고 진피(dermis)가 노출되는 상태를 말한다(그림 5-14). 대부분 둔체에 의한 압박, 긁힘, 일회성 찰과 또는 반복 마찰에 의하여 생긴다. 형성기전에 따라 일반적으로 다음과 같이 분류한다.

(1) 찰과상(擦過傷, brush burn)

일상생활에서 흔히 보는 표피박탈로, 둔체의 거친 면이 1회 스치면서 생기는 것이다. 달리기를 하다가 앞으로 넘어지면서 지면에 미끄러지거나 추락 시 지면에 밀리면서 형성되는 것이 좋은 예이다(그림 5-15).

(2) 생채기(scratch)

손톱처럼 비교적 뾰족한 물체, 또는 날을 가진 비교적 가벼운 흉기에 의해 한 번 긁혀 생기는 것을 말한다. 손톱으로 할퀴거나 눌러 형성되는 조흔(fingernail mark)도 생채기의 일종이다. 얼굴, 목, 손등에 흔히 보게 된다(그림 5-16).

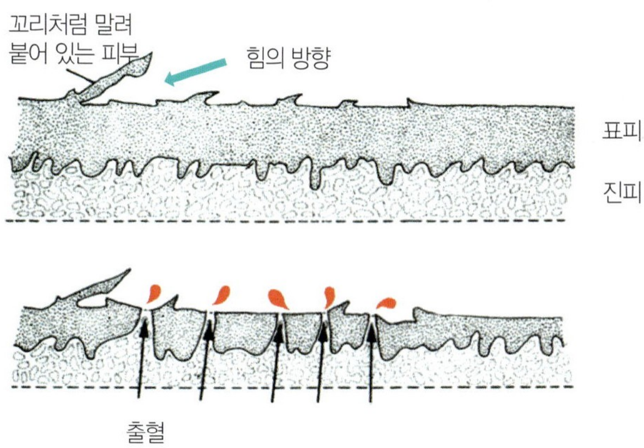

그림 5-14 표피박탈의 생성기전

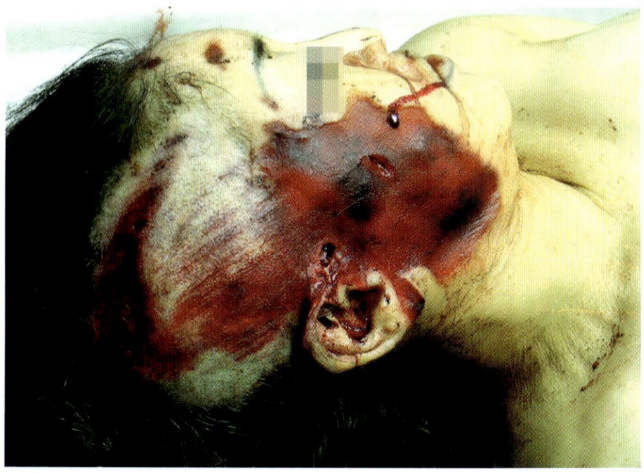

그림 5-15 시멘트 바닥과 마찰하여 생긴 찰과상

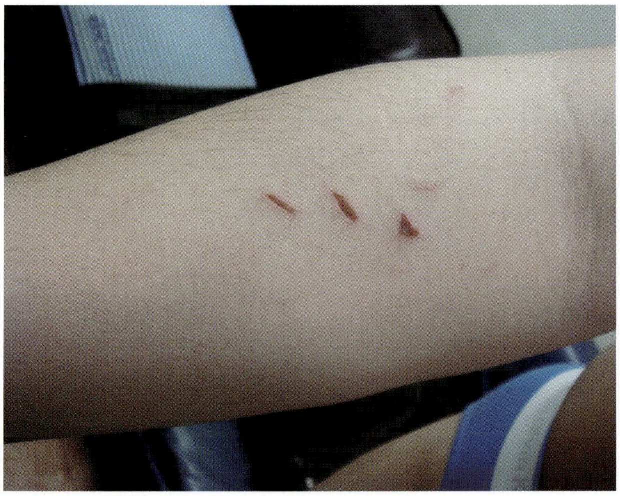

그림 5-16 손톱에 긁혀 생긴 생채기(조흔)

(3) 압박성 표피박탈(壓迫性 表皮剝脫, compression abrasion, imprint excoriation)

피부가 둔체에 의해 강하게 압박되어 형성되는 것으로 자동차 역과에서 보는 바퀴자국이 대표적인 예이다(그림 5-17).

(4) 마찰성 표피박탈(摩擦性 表皮剝脫, friction abrasion)

둔체가 한 부위에 짧게 반복 마찰하여 생기는 것으로, 끈으로 손발을 묶었을 때나 수갑을 채웠을 때 손목 주위에 마찰되어 생기는 표피박탈이 대표적인 예이다.

2) 모양

형성기전에 따라 표피박탈은 다양하게 나타나기 때문에 찰과상이 표피박탈과 반드시 동의어는 아니다. 구체적으로 구분하기 힘들면 단순히 표피박탈이라고 하면 된다. 표피박탈 자체는 표피만 벗겨져 나가기 때문에 출혈이 일어나지 않지만 진피가 노출되면 출혈을 보인다. 또한 좌상이나 열창을 동반하는 경우에는 피하출혈이 함께 일어난다. 표피박탈에서는 피부의 가장 윗부분인 표피가 하얗게 일어난 것이 힘이 작용한 끝 부분에 붙어 있어 찰과 방향을 알 수 있다(그림 5-14). 작용한 물체가 부드럽고 연하면 피부 각질층만 박탈되어 일정한 형태가 없지만 물체의 면이 거칠고 딱딱하면 여러 개의 선상 생채기 형태로 나타난다. 진피에 이르는 표피박탈에 출혈이 없다면 사후에 생긴 것으로 생각할 수 있다. 사후에 생긴 것은 대개 오렌지색이다. 손상을 받은 직후에 사망한 시체에서는 관찰되지 않다가 표피가 벗겨진 부위에서 수분이 증발하여 건조되면 조금 있다가 분홍색, 누런색을 거쳐 2시간 정도 지나면 갈색이나 적갈색으로 가죽처럼(혁피양 변성) 보이므로 관찰하기 쉬워진다(그림 5-18). 시간이 더 경과하면 까맣게 보이기도 한다. 물에서 건진 시체의 경우에는 건진 직후에 표피박탈이 눈에 띄지 않았는데, 다음날 부검을 하려고 보면 표피박탈이 나타나는 경우를 자주 경험할 수 있다. 표피박탈이 생기고 몇 시간이 지나면 상처 치유가 시작한다. 진물은 하루나 이틀 동안 나오고 딱지가 앉는다. 더 오래된 것에는

05

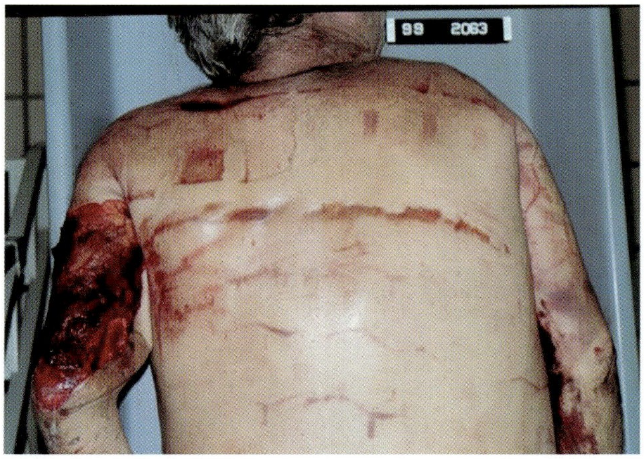

그림 5-17 타이어흔

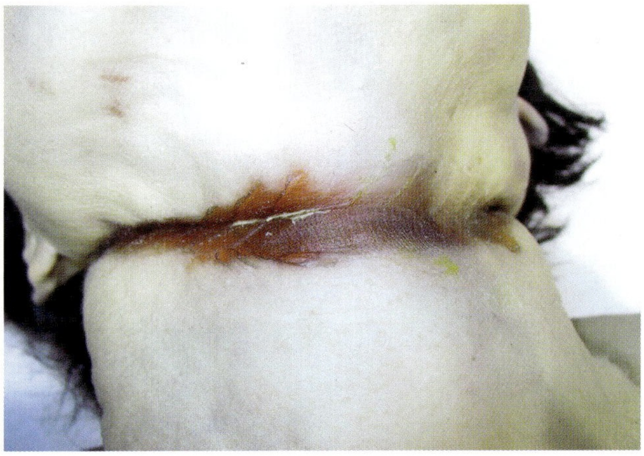

그림 5-18 의사(목맴)에서 보는 혁피양 삭흔

감염도 생길 수 있다.

3) 법의학적 의의

표피박탈은 우리가 가장 많이 경험하는 손상이다. 대개 경미하고 후유증을 남기는 경우도 거의 없다. 찰과상이나 생채기는 딱지가 앉았다가 1주일 정도 되면 자연 탈락되기 때문에 임상적으로 치료한다는 의미도 거의 없다. 임상의사들은 표피박탈에 대해서는 크게 관심을 두지 않고 간단한 소독과 외상 연고를 발라두면 쉽게 치유되어 무시하기 일쑤지만, 법의학적 관점에서 표피박탈은 매우 중요한 손상이다. 표피박탈의 모양이나 표피가 일어난 방향을 자세히 관찰하면 원인물체의 모양, 작용 방법, 작용 방향 등을 알 수 있다. 표피박탈 자체가 사망원인이 되지는 않지만, 특정 부위의 표피박탈, 특히 경부에 생긴 표피박탈은 액사(목 졸림)의 가능성을 시사할 수 있어 사인 추정의 단서가 되기도 한다. 그러나 그것만으로 사망원인이라고 단정하는 것은 매우 위험하다. 또한 여성 시체에서 허리나 엉덩이에 다수의 표피박탈이 있다면 강간(성폭행)이 있었음을 암시하기도 하여 사망상황을 추정하는 데 도움이 되기도 한다. 압박성 표피박탈은 둔체가 피부에 수직으로 작용하여 생긴다. 따라서 원인물체의 모양이 도장을 찍듯 본뜬손상으로 남아(정형손상, patterned injury) 원인물체를 그대로 알 수 있는 경우도 있다. 예컨대 철근으로 때리면 철근 표면이 우둘투둘한 면을 그대로 찍어내며, 교통사고 피해자에서 가해차량 전조등(headlight) 모양을 그대로 나타낸 표피박탈이 허벅지에 생기기도 한다. 편평한 면에 떨어지거나 그런 물체로 가격한 부위에 입고 있는 옷의 옷감 올을 그대로 나타내며, 올이 굵으면 더 잘 보인다. 마찰성 표피박탈은 둔체가 피부를 짧게 마찰하므로 생기는 표피박탈로, 자세히 관찰해야 힘의 방향을 알 수 있다. 마찰성 표피박탈에서는 마찰열 때문에 물집(수포)이 생기기도 한다. 손목이 묶였던 흔적이 있으면 뼈가 튀어나온 부위를 반드시 절개하여 출혈이 있으면 생활 반응으로 죽기 전에 묶었던 사실을 확인할 수 있다. 표피박탈이 생전에 생겼는지를 확인하기 어려울 때가 많은데 일반적으로 출혈은 좋은 표지이지만, 사후에 생긴 것에도 시반이 형성되는 것처럼 적지만 혈액이 중력 때문에 흘러나올 수도 있다. 표피박탈은 살갗 윗부분이 벗겨진 것이므로 사후에 부패로 표피박리가 생기면 찾아내기 어렵거나 불가능하다. 표피박탈은 흔히 좌상이나 열창과 함께 나타나는 경우가 많다.

2. 좌상

1) 발생기전

좌상(挫傷, 타박상, 멍, 피하출혈, contusion, bruise, subcutaneous bleeding)은 모세혈관이나 정맥이 터져 진피나 피하조직에 출혈된 상태이다(그림 5-19). 멍든 것이 바로 좌상이다. 둔체에 맞거나 꼬집으면 피부는 찢어지지 않지만 혈관이 터져 출혈된다. 좌상의 넓이나 깊이는 터진 혈관의 종류, 외력의 세기, 손상 부위의 조직에 따라 다르다. 예를 들어, 눈꺼풀, 음낭, 음순처럼 피하결합조직이 성근 곳에서는 피하출혈이 크게 되기 쉽다. 좌상은 외표로만 보아서는 안 되고, 부검할 때에는 좌상이 의심되는 곳은 절개하여 출혈 유무, 출혈 정도, 출혈 범위를 확인하여야 한다(그림 5-20). 넓고 평평한 면으로 가격하거나 옷이나 머리카락으로 보호된 곳을 가격하면 피하조직 상층에는 출혈이 없고 피하지방, 근육조직에 의외로 큰 출혈이 있을 수 있다. 경우에 따라서 출혈이 근막(fascia)과 같은 면을 따라 중력으로 흘러서 고이거나 넓게 퍼지기도 한다. 두피에 생긴 열창에서 눈두덩

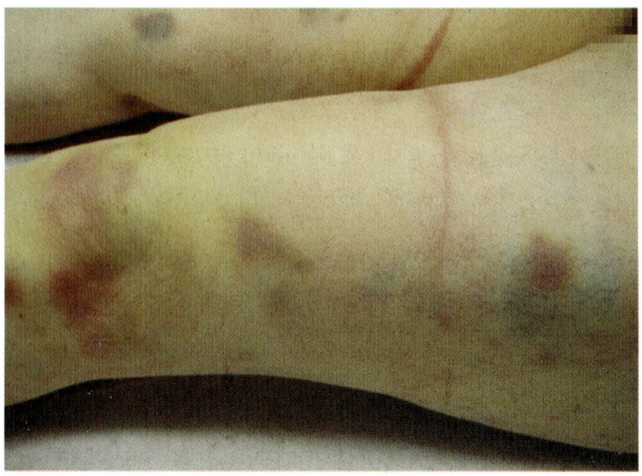

그림 5-19 발생 시기가 다른 여러 개의 피하출혈

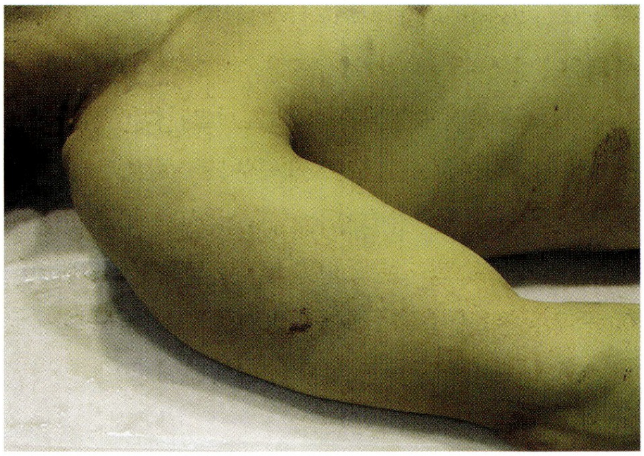

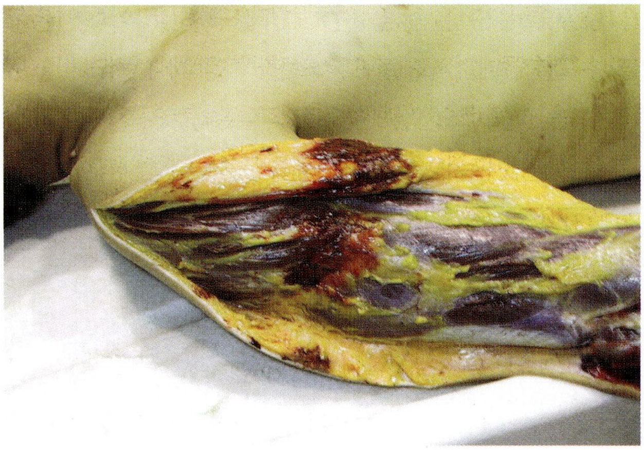

그림 5-20 피하출혈이 의심되면 피부를 절개하여 출혈을 확인함

에 혈액이 고이거나, 두개골바닥골절로 눈 주위에 고여 Racoon's eyes(그림 5-21)을 만들거나 귀 뒤에 고여 Battle's sign(그림 5-22)을 만드는 것이 좋은 예이다. 그 외에 턱뼈 골절에 목 부위, 골반골골절에 허벅지, 두피 열창에 뒷머리 출혈이 생길 수 있다. 이런 부위는 손상 부위보다 아래쪽에 있어 중력에 의해 혈액이 흐르기 때문이다. 이와 같이 고인 혈액과 진짜 출혈을 감별하려면 현미경검사를 하며, 조직이 망가지고 적혈구가 피부 전층에 퍼진 것이 출혈이고, 적혈구가 주로 근막이나 두피 안쪽에만 있으면 고인 혈액이다.

2) 모양

겉으로 본 좌상의 크기는 점으로 나타나거나 1cm 미만은 점상출혈(點狀出血, petechia), 1cm 이상은 반상출혈(斑狀出血, ecchymosis), 선상출혈(線上出血), 출혈량이 많아 피부면이 융기될 정도는 혈종(血腫, hematoma) 등으로 나타낸다(그림 5-23). 점상출혈은 점출혈 또는 일혈점이라고도 한다. 모양은 원형이나 타원형이 많다. 경우에 따라서는 둔체의 작용면을 그대로 본뜬 것처럼 특정한 형태로 좌상이 나타나기도 한다. 보통 좌상은 둔체가 작용한 부분에 생기지만 회초리나 막대기, 채찍처럼 가늘고 긴 물체로 강하게 때리면 외력이 가해진 부분의 혈관이 눌리면서 주위로 혈액이 밀려나 터지면 압박된 곳 양쪽에 기찻길 모양으로 두 줄로 피하 또는 피내출혈이 나타난다(중선출혈, double line hemorrhage, parallel hemorrhage, 그림 5-24, 5-25). 전기줄을 말아 쥐고 때리면 둥그런 두 줄 출혈이 생기며, 교통사고에서 볼 수 있는 바퀴자국도 같은 기전으로 생긴다. 채찍으로 때리

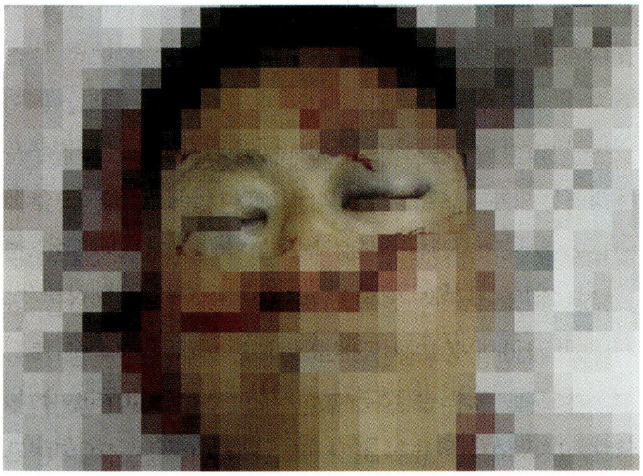

그림 5-21 머리총창에서 발생한 눈 주위 출혈(Racoon's eyes)

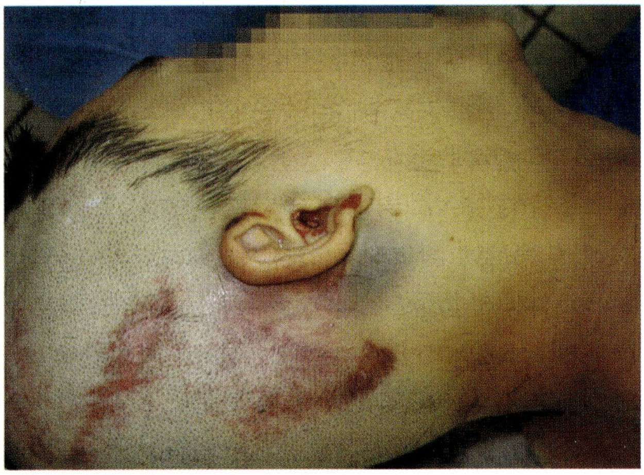

그림 5-22 두개골 기저부의 골절로 인한 귀 뒤 출혈(Battle's sign)

05

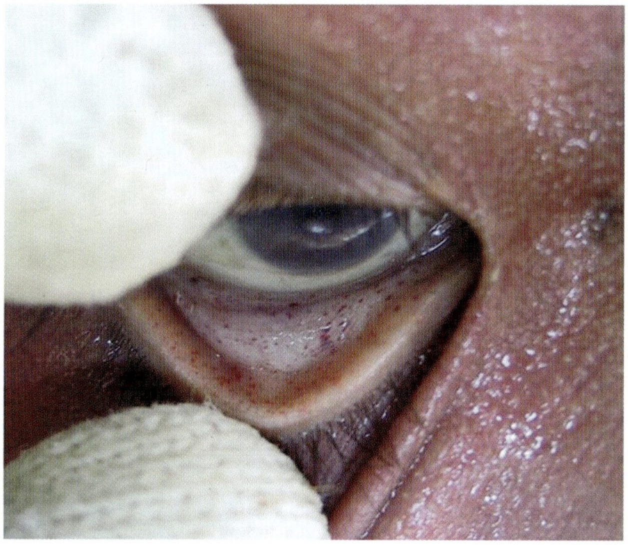

그림 5-23 안검결막의 점상출혈(일혈점)

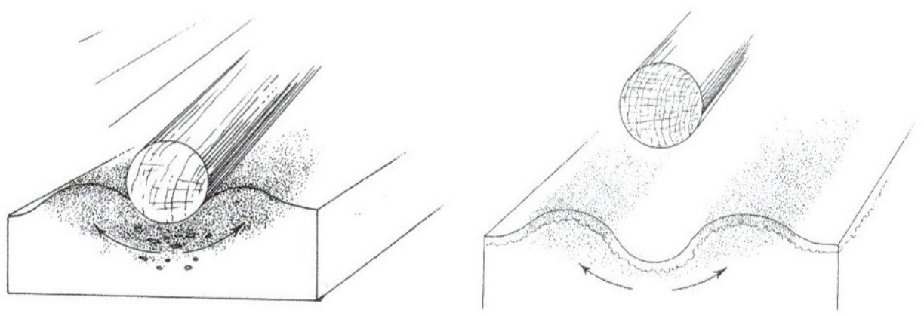

그림 5-24 중선출혈이 생기는 기전

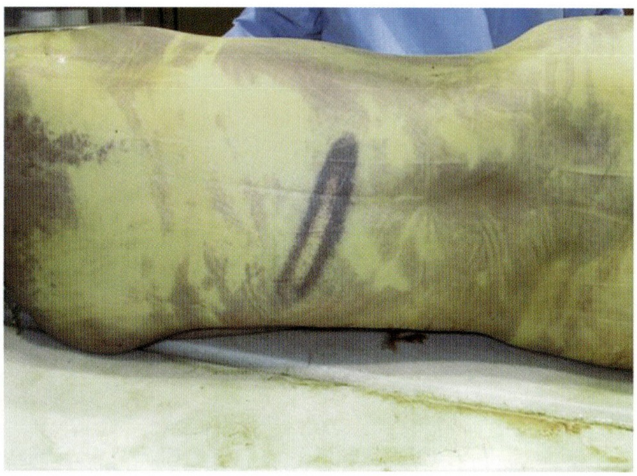

그림 5-25 야구방망이에 맞아서 생긴 중선출혈

면 휘감기기 때문에 몸의 앞뒤에 연결된 모양으로 생기지만 막대기로 때리면 몸의 굴곡 때문에 맞는 부위에 짧게 생긴다. 겉으로 보아 살갗이 찢어지지 않고 좌상만 있다고 해서 내부손상이 적다고 판단해서는 안 된다. 머리카락으로 덮인 머리나 배를 차면 멍은 없거나 작아도 치명적인 손상을 보일 수 있다(그림 5-26). 시체의 팔이

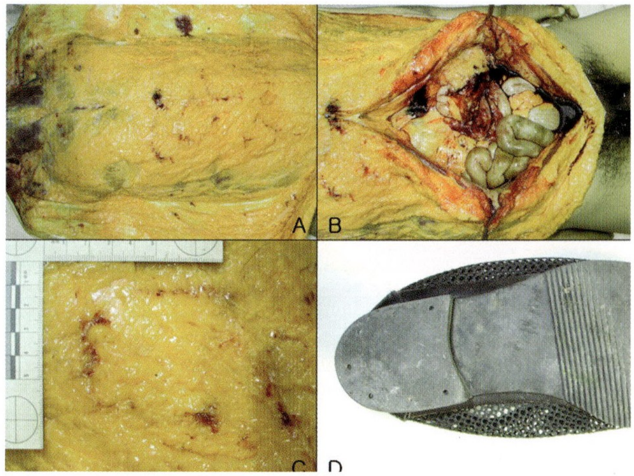

그림 5-26 구둣발에 밟혀 복강 내 과다출혈로 사망한 예.
복부 피하조직에 구두 뒤축 모양의 본뜬손상이 보임

나 어깨에 외상없이 좌상이 관찰될 수 있는데, 이는 특히 뚱뚱한 주검을 들어 옮길 때에 잘 생기며, 손바닥이나 발바닥 일부가 속이 비쳐 퍼렇게 보일 수도 있다. 조금이라도 의심이 있으면 절개하여 확인하여야 한다.

좌상의 색깔은 출혈량과 출혈 부위의 깊이에 따라 다르다. 좌상은 몇 시간 안에 옅은 파란색이었다가 경과에 따라 짙은 푸른색, 보라색, 청록색, 갈색, 황색으로 변한다. 손상을 받은 지 약 1주일에 녹색을 띠었다가 약 10일에서 2주일에 노란색을 띠며, 2~4주일이 지나면 흡수되어 없어진다. 이것은 혈액의 헤모글로빈이 헤모시데린으로 변했다가 헤마토이딘으로 분해되기 때문이다. 헤모시데린을 탐식한 대식세포는 24시간에 나타나며, 헤마토이딘은 세포 안에 노란 과립이나 결정으로 보이는데, 수일에서 1주일에 나타난다. 그러나 대개 수상 후 3~4일이 지나야 헤모시데린으로 변화하는데, 헤모시데린은 프러시안블루 염색으로, 헤마토이딘은 Gmelin염색으로 확인할 수 있다.

3) 법의학적 의의

좌상은 생활 반응의 하나이다. 좌상이 있다면 살아 있을 때에 둔체가 작용한 것이다. 일반인들은 시체에서 발견되는 암적색의 시반을 구타나 몽둥이로 맞아서 생긴 것으로 오인하는 경우가 많다. 따라서 좌상은 시반과 반드시 구분되어야 한다. 시반은 중력에 의해 적혈구가 가

라앉아 분해되면서 피부에 착색되면서 생기는 것이므로 항상 체위의 아래쪽에 생기는데 반해, 좌상은 출현 부위가 외력이 작용한 부위에 생기기 때문에 일정하지 않다. 또한 좌상은 생활 반응이기 때문에 피부 절개 시 응혈을 보며, 거즈로 닦아도 지워지지 않는다.

좌상은 시간이 지나면서 색깔이 변화한다. 그러나 단순히 색깔의 변화로 수상 후 경과시간을 추정하는 것은 출혈의 깊이, 크기, 출혈량, 국소적인 혈액순환의 정도, 개체의 병적 상황 등 많은 인자들에 의해 영향을 받기 때문에 정확할 수가 없고, 추정하는 것 자체가 상당히 위험하다. 색깔을 비교하여 발생 시기가 차이가 나는 좌상이 있는지 확인하고, 발생 시기는 며칠 단위로 대략적으로 구분하는 것이 좋다. 같은 외력이 동시에 작용하더라도 부위에 따라 바로 나타날 수도 있고, 바로 나타나지 않고 시간이 지나야 나타나기도 한다. 분명한 것은 좌상 부위에 노란색의 테두리가 보이면 그 좌상은 발생한지 어느 정도 시간이 지났다는 것이다(그림 5-27). 그러나 얼마나 지났는지는 알 수가 없다. 시기가 다른 혹은 색깔이 다른 좌상이 몸의 돌출 부위나 관절 부위에 많이 나타나는 것은 만성 알코올중독자에서 흔히 본다. 어린이에서 시기가 다른 좌상이 가슴, 배, 팔다리에 흩어져 있으면 아동학대(child abuse)일 가능성이 높다. 반면 어린이에서도 무릎이나 정강이, 팔 등 노출 부위에 많이 나타날 때에는 정상적인 활동 중에 생길 수 있기 때문에 아동학대라는 표현을 사용할 때에는 신중해야 한다.

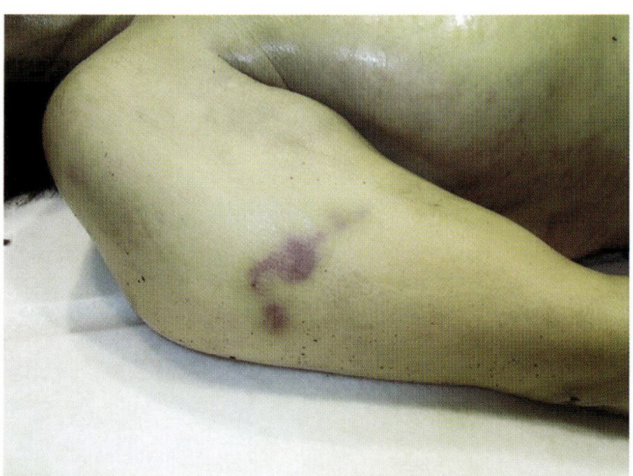

그림 5-27 자주색 좌상 주변의 황색 테두리

좌상에서도 작용하는 둔체의 종류에 따라 표피박탈을 수반하기도 하지만, 둥글고 매끈한 물체이거나 주먹처럼 비교적 부드러운 표면의 물체로는 표피박탈이 생기지 않는 수가 많다. 좌상은 둔체의 압박에만 생기는 것은 아니고, 거꾸로 강하게 흡인하여 음압을 만들어도 피부나 피하의 상층에서 출혈이 생긴다. 이른바 키스 마크(kiss mark)가 좋은 예이다. 외상(外傷)이 아니더라도 자반증(紫斑症, purpura), 괴혈병, 혈우병, 인 중독과 같은 질병에서도 피하출혈이 자발적으로 생길 수 있음을 유의하여야 한다.

3. 열창

1) 발생기전

열창(裂創, laceration)은 둔체가 강하게 피부와 피하조직에 작용하여 짓이겨(좌멸, 挫滅) 찢어지거나, 피부가 심하게 당겨져(신전, 伸展) 찢어진 손상을 말한다(그림 5-28). 국내 법의학계에서는 laceration을 오랫동안 좌열창이라고 표기해 왔다. 좌열창은 좌창과 열창이 혼합되어 있는 손상, 또는 좌창과 열창이 명확하게 구분되지 않는 손상을 의미한다고 하였다. 의학계에서는 단순히 열창이라고 표현한다. 미국 법의학계에서는 이를 구별하지 않고 일괄하여 laceration이라고 표현하고 있다. 좌열창을 구분해서 사용하면 좌상과 혼돈을 초래할 수 있고, contused laceration은 영어서적에서도 잘 사용하지 않는 용어이다. 좌창과 열창을 명확히 구분하기 어려운 경우도 많고, 다른 의학 분야에서는 laceration을 열창이라고

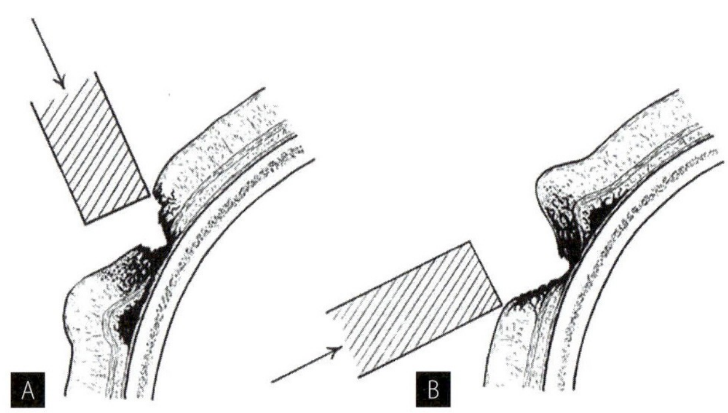

그림 5-28 열창의 발생기전

이해하고 번역하기 때문에 학문 간 교류를 위해서도 앞으로는 법의학적 손상에 있어서의 열창(laceration)은 둔력에 의해 발생한 피부의 개방성 손상이며, 기본적으로 개방창 주위에 좌상이나 표피박탈을 잘 동반하는 손상으로 받아들여지고 사용되기를 희망한다. 좌열창을 단순히 열창이라고만 했으면 좋겠다.

(1) 좌창(挫創, contused laceration)

둔체가 강하게 피부와 피하조직에 작용하여 짓이겨 찢어지는 것을 말한다. 다시 말하면, 피부 하방에 골격이 있고 그 위에 위치한 피부나 연부조직(근육을 포함)에 면을 가진 둔체가 작용하여 골격과 둔체 사이의 연부조직이 좌멸되면서 생기는 개방성 손상을 말한다. 좌창은 피부 하방의 연부조직층이 비교적 얇은 두피에서 가장 흔히 보게 되며, 정강이에서도 자주 본다. 반면 복부, 엉덩이, 대퇴부, 다리 후면, 가슴 등에서는 연부조직이 풍부하거나 골격의 탄력성이 크기 때문에 좌창이 잘 생기지는 않는다.

(2) 열창(裂創, laceration)

둔체의 외력이 피부 하방의 골격에 직접 전달되지 않으면서 피부가 과도하게 당겨져 그 탄력한계를 넘게 되어 피부가 찢어지는 손상을 말한다. 피부할선을 따라 일어나는 경우가 많다.

(3) 신전손상(伸展損傷, stretch laceration)

열창의 한 형태로, 피부할선과 평행하게 작고 얕게 피부가 찢어지는 것을 말한다. 교통사고 등에서 지나치게 피부가 당겨지는 부위, 즉 사타구니(서혜부), 겨드랑이, 목에 여러 개가 나타날 수 있다. 표피와 진피가 당겨져 찢어지므로 경산부(經産婦)에서 보는 임신선과 비슷하게 보인다. 자동차에 역과되는 경우에도 사타구니에 생길 수 있다.

(4) 파열창(破裂創, piercing wound)

외부로부터 힘이 작용하는 것이 아니라 내부의 뼈가 골절되면서 골절편의 날카로운 끝이 뚫고 나와 피부를 찢는 것이다. 피부를 찢은 뼈 끝이 밖으로 돌출될 수도 있고, 원래 상태로 돌아간 경우도 있다. 비교적 창연이 매끄럽고 주변에 표피박탈이 없으므로 예기에 의한 손상처럼 보인다. 천파창(穿破創)이라고도 한다.

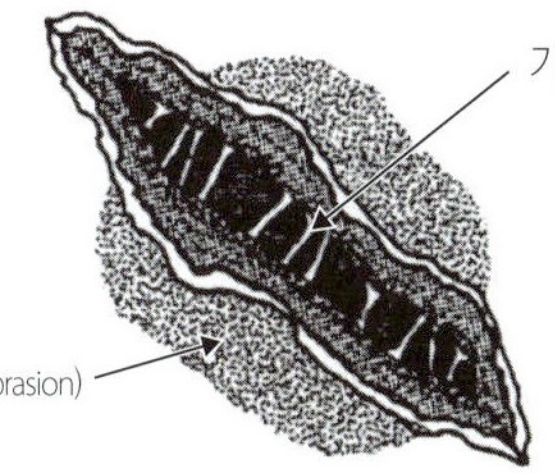

그림 5-29 열창의 모식도. 창강에 가교상조직이 보임

2) 모양

열창의 창구는 부정형(不定形)인 경우가 많고, 창연에 표피박탈을 수반하며, 창연과 창면도 불규칙하다. 창연이나 창강에 페인트조각이나 나무가시 같은 이물질이 있으면 원인물체를 확인할 수 있다. 탄력이 높은 신경, 혈관은 창강에서 다리처럼 건너질러 남는 가교상조직(組織橋, bridging tissue)으로 나타나는 경우가 많다(그림 5-29). 두피의 모근은 절단되지 않아 창면에 도드라진다. 둔체가 피부면에 비스듬히 작용하면 피부가 찢어지면서 들뜬손상이 생긴다. 굳이 열창을 좌창과 열창으로 나눈다면, 좌창이 형성될 때 피부가 많이 당겨져 찢어지면 좌열창이라 한다. 열창은 대개 좌상, 표피박탈과 함께 나타난다. 경우에 따라서 절창과 감별이 어려울 때가 있으나, 열창에서는 창연이 불규칙하고, 주변에 표피박탈이 수반되며, 좌상을 동반하는 경우도 많으며, 창강에 가교상조직이 남기 때문에 구별할 수 있다. 피부가 심하게 당겨져서 찢어져도 열창이 생긴다. 대개는 랑거할선에 따라 찢어지고, 둔체가 작용한 부위는 물론 작용 부위에서 떨어진 곳에도 생길 수 있다. 예컨대 자동차 바퀴가 배나 가슴을 타고 넘으면 목이나 사타구니 부위에 신전손상으로 열창이 생기기도 한다. 피부와 피하지방이 근막에서 떨어져 옆으로 깊숙한 상처로 심한 출혈을 보일 수 있다. 창연은 비교적 직선형이나 창면은 매끈하지 못

하며, 창강에 가교상조직이 남는다. 굳이 열창을 좌창과 열창으로 나눈다면, 좌창과는 달리 열창 주변에는 표피박탈을 수반하지 않는 경우가 많다. 그러나 보통은 좌창과 열창이 혼재하므로 좌열창의 형태로 나타나는 경우가 많고, 앞으로는 굳이 이 둘을 구분할 필요는 없다.

3) 법의학적 의의

열창은 앞서 언급한 대로 절창이나 기타 예기손상과의 구별이 필요하다. 창강의 가교상조직의 유무, 창연의 불규칙, 주위의 좌상이나 표피박탈의 동반 유무 등이 도움이 된다. 손상이 많을수록 상처를 잘 살펴 하나의 흉기 또는 외력에 의해 생긴 것인지, 아니면 중요 손상을 만든 손상 외에도 또 다른 흉기의 사용 또는 외력이 있었는지를 확인하는 것은 아주 중요하다.

열창에서 외력이 작용한 힘의 방향은 밑으로 파고든(undermining) 방향과 같다. 손가락을 찢어진 피부 밑으로 넣어 보면 더 깊이 들어가는 쪽이 힘의 진행방향이다(그림 5-30). 어느 곳이나 비슷한 정도로 파고든 형태이면 거의 수직으로 가격한 것이다. 열창 주변에 있는 표피박탈 모양은 원인물체의 모양을 본뜬 듯한 경우가 많다. 편평한 면에 떨어지면 얼굴에서 이마, 코, 광대뼈, 턱처럼 돌출된 부위에만 열창과 표피박탈이 생기지만, 주먹이나 물건으로 때리면 돌출된 부위뿐 아니라 눈가처럼 들어간 부위에도 열창과 표피박탈이 생긴다. 머리에 둥근 망치머리로 때리게 되면 전형적으로 둥근 좌상의 한쪽 편에 초승달 모양으로 열창이 생기기도 한다(그림 5-31). 뒤로 넘어지면 뒷머리에 열창과 함께 대개 동그

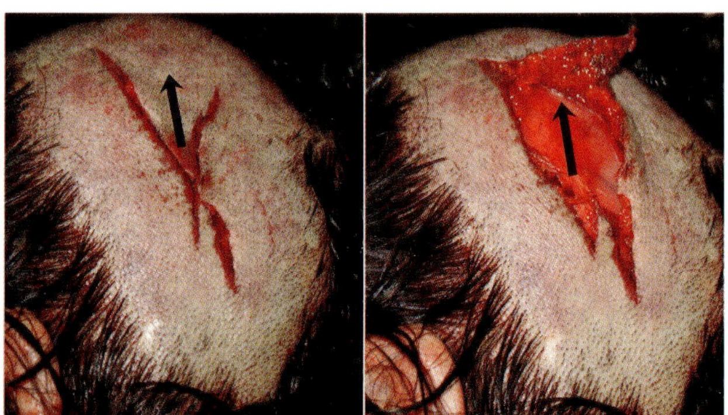

그림 5-30 X자 형태의 열창. 더 깊이 밀린 쪽이 힘의 작용 방향임

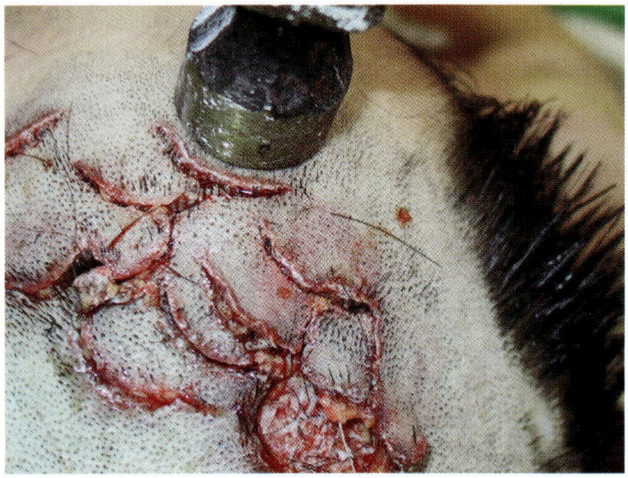

그림 5-31 망치머리에 맞아 생긴 초승달 모양의 두피 열창

란 표피박탈을 만들며 표피박탈만큼 두피 밑으로 파고든 모양을 만들지만, 방망이처럼 좁은 물체로 때리면 열창은 직선이고 표피박탈은 좁으며 파고든 깊이도 좁다. 열창 안에서 유리조각, 페인트조각, 나무가시와 같은 이물질을 찾으면 원인물체를 판단하는 데 매우 도움이 된다.
경우에 따라서는 강한 충격을 주어도 외부에 손상이 없거나 작을 수 있다. 윗배를 발로 차거나 주먹으로 치면 겉으로 보아 아무런 흔적이 없으나 속으로 췌장이나 소장이 터져 좀 지난 뒤에야 복막염으로 표현될 수 있다. 간이나 비장 부위를 직접 맞으면 인대로 고정된 부위 근처가 파열된다. 같은 부위를 스치듯 충격을 받거나, 어린아이를 꽉 쥐면 간에 피막하출혈(subcapsular hemorrhage)을 볼 수 있는데, 겉으로 보아 손상이 없고, 혈액이 고여 터질 때까지 시간이 걸리므로 특정 외상을 원인으로 정하기 어려울 수도 있다. 더욱이 충격으로 외부나 내부손상 없이 사망하는 경우도 있다. 가슴을 세게 맞고 갑자기 사망하였는 데 부검에서 아무런 손상을 못 찾는 경우이다. 사망기전은 가슴 충격으로 생긴 부정맥이며(심진탕, cardiac concussion), 신속한 소생술로 심장박동이 돌아오는 수도 있다. 비슷한 상황으로는 갑자기 정지한 차에서 가슴을 운전대나 대시보드에 부딪쳐 사망하는 경우이다. 드물게 심장근육이나 심장외막에 좌상이 있거나, 심장판막 열창, 유두근 파열, 관상동맥 파열이나 혈전을 볼 수도 있으며, 충격을 받은 가슴근육에서 혈관주변에 작은 출혈은 자주 관찰할 수 있다.

05

4. 박피손상

박피손상(剝皮損傷, avulsion)은 외력이 비스듬히 작용하거나 회전하는 둔력에 의하여 피부 및 피하조직이 하방의 근막과 박리되는 것을 말한다. 외표의 손상은 비교적 적으나 피하조직, 근육 또는 결합조직에 손상이 더 큰 경우이다. 박피손상은 교통사고나 추락에서 자주 볼 수 있는 손상이다. 자동차에 역과하면서 피부가 당겨지면 밑에 있는 근육과 피하조직이 떨어지는 상태로 팔다리 특히 허벅지, 등, 허리(골반 부위)에서 잘 일어난다. 피부손상은 비교적 적지만 박리된 부분은 포켓을 만들어 그 안에 혈액, 조직액, 좌멸된 지방조직 등이 고이는 경우이다. 촉진하면서 손으로 밀면 쉽게 움직인다. 주로 자동차 바퀴에 역과될 때 흔히 본다. 개방성일 때에는 박피창이라고 하고, 비개방성일 때에는 박피상이라고 한다.

5. 교상

교상(咬傷, bite wound)은 치아로 깨물어 생기는 손상으로, 표피박탈과 좌상이 특징적이며, 피부의 함몰은 있으나 열창은 잘 생기지 않는다. 개나 야생동물 또는 상어 같이 수중동물에 의해서도 생길 수 있으나 대개는 성범죄와 연관되어 사람이 깨물어 외부생식기나 유방 근처에 잘 생긴다. 사람의 치아는 반원형이므로 대개 반원형으로 나타나지만 2~3개 정도만 나타날 수도 있다(그림 5-32). 사람의 치형은 서로 다르므로 피해자 몸에 있는 교상에서 찾아낸 교흔은 가해자를 식별할 수 있는 아주 좋은 증거가 된다. 다만 물릴 때 피부가 어그러지고 비틀리므로 주의 깊게 판단하여야 하며, 가해자가 나중에 이를 뺄 수도 있고, 의치인 경우도 있다는 사실을 인식하여야 한다. 교흔에 묻은 침을 통해 혈액형 검출도 가능하기 때문에 면봉으로 교흔을 닦아내는 것도 중요하다. 교흔이 의심되면 법치의학 전문가에게 의뢰하고 자문을 구하는 것이 좋다. 동물이 문 상처는 형태로 동물을 구별할 수 있다. 특히 앞니와 송곳니로 생긴 상처는 동물에 따라 특징적이다. 가끔 개에 물려 죽는 사고가 생기는데, 어린 아이를 도사견처럼 큰 개가 공격한다. 일단 공격을 하면 개들은 심하게 여러 곳을 물어뜯는데, 개의 송곳니는 매우 날카롭고 길어 마치 자창처럼 보일 수도 있다.

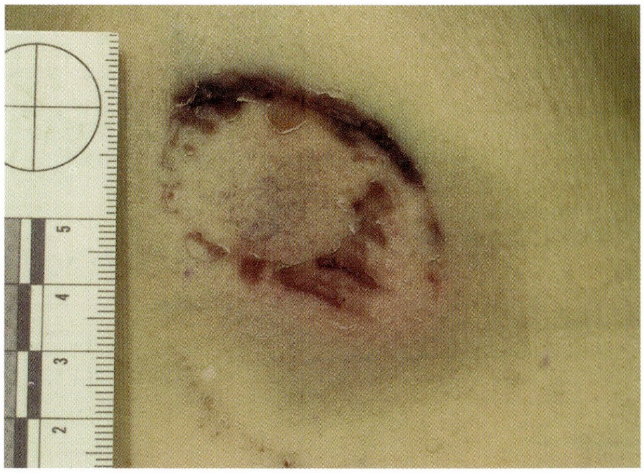

그림 5-32 교흔(bite mark)

6. 골절

골절(骨折, fracture)은 외력이 뼈나 관절 부위에 직접적이거나 간접적으로 작용하여 뼈가 부러지는 손상이다. 골절의 경우에는 그 형상으로 원인물체나 작용기전을 추정할 수 있다.

골절은 외력의 방법이나 발생기전 등으로도 분류할 수 있으나, 주로 골절의 형태에 따라서 선상골절(線上骨折, linear fracture), 복잡골절(複雜骨折, compound fracture), 분쇄골절(粉碎骨折, comminuted fracture), 불완전골절(不完全骨折, incomplete or greenstick fracture) 등으로 분류한다. 법의학적으로 특히 중요한 것은 다음과 같다.

1) 두개골골절(제6장 '머리손상' 참조)

2) 늑골골절(rib fracture)

늑골은 가슴을 둘러싸고 있는 뼈로, 형태적으로 부러지기 쉬워 여러 형태로 골절된다. 외력으로 생전이나 사후에도 골절이 생기며, 생전 또는 사후의 여부는 부검할 때 골절 부위에 출혈 유무에 따라 쉽게 구별할 수 있다. 구급처치의 인공호흡이나 심폐기능소생술의 심장 마사지에서도 골절되는 수가 많다. 이때에는 출혈을 수반한다. 흉부가 커다란 물체 사이에 끼어 압박되거나 높은 데서 추락할 때에는 양측성으로 다발성 늑골골절이 생긴다(그림 5-33). 정면에서 둔체가 강하게 작용하면 흉골(가슴뼈)도 같이 골절된다. 골절된 뼈 끝이 폐를 찌르면 기흉(氣胸, pneumothorax)이나 혈흉(血胸, hemothorax)을 일으키며, 큰 동맥이나 심장을 찌르면 심한 출혈을 일으킨다.

3) 척추골절

교통사고나 추락처럼 커다란 둔력에 의한 손상이다. 골절이 되지 않더라도 경추의 탈골 등의 문제가 생길 수 있다.

4) 골반골절

역시 교통사고나 추락 등에서 자주 볼 수 있는 손상이다. 골절된 뼈조각이 방광, 요도, 직장 등에 손상을 줄 수 있다.

5) 상하지골절

상완골, 전완골, 대퇴골, 하퇴골의 골절 등이 있으며, 교통사고, 추락, 전도(넘어짐), 국소적인 타박 등으로 생긴다. 특히 하지의 골절 중에 교통사고에 의한 범퍼손상(bumper injury)처럼 특징적인 것이 있다. 골절된 부위가 연부조직을 뚫고 외부로 노출되면 개방골절(open fracture)이라 한다.

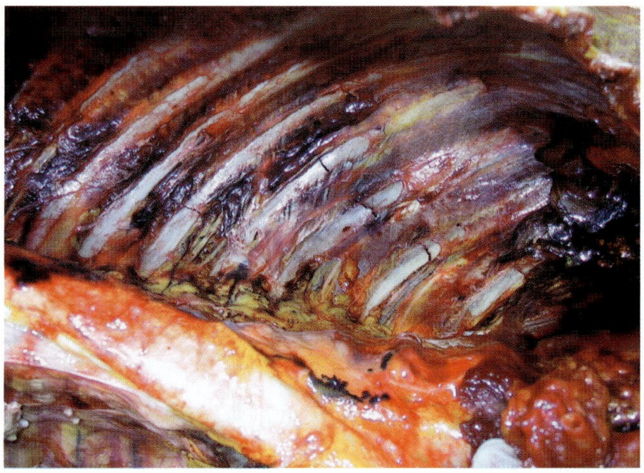

그림 5-33 다발성 늑골골절

6) 병적골절(pathologic fracture)

뼈에 기왕의 질병이 있어 극히 약한 외력 또는 흔적을 찾을 수 없는 정도의 외력에 골절되는 경우가 있다. 이때는 기존의 질병이 무엇인가를 찾아야 한다.

Ⅲ. 예기손상(銳器損傷) Sharp Force Injury

예기란 날이 있거나 끝이 뾰족한 물체를 말한다. 면도날, 과도, 식칼, 가위, 칼, 낫, 손도끼처럼 날이 있는 물체는 인기(刃器, sharp-edged object)라고 하며, 주사침, 바늘, 송곳, 포크, 얼음 깨는 송곳(ice pick), 끌, 드라이버처럼 끝이 날카롭고 뾰족한 물체는 자기(刺器, sharp-pointed object)라고 한다. 인기나 자기 외에도 깨진 유리조각, 빳빳한 종이나 얇은 금속판의 가장자리와 같은 물체도 사람 몸을 벨 수 있다. 예기손상은 발생기전에 따라 절창(切創, incised wound), 자창(刺創, stab wound) 및 할창(割創, chop wound)의 세 가지 형태로 나눈다(그림 5-34). 그러나 이들 기본형이 혼합된 자절창(刺切創), 할절창(割切創)과 같은 형태도 많다.

식빵을 자르는 용도의 칼이나 특수한 형태나 재질을 가지고 있는 칼은 경우에 따라 그 끝이 부러져 몸속에 남아 있는 경우가 있다. 뼈에 부딪쳐 칼끝이 부러지기도 한다. 부러진 칼끝이 몸속에 남아 있는지 확인하기 위해서 상처 부위를 중심으로 X-선을 찍으면 도움이 된다(그림 5-6). 부검을 하는 경우에는 범행에 사용된 흉기를 입증하기 위한 아주 중요한 증거물이 될 수 있기 때문에 부러진 칼끝의 수거는 필수적이다. 예기가 연골을 관통하게 되면 예기마다 차이가 날 수 있는 독특한 자국(줄무늬, striation)을 남기는 경우도 있다. 이러한 부위는 부검 시 충분한 여유를 두고 떼어내 연장흔 분석(toolmark analysis)을 위해 검사실로 보낼 필요가 있다. 자창의 수가 지나치게 많으면(overkill) 성적 분노에 의한 살해와 연관이 되기도 한다. 이럴 때엔 성폭행키트(rape kit)를 사용하여 검사를 함께 해두어야 한다.

1. 절창

1) 발생기전

절창(切創, incised wound)이란 인기(刃器)의 예리한 날 또는 날과 유사한 예리한 부분이 있는 물체가 체표면을 누른 채 장축(長軸) 방향으로 끌어당기거나 밀릴 때 피부의 연속성이 끊어져 생긴 손상이다. 예리한 물체에 베인 상처라고 생각하면 쉽다. 심지어 종이에 의해서도 생길 수 있다. 수술할 때에 가하는 절개가 전형적인 절창인데, 수술절개창이라고 부르기도 한다.

2) 모양

연필깎기용 칼이나 예리한 면도날로 긋거나 수술절개가 전형적인 절창의 모양이다. 창구의 모양은 방추형이거나 직선형이며, 절창의 방향이 피부의 장력 방향과 평행하면 적게, 직각이면 창구가 넓게 벌어진다. 창연은 완만한 곡선이거나 직선이며, 주변에 표피박탈이 없다. 창면은 평탄하고, 모발이 있는 부위에서도 모근이 같은 면에서 잘린다. 창각은 양쪽 모두 뾰족하다. 창강은 창구의 길이에 비하여 얕으며, 쐐기형이다. 창강 안에 혈관이나 신경과 같은 조직이 가교상(架橋狀)으로 남아 있는 가교상조직은 절대로 없다. 창강 안에는 이물이 없는 것이 원칙이다. 특수한 형태의 절창으로는 초승달 모양으로 들뜬 절창이나 생선회를 뜨듯 일정한 넓이로 떠낸 듯한 면상(面狀) 절창이 있다. 이들은 머리나 팔다리에 할창처럼 생기는 경우가 많다.

3) 법의학적 의의

절창은 벌어진 그대로 모양, 창구의 길이(창의 장경), 벌어진 너비(단경)를 재서 기록한다. 그 다음에 창연을 서로 맞대어 형태를 관찰하고, 창연의 길이를 잰다. 창연이 말라 있으면 물을 축여 관찰한다. 절창과 감별할 필요가 있는 손상으로는 열창, 할창, 자창이 있다. 열창은 창강에 가교상조직의 유무로, 할창은 창각의 모양으로, 자창은 깊이로 감별할 수 있다. 경우에 따라서는 창연이나 창각을 확대경으로 자세히 관찰하지 않으면 구별하지 못할 때도 있다. 절창에서 원인물체를 추측하기는 어려워 예리한 날을 가진 물체에 의한 손상이라고 밖에는 말할 수 없는 경우가 대부분이다. 절창을 통해 사망상황을 추정할 수 있는 경우로 주저흔(주저손상)과 방어흔(방어손상)이 있다.

(1) 주저흔(躊躇痕, hesitation mark)

자살할 때에 심리적으로 한 번에 치명상을 가하지 못

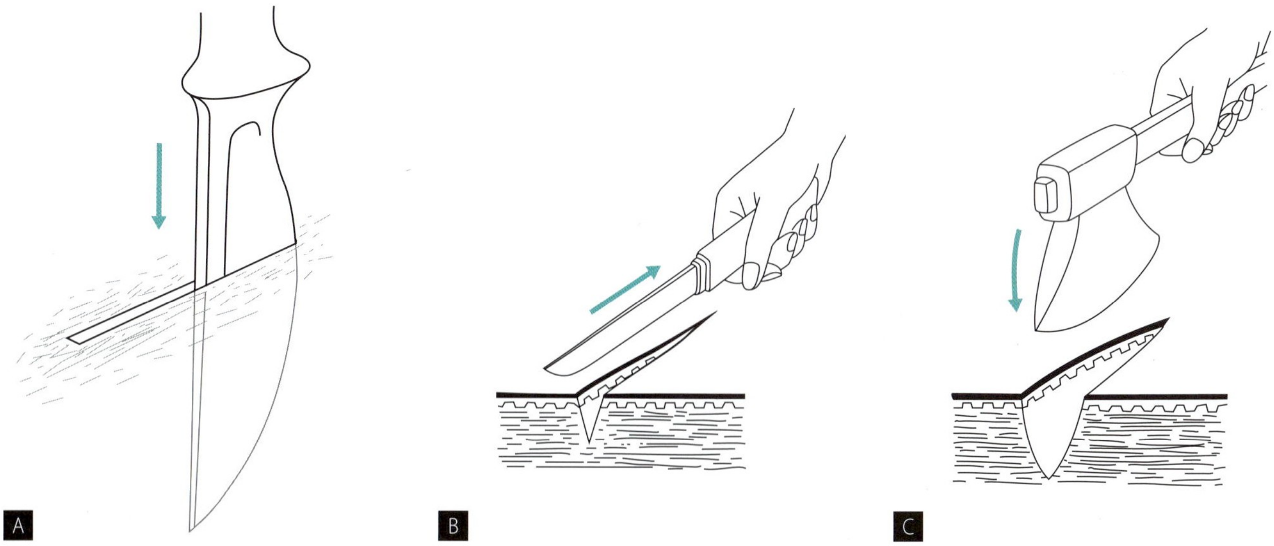

그림 5-34 예기손상의 발생기전. A. 자창, B. 절창, C. 할창
(출처: Spitz)

하고 여러 번 시도하므로 생기는 절창이다. 대개는 얕고, 평행인 절창이 수 개 또는 수십 개 있다. 치명상 부근에 흩어져 있으며, 그 외에도 손목의 전면(손바닥쪽), 목에서 흔히 관찰할 수 있다(그림 5-35). 절창의 형태가 아니라 칼끝으로 살짝 찌르는 주저손상도 있다(그림 5-36). 주저흔이 나타나는 빈도는 예기를 사용한 자살의 경우에는 50~70% 정도 나타난다. 예전에 시도한 흉터가 있으면 자살 과거력으로 인정할 수 있다. 미수손상(未遂損傷)이라고도 한다. 주저흔이 있다고 전부 자살은 아니다. 자식이나 사랑하는 사람을 살해하는 경우에도 주저하는 심리의 표출로 주저흔이 나타날 수 있다. 한편 자신의 용기를 과시하거나 상대방에게 위협을 줄 목적으로 상대편 앞에서 팔이나 배를 칼로 긋는 경우가 있는데, 이것은 주저흔이 아니다(그림 5-37). 이때에는 팔에서는 아래위로, 배에서는 옆으로 길게 흉터가 있으며, 주로 폭력배들에서 관찰된다.

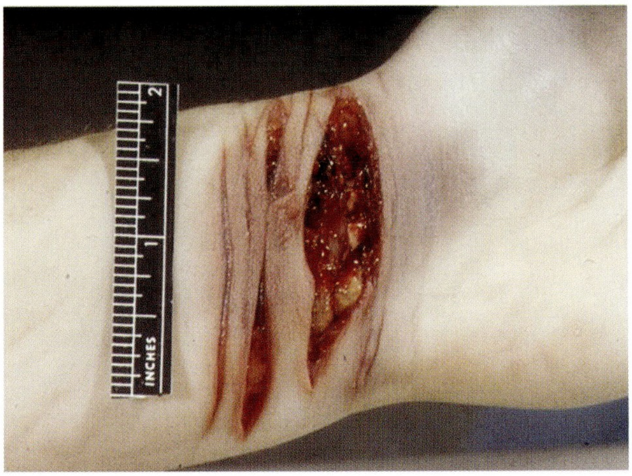

그림 5-35 손목의 주저흔

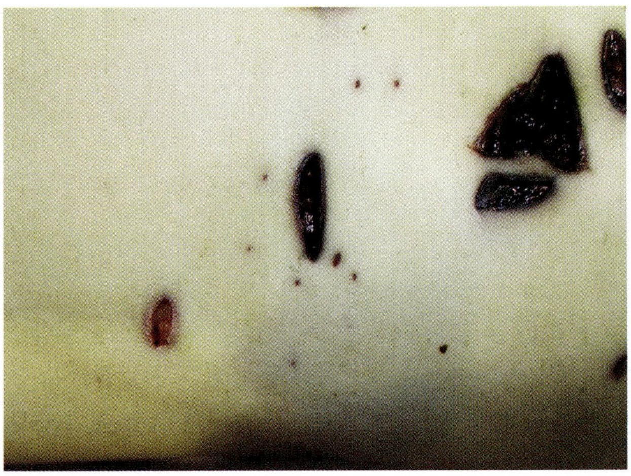

그림 5-36 자창 주변의 주저흔. 칼끝으로 살짝 찌른 형태

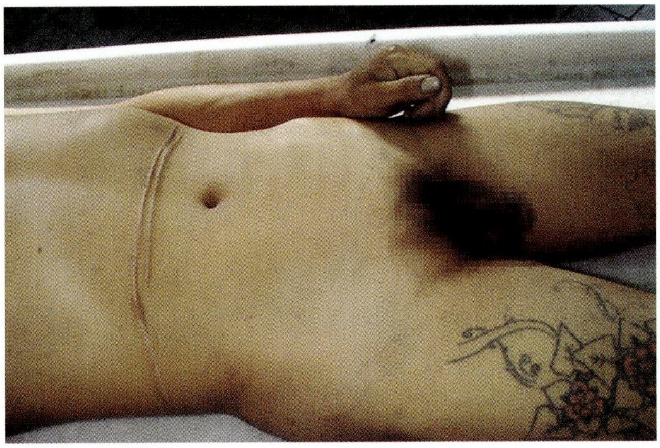

그림 5-37 상대방을 위협할 목적으로 자해한 절창의 흔적

(2) 방어흔(防禦痕, defence mark)

가해자의 흉기를 손으로 잡거나, 팔로 막으려는 과정에서 생기는 절창이다. 주로 손바닥, 손가락의 내측, 전완부(팔의 척골쪽)에 생긴다(그림 5-38, 5-39). 경우에 따라서는 자창의 형태로, 손바닥을 관통하여 나타나기도 한다. 방어흔은 가해자와 피해자의 힘이 비슷할 때, 즉 오랫동안 방어하면 할수록 많이 생긴다. 둔기에 의해서도 손등이나 팔에 좌상의 형태로 방어흔이 나타날 수 있다. 그러나 손등이나 팔의 좌상, 손가락 내측의 연속된 절창이라고 해서 방어흔이라는 명칭을 쉽게 사용하는 것은 매우 위험한 일이다.

05

2. 자창

1) 발생기전

자창(刺創, stab wound)은 뾰족한 부분이 있는 물체가 체표면을 찔러 생긴 손상이다. 송곳, 얼음 깨는 송곳처럼 날은 없고 끝만 날카롭고 뾰족한 종류도 있고, 검(劒), 과도, 식칼처럼 날도 있고 끝도 뾰족한 종류도 있고, 끌, 드라이버처럼 끝에 날이 있는 종류도 있다.

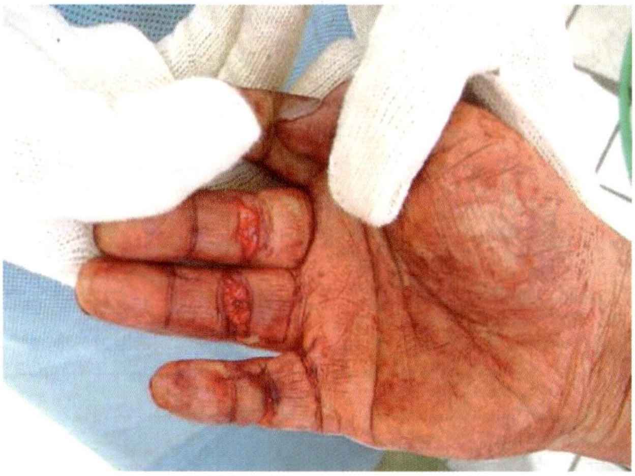

그림 5-38 방어흔

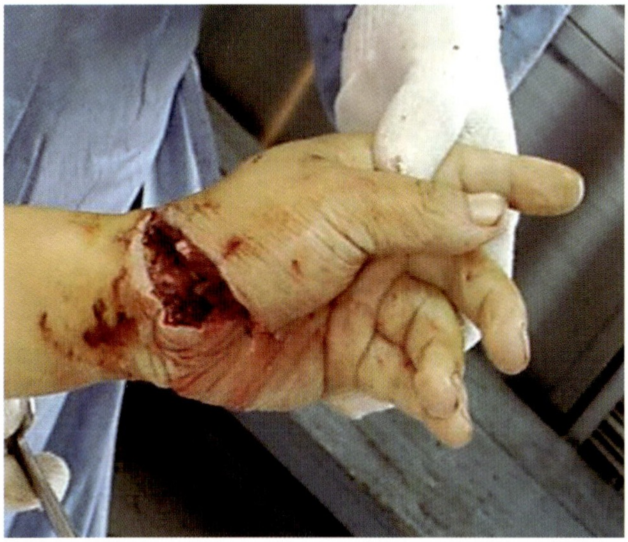

그림 5-39 방어흔

2) 모양

자기(刺器)가 들어간 부위를 자입구(刺入口, entrance), 관통하여 뚫고 나간 부위를 자출구(刺出口, exit)라 하며, 자기가 지나가는 창강을 자창관(刺創管, tract)이라 한다. 자창관이 체내에서 끝나면 맹관자창, 자출구가 있으면 관통자창이라 한다. 칼처럼 뾰족한 끝과 날이 함께 있는 물체는 날 쪽으로 절개되므로 대개는 자절창이 된다. 그러나 절개된 길이가 지나치게 큰 경우를 제외하고는 가급적 자창이라고만 표현하는 것이 이해가 빠르다. 자입구는 원인물체를 추정하는 데 매우 중요하므로 자세히 관찰하여야 한다. 자창은 총창과 마찬가지로 신체를 통과하는 손상이다. 신체를 통과할 때 어떤 장기나 조직이 손상이 되었는지를 파악하고 하나의 연속선상으로 자창 하나하나가 어떤 경로를 따라 진행했는지를 파악할 수 있도록 하는 것이 바람직하다.

3) 법의학적 의의

절창과 마찬가지로 관찰하고 기록하면 되지만, 자창만큼은 반드시 창연을 서로 맞대어 형태를 관찰하고, 창연의 길이를 재어야 사용한 칼을 추정하는 데 도움이 된다. 이론적으로는 창연의 길이가 칼날의 폭이다. 그러나 대부분의 칼은 유선형으로 칼끝은 좁지만, 손잡이 부분에 가까울수록 칼날의 폭은 넓어진다. 찔린 깊이에 따라 칼날의 폭도 달라진다. 또한 가해자가 칼을 찌르고 피해자가 찔리는 과정은 정적이지 않고 동적인 과정이다. 따라서 하나의 칼이라도 자창만 있는 것이 아니라 자절창의 형태를 가지며, 피해자의 몸에서 자창이 여럿이라면 칼날의 폭은 일정하지 않고 다양하게 나타날 수 있다. 칼의 길이도 찔리는 위치에 따라 칼날의 실제 길이보다도 더 깊게 찔릴 수도 있다. 자창이 여럿이라면 가장 모양이 잘 나온 자창을 중심으로 자창의 길이를 측정하는 것이 바람직하다.

창연의 길이가 칼날의 폭이다. 보통의 칼은 한쪽은 칼등이고, 다른 한쪽은 칼날이다. 칼날 쪽에는 예각의 창각이 생기고, 칼등 쪽에는 각진 창각이 생겨 어느 쪽이 칼날인지 구별할 수 있다(그림 5-40). 그러나 아주 얇은 칼이면 구별할 수 없는 경우가 있으나, 창연을 붙이거나 조직을 고정하면 구별이 가능할 수 있다. 관통자창이면 자입구와 자출구를 구별하여야 하는데 자입구는 위에서 기술한 것처럼 창구의 모양을 갖추지만, 자출구에는 창연이나 창각에 작은 열창이 있고, 표피박탈이 없으므로 구별할 수 있다. 창연을 맞대어 보았을 때 창구가 직선이며 굴곡이나 잘려 들어간 부분이 없으면 직각에 가까운 각도로 찌른 단순한 자창이지만, 칼날이 비스듬히 찌르면 자입구가 길어지고, 칼을 뺄 때 틀어지거나 몸이 움직이면서 V자 형태로 꺾인 부분이 생기기도 한다(그림 5-41). 찌른 부위를 다시 찌르면 자창의 모양이 단순하지 않다. 불규칙한 자창이 한 번 찔러 생긴 것인지 여러

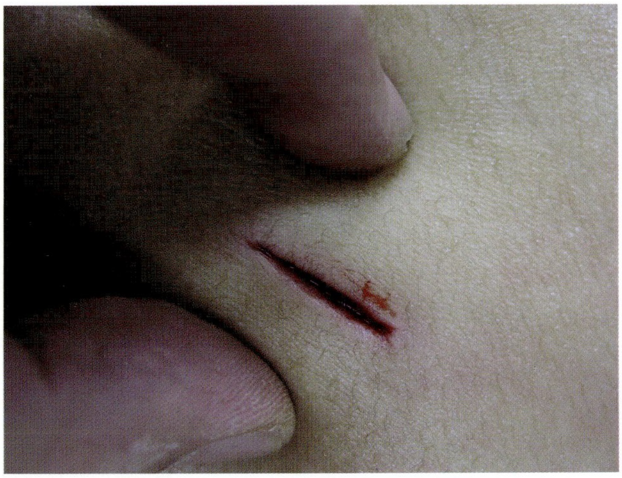

그림 5-40 창연을 맞대어 보면 오른쪽 하방이 칼등에 해당함

번 찔러 생긴 것인지는 내부장기에 생긴 자창을 참고하면 도움이 된다.

자창에서 창구의 길이는 대개 칼의 너비(칼등에서 칼날까지의 거리)와 비슷하거나 그보다 길다. 벌어진 창구에서는 자창이 짧을 수도 있다. 창연을 맞대어 칼날의 폭을 측정하는 것은 매우 중요하다. 칼등으로 생긴 각진 창각의 폭은 칼등의 두께나 모양을 추정하는 데 도움이 된다. 자창관의 길이는 칼로 찌른 깊이를 의미하며, 손잡이가 있는 데까지 찌른 경우에는 피부 자창에 손잡이로 생긴 표피박탈이 있고, 배처럼 복벽이 밀려들어가면 자창관 길이가 칼 길이보다 길 수도 있다. 자창의 한쪽 끝에 칼날 부위가 절창처럼 꼬리가 남는 경우에는 칼등과 칼날 구분이 쉽다.

자창과 감별이 필요한 손상으로는 날이 없는 뾰족한 물체로 생긴 자창과 총창이 있다. 송곳, 끌, 드라이버처럼 뾰족한 물체로 생긴 자창은 창구의 모양이 다르고 찌르거나 뺄 때 절창을 만들지 않으며 창연 주위에 폭이 좁은 표피박탈이 수반되므로 구별할 수 있다. 총창은 창구 모양이나 창강의 형태가 다르므로 구별할 수 있다. 날이 있는 물체로 생긴 절창과 자창은 창구의 길이와 깊이로 구별한다.

자창으로 인한 사망에서 자 · 타살의 감별에는 주저흔과 방어흔을 확인하는 것이 큰 도움이 된다. 칼끝으로 살짝 찌른 주저흔이 자창 옆에 여럿 나타나기도 한다. 절창의 형태로 손목에 있는 경우도 많다. 방어흔은 팔에 맹관자창이나 관통자창으로 나타나는 경우도 많다. 자살에서는 자창이 많더라도 군집을 이루고, 방향이 서로 나란하고, 아무리 많더라도 치명상은 한두 개에 불과하다(그림 5-42). 자살자의 경우에는 옷 위에 찌르지 않고, 옷을 올려 찌를 부위를 확인하고 찌르는 경향이 있다. 옷 위로 찌르면 창면에 옷의 섬유가 묻어 있을 수 있다. 자창의 경우에는 피해자가 왼손잡이인지 오른손잡이인지를 확인하는 것이 매우 중요하다. 통상적으로 자살자는 왼쪽 가슴이나 배, 목을 주로 찌른다. 타살의 경우에는 자창이 여러 군데, 특히 팔이나 다리에 흩어져 있기 마련이다. 손이 닿지 않는 곳에 자창이 있다면 원칙적으로 일

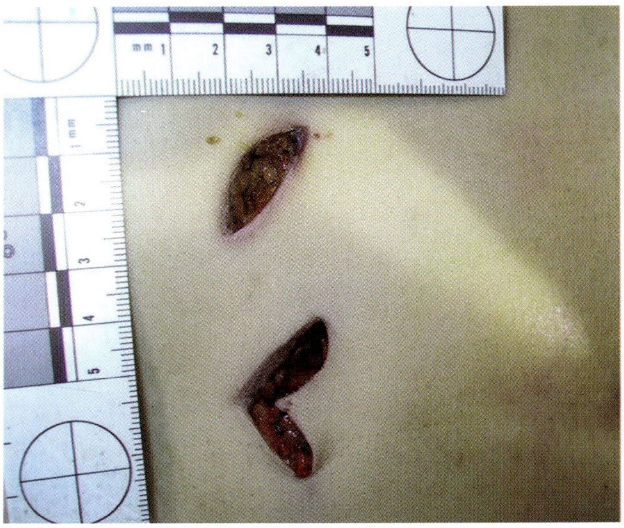

그림 5-41 단순자창과 비틀어져 생긴 자창

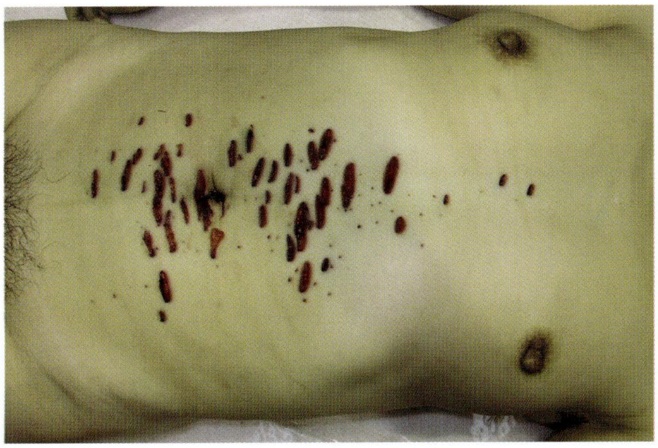

그림 5-42 자살에서의 자창. 자창의 수는 많지만 치명상은 한두 개에 불과하고 한 곳에 모여 있음. 방향이 서로 나란함

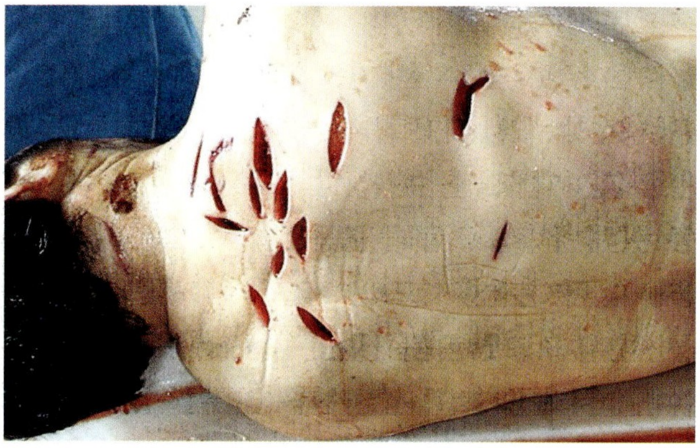

그림 5-43 타살에서의 자창. 방향이 불규칙하고 자신의 손이 닿을 수 없는 곳에 위치함

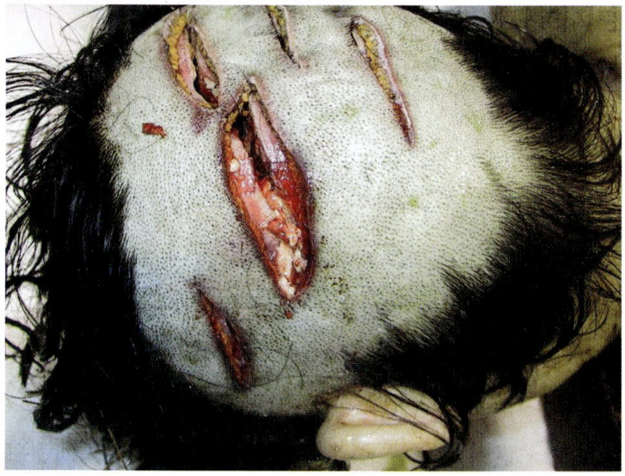

그림 5-44 손도끼에 의해 생긴 할창

단 타살로 보면 된다(그림 5-43). 그러나 손이 닿을 수 있고 깊이 찌를 수 있는 곳에 자창이 있다면 통상적이지는 않고 부적절하지만, 자살의 가능성은 항상 열려 있게 된다. 심장을 찌른 자살자에서는 칼을 그대로 꽂아두는 예도 있다. 왼쪽 가슴에 하나의 자창으로 사망하는 경우에는 사고사인지, 타살인지, 자살인지를 알기는 원칙적으로 어렵다. 가슴의 늑골 사이를 찌르려면 칼의 방향이 수평에 가까워야 하기에 자창의 방향이 수평이면 자살의 가능성이 더 높다.

3. 할창

1) 발생기전

할창(割創, chop wound)은 비교적 무거우면서 날이 있는 인기(刃器)로 체표면을 찍어서 생긴 손상이다. 날의 폭이 넓고 자루가 달린 흉기가 많은데, 도끼, 손도끼, 중국음식용 식칼, 군용대검, 정육점에서 고기를 손질할 때 쓰는 칼, 삽, 낫, 깨진 유리, 일본도, 작두 등이 여기에 해당한다. 수상스키나 모터보트, 배의 프로펠러에 의한 손상도 할창에 포함시킨다. 어느 정도 무게를 가지고 있는 흉기이기 때문에 연부조직, 근육을 지나 뼈까지 손상받는 경우가 허다하다(그림 5-44).

2) 모양

창구는 원인물체의 모양이나 작용 부위에 따라 다르다. 일본도처럼 날이 길고 얇은 칼은 절창처럼 방추형의 절창을 만들고, 손도끼처럼 날이 짧고 두꺼운 것은 직사각형 또는 삼각형의 창구를 만든다. 창연은 원주형 또는 직선이고, 열창에 비하여 반듯하지만 절창보다는 덜 반듯하다. 창연 주위에 표피박탈이 있을 수 있다. 창면도 열창보다는 평탄하고 반듯하지만 절창보다는 덜 반듯하다. 머리에서는 모근이 창면으로 두드러질 수도 있으나 예리한 절단면에서는 절단되는 경우도 있다. 머리뼈는 두피와 같은 면에서 골절되어 함몰골절이 많다. 옷 위로 손상을 받으면 창면에 옷의 섬유가 묻는 경우가 많다. 창각은 일본도처럼 예리한 칼에 생긴 것이면 양쪽 창각이 모두 예각이고 주변에 표피박탈은 없다. 둔한 것에 의한 할창이면 양 창각이 둔각이고 표피박탈이 수반된다. 창강에 조직교는 생기지 않는다. 절창과 마찬가지로 초승달 모양이나 면상할창이 있을 수 있다. 낫으로 찍으면 단순한 할창이 되지만 일본도 같이 날이 긴 칼로 베면 할절창이 된다.

3) 법의학적 의의

창연이나 창각부의 표피박탈은 원인물체가 예리할수록 생기지 않거나 적게 생기는데, 확대경으로 보거나 고정 후에 보면 쉽게 관찰된다. 할창과 감별할 손상은 절창과 열창이 있지만 창연의 표피박탈이나 골절의 유무로 할창과 구별할 수 있고, 열창에서는 창강에 조직교가 생기므로 할창과 구별된다. 할창은 거의 전부 타인에 의한 것이다. 할창의 직접적인 사인은 큰 혈관의 손상으로 실혈사하는 경우가 많으며, 간혹 척수의 손상으로 사망할 수도 있다. 머리의 할창은 뇌좌상을 수반하여 두개강내 출혈로 사망할 수 있다.

Ⅳ. 총기손상(銃器損傷) Gunshot Wounds

총기(firearm)에서 발사된 발사물(projectile)에 의한 손상을 총칭해서 총창(gunshot wound, GSW)이라고 한다. 일반인들의 권총 소지가 법적으로 가능한 미국과는 달리 우리나라에서는 군인이나 경찰 등 특수한 분야의 사람에게만 총기 소지가 허용되고 있기 때문에 총기손상을 보는 경우는 드물다. 수렵이 가능한 시기에 발생하는 엽총 사고는 응급실에서 가끔 경험할 수 있다. 미국에서는 자살이나 타살의 수단으로 총기손상이 차지하는 비율이 무척 높다.

1. 총기의 분류 및 총의 구경

총기는 어떤 형태이든 폭발물질의 연소로 발생하는 가스의 팽창력에 의해 발사물을 추진시킬 수 있는 도구나 장치를 말하며, 대표적인 것이 총이다. 총의 기본구조는 원통형의 통로를 가지는 총열(총신, barrel)로 구성되고, 총열의 한쪽 끝이 총구(muzzle)가 되며, 또 다른 끝에는 약실(chamber)이 있다. 약실에 폭발물질을 점화시키는 수단이 들어 있다. 탄환(bullet)이 발사되는 경로는, 방아쇠를 당기게 되면 공이치기(firing pin)가 뇌관(primer)을 때리게 되고, 뇌관 속에 있는 발화물이 인화되고, 실탄 속에 들어 있는 화약(gunpowder)을 폭발시켜 탄환만 총열 밖으로 발사된다.

총은 강선의 유무에 따라 강선총(선조총, rifled weapon)과 활강총(smooth bore weapon)으로 분류한다. 강선총은 총신이 짧은 권총(handgun)과 총신이 긴 라이플(rifle: 소총)로 나누어지며, 권총은 다시 피스톨(pistol)과 리벌버(revolver)로 분류한다(그림 5-45). 사냥용 엽총으로 알려진 산탄총은 활강총이다. 화약을 사용치 않고 공기의 압력에 의해 발사되는 총은 공기총이라고 한다. 팽이에 적당한 회전이 주어지면 팽이가 똑바로 서게 되는 원리와 같이 총열 안에는 탄환에 적당한 회전을 주어 비행축이 똑바르게 되어 목표물에 명중하도록 강선을 만들어 두었다. 강선은 총열 내부에 홈을 파두었는데, 홈을 저(groove)라 하고, 홈 사이에 튀어나온 돌기를 구(등, land)라고 한다. 구와 구 사이의 직경이 바로 총의 구경(caliber)이 된다(그림 5-46). 탄환이 총열 안을 빠져나올 때 강선에 눌려 회전하면서 탄환의 표면에 특이한 흠집을 남기는데, 이 흠집으로 탄환이 발사된 총을 확인할 수 있다.

총의 구경은 미터법이나 인치(inch)를 사용하여 38구경, 45구경, 9mm 권총 등으로 표기한다. 38은 0.38인치를 의미하며, 45는 0.45인치를 의미한다. 357매그넘(magnum)과 같이 매그넘으로 표기하는 것도 0.357인

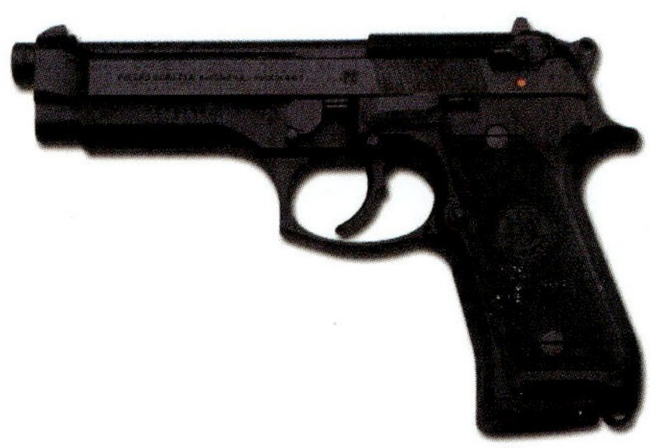

A

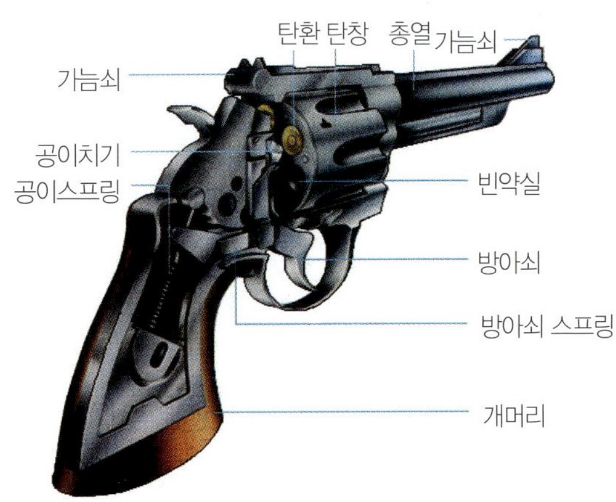

B

그림 5-45 권총. A. 피스톨 9mm 베레타 B. 리벌버
(출처: 두산 Encyber)

05

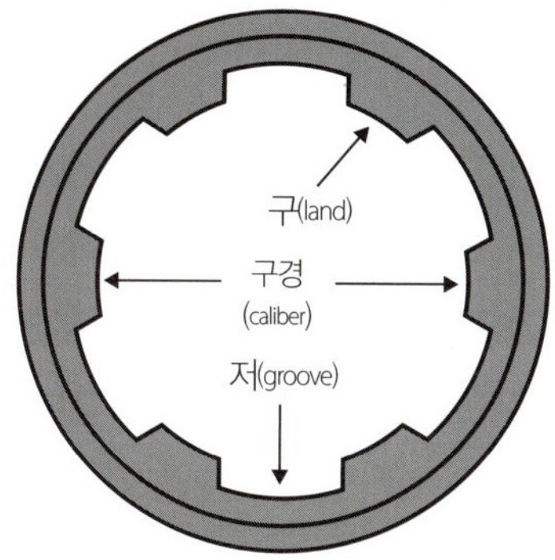

그림 5-46 강선의 구조와 구경
(출처: DiMaio, Dana)

치를 의미한다. 총창 사입구의 크기를 통해 사용한 총이 어떤 구경의 권총인지 추측이 가능하다. 소구경(small caliber)은 22구경, 25구경을 말하고, 중간구경(medium-sized caliber)은 32구경, 38구경, 357매그넘, 9mm를 말하고, 대구경(large caliber)은 40구경, 44매그넘, 45구경이다. 일반적으로 흔히 사용되는 권총은 9mm, 38구경, 45구경의 권총이다. 엽총의 구경은 게이지(gage, G)로 표기한다.

05

2. 총창의 분류

발사된 탄환이 신체에 들어가서 몸 밖으로 빠져 나오게 될 때를 관통총창(perforating GSW)이라 하고, 탄환이 신체 내에 남게 되는 경우를 맹관총창(penetrating GSW)이라고 한다. 탄환이 피부와 피하조직을 스치면서 뚫고 나오는 경우는 찰과총창(graze GSW, grazing wound)이라고 한다. 산탄총에 의한 손상은 산탄총창(shotgun wound)이라고 한다.

3. 총창의 모양

탄환이 신체에 들어가는 곳을 사입구(entrance)라고 하고, 몸 밖으로 빠져 나오는 곳을 사출구(exit)라고 한다. 사입구에서 사출구까지 탄환이 지나는 길을 사창관(path, wound tract)이라고 한다.

1) 사입구(射入口, entrance)

사입구는 총창의 발사거리를 판단하는 중요한 근거가 된다. 우선 탄환에 의해 사입구는 대개 원형 또는 난원형이고, 탄환이 피부를 뚫으면서 피부는 밀리면서 안쪽으로 함몰되고 마찰이 되어 표피박탈륜(abrasion ring, abrasion collar)이 생기게 된다(그림 5-47). 피부에 수직으로 들어가는 경우에는 동심원상으로 표피박탈륜이 생기지만, 비스듬하게 사각으로 들어가는 경우에는 입사각 쪽에 넓게 표피박탈륜이 생기게 된다. 이에 반해 사출구는 몸속으로부터 피부를 뚫고 나오기 때문에 표피박탈륜이 생기지 않으며, 피부는 밖으로 벌어지게 된다(everted edge, 그림 5-47). 사출구는 일정한 모양이 없이 불규칙하고 다양한 양상을 보인다. 대개의 경우 사출구가 사입구보다 조금 더 큰 경향이 있으나, 접사에서는 사입구가 찢어지면서 더 커 보이는 수도 있기 때문에 상처의 크기로 사입구와 사출구를 구분하는 것은 아니다. 사입구는 탄환에 의한 표피박탈륜 외에도 발사거리에 따라 다양한 양상이 나타난다. 다양한 사입구의 변화를 알기 위해서는 탄환이 발사될 때 탄환 외에도 총구로부터 나오는 것들을 이해할 필요가 있다. 약실의 화약이 폭발하면 총구로 뜨거운 가스, 매연, 화염, 미연소된 화약, 작은 금속파편, 탄환이 나온다. 이 때문에 피부나 옷에 특유한 변화를 만든다. 경우에 따라서는 사입구와 그 주변이 선홍색을 띠는데, 가스에 포함된 일산화탄소에 의한 것이다.

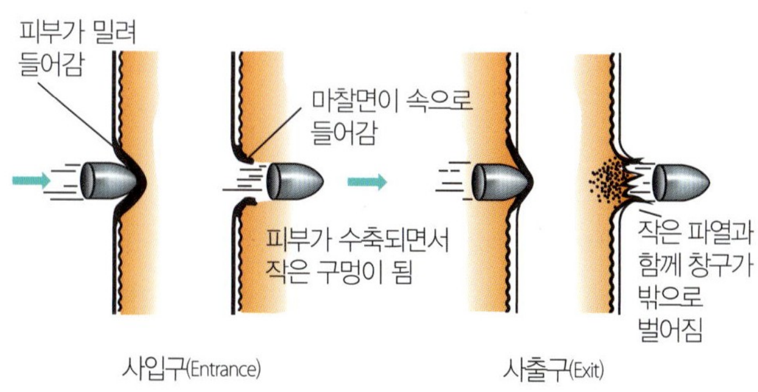

그림 5-47 사입구와 사출구의 생성기전
(출처: DiMaio, Dana)

(1) 화염(flame) ; 화상(burning)

화약의 연소로 화염이 생기고 이 화염이 피부에 이르면 1도 내지 2도화상을 만든다. 대개 화염은 총구에서 10cm 이내에 머문다. 화상이 생기는 거리에서는 화약 연기에 의한 매연과 화약에 의한 화약감입(powder tattooing)이 함께 나타난다.

(2) 연기(smoke) ; blackening, smudging

화약이 연소하면 가스와 연기가 생긴다. 연기는 가벼우므로 화약보다 덜 멀리 나가며, 총구 주위에서 퍼진다. 따라서 매연은 표적의 표면에 부착한다. 피부에서는 검은 막처럼 보이며, 닦으면 쉽게 없어진다. 매연은 총구로부터 15cm 이내에서 관찰된다.

(3) 화약(gunpowder) ; powder tattooing, stippling

무연화약은 흑연으로 덮여 있어 폭발하고 나면 일부 연소되지 않은 화약이 흑연과 섞여 질소화합물의 입자가 남는다. 미연소된 화약입자는 연기보다 멀리 나가고, 경우에 따라서는 피부에 박히기도 한다. 피부에 박힌 화약입자는 닦여지지 않으므로 문신처럼 보이기도 한다. 이것 때문에 주변에 출혈이 있을 수 있다. 화약입자는 총이나 실탄의 종류에 따라 다를 수 있으나 대개 총구로부터 60cm 이내인 경우에 표적에 남는다. 화약감입은 가까울수록 조밀하고, 멀수록 넓게 퍼지게 된다. 현장에 오래 방치되면 개미나 곤충에 의해 표피박탈이 생기면서 사입구 주변에 마치 화약감입이 된 것처럼 오인할 수 있다(pseudostippling). 경우에 따라서 화염, 연기, 화약입자 모두에 의한 사입구 소견을 powder burns라고 하는 경우가 있으나 가능한 이들을 구별하여 오해가 없도록 하여야 한다.

(4) 탄환(bullet) ; wound

사입구 성상은 탄환의 속도와 조직의 밀도에 의해 결정된다. 탄환이 빠르면 큰 손상을 만들고, 표적조직의 밀도가 높으면 손상이 크다. 액체가 차 있는 심장이나 방광도 액체의 영향으로 손상이 크다. 탄환이 피부를 뚫을 때 피부를 밀어서 늘어나게(stretching) 하고, 결국 늘어나는 정도가 넘어서면서 구멍(hole)을 만든다. 구멍이 뚫린 다음에 피부의 수축으로 탄환의 직경보다 조금 작은 창구가 남는 것이 보통이지만, 큰 의미는 없다. 탄환에 흠집이 있거나 뼈가 피부에 밀접한 부위에서는 크고 불규칙한 창구를 남긴다. 탄환은 회전하므로 피부에 동그란 창구(사입구)를 만들며, 창구 주위에는 얇은 표피박탈을 수반한다. 이것을 표피박탈륜이라고 한다. 탄환이 수직으로 뚫으면 표피박탈은 일정한 두께로 동심원을 이루지만 비스듬히 뚫으면 먼저 닿는 쪽에 긴 표피박탈이 생긴다. 창연에 인접하여 기름(grease)이 묻을 수 있다. 기름은 총신 내부에 묻어 있던 것이 탄환에 묻고, 피부를 뚫을 때 늘어난 부분에 묻는다. 이를 오염륜(汚染輪)이라 한다.

(5) 금속파편(metal fragments) ; fouling

탄환이 총신 속에서 회전하면서 총신 내부를 깎거나, 탄환이 깎여서 작은 금속조각이 생긴다. 이 조각들이 창구 주변에 작은 흠집을 남길 수 있다.

(6) 총구(muzzle) ; imprint of muzzle

총을 대고 쏜 경우에 옷이나 피부에 총구의 모양이 남을 수 있다(그림 5-48). 발사하였을 때 총구에서 높은 압력으로 나온 가스가 피부 속으로 들어가 순간적으로 피부를 밖으로 밀어내므로 마치 총구에다 가격하는 것과 같아지기 때문이다. 총구가 뜨겁기 때문에 화상의 형태로 남기도 한다. 한편으로는 격발되는 순간 총이 뒤로 밀

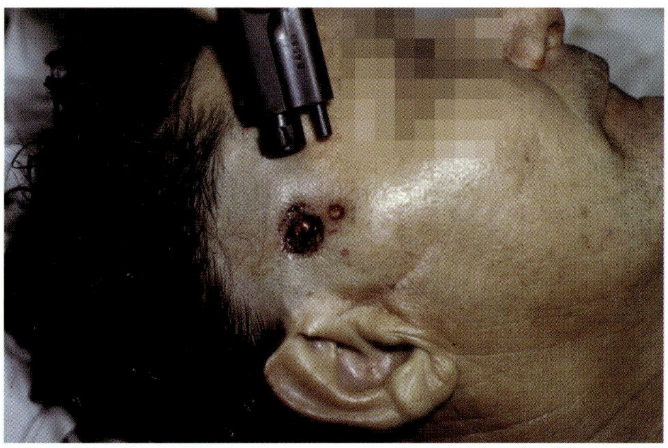

그림 5-48 총구흔(muzzle imprint)
(출처: Miami–Dade County ME office)

05

렸다가 미는 힘으로 피부를 가격하는 요인도 있다.

2) 사창관(bullet tract, path)

탄환은 속도, 모양 및 지나가는 조직이나 장기의 특성에 따라 차이가 있을 수 있으나 기본적으로 사창관은 직선이라고 보면 된다(그림 5-49). 반드시 일직선으로 나가지 않을 때도 있어 체내에서 탄환의 진행을 추적하기 어려울 때도 있다. 탄환이 두개골의 내면을 따라 선회(ricochet)하기도 하며, 큰 혈관 안에서 혈류를 따라 옮기기(bullet embolism)도 한다. 그러나 현대의 권총이나 소총의 위력으로 근접하여 발사하는 경우 탄환의 방향이 바뀌는 것은 불가능하다. 체내에 남아 있는 탄환은 반드시 찾아서 검사실로 보내져야 하기 때문에 부검 전에 미리 X-선을 찍어 탄환의 위치를 확인해 두는 것이 좋다. 뇌나 간처럼 부드러운 조직에서는 탄환의 직경보다 큰 사창관이 생기지만, 근육에서는 수축으로 더 작은 것이 생긴다. 두개골을 뚫고 들어가면 두개골 외판(outer table)에는 탄환과 비슷한 크기의 매끈한 구멍이 생기고, 내판(inner table)에는 더 크고 불규칙한 구멍이 생긴다. 두개강에서 밖으로 나온 사출구는 외판에 큰 구멍이 생긴다. 이렇게 뼈를 뚫고 나올 때, 나오는 쪽에서는 마치 나팔 혹은 고깔 모양으로 넓게 깨어져 나오는 것을 베벨링(beveling)이라고 한다(그림 5-50). 베벨링이 있어야 총창이다.

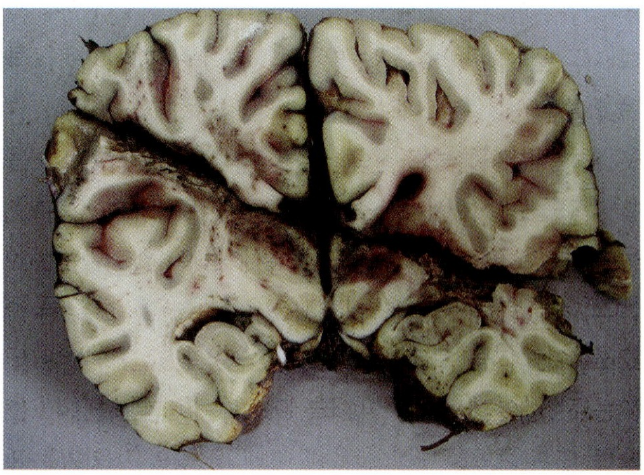

그림 5-49 사창관

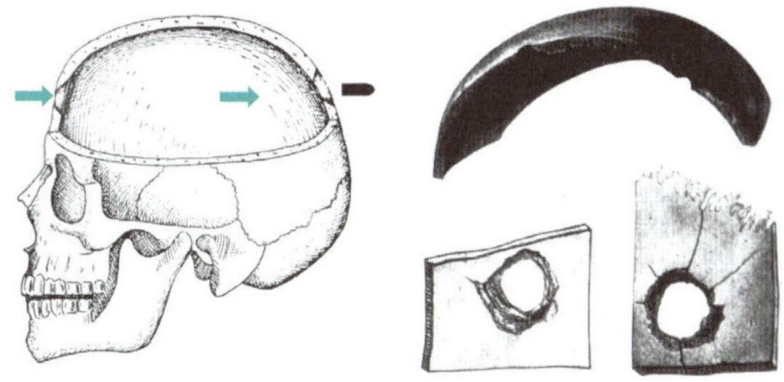

그림 5-50 머리총창에서의 베벨링(beveling)
(출처: Miami-Dade County ME office)

3) 사출구(射出口, exit)

사출구는 신체를 통과한 탄환이 변형되거나 위치가 바뀌므로 사입구보다 크고 불규칙하며, 파열상을 보이는 경우가 많아 대부분 쉽게 구별할 수 있다. 또한 화약, 연기 등에 의한 변화도 사출구에서는 볼 수가 없다. 그러나 브래지어 밴드, 바지 벨트, 딱딱한 바닥에 의해 지지되는 경우에는 사출구의 피부가 밖으로 벌어지지도 않고, 창구 주변에 표피박탈까지 있어서 마치 사입구처럼 보이는 경우도 있을 수 있다(shored exit wound).

4. 발사거리

탄환이 발사되면 탄환 외에도 총구 밖으로 섬광, 뜨거운 가스, 매연, 미연소된 화약입자도 함께 나온다. 이들 각 성분은 일정한 거리를 날아간다. 총기의 종류와 화약의 종류에 따라 차이가 있으나 권총의 경우는 대략 비슷하다. 총구는 고온으로 피부에 접촉하면 화상을 입게 된다. 따라서 총구와 신체와의 거리에 따라 사입구는 다양한 양상이 된다. 일반적으로는 접사(tight contact), 근접사(loose contact), 근사(close range) 및 원사(distant range)로 네 가지로 분류한다. 분류하는 사람에 따라서는 접사, 근사, 원사의 세 가지로 분류하기도 하고, 네 가지라도 접사, 근접사, 중간거리사(intermediate range), 원사로 분류하기도 한다. 접사, 근접사, 근사, 중간거리사, 원사의 다섯 가지로 분류하는 사람도 있다. 또한 세 가지, 네 가지로 분류를 하더라도 영어로는 다른 표현을 쓰기도 하기 때문에 같은 용어라도 잘못 이해할 수 있어 주

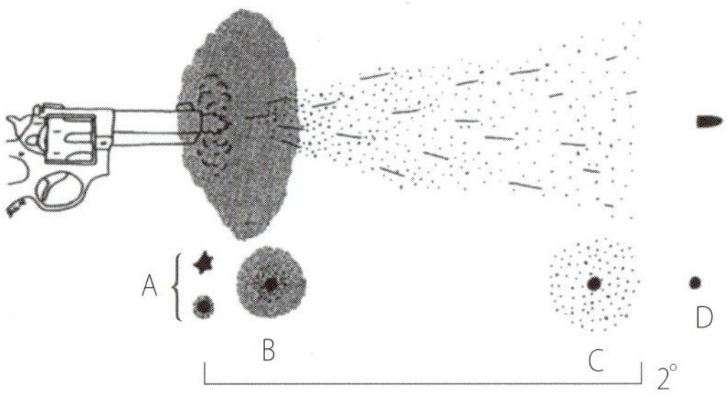

그림 5-51 발사거리에 따른 총창의 양상
A. 접사, B. 근접–근사, C. 중간거리사, D. 원사

의해야 한다. 여기에서는 편의상 다섯 가지의 기준으로 설명을 하기로 한다(그림 5–51).

발사거리에 따라 총창을 분류하는 데 있어서 반드시 고려하여야 할 것은 착의 상태나 유리 등 중간피사체(intermediary target)의 유무이다. 탄환이 단단한 중간피사체에 맞아 찌그러지면 사입구의 모양이 이상해지거나 크기도 달라질 수 있으며, 탄환이 부서지면 다수의 사입구를 형성할 수도 있다. 옷을 통과하는 경우에는 매나 화약입자가 옷에 묻고 걸러져 사입구의 양상이 달라질 수 있기 때문에 옷에 대한 검사도 함께 해야 한다.

1) 접사(tight contact)

총구가 피부에 밀착된 상태에서 발사되는 경우이다. 화약이 폭발되면서 배출되는 가스가 창구 속으로 다 들어가게 되어 창구 주변에는 매나 화약잔사가 침착되지 않는다(그림 5–52). 실제로 조금은 창구 주변에 새어나올 수 있다. 발사 부위에 따라서는 가스의 압력을 충분히 흡수할 수 없는 경우가 있는데, 두개골로 둘러싸인 얼굴이나 머리에서는 피부가 삼각형이나 십자형 또는 별 모양으로 잘 찢어진다(그림 5–53). 입에 총구를 넣고 발사하는 경우도 접사라고 하는데, 이때에는 가스압력으로 인해 입술 주위가 잘 찢어지며, 입 속에 매나 화약잔사가 침착된다. 총구가 피부와 밀착되면 고온의 총구흔(muzzle imprint)이 피부에 찍히게 되는 경우도 있는데, 이것이 접사의 예가 된다. 우리나라 군대에 보급된 K1과 K2 소총은 3개의 소염기가 뚫려 있고, 과거 사용하던 M16 소총은 6개가 뚫려 있어 접사라 할지라도 소염기를 통해 매나 화약잔사가 빠져나간다. 소총에 의한 접사는 소염기에 의한 변화 때문에 근접사와 구분이 되지 않기 때문에 단순히 접사라고 분류하는 것이 바람직하다(그림 5–54).

2) 근접사(loose contact, near contact)

총구가 피부와 완전히 밀착되지 않고 조금 떨어져 발사되는 경우이다. 피부에 밀착했더라도 격발하면서 총구가 반동으로 떨어지는 경우이다. 조금이라는 것은 1cm

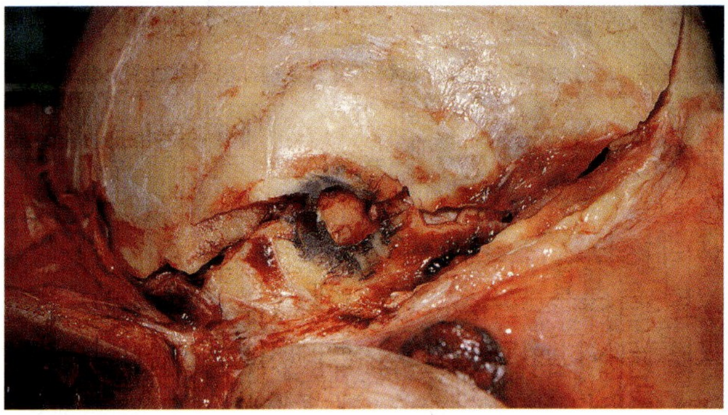

그림 5-52 접사의 사입구

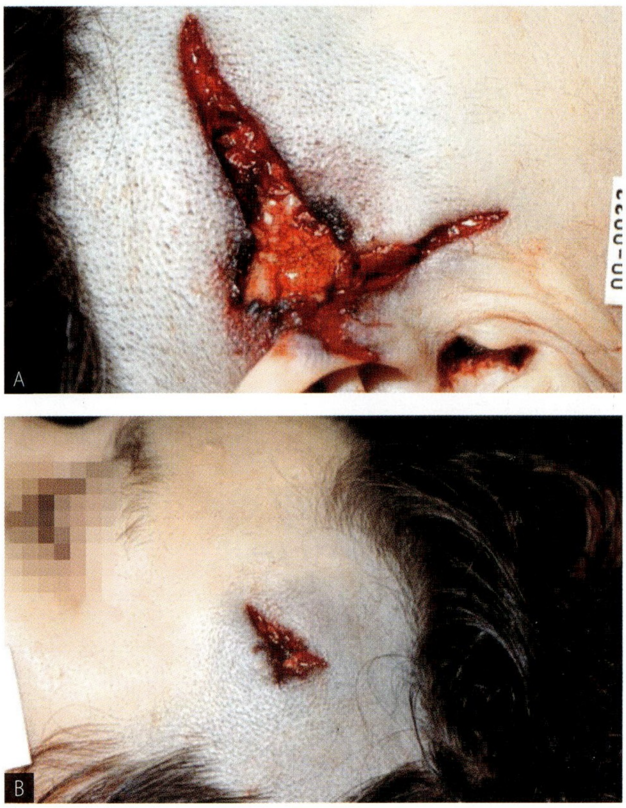

그림 5-53 접사. A. 사입구, B. 사출구

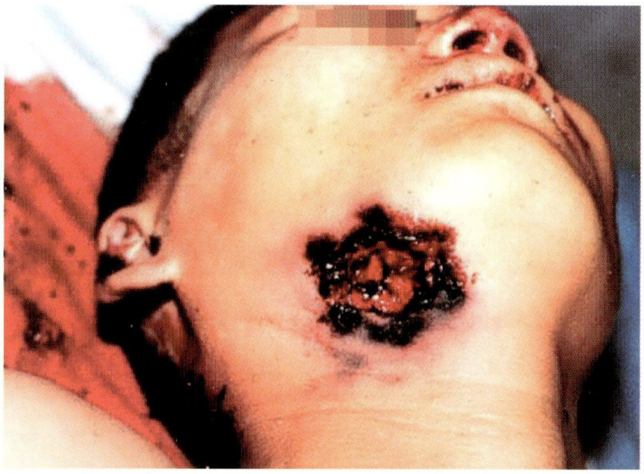

그림 5-54 M16 소총에 의한 접사
(출처: 국방부과학수사연구소)

이내 또는 1~2cm 이내를 말한다. 총구와 피부 사이에 작은 공간이 생기기 때문에 창구는 파열되지 않고 원형으로 보이며, 표피박탈륜 주위로 좁은 범위에서 새까맣게 화약잔사와 매가 침착된다(blackening, smudging, 그림 5-55). 창구 속으로 화약잔사가 대부분 들어가지만 미연소된 화약입자는 피부에서 보일 수 있다. 근접사를 넓은 의미로 접사에 포함시키기도 한다.

3) 근사(close range, near shot)

원형의 사입구 주위로 매와 함께 미연소된 화약입자가 조밀하게 침착되는 경우를 말한다(그림 5-56). 넓게는 총구가 피부와 거의 닿을 정도(근접사)로부터 60cm 이내에서 발사된 것을 말하기도 한다. 근접사에서 보이는 화약연기에 의한 smudging 또는 blackening은 15cm 이내에서, 미연소된 화약잔사에 의한 화약감입은 60cm 이내에서 볼 수 있다. 이 범위 안에서 거리가 멀수록 미연소된 화약잔사는 분산하여 넓게 퍼진다. 발사거리를 세 가지로 분류한다면 중간거리사를 포함하여 근사라고 한다.

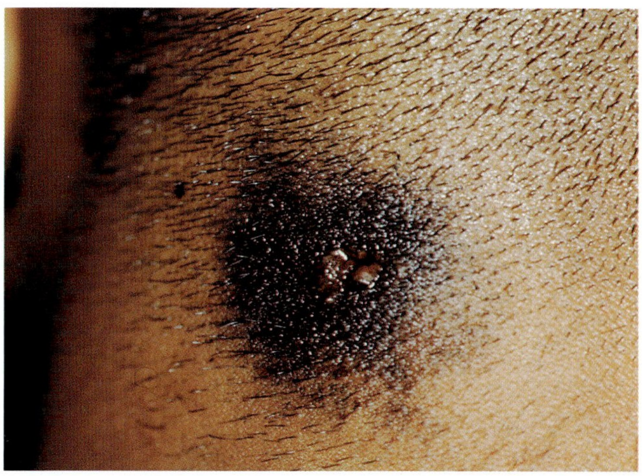

그림 5-55 근접사
(출처: Miami-Dade County ME office)

4) 중간거리사(intermediate range)

사입구 주위에 미연소된 화약잔사가 마치 후춧가루를 뿌려놓은 듯 화약감입(stippling, powder tattooing)이 침착되면서 피부에 점상으로 표피박탈이 일어나 있는 경우를 말한다. 근사와의 차이점은 화약잔사의 침착범위가 조밀하지 않고 넓다는 것이며, 매의 침착은 없어야 한다

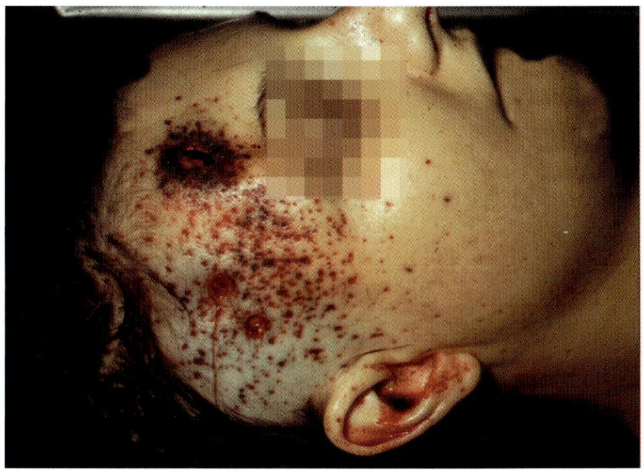

그림 5-56 근사(위쪽) 및 중간거리사(아래쪽)
(출처: Miami-Dade County ME office)

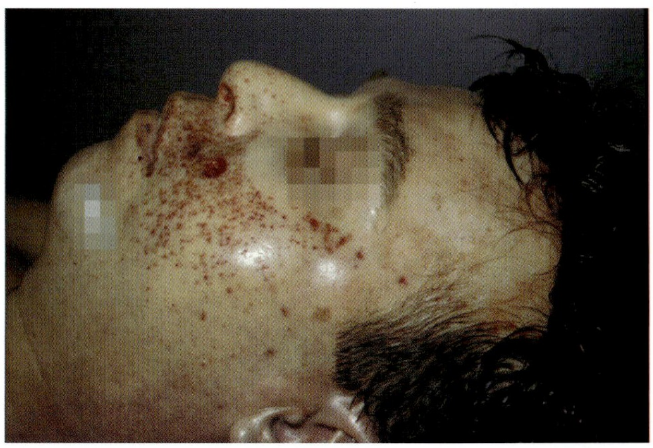

그림 5-57 중간거리사

(그림 5-56, 5-57). 화약의 종류나 총의 종류에 따라 다르지만, 권총의 경우에 화약잔사는 대개 60cm 정도까지 날아갈 수 있다. 매는 물로 씻거나 닦으면 씻겨져 나가지만, 화약잔사는 그렇지 않다. 중간거리사를 그냥 근사라고 부르기도 한다. 사용한 총을 확보한 상태라면 동일 실탄을 일정한 거리를 두고 시험발사하여 피부에 난 총창과 비교하는 것이 가장 정확하다.

5) 원사(distant shot, indeterminate range)

화약잔사나 매 침착이 없이 단순히 탄환에 의한 변화, 즉 원형이나 난원형의 사입구만 보게 된다. 따라서 발사거리가 1미터인지 100미터인지 전혀 알 수가 없는 경우이다. 발사거리를 세 가지로 나누든, 네 가지로 나누든, 다섯 가지로 나누든 원사는 모두 탄환에 의한 변화만을 보기 때문에 그 해석에 문제가 되는 일은 없다.

5. 머리총창의 특징

두개골로 둘러싸인 얼굴이나 머리에서는 접사의 경우 피부가 삼각형이나 십자형 또는 별 모양 등 방사상으로 잘 찢어지게 된다. 또한 접사가 아니더라도 두개골이 골절되면서 골절된 골편에 의해서도 피부가 찢어질 수 있어 사입구와 사출구의 감별이 어려운 경우도 있다. 피부가 파열되어 있으면 찢어진 가장자리를 서로 맞대어 보고 사입구와 사출구의 모양을 찾아낼 수도 있지만, 두개골에 나타난 베벨링을 통해 쉽게 사입구와 사출구를 구분할 수 있다. 탄환이 두개골을 통과하게 되면 구멍이 생기면서 부채꼴 모양으로 넓게 깨어지고, 사입구와 사출구 주위로 대부분 방사상으로 선상의 골절이 생긴다. 부채꼴 모양으로 깨어질 때 사입구에서는 두개골의 외면은 예리한 둥근 구멍으로 보이지만 내면에서는 부채꼴 모양으로 넓게 깨어지게 된다(inward beveling). 반대로 사출구에서는 내면에서 예리한 둥근 모양으로 보이지만 외면에서 부채꼴 모양으로 넓게 깨어진다(outward beveling). 베벨링을 잘 확인하면 머리부위 총창에서 사입구와 사출구는 대부분 쉽게 구분이 된다. 뼈의 두께가 아주 얇은 경우에는, 예를 들면 안와 직상방 또는 측두부에서, 이러한 부채꼴 모양이 나타나지 않을 수도 있다. 열쇠구멍 총창(keyhole lesion)은 탄환이 각도가 거의 없는 상태에서 두개골을 뚫을 때 사입구와 사출구의 모습이 동시에 생기는 것을 말한다(그림 5-58). 베벨링을 확인하면 어느 방향에서 발사되었는지의 구분이 가능하다.

6. 총기손상에서의 법과학적 검사

1) 어느 총에서 발사되었는가?

사람마다 지문이 다르듯이 같은 종류의 총이라도 각각의 총은 제각기 다른 특성을 남긴다. 공이치기가 뇌관을 때릴 때 탄피 아래에는 둥근 자국(격침흔, firing pin impression)이 남는데, 일견 비슷하게 보이지만 현미경으로 관찰하면 제각각 다른 모양을 나타낸다(그림 5-59). 이외에도 차개흔이나 유저흔의 자국이 탄피 아래에 남는다. 피스톨이나 소총인 경우에는 탄피가 방출구를 통해 밖으로 배출되게 되는데, 방출될 때 독특한 자국(칼퀴흔, ejector mark)을 남기게 된다. 따라서 사건현장에서 탄피를 수거하는 것은 매우 중요하며, 중요한 증거물이 된다.

탄환 역시 총신을 지나 발사될 때 강선에 의해 탄환에 강선흔(land impression과 groove mark)이 남게 된다. 강선흔도 오른쪽이냐 왼쪽이냐, 그리고 그 수가 몇 개냐 하는 것은 동종의 총기라면 같지만, 그 형태는 현미경으로 관찰하면 총마다 서로 다르다. 예를 들어, M16 소총인

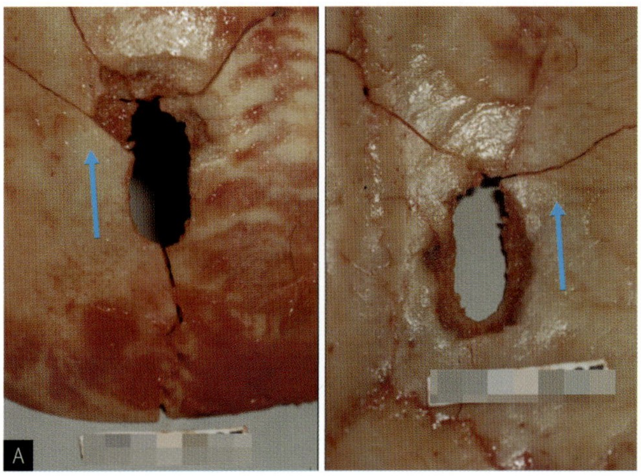

그림 5-58 열쇠구멍총창 A. 외면, B. 내면. 화살표는 탄환의 진행방향임

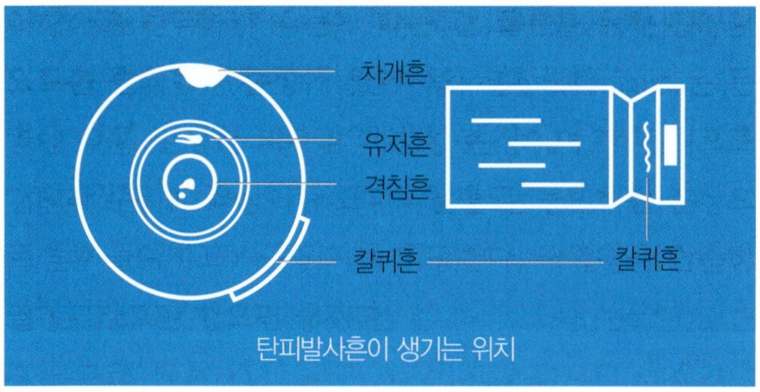

그림 5-59 탄피발사흔이 생기는 위치
(출처: 국방부과학수사연구소)

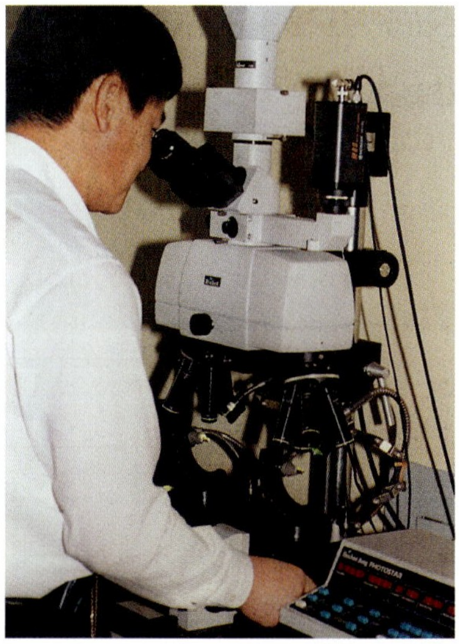

그림 5-60 쌍안현미경으로 탄두를 비교 · 검사하는 모습

경우는 6조우선이라고 하는데, 이것은 강선흔이 6개가 남고 탄환을 똑바로 세워 놓고 보면 오른쪽으로 기울어져 있다는 뜻이다. 맹관총창인 경우 몸속에 탄환이 남아 있다면 중요한 증거물이 되기 때문에 반드시 찾아내야 하며, 만질 때는 절대 핀셋으로 집는 일은 없어야 한다. 탄환 외피에 핀셋으로 엉뚱한 자국을 남길 수 있기 때문이다. 고무장갑을 낀 손으로 잡아야 하며, 운반 및 수송에도 신경을 써야 한다. 만일 탄환이 몸속을 뚫고 나와 벽에 부딪히고 납작하게 찌그러져 강선흔의 모양이 일그러져 있으면 탄환을 수거하였더라도 검사할 필요는 없게 된다.

탄환이나 탄피를 수거하여 어느 총에서 발사되었나를 검사하기 위해서는 반드시 발사하였을 것으로 추측되는 총이 있어야 한다. 그런 다음 발사하였을 것으로 의심되는 총으로 동일한 실탄을 넣고 시험발사를 한다. 만일 비교 · 검사할 대상이 탄피라면 지정된 곳에서 시험발사를 하여 탄피만 수거하면 되고, 대상이 탄환이라면 원형 그대로 수거하여야 하기 때문에 특수 제작된 철제 통속에 물이나 솜을 채워 넣고 시험발사하여 탄환을 수거한다. 그런 다음 쌍안현미경으로 현장에서 수거된 것과 시험발사하여 수거된 것을 놓고 동시에 관찰하면서 그 형태학적 특성을 비교하는 것이다. 국내에서는 국립과학수사연구원과 국방부과학수사연구소에서 이러한 검사를 하고 있다(그림 5-60).

2) 누가 발사하였는가?

총이 발사될 때에는 매와 함께 여러 가지 화약 성분이 함께 배출되며, 발사자의 손에 이러한 물질이 묻는다. 피스톨보다는 비교적 틈새가 많은 리벌버에서 이러한 성분이 묻을 가능성은 더 크다. 뇌관화약잔사물(gunshot residue, gunpowder residue, primer residue)검사라고 표현한다. 뇌관화약잔사물검사는 탄환 속에 든 니트로셀룰로즈나 니트로글리세린과 같은 화약(gunpowder)성분을 검사하는 것이 아니라 뇌관 발화물(primer)의 성분인 바륨(barium), 안티모니(antimony), 납(lead)의 세 가지 금속성분을 분광광도계(spectrophotometry)나 주사전자현미경(scanning electron microscopy) 등을 이용하여 과학적으로 검사하는 것이다. 이들 성분이 높은 농도로 검출된다는 것은 손이 발사된 총 가까이에 있었다는 것이며, 다시 말하면 그 손으로 발사한 것이라고 판단할 수 있다는 말이다. 물론 다른 경로로 오염될 수도 있으며, 검출이 되지 않았다고 해도 외부와 노출된 환경에서 바람이 분다거나 시간이 오래 경과된 경우에는 모두 날아가 버려 음성으로 결과가 나올 수 있기 때문에 그 해석에는 주의를 해야 한다.

사건현장에서 뇌관화약잔사물검사를 위한 시료채취는 간단하다. 상업화된 키트를 사용하면 간편한데, 키트가 없다면 양쪽 손등과 손바닥을 각각 따로, 물기가 있는 면봉으로 닦아내어 밀봉해서 검사실로 보내면 된다. 만일 현장에서 채취를 할 수 없는 경우에는 종이봉지로 손을

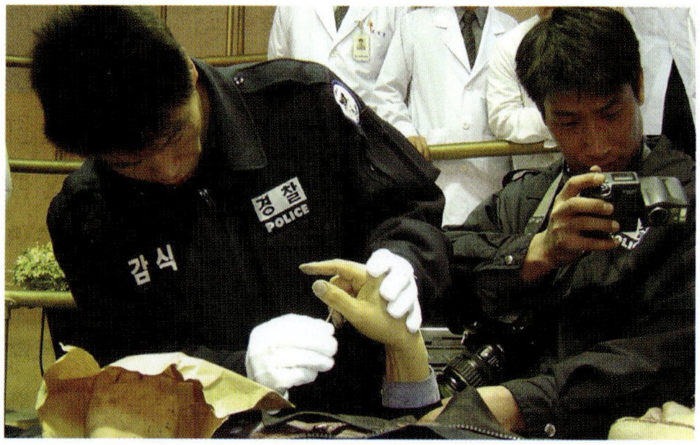

그림 5-61 뇌관화약잔사물검사를 위해 손가락을 면봉으로 닦고 있는 모습

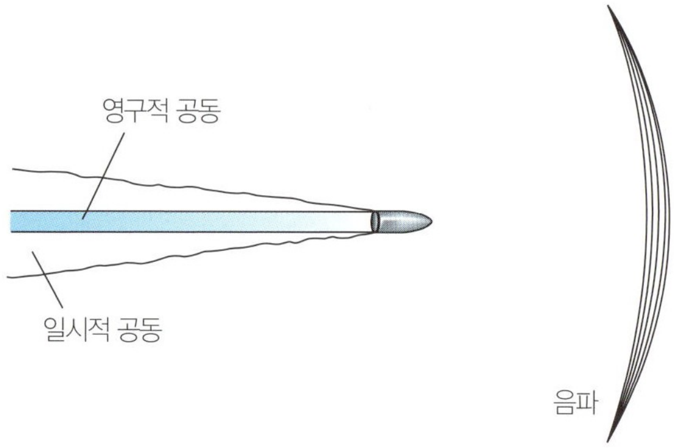

그림 5-62 총창에 의한 조직손상기전

(출처: Miami-Dade County ME office)

싸서, 추후 깨끗하고 밝은 곳으로 시체를 옮겨 나중에 시행하여도 된다. 손바닥, 손등 그리고 손가락 하나하나를 따로따로 검사할 수도 있다(그림 5-61).

7. 총창에 의한 조직손상기전

발사된 탄환에 의해 신체조직이 손상을 받는 것은 탄환 자체의 조직파괴(crush)와 탄환이 지나면서 방사상으로 일어나는 순간적인 조직의 팽창(radial stretching)에 의해 일어난다. 탄환이 지나기에 앞서 발생하는 음파(sonic shock wave)도 손상기전에 포함을 시키지만, 신체조직에 손상을 주지는 못한다. 탄도학(ballistics)에서는 이것을 영구적 공동(permanent cavity)과 일시적 공동(temporary cavity)으로 표현을 한다(그림 5-62). 영구적 공동은 조직파괴에 의해 생기는 것으로, 탄환이 신체조직을 뚫고 지나가면서 길처럼 조직파괴의 흔적이 그대로 남아 있는 것을 말한다. 부검으로 확인할 수 있는 사창관이 영구적 공동이다. 이에 반해 일시적 공동은 순간적으로 조직이 팽창되는 것으로 신체조직 속에서 실제로 발생하여 손상을 야기하지만 부검을 하더라도 눈으로 확인할 수 없는 순간적인 현상이다. 머리에 총을 발사할 경우에 순간적으로 머리가 팽창하였다가 원래의 모습으로 되는 것이 일시적 공동이다. 이것은 극히 찰나에 생기며, 그렇지만 이 기전에 의해 두개골에는 뇌 저부를 포함하여 다발성으로 골절이 발생하게 된다. 뇌실질에 탄환이 지나간 흔적이나 뇌손상의 흔적이 남는 것이 바로 영구적 공동이다(그림 5-49).

흔히 총을 발사하면 탄환이 신체를 뚫고 들어갈 때 똑바로 직진하는 것으로 생각하기 쉬운데, 탄환은 몸속에서 한 바퀴 회전(tumbling)을 하기도 하며, 일정한 각도로 지그재그로 기울어지며(yawing) 나아가기도 한다(그림 5-63). 또한 어떤 탄환은 우리 신체 속을 뚫고 들어가면 크고 작은 여러 개의 파편으로 조각나기도 하는데, 이러한 탄환의 동적 변화는 조직손상의 정도를 좌우하는 중요한 요소가 된다.

그림 5-64는 젤라틴에 M16 소총을 쏘아 실제로 우리 신체 속에서 일어나는 조직손상의 기전을 알아본 것이다. 신체 속 15cm의 깊이가 되면 탄환이 조각나 가장 큰 파편은 회전되어 거꾸로 신체 밖으로 빠져나오며, 파편화되면서부터 영구적 공동이나 일시적 공동이 커지면서 몸속의 조직손상은 훨씬 심각해지는 것을 알 수 있다.

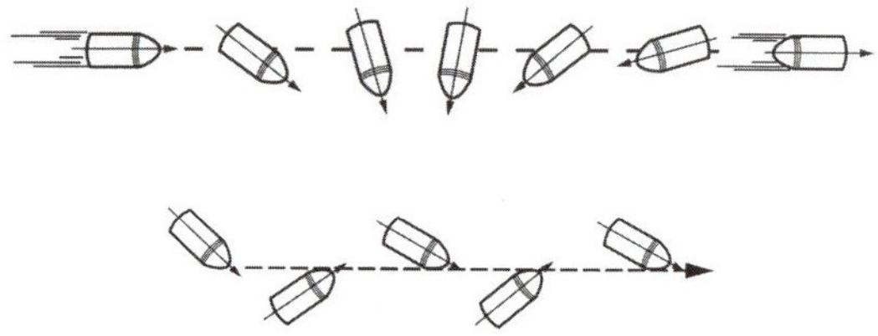

그림 5-63 탄두의 회전(tumbling, 위) 및 기울어짐(yawing, 아래)

(출처: Miami-Dade County ME office)

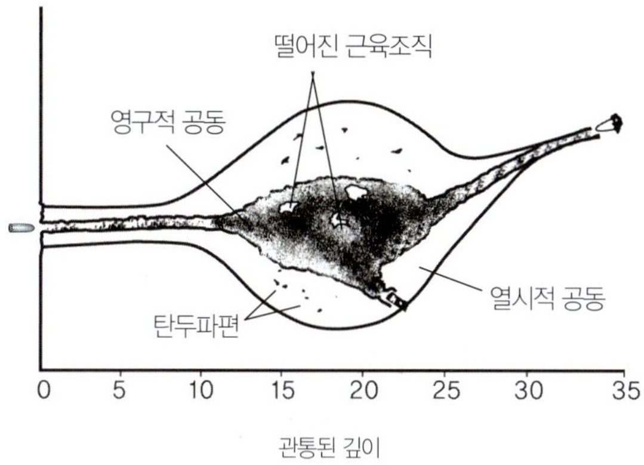

그림 5-64 M16 소총의 탄도학
(출처: Miami-Dade County ME office)

8. 총기손상 후의 생존 또는 신체활동

총창을 입고 얼마나 오래 살아 있을 수 있는가, 혹은 어떤 신체활동을 할 수 있는가는 손상 부위와 밀접하다. 그 중에서도 심장이나 머리의 총창은 치명적이다. 손상 부위와 더불어 손상의 정도 역시 아주 중요하다. 머리총창인 경우에는 뇌간이 가장 치명적이다. 개인의 건강 상태, 발사거리, 장기의 관통 여부도 관련이 있다. 문헌에 의하면 총창을 입은 후에도 다양한 신체활동 사례들이 보고되고 있는데, 이런 사례들을 통해 총창 후에도 다양한 신체활동이 불가능하지 않다는 사실을 이해하고 개개의 독특한 모든 사건들을 일반화하는 실수를 범하지 말아야 하겠다. 총을 이용하여 자살하는 사람이 한 발이 아닌 두 발, 세 발을 한 부위에 연이어 격발하여 자살할 수 있는가, 부위가 다른 곳에 여러 발을 격발하여 자살할 수 있는가는 수사하는 입장에서는 항상 고민이 될 수밖에 없다. 흔히 일반인들은 여러 발의 총창이 있으면 타살이라고 단정하기 쉬운데, 손상 부위와 손상의 정도에 따라서는 충분히 제 2, 제 3의 격발 행위가 가능하다. 이런 경우에는 사건현장에 대한 세밀하고도 과학적인 충분한 조사가 필수적이며, 부검을 통해 손상의 정도나 부위를 확인하고 사건 상황을 재구성하여야 한다.

- 권총으로 등에 총창을 입었는데, 대동맥-왼쪽 폐동맥-왼쪽 폐를 지나 앞가슴에서 맹관이 된 경우이다. 현장에서 병원으로 후송되기를 거부하는 말을 하였지만 병원으로 옮겨지는 내내 의식이 있고, 사고 후 30분 만에 도착하였으나 혈압이나 맥박 등이 정상이었다.
- 복부와 가슴에 총창을 입은 젊은 청년이 24m를 달려가다 쓰러졌고, 총창을 입은 후 29분 만에 사망선고를 받았다. 부검에서 총창은 좌심방을 지나갔으며, 왼쪽 흉강 내에 1000cc, 오른쪽 흉강 내에 800cc 및 심낭 내에 50cc의 피가 고여 있었다. 복부총창은 간과 소장을 뚫고 지나갔는데, 복강 내에 500cc의 피가 고여 있었다.
- 장인이 보고 있는 가운데 아내를 총으로 쏘아 죽이고는 자신의 입에 총을 쏜 남자가 다시 의식을 차려 차를 몰고 집으로 도주하여 의식이 없이 발견되었는데, 2번째 총창은 관자놀이 부위에 있었다.
- 머리에 3발을 쏘아 죽은 사람이 있었는데, 수사 후 사건을 재구성해 본 결과 제 1발은 입으로 쏘아 경추를 지나갔고, 제 2발은 오른쪽 측두부, 제 3발은 왼쪽 측두부를 쏘아 자살한 것으로 밝혀졌다.
- 우울증에 시달리던 남자가 유서를 남긴 채 머리에 2발, 가슴에 2발을 쏘아 자살하였다.

9. 총기손상에서의 자 · 타살 감별

일반적인 자 · 타살의 감별과 마찬가지로, 총창의 양상을 잘 살펴보고 사망자의 과거력을 포함한 인적사항 등이 중요하며, 뇌관화약잔사물검사가 필수적이다. 총기를 이용한 자살자들은 흔히 선호하는 부위가 있다. 다시 말하면 빨리, 고통없이, 확실하게 죽고 싶은 마음이 있기 때문에 심장, 머리, 입안을 주로 겨냥하게 된다. 머리의 경우에는 관자놀이라고 표현되는 측두부를 선호한다. 권총이 아닌 소총의 경우에는 턱 밑이나 이마도 자주 선호되는 부위이다. 자살자의 경우 유서나 유서 형식의 메모를 남기는 경우는 그렇게 많지 않다(약 30% 정도). 발사거리에 따른 분류로는 자살자들은 불편한 자세를 취하기보다는 총구를 밀착시켜 안정된 자세에서 총을 쏘게 된다. 따라서 접사나 근접사의 형태가 되며, 만일 근사나 중간거리사처럼 화약감입이 있는 경우에는 타살의 가능성이 매우 높다. 예컨대 총을 멀리 장치해 두고 발가락이나 어떤 도구를 이용해 발사하는 것처럼 특별한 장치가 없다면 원사는 타살에 해당한다.

총기손상에 있어서의 사고사는 매우 드물고, 원칙적으로 장전이 되어 있는 줄 모르고 장난으로 방아쇠를 당기는 경우나 어린아이들이 진짜 총을 자신이 가지고 노는 장난감 총과 혼돈해 일어나는 경우 등이다. 러시안 룰렛 게임은 사고사로 취급하는 경향이 많다. 자살자의 경우에는 사용한 총기가 현장에 남기 마련이다. 현장에서 발견된 총기, 탄피, 탄환에 대한 법과학적 검사와 손에서 뇌관화약잔사물검사도 어느 총에서, 누가 발사하였는지를 구별할 수 있는 중요한 수단이 된다.

10. 산탄총, 공기총

흔히 엽총으로 많이 불리지만, 권총이든 소총이든 산탄총이든 사냥할 때 사용하면 전부 엽총이다. 산탄총(shotgun)의 샷(shot)이라는 말 자체가 산탄이라는 뜻이다. 산탄총은 기본적으로 총열 안에 강선이 없다. 버드샷(bird shot)처럼 새와 같은 작은 동물사냥용도 있지만, 멧돼지 같은 큰 짐승을 한 방에 잡기 위해서는 벅샷(buckshot)이나 슬러그(slug) 같이 큰 위력으로 만들어진 탄환을 사용하기도 한다. 산탄총에 사용되는 탄환은 쉘(shell)이라고 하며, 내부에는 화약과 여러 개의 구슬 혹은 1개의 슬러그가 들어가 있다. 격발 시 화약이 폭발하면서 그 힘으로 구슬이 흩어져 날아가게 된다. 처음에는 구슬을 싸고 있는 플라스틱 컵(wad)이 같이 날아가다 펼쳐지면서 모여 있던 구슬이 넓게 펼쳐지면서 흩어진다(그림 5-65). 총열의 길이에 따라 확산 범위가 달라진다.

산탄총의 구경은 보통 게이지(gaze, G)로 구분한다. 기본적으로는 몇 개의 납 구슬이 모여서 1파운드를 이루는지로 게이지를 계산한다. 12게이지 산탄총이라고 하면 구슬 12개를 모아놓으면 1파운드가 될 크기의 납 구슬, 즉 1/12파운드의 납으로 만든 구슬이 들어갈 수 있는 구경이라는 뜻이다. 게이지 숫자가 크면 구슬의 지름은 작아지게 된다. 일반적으로 흔히 많이 쓰이는 12게이지 산탄총의 구경은 0.729인치 또는 18.53밀리미터이고, 12게이지 납 구슬의 무게는 37.80그램이 된다. 그러나 지금은 산탄총의 납 구슬을 계산하는 방법이나 벅샷도 있어 계산하는 방법은 복잡하다.

산탄총은 강선이 없는 만큼 소총만큼 정확하게 멀리 나가지는 않는다. 장점이자 단점이 바로 산탄인데, 구슬 하나하나가 영구공동을 만들면서 조직손상을 일으킨다. 산탄은 궁극적으로 일정 범위 내에 일정량의 구슬이 들어가는 것을 목표로 하는 범위 사격형이다. 사냥을 하다가 움직이는 사람을 사냥감으로 오인하여 쏘든지, 산탄총으로 직접 사람을 살해할 때에 사용되는 것을 실무에서 가끔 경험하게 된다.

05

산탄총도 발사거리를 추정할 수는 있다. 일반적으로는 접사, 근사, 원사로 나누는데, 접사의 경우에는 플라스틱 컵이 몸속에 그대로 남아 있게 되며, 사입구는 큰 하

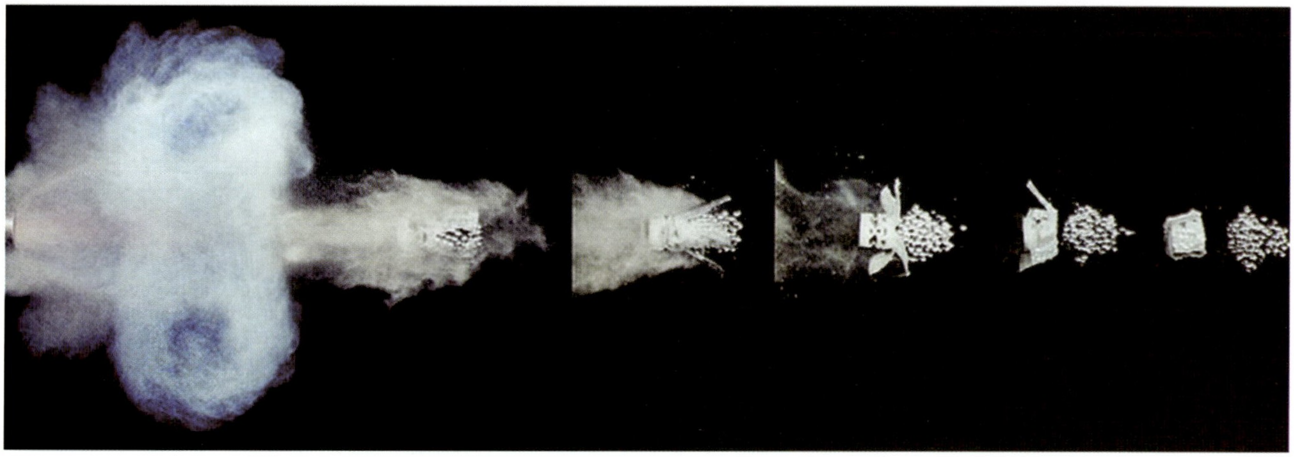

그림 5-65 산탄총의 발사장면

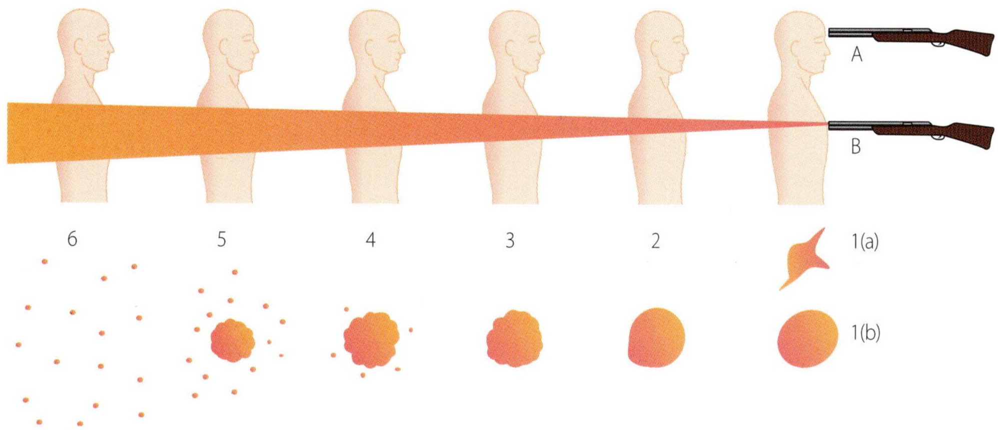

그림 5-66 산탄총의 발사거리

나의 구멍만 보게 된다. 조금씩 더 멀어지면 화약입자에 의한 화약감입을 보며, 사입구는 큰 구멍이 마치 도넛 찍는 기구처럼 가장자리가 꽃 모양으로 울록볼록하게 변형이 된다. 그리고 플라스틱 컵이 사입구 주변에서 십자가 모양으로 피부에 표피박탈을 남기게 된다. 더 먼 거리에서 쏘면 산탄 하나하나가 모두 흩어져서 산탄 크기대로 여러 개의 사입구를 남기게 된다(그림 5-66). 산탄총은 총열의 길이가 길기 때문에 사입구가 큰 하나의 구멍이 아니라면 기본적으로 타살이라고 생각해도 된다. 실제의 발사거리는 같은 종류의 총으로 같은 쉘을 넣고 시험발사하여 그 모양과 가장 유사한 형태를 찾아내어 발사거리를 판단하는 것이 가장 정확하다.

사냥에 이용되는 총으로 공기총도 있다. 공기총은 압축공기를 이용하여 발사하는 것이기 때문에 화약의 폭발력에 의해 탄환이 발사되는 권총이나 소총, 산탄총과는 달리 사입구를 보고 발사거리를 추정할 수는 없다. 위력 역시 다른 총에 비해 비교할 수 없을 정도이지만, 신체조직 중 심장이나 대혈관을 관통하면 치명상을 줄 수 있다.

참고문헌

1. Crane J. Injury. In McLay WDS(Ed) 2nd ed. Clinical forensic medicine, London, 1996, Cambridge University Press.
2. Crown LA, Hawkins W. Commotio cordis: clinical implications of blunt cardiac trauma. Am Fam Physician. 1997;55(7):2467-2470.
3. Davis GJ. Patterns of injury. Blunt and sharp. Clin Lab Med. 1998;18(2):339-350.
4. Davis NL, Kahana T, Hiss J. Souvenir knife: a retained transcranial knife blade. Am J Forensic Med Pathol. 2004;25(3):259-261.
5. DiMaio V. Gunshot wounds. Boca Raton, 2002, CRC Press.
6. DiMaio VJ, DiMaio D. Forensic pathology. 2nd ed. Boca Raton, 2000, CRC Press.
7. Dix J. Color atlas of forensic pathology. Boca Raton, 2000, CRC Press.
8. Dolinak D, Matshes E, Lew E. Forensic pathology; Principles and practice. San Diego, 2005, Elsevier Academic Press.
9. Fackler ML, Mason RT. Gunshot wounds: evaluating the adequacy of documentation at a level I trauma center. J Trauma. 1999;46(4):741-742.
10. Fackler ML. Civilian gunshot wounds and ballistics: dispelling the myths. Emerg Med Clin North Am. 1998;16(1):17-28.
11. Fackler ML. Gunshot wound review. Ann Emerg Med. 1996 Aug;28(2):194-203.
12. Fischer H, Kirkpatrick CJ. A colour atlas of trauma pathology. Aylesbury, 1991, Wolfe Publishing Ltd.
13. Friedman Z, Kugel C, Hiss J, Marganit B, Stein M, Shapira SC. The Abbreviated Injury Scale. A valuable tool for forensic documentation of trauma. Am J Forensic Med Pathol. 1996;17(3):233-238.
14. Hiss J, Kahana T. Medicolegal investigation of death in custody: a postmortem procedure for detection of blunt force injuries. Am J Forensic Med Pathol. 1996 ;17(4):312-314.
15. Inoue H, Ikeda N, Ito T, Tsuji A, Kudo K. Homicidal sharp force injuries inflicted by family members or relatives. Med Sci Law. 2006;46(2):135-140.
16. Karger B, Rothschild MA, Pfeiffer H. Accidental sharp orce fatalities-beware of architectural glass, not knives. Forensic Sci Int. 2001;123(2-3):135-139.
17. Knight B. Lawyer's guide to forensic medicine. 2nd ed. London, 1998, Cavendish Publishing Ltd.
18. Knight B. The dynamics of stab woulds. Foresn Sci 1975;6:249-255.
19. Langlois NE, Tarran S, Dziewulski P. A study of burns for wound ageing reveals changes in unburnt skin with implications for future research. Med Sci Law. 2005 ;45(3):205-210.
20. Machin V. Medicolegal pocketbook. Edinburgh, 2003, Churchill Livingstone.
21. Nirgiotis JG, Colon R, Sweeney MS. Blunt trauma to the heart: the pathophysiology of injury. J Emerg Med. 1990;8(5):617-623.
22. Ohshima T, Kondo T. Eight cases of suicide by self-cutting or -stabbing: consideration from medico-legal viewpoints of differentiation between suicide and homicide. J Clin Forensic Med. 1997;4(3):127-132.
23. Payne-James J, Crane J, Hinchliffe JA. Injury assessment, documentation, and interpretation. In Stark MM(Ed). Clinical forensic medicine: A physician's guide. 2nd ed. Totowa, 2005, Humana Press Inc. pp 127-177.
24. Pope EJ, Smith OC. Identification of traumatic injury in burned cranial bone: an experimental approach. J Forensic Sci. 2004;49(3):431-440.
25. Prahlow JA, Ross KF, Lene WJ, Kirby DB. Accidental sharp force injury fatalities. Am J Forensic Med Pathol. 2001;22(4):358-366.
26. Rogde S, Hougen HP, Poulsen K. Homicide by blunt force in 2 Scandinavian capitals. Am J Forensic Med Pathol. 2003;24(3):288-291.
27. Sauko P, Knights B. Knight's forensic pathology. 3rd ed. London, 2004, Hodder Arnold Publisher.
28. Shepherd R. Simpson's Forensic Medicine. 12th ed. London, 2003, Hodder Arnold Publisher.
29. Shuman M, Wright RK. Evaluation of clinician accuracy in describing gunshot wound injuries. J Forensic Sci. 1999;44(2):339-342.
30. Spitz WU, Spitz DJ, Fisher RS. Spitz And Fisher's Medicolegal investigation of death: Guidelines for the application of pathology to crime investigation. 4th ed, Springfield, 2006, Charles C. Thomas Publisher.
31. Thoresen SO, Rognum TO. Survival time and acting capability after fatal injury by sharp weapons. Forensic Sci Int. 1986;31(3):181-187.
32. Tsokos M, Turk EE, Madea B, Koops E, Longauer F, Szabo M, Huckenbeck W, Gabriel P, Barz J. Pathologic features of suicidal deaths caused by explosives. Am J Forensic Med Pathol. 2003;24(1):55-63.
33. Wang ND, Stevens MH, Doty DB, Hammond EH. Blunt chest trauma: an experimental model for heart and lung contusion. J Trauma. 2003;54(4):744-748.
34. Wetli CV, Mittleman RE, Rao VJ. An atlas of forensic pathology. Chicago, 1999, American Society of Clinical Pathologists.

이상한 • 경북대학교 의과대학 법의학교실
허기영 • 부산대학교 의과대학 법의학교실

06

머리손상
Head Injury

머리는 중요한 중추신경계통을 포함하며, 단단한 두개골 안에 부드러운 뇌조직이 있어 몸의 다른 부위와 형태가 다르다. 따라서 생기는 손상도 특이하다. 머리는 공격의 중요한 표적이 되며, 밀거나 맞아서 쓰러지면 머리를 부딪치기 쉽다. 다른 부위에 적용될 때에는 치명적이지 않는 작은 손상에도 뇌조직은 치명적일 수 있기 때문에 잘 검토하고 판단해야 한다. 법의신경병리학적인 검사를 완벽하게 하기 위해서는 두피손상, 두개골손상(골절), 뇌손상 등을 모두 고려하여야 한다. 두피손상이나 두개골 손상을 살피지 않고 뇌만 검사한다면 불완전하고 경우에 따라서는 부정확한 결론을 내리기 쉽다. 물론, 사망상황에 대한 고려는 필수적이다.

I. 두피손상 Scalp Injury

두개골이나 뇌에 손상이 있으면 대개 두피에도 손상이 있다. 머리카락이 많고 적음에 따라 조금 달라지긴 하지만 머리에 가해진 충격 에너지의 30% 정도를 두피가 흡수한다. 상처로는 표피박탈(찰과상), 좌상(멍), 열창(좌열창)이 생긴다. 이마나 머리카락이 없는 부위에 상처가 있으면 쉽게 볼 수 있지만 머리카락에 가려진 곳은 잘 만져서 상처가 있는지 살펴야 한다. 상처가 있거나 의심되면 면도날로 머리카락을 깎아 확인하고, 필요하면 사진도 찍는다(그림 6-1).

1. 두피의 해부학적 구조(Anatomy of Scalp)

두피는 다음과 같이 구성된다.

① 머리카락(두발), 피지샘, 땀샘을 포함한 피부(skin)
② 혈관, 신경, 지방이 많은 피하층
③ 모상건막(머리덮개널힘줄, epicranial aponeurosis, galea aponeurotica)
④ 성긴결합조직(loose connective tissue)
⑤ 골막(periosteum)

몇몇 정맥은 피하층에서 모상건막과 두개골을 지나 두개내정맥동으로 흘러들어가므로 두피에 있는 상처가 감염되면 때때로 수막염(meningitis)이나 정맥동혈전증(sinus thrombosis)을 일으키는 통로가 되기도 한다.

2. 두피 표피박탈(Abrasion, 찰과상)

머리카락 때문에 충격이 비켜나거나 쿠션 역할을 하여 찰과상이 잘 생기지는 않으며, 본뜬손상(patterned injury)도 다른 부위보다는 덜 생긴다. 상처가 있는 부위에 머리카락을 면도하지 않으면 작은 것은 못 찾는 수가

06

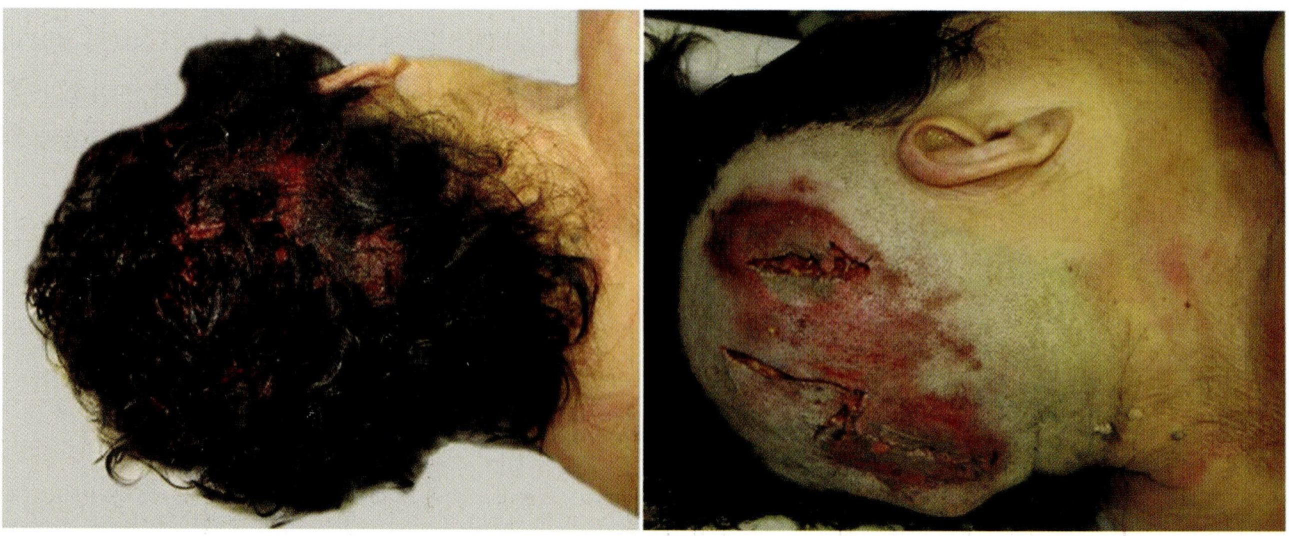

그림 6-1 머리카락을 깎은 후 보이는 손상

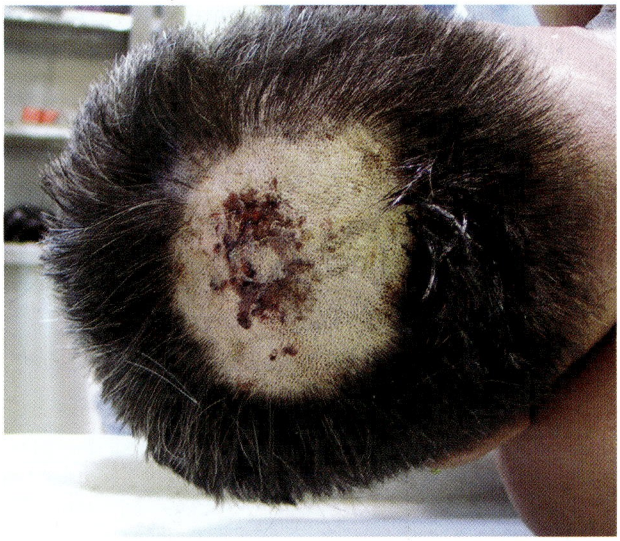

그림 6-2 두피의 표피박탈

많다. 면도날로 상처를 만들지 않도록 조심해야 한다(그림 6-2).

3. 두피 좌상(Bruise, Contusion)

두피는 신체의 다른 부위에 비하여 풍부한 혈관 분포를 가지고 있다. 따라서 손상을 받으면 출혈량이 많은데, 치명적인 경우는 드물다. 두피를 공급하는 혈관은 바깥목동맥(external carotid artery)에서 갈라진 피부밑 결합조직 사이를 지나는 얕은측두동맥(superficial temporal artery), 뒤귀바퀴동맥(posterior auricular artery), 후두동맥(occipital artery)들이다. 심한 손상을 받으면 두피밑에 커다란 혈종을 만들며, 경우에 따라서 맑은 노란색의 조직액이 고일 수 있다. 이마에 생긴 혈종은 층을 따라 흘러내려 눈 주위에 모일 수 있는데, 직접 눈 주위에 손상을 받거나 두개골 바닥의 골절로 인해 생긴 것으로 오인할 수 있다. 흘러나온 피가 이동하거나 용혈로 색소가 내비치므로 손상을 받고 사망 후 하루나 이틀이 지난 다음에 관찰할 수도 있다.

피하혈종(subcutaneous hematoma)은 피부와 모상건막 사이에 생기는 혈종이다. 이 부위는 조직이 치밀하고 결합이 강하여 혈종은 국소적으로 생기고, 수일 이내에 없어진다. 모상건막과 골막 사이의 결합은 매우 느슨하므로 쉽게 벌어져 모상건막밑혈종(subgaleal or subaponeurotic hematoma)은 넓게 퍼지며 골봉합선(suture)을 넘을 수 있다. 골막밑혈종(subperiosteal hematoma)은 출산할 때 외상으로 생기는 수가 많다. 주로 두정부에 생기며 골봉합선을 넘지 않는다.

4. 두피 열창(Laceration)

두피에는 다른 부위와 마찬가지로 절창, 자창, 할창, 총창이 모두 생길 수 있다. 두피는 단단한 뼈 위를 덮고 있으므로 특정한 형태의 둔체가 작용하면 여러 모양으로 열창이 생긴다. 특이하게 머리카락이 기계에 말려들어가 두피가 결합조직에서 벗겨지는 박피손상(avulsion of scalp)이 생길 수도 있다. 혈관이 많으므로 출혈이 매우 심하여 열창만으로도 치명적일 수 있다. 더욱이 머리를 아래쪽에 두면 사후에도 출혈이 있다. 같은 이유로 죽은 다음에 생긴 상처에서도 출혈을 하는데, 이렇게 되면 상처가 생전에 생긴 것인지 사후에 생긴 것인지 또는 상처가 생긴 다음 생존한 기간을 평가하기가 매우 어렵다. 특별한 모양을 가진 물체로 때리면 그 모양을 알 수도 있는데, 그렇지 않은 것도 많다. 예컨대 망치로 수직으로 때리면 동그란 모양을 남기지만 비스듬히 때리면 반달이나 초승달 모양이 된다(그림 6-3). 그 밑에 있는 두개골의 손상은 두피가 사이에 끼이므로 물체보다 약간 크다. 몽둥이처럼 긴 물체로 때리면 아주 반듯한 열창이 생기므로 절창과 감별하기 어렵다. 열창에는 ① 주변에 표피박탈이 있거나, ② 잘리지 않은 머리카락이 상처를 가로지르거나 상처 안으로 말려들어가며, ③ 모근 부위가 상처면으로 튀어나오거나 상처 안에 가교상조직(조직교, tissue bridging)이 있으며, ④ 골막이나 뼈에 잘린 흔적이 없다.

편평한 바닥에 넘어지거나 널빤지나 도로포장용 석재와 같이 넓고 평평한 물체가 때리면 두피에 손상이 없을 수도 있다. 그래도 대개는 상처를 남긴다. 넘어져서 생긴 상처는 주로 뒤통수, 이마, 관자놀이에 생기고, 정수리에 생긴 상처는 대개 때려서 생긴 것이다.

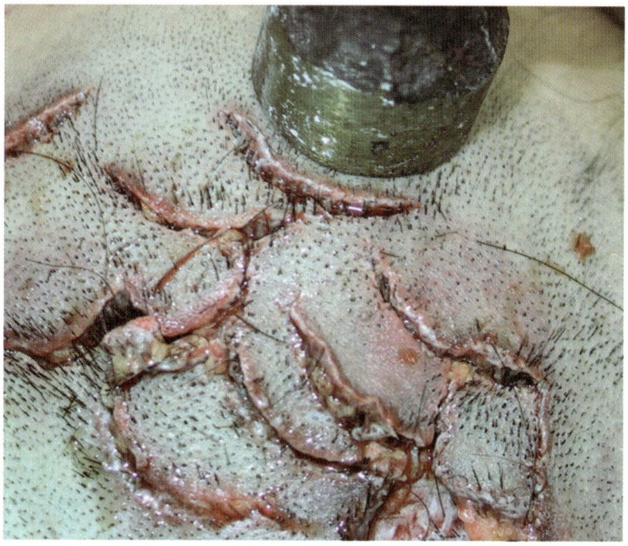

그림 6-3 망치머리에 의한 초승달 모양의 두피 열창

II. 얼굴손상 Facial Injury

얼굴손상은 흔하지만 치명적인 것은 드물다. 그러나 얼굴골격의 손상과 함께 피가 흘러 기도를 막거나 손상이 심해 뇌까지 이르면 사망할 수 있다. 얼굴손상은 대개 외표적으로 존재하지만, 모든 정도의 하부손상 역시 얼굴골격에서 발생할 수 있다. 얼굴의 복잡한 모양, 뺨, 코, 턱뼈, 눈썹, 귀 및 입술 등 다양한 돌출 때문에 충격을 중간에 가로채기도 하여 결과적으로 특징적인 손상을 초래할 수 있다.

눈썹은 추락이나 가격에 노출되어 특히 손상을 받기 쉽다. 눈썹 부위의 둔력은 종종 열창이 발생하면서 안와부 변연부를 포함하여 전두부 골절을 유발하기도 한다. 코의 원위부는 유연성이 있어 표피박탈은 흔하지만 심각한 손상은 흔하지 않다.

코뼈는 종종 골절되기도 하는데, 콧등을 만져 보아 움직임과 연발음을 통해 골절을 의심할 수 있고, 부검 시 절개에 의해 확인이 가능하다. 코 출혈(鼻出血)은 의식이 없는 희생자의 경우에는 후부 콧구멍을 통해 인후부 뒤로 넘어 들어가 치명적인 기도 폐쇄를 일으킬 수 있기 때문에 구조적인 손상보다도 임상적으로는 더 중요하다.

상악과 하악골은 직접 가격에 의해 골절되고, 다시 연부조직출혈과 함께 구강 내 출혈을 일으켜 위험할 수 있다. 상당한 힘으로 턱을 가격하거나 발로 턱을 차면(kicking) 편측성, 양측성 또는 반대편에 골절을 일으킬 수 있다. 발로 차거나 일부 교통사고에서 보이는 육안적인 손상은 실제로 두개골 기저부로부터 안면부 골격을 떨어져 나오게 하기도 한다. 구개와 상부 치아를 가지고 있는 상악의 하부는 두개골의 나머지 부분으로부터 완전히 분리된다. 부검상 안면골격을 가장 잘 볼 수 있는 방법은 경부 절개로부터 가능하다면 안와까지 반영하면서 위로 전체 피부를 절개하면 가능하다. 칼에 의해 피부가 관통되지 않는 한 길게 봉합하면 재건(재봉합)이 가능하다.

입과 입술에 대한 손상은 어린이 학대를 포함하는, 두들겨 패는 경우에 매우 흔하다. 입술은 멍이 들거나 열창을 입으며, 치아와 골성 잇몸에 대해 입술이 압박되어 손상이 자주 발생할 수 있다. 입술의 구강점막면의 열창은 종종 치아의 변연부와 정확하게 일치하기도 하며, 어린이의 윗입술 안쪽의 입술주름띠(frenulum)의 파열은 실제로 우유병, 고무젖꼭지, 인공기도를 넣기 위한 서투르고 강제적인 삽입을 배제할 수 있다면 입을 가로질러 스쳐가는 때림(뺨때림)의 진단적인 소견이 되기도 한다.

1. 멍든 눈(Black Eyes, 흑안)

안와 주변의 혈종 또는 멍든 눈은 보통 눈확(안와, eye-socket)에 대한 직접적인 가격(펀치)이나 발로 찰 때 야기된다. 평면에 대하여 안면으로의 단순 추락은 보통 멍든 눈은 잘 초래하지 않는다. 왜냐하면 눈썹, 뺨 골격과 코의 돌출이 눈확이 손상받는 것을 방지하기 때문이다. 멍든 눈은 다음의 경우에도 발생할 수 있다.

- 상부 뺨, 눈썹, 코 또는 얼굴의 다른 부위의 표피박탈 또는 열창을 동반하거나 동반하지 않는 직접적인 폭력.
- 눈썹 또는 눈썹 위의 좌상 또는 열창으로부터 두피하 출혈의 중력적인 흘러내림. 생존과 적어도 부분적으로 두부의 똑바로 서 있는 모양이 손상과 사망시간 사이에 적어도 몇 분, 보통 더 긴 시간 동안 유지되어야

한다. 두피 병터가 전두부 지역 위까지 높을 때, 이 시간은 몇 시간이 걸릴 수도 있다.

- 두개골의 전두개와 골절로부터 안와로의 혈액침투. 이것은 종종 두부의 뒤쪽으로 추락하여 종이처럼 얇은 안와 천장의 이차적인 골절을 초래하는 뇌맞충격손상(contrecoup injury, 반충손상, 대측충격손상)으로부터 종종 발생한다. 예외 없이 뇌의 전두엽의 뇌맞충격타박상(contrecoup contusion, 반충좌상, 대측충격좌상)과 연관되어 있다.

2. 귀손상(Ear Injury)

머리에 대한 충격 때 외이는 종종 손상을 받으며, 어린이 학대에서 흔히 관찰된다. 귓바퀴의 좌상과 열창(좌열창)은 쉽게 확인이 되며, 심한 손상에서는 귀의 천장이 귀가 두부에서 만나는 후 변연부에서 찢어져서 떨어져 나가기도 한다. 특히 귓바퀴의 부분적인 박피상과 함께 육안적인 손상이 존재할 때에는 발로 차인 경우를 고려해야 한다. 귀는 치아로 깨물릴 수 있으며, 부분적으로 떨어져 나가기도 한다. 이럴 때에는 교흔이 생활 반응이 되기 때문에 법치의학자의 자문을 받아두는 것이 중요할 수 있다.

Ⅲ. 추락 Falls

추락은 매우 흔하지만 손상의 정도는 반드시 추락 거리와 직접적으로 연관될 필요는 없다. 서 있는 위치에서 추락(전도, 顚倒) 후에 많은 사람들이 사망하기도 하며, 수 미터 높이에서의 추락에도 때때로 생존하기도 한다. 서 있는 위치에서 추락 시 사망은 머리손상, 특히 머리 뒤 손상으로 사망한다. 이 경우 후두부좌열창 또는 두개골골절이 대뇌손상(종종 뇌맞충격좌상)에 반드시 필요한 것은 아니다. 경막하 또는 경막외출혈(덜 흔함)이 머리의 측면으로 추락할 때 생길 수 있다.

어린이에서 추락으로 인한 치명적인 머리손상은 보통 상당한 높이에서 떨어지는 것이 보통 필요하지만, 사소한 추락, 탁자 및 안락의자에서 추락하는 경우에도 두개골골절 및 뇌손상이 생길 수 있다. 어른의 경우에도 약 30cm 높이에서 매우 단단한 바닥에 추락할 때도 골절이 생길 수 있다는 보고도 있다.

1. 고층에서 추락

상당한 높이에서 추락, 예를 들면 빌딩에서 추락은 자살이나 일부 사고성으로 발생하지만, 어린이에서는 간혹 타살일 가능성도 있다. 고층에서 추락 또는 뛰어내릴 때, 추락 궤적(trajectory)은 아래로, 바깥으로 향하며, 뛰어내린 지점으로부터 신체가 지면에 충격할 때까지 거리는 다양하다. 지면에 착지한 지점과 벽과의 거리는 신체가 벽 근처에서 수동적으로 추락하였는가 아니면 몸을 바깥쪽으로 던졌는가에 따라 의존한다. 지면에 대해 같은 방향을 유지하기도 하는 한편, 보통 예상하지 못하는 방법으로 회전하고, 비틀기도 한다. 자세 변화의 양은 부분적으로 추락 높이와 회전에 필요한 시간에 의존한다. 이러한 내용은 몸통이 다양한 위치로 지면에 충격될 수 있다는 의미가 된다. 추락 도중 장애물을 충격하게 되면 해석은 더 어렵게 된다.

일차 충격은 보통 가장 심하게 손상받은 부위이나 항상 그렇지는 않으며, 동시에 두 부위, 예를 들면 머리와 어깨를 동시에 충격하기도 하며, 신체가 튀거나(bounce), 튀어나와(ricochet) 두 개 이상의 주요 손상이 순식간에 발생한다.

머리방향으로 추락하면 매우 심한 골절, 종종 두피좌열창, 뇌가 분출되기도 한다. 두개 천장과 저부 모두 골절되고, 때때로 저부가 경추로 내려 앉아 경추가 후두개와로 튀어나오는 경우가 있다. 후술한 손상은 높은 곳에서 발로 추락할 때, 충격이 척주 및 상부 척추로 전달될 때, 대공주위의 환상의 뼈와 함께 더 흔히 발생한다. 후두골에 전형적인 "환상골절(ring fracture)"을 야기한다. 발로 추락하는 곳에서, 감속 스트레스가 많은 지점에서 축골격(axial skeleton)을 손상시킬 수 있다. 하지는 어느 위치가 가능하지만 주로 경골, 대퇴골에서 종종 양측성으로 골절된다. 대퇴골 경부는 골절되고, 고관절은 탈구되고, 오버 라이드(over-ride), 위로 올라가, 골반골이 골절되기도 한다. 후술한 손상은 종종 천장골관절을 통해 천추를 골반강으로 쐐기처럼 내려 앉게 하기도 한다.

Ⅳ. 두개골골절 Skull Fracture

두개골골절의 발생 유무, 골절의 형태는 외력의 정도와 종류를 평가하는 데에 매우 중요하다. 두개골은 상당히 단단한 뼈 여러 개가 서로 견고한 봉합으로 연결되어 있으며, 두피에 덮여 있다. 두개골골절은 대개 두피손상과 함께 생긴다.

1. 두개골골절의 유형

형태학적으로는 다음과 같이 분류할 수 있다.

- 선상골절(linear fracture of calvarium or base)
- 두개저부골절(basilar skull fracture)
- 함몰골절(depressed skull fracture)
- 복잡골절(comminuted fracture of calvarium or base)
- 봉합분리(diastatic skull fracture)
- 분산골절(expressed skull fracture)
- 성상골절(stellate skull fracture)
- 다발성 골절(multiple fractures)
- 위 형태들의 복합(combinations of above)

두개골이 충격을 받으면 충격 부위는 안쪽으로 휘고(inbending), 주변은 밖으로 휜다(outbending). 충격이 넓은 부위에 충분히 가해지면 두개골도 어느 정도의 탄력을 가지므로 두개골 전체가 변형되지만, 탄환처럼 충격 부위가 좁으면 두개골은 변형되지 않는다. 넓은 부위의 충격도 충격 에너지가 탄력의 한계를 넘으면 두개골은 골절된다. 두개골이 변형될 때 두개관(calvarium)의 내판(inner table)이 먼저 골절되며, 힘은 충격 부위에서 방사형으로 퍼진다.

1) 선상골절(線上骨折, linear fracture of calvarium)

모든 두개골골절의 약 70%를 차지한다. 골절선은 충격 부위에서 퍼지는데, 충격 에너지가 진행하는 뼈의 강도와 충격의 방향에 따라 결정된다. 두 개 이상의 골절선이 있을 경우 반드시 충격 부위에서 갈라지는 것은 아니다.

단순한 선상골절은 임상적으로 큰 문제를 일으키지는 않는다. 그러나 골절선이 측두골을 지나면서 중간뇌막동맥(middle meningeal artery) 또는 그 분지를 절단하면 경막외혈종(epidural hematoma)을 만들며, 뇌신경이나 뇌혈관을 다치면 그에 따른 합병증이 생기고, 부비동(paranasal sinus)과 연결되면 감염이 생길 수 있다. 이러한 합병증이 없거나, 뇌좌상이나 뇌출혈이 없으면 후유증도 없고, 경우에 따라서는 골절선이 X-선에서 보이지 않을 수도 있다. 부검에서 간혹 선상골절을 놓칠 수 있으므로 두개관을 자세히 살펴보고, 두드려 보기도 하고, 뇌경막을 두개관이나 두개저부에서 반드시 벗겨서 관찰하여야 한다(그림 6-4).

유아기의 두개골은 성인에 비하여 탄력이 매우 높아 분명한 골절이 생기지 않고 연속성을 유지한 채 움푹 들어가는 경우가 있는데, 이것을 탁구공골절(pingpong ball fracture)이라고 한다.

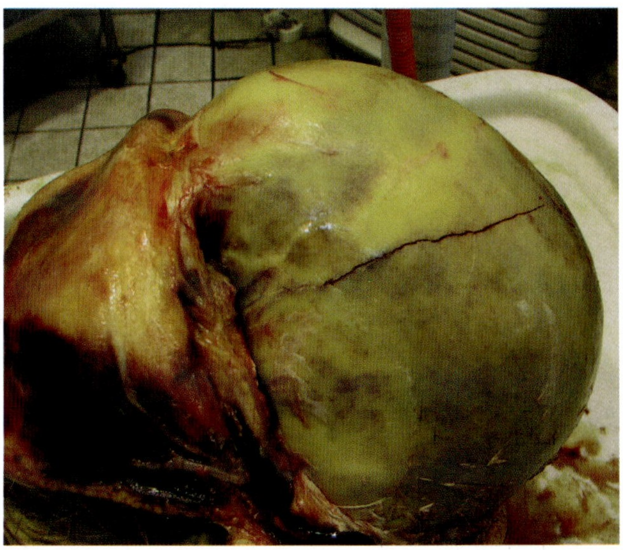

그림 6-4 선상골절

2) 두개저부골절(頭蓋底部骨折, basilar skull fracture)

두개저부의 골절은 단순한 선상골절부터 복잡한 골절까지 다양하게 생길 수 있다. 두개관의 골절이 두개저부까지 연장할 수도 있지만, 대개 후두, 측두, 전두 부위의 충격에 의하여 생긴다. 두개저부골절은 충격의 방향과 같은 방향으로 생긴다. 즉, 옆 충격이면 좌우로, 앞뒤 충격이면 전후로 골절선이 생긴다. 아래위로 충격을 받으면 대공(foramen magnum)을 중심으로 환상골절이 생길 수 있다(그림 6-5).

골절선이 중두개와(middle cranial fossa)의 뒤쪽을 지나면, 외표에서 귀뒤 유돌기(mastoid process) 부분에 출혈반을 보인다(Battle's sign). 골절선이 눈확천장(orbital roof)을 지나면 결막 밑이나 눈꺼풀 속에 출혈이 있을 수 있다(Racoon's eye). 두개저부골절에 의한 합병증은 다음과 같다. 뇌신경이 지나가는 구멍(孔)에서 뇌신경손상, 뇌동맥이나 정맥동의 손상, 부비동과 연결되어 뇌척수액 누출, 뇌하수체 자루의 손상, 내이(內耳)손상, 눈확손상, 뇌손상 등이다.

3) 함몰골절(陷沒骨折, depressed fracture)

쇠망치나 돌이 머리에 맞는 것처럼 비교적 느린 물체가 둥근(球狀) 두개골에 충돌하면 두개골은 적으나마 탄력성이 있으므로 형태를 일부 변형함으로써 충돌 에너지를 흡수하여 극복한다. 그러나 높은 운동 에너지(high kinetic energy)를 지닌 물체가 두개골에 충돌하면 두개관의 일정한 면적이 떨어져서 두개강 쪽으로 밀려들어간다. 함몰골절 부위에서 밖으로 선상골절이 방사형으로 퍼진 경우도 있다. 함몰골절은 주로 방망이, 벽돌, 망치로 가격하거나 추락한 경우에서 볼 수 있다. 경막이 함께 손상되므로 경막하출혈과 경막외출혈, 뇌열창이나 좌상, 뇌압박 등이 합병하고, 사망률도 다른 골절에 비하여 높다.

4) 복잡골절(複雜骨折, comminuted fracture)

복잡골절은 두개골이 많은 조각으로 부서진 상태로(그림 6-6) 함몰골절이 생기는 기전과 마찬가지로 느린 속도의 큰 충격에 의해 생긴다. 골절은 충격 부위에 생기고 넓은 부위에 작은 조각으로 나타난다. 함몰골절과 마찬가지로 사망률이 높다.

5) 봉합분리(縫合分離, 봉합이개, 縫合離開, diastatic fracture)

두개골을 연결하는 봉합선이 벌어진 것이다. 주로 어린이에서 보이며, 경막외출혈과 심한 뇌손상이 함께 생긴다. 자동차 역과손상에서 차량 하부구조에 눌리거나 바퀴에 눌릴 때에 볼 수 있으며, 그 외에도 추락과 같은 강한 두부외상이 발생할 경우에도 볼 수 있다(그림 6-7). 봉합분리가 중간에서 선상골절로 연결되어 생기기도 한다.

6) 뇌맞충격골절(대측충격, 반충골절, contrecoup fracture)

뇌맞충격골절은 주로 전두골의 눈확천장에 선상 또는 복잡골절로 생긴다. 경우에 따라서 양쪽에 모두 생기기도 한다.

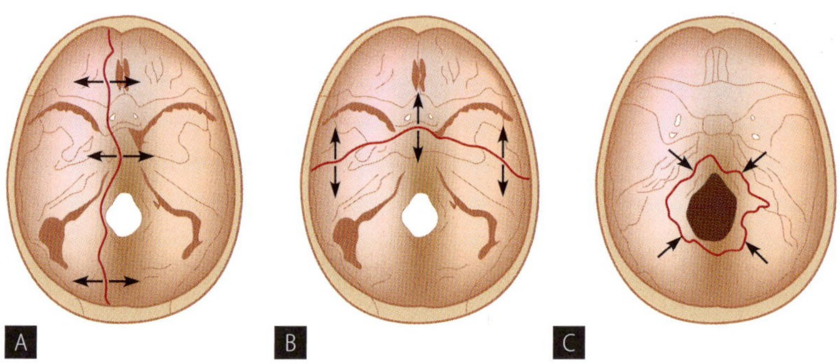

그림 6-5 두개저부골절의 종류. A. 종골절, B. 횡골절, C. 환상골절

(출처: Sótonyi Péter, Igazságügyi orvostan, Semmelweis Kiadó; 2011.)

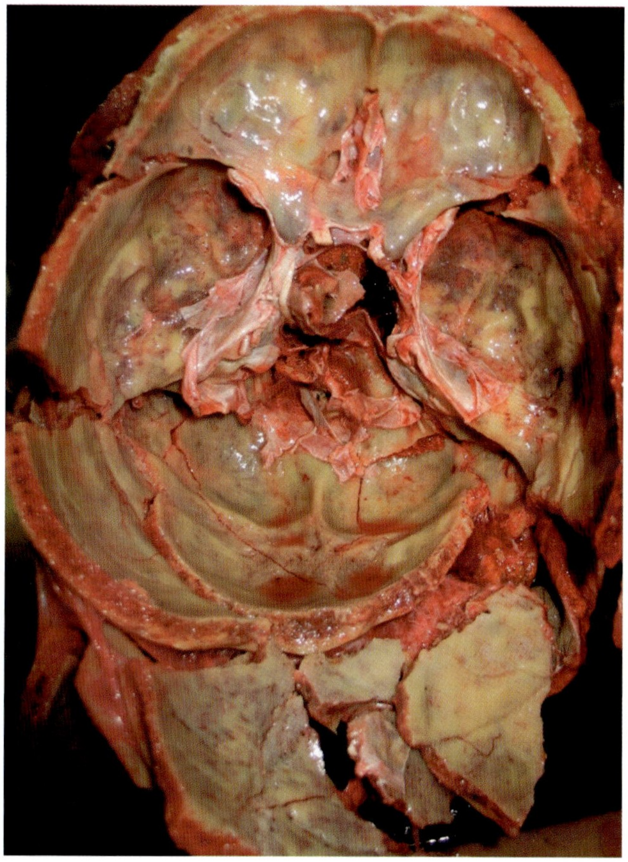

그림 6-6 추락에서의 복잡골절

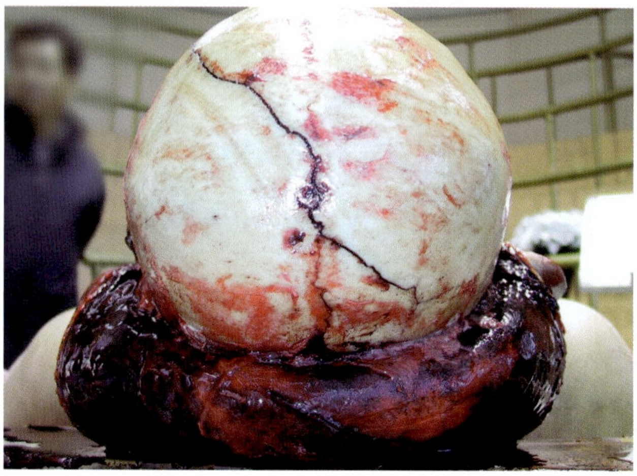

그림 6-7 선상골절에 연결된 봉합분리

2. 두개골골절의 법의학적 의의 및 위험성

두개골골절은 단독으로 생길 수 있지만 대개는 몇 가지 형태가 함께 나타나는 경우가 많고, 충격 지점을 중심으로 거미줄처럼 뻗어나가는 모양을 보이는 수가 있다. 두개골에 여러 개의 독립된 골절이 있어 서로 연관이 없다면 골절의 수만큼 가격이 있었다는 증거가 된다. 그중에 어느 것이 앞선 가격인가의 결정은 충격 지점에서 뻗어나가는 선상골절이 서로 만날 때, 나중 가격에 의한 골절선은 앞선 가격에 의한 골절선을 넘지 않는다는 사실로 결정할 수 있다. 이렇게 골절의 모양으로 가격의 횟수, 순서를 추정할 수 있다.

두개골골절의 의미는 골절 자체가 생명의 위험이 되기보다는 생명에 중요한 뇌가 손상을 받을 가능성이 크다는 것과 상당한 충격을 받은 지표가 된다는 점이다. 그러나 경우에 따라서는 골절 자체가 위험한 후유증을 가지는 경우도 있다. 가장 흔한 것은 골절된 골편이 묻혀 있는 뇌막동맥(meningeal artery)을 건드릴 때 경막외출혈을 일으킬 수 있다. 함몰된 골절은 뇌와 뇌막에 손상을 가하고, 골파편은 뇌조직을 관통하거나 열창을 만든다.

1) 외상성 간질

압박 두개골골절의 후기 영향으로 외상성 간질이 나타날 수 있다. 이것은 중요한 법의학적 의미가 있다. 특히 사고 또는 폭력이 영구적인 신경학적 장애 때문에 엄청난 액수의 일시적인 보상이 주어질 수 있어 민사소송의 영역에서 특히 중요하다. 손상이 인생의 초기에 일어 났다면 외상성 간질은 특발성 간질과 감별하기 어려운 강직성, 간대성 발작으로 보통 나타난다. 이전에 간질을 경험하지 못한 성인에서 두부손상 후 수 주 내 또는 1~2년 내 간질이 시작되면 진단은 더 쉬워진다. 그러나 모든 경우에 있어 신경과 전문의의 도움이 필요하다. 보통 하부 피질, 종종 두정부측 두부 지역의 피질을 부딪치는 함몰골절을 동반하는 상당한 두부손상이 있어야 한다. 간질은 몇 주에서 2년 이내에 보통 나타난다. 감염이 발생하고 골편이 수막을 관통하여 폐쇄 두부손상에서 발견되는 별아교세포성 반응보다는 뇌를 자극할 가능성이 높은 피질의 중배엽성 반흔을 초래하는 개방성 두부손상에서 더 흔하다.

2) 두개골골절 후 감염

함몰이나 복잡(분쇄)골절이 없는 경우에도 다른 합병증이 발생할 수 있다. 가장 흔한 것이 수막의 감염 또는 뇌농양의 발생 또는 이들 모두가 나타나는 것이다. 감염은 두개골골절을 통해 일어난다. 복잡골절로부터 직접 파급에 의해, 특히 오염된 두피손상이 있는 곳에 사골판 골절이 전두개와의 교통을 허락하고 있을 때 비강으로부터의 파급, 이 골절은 뒤에 언급될 뇌맞충격병변의 부분으로서 드물지 않다. 때때로 사골판은 콧구멍으로 들어가 감염된 물질을 두개내로 가지고 가는 물체에 의해 파열된다.

전두동과 사골동과 같은 부비동을 이환하는 골절 또는 유양동 공기세포 또는 중이강을 이환하는 골절로부터의 파급에 의해, 기저부골절은 이 공간들을 허용하여 감염된 외부 환경과 교통하여 특히 외상성 사고에 의해 수막이 찢어질 때 수막에 다다른다. 코나 귀로부터의 뇌척수액 유출의 병력은 반드시 임상의나 병리의사에게 교통하는 기저부골절의 가능성을 경고한다. 두부손상이 의심스러운 부검에서는 경막을 조심스럽게 제거하여 골절선이 있는지를 검사할 필요가 있다.

V. 두개강내손상 Intracranial Injury

1. 두개강내의 해부와 일차성 손상

수막(meninges)은 경막(dura mater), 지주막(거미막, arachnoid membrane), 연막(pia mater)으로 구성되어 있다(그림 6-8). 경막은 단단한 섬유조직으로, 두 층으로 구성되며, 바깥층은 두개골과 밀착하여 골막으로 이용된다. 경막은 두개강과 척수강을 완전히 싸며 뇌신경과 척수신경을 따라 연장하기도 한다. 대뇌낫(falx cerebri), 소뇌천막(tentorium cerebelli), 소뇌낫(falx cerebelli), 안장가로막(diaphragm sellae) 및 여러 정맥굴(venous

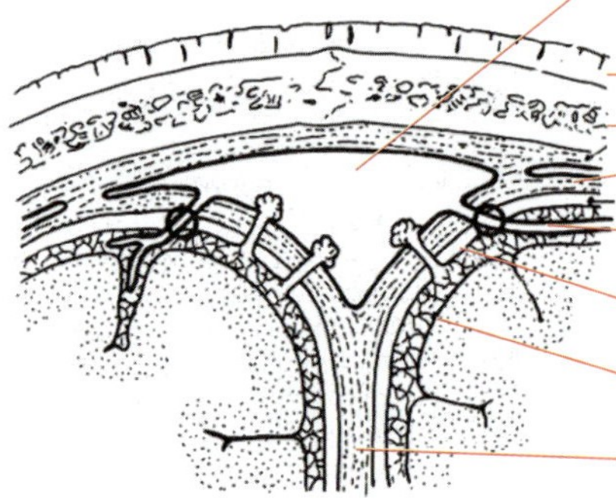

그림 6-8 두개강내 해부구조

sinuses)을 형성한다. 대뇌의 경막을 주로 공급하는 동맥은 중간뇌막동맥이다. 주로 두정 부위의 대뇌피질에서 위시상정맥동(superior sagittal sinus)으로 가는 가교정맥(bridging vein)은 뇌경막을 통과한다. 두정 부위뿐 아니라, 대뇌측두극(temporal pole)과 전두엽과 후두엽의 끝에도 있다. 지주막과립(arachnoid granulations)은 위시상정맥동 주위에 모여 있다. 경막은 대뇌낫이나 소뇌천막으로서 두개강을 여러 구역으로 나누므로 뇌압이 높아질 때 상대적으로 뇌조직을 압박하는 물체로 작용하기도 한다.

지주막은 얇은 결합조직으로 많은 모세혈관을 가지고 있으며 비교적 큰 혈관들이 지나간다. 경막과 지주막 사이에 실제적인 공간은 없으나 둘 사이의 결합이 약하여 쉽게 분리된다. 뇌표면으로 들어가는 혈관을 따라 지주막이 뇌 속으로 들어가 연막과 함께 비르효-로빈 공간(Virchow-Robin space)을 만든다. 지주막 자체는 매우 약하지만 그물처럼 얽힌 결합조직, 혈관 그리고 경막 및 연막과 어울려 뇌를 충분히 떠받치고 있다. 특히 지주막을 통과하는 혈관들은 뇌의 전 표면에서 뇌를 떠받치고 있으므로 뇌가 두개강 안에 떠있을 수 있도록 유지한다. 그러나 혈관의 탄력은 나이가 들면 급격히 떨어진다.

지주막하 공간(subarachnoidal space)에는 모세혈관, 동맥, 정맥들이 가느다란 아교질섬유(collagen fiber)에 싸인 채 지나가며, 뇌척수액(cerebrospinal fluid, CSF)이 있어 뇌를 띄우고 있다. 뇌척수액으로 뇌조직은 두개골에서 일정한 거리를 두고 떠 있는데, 그 거리는 유아에서는 수 mm이고 성인에서는 1cm 이상일 수 있다. 아무튼 이 공간에서 뇌는 어느 정도 움직일 수 있고, 이는 뇌손상, 경막하출혈 및 지주막하출혈의 생성에 중요한 의미를 가진다. 연막은 경막이나 지주막처럼 섬유조직으로 이루어진 실제적인 막이 아니고 다만 신경아교세포(glial cell)의 섬유가 얽혀 있는 면이다. 따라서 덮고 있는 뇌표면에서 분리할 수 없다. 연막은 세균감염을 어느 정도 막는 역할뿐, 뇌척수액의 교통 등에는 영향이 없다.

손상과 직접적으로 관련되어 있는 변화들, 소위 일차성 손상은 충격 순간에 발생한다. 일차성 병변은 크게 두 군으로 나눌 수 있다. 즉, 두개강내 뇌외(extracerebral)와 뇌내(intracerebral)에서 나타나는 변화들이다. 뇌외 병터들은 기본적으로 혈관의 파열에 의한 출혈로 구성된다. 출혈이 소량이고 얇은 층을 이루면 출혈(hemorrhage)이라 하고, 그 덩어리 때문에 공간 점유(space occupying)를 하게 되면 혈종(hematoma)이라는 용어를 사용한다. 이러한 변화와 뇌막의 연관성에 따라 다시 경막외(경막상), 경막하 및 지주막하(거미막밑) 혈종 또는 출혈로 세분한다. 뇌실은 뇌로 둘러싸여 있고, 지주막하 공간으로 흐르는 뇌척수액으로 채워져 있기 때문에 뇌실내출혈(intraventricular hemorrhage)은 역시 뇌외로 분류한다. 뇌외 병터는 경막과의 관계에 의해 세분된다. 왜냐하면 이 막은 감염의 확산에 대해 가장 최적의 방어벽을 형성하고 있기 때문이다. 경막이 총탄 또는 골편을 포함하는 다른 물체의 관통력에 의해 좌열창이 되든지, 두개강 부비동의 한 벽의 골절에 의해 찢어지게 되면 개방손상(open injury)이라고 한다. 왜냐하면 감염에 노출되기 때문이다. 경막의 손상이 없으면 병변은 두개골골절의 여부와 상관없이 폐쇄손상(closed injury)이라고 한다. 폐쇄손상은 비관통성 물체로 두부를 가격하거나, 두부가 다소 편평한 표면에 부딪히거나, 운동성이 적을 때, 정지된 상태의 단단한 물건으로 가격하거나 하는 보통 둔력(blunt trauma)에 의해 발생한다. 결과적으로는 뇌가 멍든 상태로, 이를 좌상이라고 한다. 뇌좌상은 좌상출혈, 좌상괴사 및 좌상좌열창으로 세분화하고, 각각 특별한 형태학적 특징을 가진다. 다양한 병변을 기술하는 데 있어서 두개골과 가장 가까운 순서대로 경막외, 경막하, 지주막하 출혈로 시작한다. 그 위치와 원인들은 해부학적 구조와 밀접하게 관련되어 있다. 급성 출혈이면 두개강 안에 100~150gm의 혈액이 고여도 사망할 수 있다. 사망기전은 혈종의 덩어리효과(mass effect)로 뇌조직이 밀리거나 탈출(herniation)하여 손상에 의한 또는 혈류의 장애로 인한 뇌부종으로 뇌간을 압박하여 사망에 이른다.

2. 경막외(경막상)출혈 또는 혈종(Epidural Hemorrhage or Hematoma)

경막외출혈의 거의 대부분은 중간뇌막동맥이나 그 분지의 손상 때문에 생긴다. 일부에서는 큰 정맥굴(venous sinus)이나 도출정맥(emissary vein)의 파열에서 생긴 출혈이 원인이 되기도 한다. 두개골의 골절선이 혈관과 교차하면서 손상을 주어 출혈이 생기고, 두개골과 경막 사이를 벌리며 출혈한다. 따라서 경막외출혈은 거의 대부분 두개골골절과 함께 생긴다. 일부 예에서 골절 없이 생길 수 있는데, 10세 이하에서는 두개골이 충격에 의해 변형하면서(탄력성이 높아 골절되지는 않고) 경막이 박리되고 따라서 혈관을 뜯어내듯 손상을 주는 경우도 있을 수 있다. 측두골의 비늘부분(squama)은 얇아 골절이 생기기 쉽고, 골절선이 혈관이 지나는 고랑을 지나면서 혈관이 터지는 경우가 가장 많다. 따라서 경막외출혈은 대개 측두부와 두정부에 있고, 동맥의 출혈이므로 급격한 증상을 보인다. 출혈량이 60gm 이하에서는 증상이 거의 없다. 70gm이 넘으면 뇌압박에 의한 신경학적 증상이 나타나서 결국 의식을 잃는다. 임상증상이 나타나기 위한 최소출혈량은 35mL이고, 치명적이 될 수 있는 최소출혈량은 100mL로 보는 견해도 있다. 증상은 주로 뇌압박에 의한 증상이다. 충격 즉시 뇌진탕으로 의식을 잃었다가 회복되고, 출혈량이 늘어가므로 다시 의식을 잃기까지 의식이 명료한 시기를 '명료기간(lucid interval)'이라 한다. 이 시기는 대개 1~2시간이지만, 길면 수 시간 또는 십여 시간일 수도 있다. 경막외출혈뿐 아니라 경막하출혈에서도 명료기간을 보일 수 있다. 사망한 예에서 출혈량은 대개 100~200gm 정도이다.

수술을 받은 후에 부검을 하게 되면 남아 있는 혈종의

일부만 볼 뿐이지만, 그렇지 않다면 두개골과 경막 사이에 '빈대떡' 모양의 비교적 신선한 응고혈을 본다(그림 6-9, 6-10). 혈종 아래에 있는 대뇌피질은 견고한 경막을 매개하므로 고르게 눌려 대뇌이랑(gyri)이 편평해지고(ironing effect), 덩어리효과로 중심선이 이동하여 띠이랑(cingulated gyrus)이 대뇌낫 밑으로 탈출하거나, 갈고리이랑(uncus)에 홈이 생기고, 편도 탈출(tonsillar herniation)이 관찰된다. 또는 뒤대뇌동맥(posterior cerebral artery)이 소뇌천막을 넘어가는 부위를 눌러 측두엽 뒤아래나 후두엽의 안쪽에 출혈성 경색을 만들기도 한다.

앞에서 기술한 바와 같이 경막외출혈은 골절의 유무와 관계 없이 반드시 외상에 의해 생긴다. 하지만 경막외출혈은 뇌맞충격손상으로 발생되지는 않는다는 견해가 다수이다. 빠르면 30분 이내에도 사망할 수 있으나 대개 수시간의 경과를 밟고 치료가 늦어지면 사망한다. 술이나 약물중독인 경우에 증상이 왜곡되어 치료가 늦어질 수 있다.

경막외출혈은 만성인 경우가 없으므로 혈종이 생긴 시기를 결정해야 하는 경우는 드물다. 오히려 충격의 종류나 상황, 증상의 발현과 관련된 사항 등이 주로 고려해야 할 사항이다.

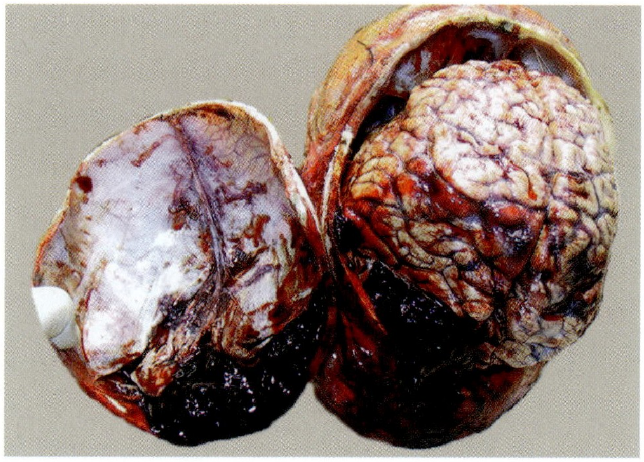

그림 6-9 경막외출혈

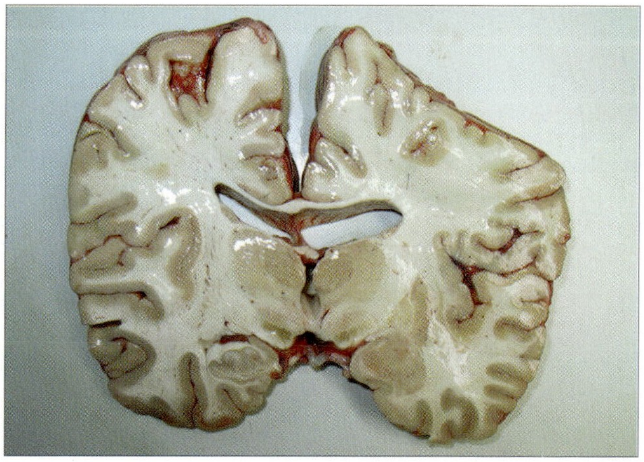

그림 6-10 경막외출혈로 뇌가 눌린 모습

3. 경막하출혈 또는 혈종(Subdural Hemorrhage or Hematoma)

경막하출혈은 주로(약 2/3) 40대와 50대에 호발하여, 경막외출혈이 주로 10대와 20대에 호발하는 것과 비교된다. 또 경막외출혈에 비하여 외상과의 관계가 덜 명확하다. 경막외출혈과 마찬가지로, 경막하출혈의 위치를 뇌맞충격손상 병변으로 해석해서는 안 되며, 경막하출혈의 존재가 가격과 전도를 구분하는 것은 아니다.

경막 밑에 실제적으로 공간이 있는 것은 아니지만 경막과 지주막의 결합은 느슨하여 쉽게 박리된다. 따라서 출혈은 얇고 넓게 대뇌 표면을 덮는다. 출혈 부위는 뇌표면과 정맥굴을 연결하는 연결정맥이 늘어나 찢어지는 경우, 경막이 손상되어 내면으로 출혈하는 경우, 뇌표면의 혈관이 터지는 경우 등이다(그림 6-11). 대부분은 외상에 의한 것이다. 그러나 경막하출혈 자체는 혈관기형에 의해 저절로 발생할 수도 있으며, 심지어는 심한 재채기에 의해서, 겉으로 보기에는 심각하지 않는 머리 충격에 의해서도, 땅바닥에 털썩 엉덩방아를 찧듯이 앉으면서 머리에 전혀 충격이 가해지지 않아도 갑작스런 머리 회전만으로 노인이나 만성 알코올중독자처럼 영향 받기(susceptible) 쉬운 사람에서는 발생이 가능하다. 따라서 출혈 자체만을 가지고 외상 유무를 판단하지 말고 사망 상황에 대한 모든 가능한, 충분한 정보를 얻는 것이 무엇보다 중요하다.

전통적으로 세 유형으로 나누지만 급성형을 다시 아급성형으로 구분하는 것은 법의학적으로 큰 의미가 없어 단순히 급성, 만성형으로 나누고자 한다.

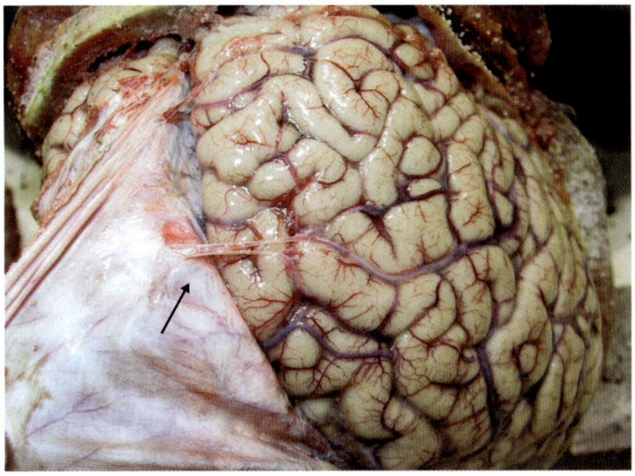

그림 6-11 연결정맥

1) 급성 경막하출혈(acute subdural hemorrhage)

경막하출혈은 대부분 외상이 원인이다(그림 6-12). 드물게 대뇌피질의 동맥출혈이 원인일 수도 있다. 90%가 편측성(unilateral)이고, 심한 머리손상의 30%에서 관찰되며, 치사율은 60~80%로 높다. 단독으로 발생할 수도 있으나 대개 뇌좌상이나 출혈 등 다른 뇌손상과 같이 나타나므로 뇌압박에 의한 증상 외에 뇌조직의 손상으로 국소적인 신경증상이 함께 나타날 빈도도 높다. 외상을 받으면 곧 의식을 잃고 진행성으로 악화하는 경우가 많으며, 의식명료 기간이 있는 수도 많다. 대개 정맥 출혈이므로 의식명료 기간이 경막외출혈 때보다 긴 경우가 많다. 급성 경막하출혈과 경막외출혈은 둘 다 외상 후 다시 의식을 잃을 때까지 명료기간을 보이는 등 비슷한 임상증상을 보이므로 수술실에서야 구별되는 경우도 많다. 경막하출혈의 진단은 경막외출혈보다 늦는 것이 보통이어서 50%는 24시간 이내에 진단되지만, 20%는 다음 48시간에 발견된다. 급성 경막하출혈의 원인은 충격으로 뇌가 두개골이나 경막에 대하여 움직일 때 연결정맥이 절단되어 정맥출혈인 경우가 많기 때문이다. 그러나 경우에 따라서는 작은 동맥이 잘려 급격히 출혈하는 경우도 있다. 경막하출혈은 충격파의 기간(pulse duration)이 짧은 충격에 잘 생긴다. 즉, 짧은 시간에 가속되는 손상에 호발한다.

06

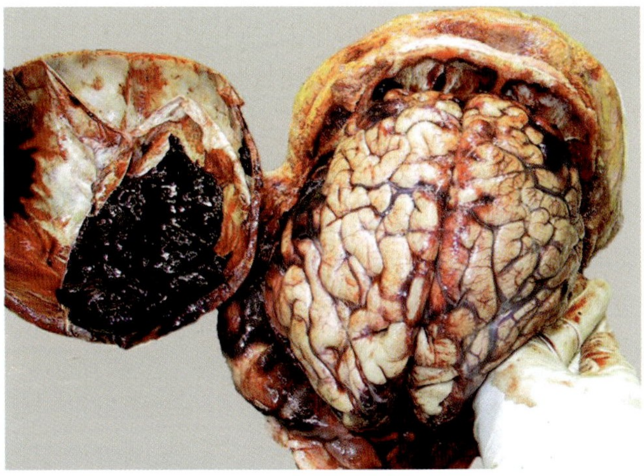

그림 6-12 경막하출혈

경막하출혈이 가장 흔히 나타나는 부위는 측두부와 두정부이다. 그러나 드물게 여러 부위에서 관찰되며, 특히 후두부에 생긴 것은 증상이 늦게 나타나고 처음 나타나는 증상이 뇌간압박인 경우가 많으므로 치사율이 높다. 뇌조직의 손상 때문에 후유증을 남기는 경우가 많다. 경막외출혈과 동반하는 경우가 전체의 10% 정도이다.

급성 경막하출혈은 수일 이내에 관찰되므로 비교적 신선한 응고혈로 나타나며, 혈종막(membrane of hematoma)은 없고, 쉽게 경막과 분리된다. 간질환자나 만성 알코올중독자 등에서는 이미 있던 혈종과 같이 발견되는 수가 있다. 오래된 혈종은 기질화(organization)하여 경막과 유착하므로 새로 생긴 혈종보다 바깥에 있다. 혈종을 걷어내면 잘린 연결정맥을 관찰할 수도 있으나, 관찰할 수 없는 경우가 더 많다.

경막외출혈이 편평한 면으로 대뇌피질을 누르는 것과는 달리 경막하출혈은 대뇌 표면의 구조를 유지하면서 압박한다(그림 6-10, 6-12). 혈종에 의한 압박 증세로 띠이랑, 갈고리이랑, 편도의 탈출을 볼 수 있다. 후두개와의 혈종은 편도 탈출과 소뇌천막 위로 소뇌나 뇌간을 밀어 붙일 수 있다. 혈종이 크면 후대뇌동맥이 눌렸다가 풀려서 생기는 출혈성 경색이 생길 수 있다. 혈종 때문에 한쪽이 급속하게 탈출(asymmetric herniation)하면 교뇌나 중뇌의 중심선이나 덮개(tegmentum)에 압박에 의한 출혈(duret hemorrhage)이 생긴다. 나중에 뇌압이 올라 대뇌관류가 안 될 정도가 되면 결국 액화괴사(respirator brain)에 빠진다. 급성 경막하출혈에서 문제가 되는 것은 혈종의 발생 시기, 진행 속도, 외상의 종류(힘의 크기, 방향, 상황 등) 등이다.

2) 만성 경막하출혈(chronic subdural hemorrhage)

대개 혈종의 안쪽(지주막 쪽)에 얇으나마 막이 형성되면 만성으로 생각한다. 대개 2주일 이후이다. 만성 경막하출혈에서는 머리외상이 있었는지를 기억하지 못하는 경우가 많다. 특히 나이든 사람에서 그러하다. 이는 55세 이후에 현저하게 줄어든 뇌의 부피로 지주막하 공간이 넓어지므로 뇌가 급속히 가속될 때 움직일 여유가 많아지고, 연결정맥의 길이가 길어지고, 탄력이 줄어들고, 또 출혈이 생겨도 혈액이 고일 공간이 커지므로 증상이 늦게 나타나기 때문이다.

만성 경막하출혈의 특징은 기질화된 막이 형성되고, 시간이 지나면서 혈종이 커지는 것이다. 혈종이 커지는 이유에 대하여는 몇 가지 가설이 있다. 보통 성인에서 완전한 혈종막을 형성하는 데 15~21일 걸린다. 혈종막을 형성하는 것은 신체의 다른 부위에서는 볼 수 없는 현상이다. 이는 혈액이 뇌척수액과 혼합하므로 만들어진다고 이해한다. 새로 만들어진 혈종막은 반투과성(semi-permeable)이다. 혈종의 내용물은 액화되면서 단백질의 농도가 높아지며, 따라서 고장성(hypertonic)이 된다. 따라서 물이 혈종 안으로 투과되고 혈종은 커진다. 여기에 그동안 기질화하면서 주변에 생성된 육아조직의 모세혈관이 외상이 없더라도 혈종이 커지면서 파열하여 새로운 출혈이 추가된다는 것이다. 그러나 이 가설의 맹점은 혈종 내 단백질의 농도는 높으나 생각한 만큼 고장성이 아니라는 점이다.

한편, 경막과 지주막이 접합하는 부위에는 교원섬유나 모세혈관은 없고 다만 '경막경계세포(dural border cell)'라는 결합조직세포만 있는데, 이 세포는 증식 능력이 있고, 혈관생성인자를 분비한다. 손상을 받으면 이들 세포에서 분비한 혈관생성인자로 없던 모세혈관이 만들어지는데, 이 혈관은 벽이 얇고 가늘어 외상이 없어도 쉽게 터진다. 이 과정이 반복하여 혈종은 자꾸 커질 수 있다(재출혈 가설). 혈종 내 섬유소용해능이 높다는 사실도 이 가설을 뒷받침한다. 따라서 만성 경막하혈종이 커지는 데는 혈종막에 있는 모세혈관의 재출혈이 가장 타당한 기전으로 생각된다. 특별한 외상이 없어도 가능하다.

- **원인 및 증상:** 외상이 있었던 예는 전체의 반 정도이며, 그것도 대단한 외상이 아닌 경우가 많다. 오히려 심한 재채기, 기침, 변비, 구토 등이 있었던 경우가 많다. 특히 나이든 사람에 많으므로 증상이 뚜렷하지 않다. 두통, 지능 약화, 기억 상실, 성격 변화, 무기력 등 다양한 증상이 수 주 내지 수개월 사이에 나타나므로 다른 종류의 질환으로 오인하기 쉽다.
- **병리 소견:** 초기의 만성 경막하혈종은 대개 2~3주 경과한 것으로, 혈종을 완전히 감싸는 막이 형성되어 있다. 크기는 다양하며, 재출혈의 정도에 따라 폭넓은 색깔을 띤다. 혈종내막(지주막 쪽)은 얇고, 반들반들한 막으로 덮이므로 벗길 수도 있으나 응고혈이 묻어난다. 조금 더 지나면 경막하혈종은 마치 빈대떡이나 고무주머니처럼 되고, 안에는 갈색의 액체가 차 있다. 혈종막은 거의 불투명하다. 혈종은 경우에 따라 여러 칸으로 나뉘어져 보이기도 한다. 혈종의 아래에 있는 지주막은 두꺼워지고, 밑의 피질과 유착되기도 한다. 피질에 오래된 뇌좌상의 흔적이 있을 수 있다.
  대뇌는 혈종 때문에 심하게 눌려 움푹 패인 경우도 있다. 혈종을 제거하여도 그대로 눌려 있으며, 오히려 신경증상이 그때서야 나타날 수도 있다. 대뇌의 중심선이 반대쪽으로 밀리며 이동한 중심선으로 내부 대뇌조직이 밀려 뇌척수액의 흐름을 막고 수두증(hydrocephalus)이 생기기도 한다. 6개월 이상 지나면 정확한 발생 시기를 추정하기 어려우나 그 전에는 조직학적으로 나이를 추정할 수 있다. 비교적 정확하게 추정할 수 있지만 역시 개인마다 차이가 있으므로 확정적인 것은 아니다. 자주 머리에 외상을 받는 알코올중독자, 간질 환자 등에서는 혈종막이 여러 층으로 이루진 것을 발견할 수 있다.
- **법의학적 의의:** 만성 경막하혈종은 외상의 과거력 없이도 생길 수 있고, 증상이 서서히 모르는 사이에 나타나며, 다른 질환과 비슷한 증상을 보여 진단이 잘못되거나 늦어질 수 있고, 그러면 사망하거나 심한 후유증

을 남기게 되어 의료과오사건, 산업재해, 보험, 형사 사건 등에서 중요한 문제를 일으킬 수 있다. 주로 어떤 사건과 혈종의 인과관계, 나타난 증상과 혈종과의 관련성, 치료의 적절성이나 치료 시기의 정당성, 혈종이 생긴 시기, 추가된 외상의 유무 등이 중요한 쟁점이다.

4. 외상성 지주막하출혈(외상성 거미막밑출혈, Traumatic Subarachnoidal Hemorrhage)

임상에서 지주막하출혈의 대부분은 동맥류(aneurysm), 혈관기형(vascular malformation) 등 혈관질환에 의한 출혈이거나 고혈압성 출혈이며, 넓은 부위에 나타난다. 외상에 의한 지주막하출혈은 대뇌피질의 출혈이므로 대부분 국소적이며, 뇌좌상이나 경막하출혈이 있는 곳에는 적으나마 거의 대부분 뇌척수액으로 혈액이 비치고, 자극증상(두통, 목의 경직, 구역질, 구토)을 나타낸다. 또 출혈은 나중에 섬유화로 뇌척수액의 흐름을 막을 수도 있다. 수 주일이 지나서 뇌척수액이 혈색소 때문에 노랗게 보이거나, 수개월이 지나도 헤모시데린(hemosiderin)이나 헤마토이딘(hematoidin)이 남을 수 있다.

외상성 지주막하출혈은 대개 국소적이지만 외상으로 윌리스동맥고리(circle of Willis)의 동맥이 파열되면 심하고 넓은 지주막하출혈을 보인다. 경우에 따라서는 맥락얼기(choroid plexus), 뇌궁(fornix), 투명사이막(septum pellucidum) 등에서 출혈하여 측뇌실(lateral ventricle)에 심한 출혈이 있고 지주막하로 연장될 수도 있다. 이러한 경우는 자칫 출혈 부위를 놓칠 수 있으므로 주의하여야 한다. 외측내실로 출혈하는 부위는 찢는 힘(shearing force)이나 회전력(rotational force)에 의해 손상받기 쉬운 곳이다.

06

지주막하출혈은 부검 시 뇌를 제거할 때 뇌정맥이 찢어져 사후 인공산물(artifact)로 생길 수 있기 때문에 뇌를 제거하기 이전에 뇌표면을 잘 관찰하는 것이 중요하다. 손상을 받은 후 특히 대뇌고랑(sulci)을 따라 얇게 형성된 지주막하출혈이 흔하다. 다수이거나 반점으로 나타날 때에는 흔히 최근의 좌상과 동반되었을 가능성이 있고, 지주막하출혈이 없더라도 뇌좌상을 배제할 수는 없다. 지주막하출혈은 복부의 산탄총창이 척수를 관통할 때 때때로 관찰되기도 한다.

뇌기저부의 지주막하혈종은 단독의 외상성 병변으로 발생하며, 급속도로 치명적이다. 부검 시에 뇌를 조심스럽게 제거하여 출혈원을 찾는 것이 중요하다. 뇌를 제거 시 반짝거리는 막으로 보이는 지주막이 손상받지 않도록 해야 한다. 큰 동맥, 경동맥, 척추동맥들은 절단하기 전에 조심스럽게 관찰해야 한다. 신선한 상태에서 지주막을 제거한 후 혈액은 흐르는 물로 부드럽게 씻어내면서 윌리스동맥고리를 잘 관찰한다. 동맥류나 혈관기형이 쉽게 확인이 되지 않으면 물로 혈관을 관류하면 누출을 확인하는 데 도움이 된다. 때때로 외상성으로 혈관이 찢어진 것을 확인할 수 있다. 그러나 누출이 발견되지 않을 수도 있다. 부검을 하기 전에 혈관조영제를 경동맥으로 주사하여 방사선 사진촬영을 하면 도움이 많이 된다. 동맥의 째진 틈이 응고된 혈액에 의해 막히거나 출혈 부위가 실비안 틈새(Sylvian fissure), 중뇌, 상부 교뇌, 미부 소뇌 주위의 지주막하 공간의 수조(cisterns)에 숨어 있을 수 있고, 이들에 공급되는 4개의 영양공급동맥(feeding artery) 중의 하나가 지주막하 공간으로 들어가는 부위에서 출혈이 일어날 수 있다. 경동맥이 찢어지거나 조그마한 동맥류가 내경동맥과 눈동맥의 결합 부위에서 시신경의 밑동 아래에서 발견되기도 한다.

외상성 지주막하출혈은 동맥은 특히 얇고 섬세하며, 충격은 얼굴 또는 두부에 중등도의 가격이 가해진 경우가 있을 수 있다. 턱과 얼굴 측면에 중등도의 가격만으로 외상성 지주막하출혈이 발생하는 사례는 심심찮게 경험할 수 있다. 특히 음주와 연관된 경우가 많으며, 단 1회의 충격만으로도 치명적이며, 손상받은 직후 급격히 의식을 잃고 사망에 이르기 때문에 예방적 차원에서도 각별한 주의와 경각심을 홍보할 필요가 있다.

안면부 외력에 의한 지주막하출혈은 척추동맥의 째짐과 박리가 혈관의 상부를 따라 동맥이 대공의 경막을 관통하게 되는 곳에서 두개강내로 들어감으로 기인한다(그림 6-13). 이마로 추락하는 것처럼 머리가 갑자기 과신전될 때에도 발생할 수 있다. 드물게 기관지경검사 중 두부의 후방굴절이 지속될 때 기저부에 치명적인 지주막하혈종을 야기할 수 있다. 과신전인 경우 출혈은 기저

(basal artery) 또는 척추(vertebral artery)동맥이 찢어져 발생하며, 교뇌의 가장 낮은 부위와 연수 사이가 찢어지는 경우도 동반된다.

1) 척추동맥손상의 기전

머리와 경부의 결합 부위에 대한 가격에 의해 머리가 갑작스럽게 회전할 때 머리의 회전과 함께 환추-후두 관절에 갑작스러운 측면으로 세차게 흔들림(tilting side-way)이 있을 수 있다. 또한 과신전 또는 과굴절의 요소가 있어, 환추-후두 결합부에서 갑작스럽고 비정상적인 운동의 복잡한 유형을 형성한다. 기대하지 않은 충격은 큰 척추 주위 근육과 흉쇄유돌근에 기대되는 근육 긴장이 없어 더욱더 제한되지 않는 머리의 회전과 경사(angulation)를 허용한다. 대부분의 이러한 사례들은 음주와 관련하여 언쟁 중에 발생하기 때문에 보호 반응을 늦추는 알코올중독에 의해 악화된다. 척추동맥손상이 잘 생기는 부위는 다음과 같다.

- 1번 경추 내의 관(횡돌기의 골절 유무에 상관없이).
- 축추(axis) 바로 아래, 축추와 환추의 횡돌기 사이의 공간.
- 환추의 관을 빠져나와 대공 직하에서 척추경막을 관통하여 나오면서.
- 아마도 더 흔히 대공위의 지주막하 공간 내 또는 기저동맥으로 만나는 그리고 심지어 기저동맥 자체 쪽으로 향하는 경로의 상부.

손상의 유형은 척추동맥벽의 째짐과 박리가 보통이다(그림 6-14)

2) 기저-척추동맥손상의 부검 증명

정황증거가 손상 후 지주막하출혈 또는 경부의 측면에 멍이 보이는 경우 척추동맥손상을 의심하고, 그리고 나서 확인 또는 배제하여야 한다. 두개골이 거단되고 지주막하출혈이 발견될 때 이를 처음 의심할 수 있다.

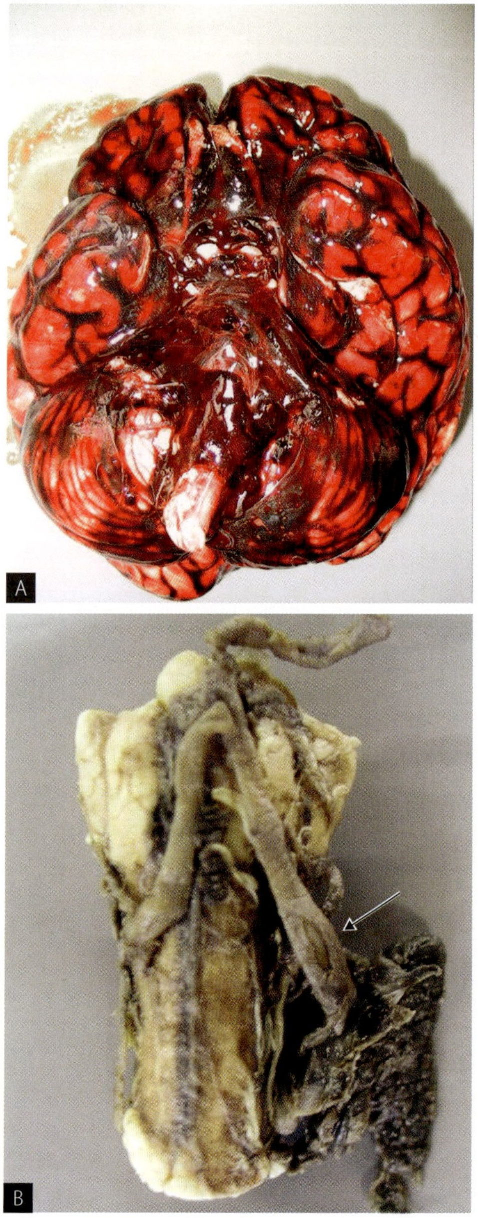

그림 6-13 외상성 지주막하출혈(A)과 척추동맥의 파열(B)

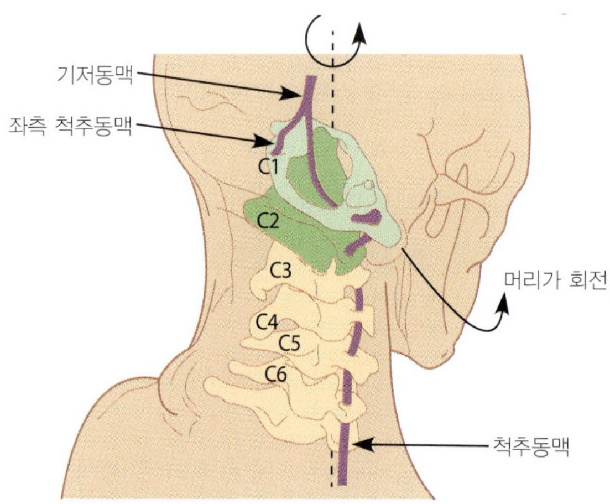

그림 6-14 척추동맥의 파열기전 및 부위

- 상부 경추의 방사선촬영, 전후와 측부가 드물지만 환추의 횡돌기 골절을 보여 줄 수 있기 때문에 반드시 취해져야 한다.
- 시설이 존재한다면 사후 혈관촬영이 있어야 한다. 이것을 행하는 여러 가지 방법이 있다.

VI. 뇌손상 Brain Injury

뇌조직 전체의 비중은 약 1.200이며, 뇌척수액보다 약 15% 높다. 뇌는 점도를 지니며(viscous) 동시에 충실 조직이므로(solid) 점도와 탄력을 가진(viscoelastic) 조직이며, 비압축성(非壓縮性)이나 쉽게 변형할 수 있다. 이에 비하여 두개골은 단단하여 변형하기 어렵다. 그러나 두개골도 역시 변형할 수 있어 외력이 가해지면 두개강 용적은 적어진다. 또 공학적으로 뇌조직은 전체가 균질이 아니며 많은 신경통로(tracts)로 어떤 면으로는 쉽게 부서지고 다른 면으로는 비교적 강한 특성을 갖고 있다. 이러한 특성으로 뇌량(corpus callosum)이나, 뇌간, 대뇌다리(cerebral peduncle) 등이 전단력(剪斷力, shearing force)에 손상받기 쉬운 부위이다.

1. 뇌손상의 발생기전

06

머리에 외력이 가해지면 앞에서 기술한 것처럼 두개골과 뇌의 물리학적 성질이 완전히 다르므로 둘 사이에서 가속이나 감속의 정도가 다르고, 따라서 서로 상대적인 운동이 생긴다. 이때문에 뇌가 두개골이나 뇌경막으로 형성된 대뇌낫, 소뇌천막 등에 충돌하거나 연결정맥의 파열 등으로 뇌손상이 생긴다.

또한 충격으로 두개골이 변형하면 두개강 용적이(특히 어느 부분이) 축소한다. 뇌나 뇌척수액은 비압축성이므로 그 부분의 두개강내압력이 높아진다. 이 압력의 차이로 뇌조직은 천막패임(tentorial notch), 접형골가장자리(edge of sphenoid), 대뇌낫, 대공으로 이동하며, 이때 무른(경도가 낮은) 뇌조직 안에서 찢는 힘, 어긋나는 힘(shearing force) 등으로 손상이 생긴다.

한편 머리에 외력이 가해지면 충격 부위의 뇌는 관성 및 가속의 차이로 압축되고 반대쪽은 신전된다. 압축되는 곳에서는 압력이 높아지고(양압), 신전되는 곳은 일시적으로 진공 상태, 즉 동공화(cavitation)가 생기고 압력이 낮아진다(음압). 진공 상태는 다음 순간 없어지고 다시 양압이 생겨 뇌에 손상을 준다

2. 뇌진탕(腦震蕩, Cerebral Concussion, Commotio Cerebri)

비교적 넓은 부위로 머리에 둔력이 작용하여 대뇌의 기능장애를 말한다. 육안적으로 뚜렷한 기질적인 변화가 없다.

1) 발생 조건

머리가 가동성이고, 외력이 가해져도 자유로이 움직일 수 있으며, 넓은 부위에 둔체에 의한 외력이 작용하며, 외력의 방향이 뇌간을 향한 경우, 즉 후두부를 강타한 경우 등에 잘 생긴다.

2) 발생기전

확실히 밝혀진 것은 없으나 대개 ① 충격으로 뇌실질이 급격히 압박되어 혈액이 밀려나고, 뇌혈관의 반사적인 수축 때문에 일어나는 핍혈, ② 뇌간 부위의 신경세포에 염색질 융해(chromatolysis)를 위시한 뇌간 부위의 기능장애, ③ 선상 가속(linear acceleration)으로 연수의 세포가 일시적으로 마비, ④ 두개강 내압 진동설 또는 동공화에 의한 경도의 뇌손상 등으로 설명한다.

3) 증상

뇌진탕은 머리에 외상을 받고 나서 일과성으로 의식이 소실되어 얼굴이 창백해지고, 토하며, 호흡이 얕고 빨라지며, 맥박이 느려지는(서맥) 등의 증상을 보이며 체온이 약간 내려간다. 팔다리는 차가워도 혈압은 거의 정상이거나 다소 저하한다. 의식소실은 대개 2시간, 길어도 6시간 이내에 회복한다. 의식을 회복하면 신경학적 증상

을 남기지 않고 정상으로 돌아온다. 의식이 소실된 사이에 빛반사, 각막반사, 인두반사, 통증에 대한 반사 등이 없어진다.

가벼운 뇌진탕은 가역적이나, 중증의 경우에 드물게 사망할 수도 있다. 뇌진탕으로 사망하는 예는 '속뇌손상' 또는 '미만성 축삭손상'일 것으로 이해되며, 또는 발견하지 못한 경수손상일 수도 있다.

4) 진단

뇌진탕으로 사망한 예의 부검에서 뚜렷한 소견이 없기 때문에 법의학적으로 뇌진탕을 사인으로 하는 경우는 분명하게 머리에 타박의 증거가 있고, 달리 사인이 될 수 있는 손상이나 병변이 없는 것을 확인하는 등 신중하게 판단하여야 한다. 특히 경수손상이 없음을 확인하여야 한다.

3. 뇌좌상(腦挫傷, 뇌타박상, Brain Contusions)

머리에 가해진 충격에 의하여 뇌조직과 두개골이 부딪쳐 생기는 손상은 충격 부위에 생기는 것과 그 반대쪽에 생기는 것이 법의학적으로 외상의 상황을 아는 데 매우 중요하다. 뇌좌상의 기전에 대하여 이미 수 세기 전부터 머리에 가격하면 가격 부위에 뇌좌상이 생기고, 넘어져 머리를 땅에 부딪치면 충격 부위에는 손상이 없고 그 반대쪽에 좌상이 생긴다는 사실이 알려졌다. 후자의 가장 좋은 예가 뒤로 넘어졌을 때 심한 좌상이 전두엽과 측두엽의 끝에 생기는 것이다. 가격한 부위에 뇌좌상이 생기는 것(충격좌상, coup contusion)은 비교적 쉽게 설명할 수 있으나, 충격 반대쪽에 생기는 뇌좌상(뇌맞충격타박상, contrecoup contusion)은 쉽게 설명할 수 없다. 비록 어느 가설도 충분히 모든 것을 설명할 수는 없지만 현상은 그대로 인정받고 있다(그림 6−15). 어떤 이유에서건 뇌좌상에서는 뇌조직이 파괴되어 비가역성 변화를 만든다. 가벼운 경우에는 육안적으로 뇌조직에 점상출혈이 있는 정도이고, 현미경적으로는 혈관 주변에 작은 출혈 및 조직의 괴사를 보이며, 주변에는 부종이 수반된다. 주로 대뇌이랑의 회색질(gray matter)에 생기며, 국소적이고 얇으며, 뇌조직의 단열은 없다(그림 6−16). 그러나 타격이 상당히 강하면 뇌조직의 연속성이 끊어지고, 이른바 뇌열창(brain laceration)이 된다. 연막이 동시에 손상되면 연막의 혈관이 파열되어 대개 국소적인 지주막하출혈이 동반된다.

1) 가격에 의한 뇌좌상(brain contusions due to blow)

가격에 의한 손상에는 충격좌상(coup contusion)이 주로 나타난다. 운동 에너지(kinetic energy)의 크기에 따라 몇 가지로 나눌 수 있다($ke = 1/2mv^2$).

- 운동 에너지가 작아 에너지를 두피와 두개골에 전달할 뿐 머리의 움직임에는 거의 영향을 주지 못하는 경우이다. 막대기, 작은 돌, 빈 병 등 질량도 작고 속도도 느린 것으로 가격하면 두피에 표피박탈이나 좌창을 만

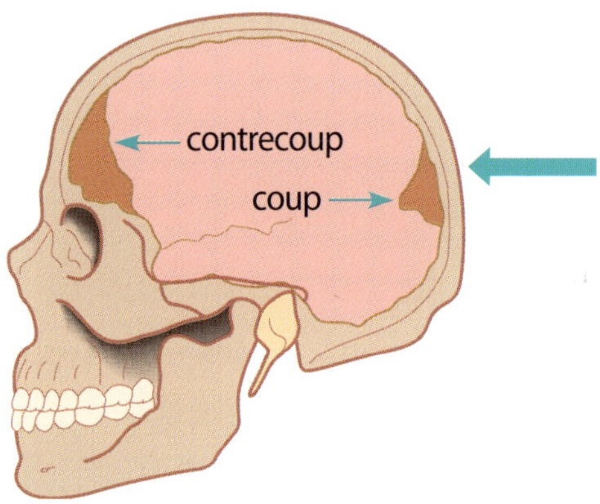

그림 6-15 충격좌상(coup)과 뇌맞충격타박상(contrecoup)

(출처: Sótonyi Péter. Igazságügyi orvostan. Semmelweis Kiadó; 2011.)

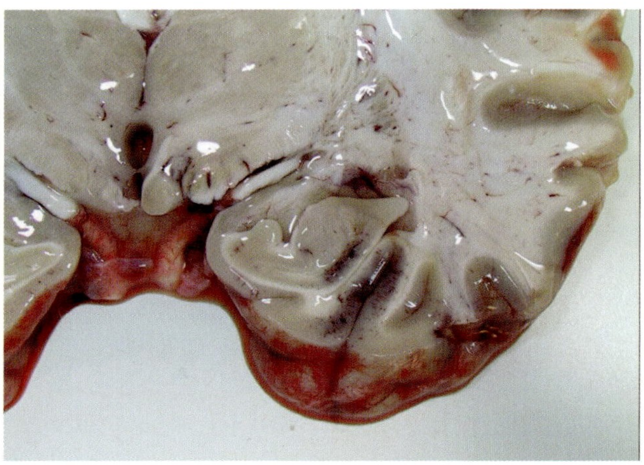

그림 6-16 뇌좌상

06

들며, 모상건막 밑에 출혈이 있을 수 있으나 골절이나 뇌손상은 없다.

- 질량은 크나 속도는 느린 경우에 많은 에너지를 두피에서 흡수하고 두개골이 변형된다. 일부는 뇌가 움직이는 데 쓰인다. 머리를 가속하지 못하고 주로 두개골을 변형하면 가격한 부위의 뇌조직에 손상이 생긴다. 두개골이 가격에 의해 안으로 들어가는 변형이 생기면 찢는 힘과 변형에 의한 압력의 변화로 손상이 생긴다. 손상의 형태는 밑면을 두개골 쪽에 둔 원뿔 모양이 특징적이다. 손상의 크기는 운동 에너지의 크기에 비례한다. 쇠파이프, 경찰봉, 맥주병 등으로 가격하는 경우에 흔히 본다. 경우에 따라서 이와 같은 손상이 넘어질 때 책상모서리, 계단, 선반, 지면에 있는 돌처럼 돌출한 곳에 부딪쳐도 생긴다. 추락하여 머리에 손상이 있는 경우에는 주로 반충좌상이 있다는 점에 집착하거나, 주변 환경, 목격자의 진술 등이 없으면 오인할 수 있다.
- 운동 에너지가 머리의 위치 에너지에 비하여 큰 경우, 즉 야구방망이, 몽둥이, 무거운 회중전등 등으로 휘둘러 가격하면 두개골의 변형과 함께 머리가 가속된다. 이러면 충격좌상만 나타나거나, 충격좌상과 뇌맞충격타박상이 같이 나오거나, 뇌맞충격타박상만 나타나는 등 다양한 경우가 있다. 경우에 따라서 넘어져 생긴 손상과 구별하기 어려울 때가 있다. 두개골골절이 있으면 충격좌상 또는 뇌맞충격타박상은 적어지나 골절좌상이 생길 수 있다.
- 운동 에너지가 매우 크면 오히려 두개골이 심하게 골절되고, 뇌좌상은 적다. 의식소실도 없을 수 있다. 이 경우에 두개골이 먼저 골절되어 힘이 분산되므로 찢는 힘이나 음압이 생기지 않아 뇌손상이 거의 생기지 않는다. 총창과 같은 손상이 그러하다.

[소견]

충격좌상은 주로 대뇌 및 소뇌의 두드러진 부위에 잘 생기며, 뇌저부나 중간 부위에는 가격의 힘이 직접 작용하지 못하므로 생기지 않는다. 처음에는 작은 출혈이 있어 뇌피질, 특히 대뇌이랑에 변색이 있는 정도일 수도 있다. 형태만으로는 다른 좌상과 구별할 수 없다. 강한 가격이고 시간이 상당히 지나면 좌상은 대개 1~2cm의 크기로 뇌 백색질에도 출혈이 있고, 모양은 원뿔이다. 다른 괴사성 병터와 마찬가지의 과정을 밟는다. 좌상이 심하면 경막이나 지주막과 유착하는 수가 있다. 경우에 따라서 흡수되어 낭을 만들고 안에 갈색 액체가 있는 경우가 있다. 출혈성 경색과 구별하기 어려울 때가 있으나 경색에서는 혈관분포에 따라 대뇌고랑에도 출혈이 있을 수 있고, 피질의 최상부는 유지되므로 감별할 수 있다.

두개골이 분쇄하거나, 물체가 직접 뇌에 닿으면 흔히 보는 좌상보다 불규칙한 열창이 생긴다. 무거운 물체가 정수리를 가격하면 충격좌상보다는 '속뇌손상'이 현저하여 뇌량의 찢어짐, 피질밑 백색질의 출혈, 맥락얼기(choroid plexus)의 뜯어짐과 맥락층(tela choroidea)의 출혈, 뇌저부의 뇌맞충격타박상 등이 나타난다.

2) 전도에 의한 뇌좌상(brain contusions due to falls from standing position)

앞에서 기술한 바와 같이 넘어져서 머리가 지면에 부딪치면 충격의 반대쪽에 좌상이 생긴다(뇌맞충격좌상, contrecoup contusion). 뇌맞충격좌상이 잘 생기는 부위는 뒤통수로 넘어질 때 전두엽과 측두엽의 끝이다. 옆으로 넘어지면 역시 반대쪽에 좌상이 생긴다(그림 6-17). 앞으로 넘어지는 경우는 드물다. 우선 교통사고에서 운전자가 앞유리창을 받는 경우를 빼고는 앞으로 넘어지면 무의식적으로 손을 뻗치므로 완충 현상이 생기지만 뒤로 넘어지면 그럴 수 없다. 또 앞으로 넘어지면 얼굴의 골격이 골절하면서 힘을 흡수한다. 마지막으로 후두골은 비교적 편평하여 좌상이 덜 생긴다. 힘이 강하여 뇌맞충격타박상이 생기면 대개는 속뇌손상(inner cerebral trauma), 미만성 축삭손상(diffuse axonal injury) 등 뇌손상과 경막외출혈 또는 경막하출혈 등이 함께 생긴다. 뇌맞충격좌상이 생기는 기전에 대하여서는 많은 설명이 있으나 어느 것도 완전히 설명할 수는 없다. 아마도 여러 가지 현상이 복합적으로 작용하는 것으로 이해된다(그림 6-18).

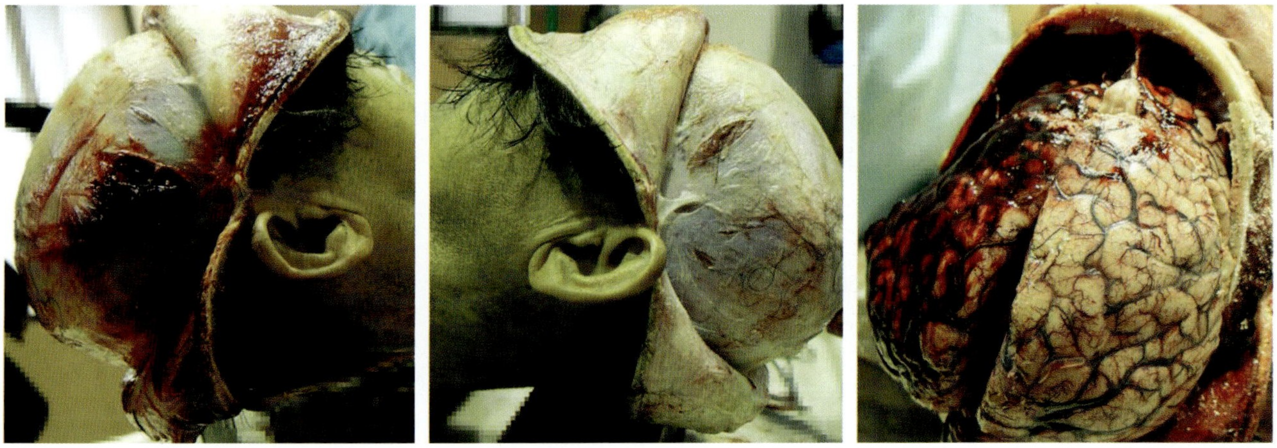

그림 6-17 전형적인 뇌맞충격좌상. 오른쪽으로 넘어지면서 왼쪽에 경막하출혈과 뇌좌상이 발생

(1) 뇌맞충격타박상의 기전

가. 진동설(vibration theory)

현재 그렇게 널리 인정받지는 못하지만, 이 가설은 충격을 받을 때 두개골에 진동이 생기며, 이 진동은 두개골을 따라 퍼지고, 결국은 충격의 반대쪽에서 초점이 맺어져 충격의 진동 에너지가 가장 강하고, 따라서 뇌에 손상을 준다는 설이다.

나. 충격파 전달설(transmitted force wave theory)

두개골은 단단하지만 충격에 대하여 약간 변형된다. 충격을 받은 쪽은 안으로 들어가고(inbending), 힘의 연장선상에 있는 반대쪽은 밖으로 두드러져서(outbending) 공간이 생기고 상대적 진공 상태가 형성된다. 여기에 충격파가 뇌조직을 통하여 전달되어 혈관이 파열되는 등 뇌맞충격타박상 만든다. 특히 전달되는 충격파는 조직의 구성이 달라지는 곳에서 뚜렷한 손상을 보인다. 이 설은 중간좌상(intermediary contusion)이 형성되는 사실을 더욱 잘 설명한다.

다. 뇌전위설(brain displacement theory)

뇌맞충격타박상이 생기는 현상은 충격 반대쪽에 걸린 뇌조직이 갑자기 정지하여 관성 때문에 파열되므로 생기는 것으로 이해한다. 여기에 반대쪽에 생기는 진공 현상을 같이 고려한다.

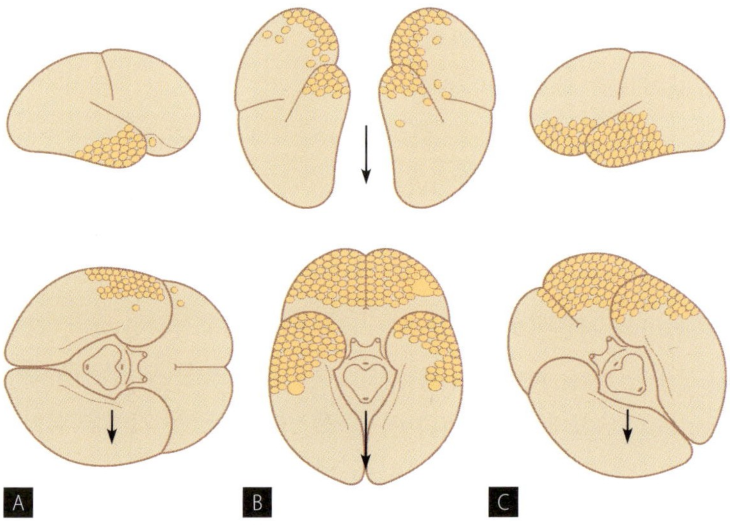

그림 6-18 뇌좌상의 발생기전. 특히 여러 뇌맞충격타박상(contrecoup) 부위. A. 측두부에 충격을 가한 경우, B. 후두부를 강타한 경우, C. 두정 · 후두부에 충격을 가한 경우
(출처: Nagano, Wakasugi)

라. 두개골변형설(skull deformation theory)

진동설과 진공 현상을 보완하여, 뇌맞충격타박상은 충격에 의한 뇌의 전위와 두개골의 변형으로 마치 두개골이 뇌를 때리는 것과 같은 효과를 나타내므로 생긴다는 설이다.

마. 압력차이설(pressure gradient theory)

액체가 담긴 용기를 치면 반대쪽의 압력이 낮아진다. 이런 현상은 머리에서 충격의 반대쪽에 동공을 만들고 음압을 생기게 한다. 이 음압에 의하여 뇌맞충격타박상이 생긴다는 설이다. 뇌조직은 양압보다 음압에 혈관의 파열 등의 손상이 더 잘 생긴다. 이 설은 충격좌상 및 뇌맞충격타박상의 설명으로 가장 널리 받아들여지고 있다.

바. 회전전단력설(rotational shear force theory)

회전하면서 충격을 받으면(rotational impact) 그냥 충격을 받은 것(translational impact)보다 뇌에 전단력이 강하다. 따라서 회전력이 가장 강한 전두엽과 측두엽의 끝에 뇌맞충격타박상이 잘 생긴다는 설이다. 현재 '깊은 뇌손상(deep brain injury)'을 가장 잘 설명하는 설로 인정받고 있다.

이들을 종합하면, 두개골은 단단하기만 한 것은 아니고 충격에 변형할 수 있다. 특히 고정되었을 때는 상당히 들어갔다가 튀어나온다. 머리가 움직일 수 있을 때는 전후로 변형하기가 좌우보다 쉽다.

06

① 두개골 안에서 뇌는 어느 정도 움직인다. 따라서 내부에서 압력의 변화가 생기므로 국소적인 동공이 생긴다.

② 뇌조직을 찢는 힘은 회전형 가격(rotational-type impact)이 단순 이동(simple transitional movement)보다 강하다.

③ 두개골의 내부 형태로 인하여 전두엽과 측두엽이 다른 부위보다 쉽게 손상을 받는다. 따라서 뒤통수에 충격을 받으면 전두엽과 측두엽에 뇌맞충격타박상이 잘 생긴다.

④ 충격이 없어도 좌상이 생긴다. 머리가 앞뒤로 심하게 흔들리는 것처럼 강한 회전가속력이 걸리면 뇌맞충격타박상이 생길 수 있다.

⑤ 고정된 머리는 움직일 수 있는 머리보다 손상이 더 크게 생긴다.

⑥ 충격 부위에 골절이 생기면 에너지가 흡수되므로 손상은 작게 생긴다.

전문가가 아닌 사람에게 뇌맞충격타박상이 생기는 기전을 설명하면 경우에 따라서 '무슨 소리를 하는지 모르겠다'는 인상을 줄 수 있다. 따라서 자세히 기전을 설명하기에 앞서 이러한 현상이 이미 수 세기 동안 알려져 있으며, 동물 실험에서 입증되었음을 먼저 알리는 것이 중요하다.

[소견]

뇌맞충격타박상은 충격 부위의 정반대에 생긴다는 것 외에는 충격좌상과 형태가 똑같다. 작게는 모세혈관 주위의 출혈부터 넓은 출혈성 괴사까지 생긴다. 의자에서 뒤로 넘어지는 정도의 비교적 짧은 거리 추락에서 심한 손상을 보이고, 상당히 길게 추락하였는 데 손상이 적은 경우도 있다. 이는 두개골골절로 에너지가 흡수되고 분산되기 때문인 것으로 생각된다. 좌상 부위가 오래되면 약간 함몰하고, 갈색이나 노란색을 띤다. 주로 대뇌이랑의 윗부분에 국한되고 혈관 분포와 무관하므로 경색과 감별할 수 있다. 좌상이 큰 부위를 덮고 있는 지주막에는 함께 생겼던 지주막하출혈로 섬유화된 경우도 있다. 백색질에는 탈수초화(demyelination)로 희게 보이는 경우가 있고, 경우에 따라서는 피질의 좌상보다 백색질의 탈수초화 현상이 더 큰 경우가 있다. 이는 찢는 힘이 강하였거나 만성 뇌부종이 있었거나 또는 이른바 속뇌손상인 경우이다.

3) 활강좌상(gliding contusion)

대뇌의 두정엽은 지주막과립(arachnoid granulation)으로 비교적 고정되어 있다. 충격으로 뇌가 앞뒤로 움직일 때 과립이 있는 부위는 움직이지 못하지만 그 속의 조직은 이동한다. 두 가지의 힘이 어긋나는 부위에 백색질에 국한되거나 피질도 포함한 기다란 출혈성 괴사가 나타난다. 이것이 활강좌상이다.

4) 골절좌상(fracture contusion)

두개골이 골절되면 골절된 끝이 밑에 있는 뇌를 문지르거나 눌러 좌상을 일으킨다. 골절선 아래에 생기며, 충격 부위에서 먼 경우도 있다. 두개골저부골절에서 자주 볼 수 있다.

5) 뇌탈출좌상(herniation contusion)

두개강 일부에 압력이 높아져 뇌조직이 밀려 두개강 내 다른 구역으로 탈출하면 띠이랑이 대뇌낫에, 갈고리이랑이 소뇌천막에, 소뇌편도가 대공에 눌려 좌상이 생긴다. 이는 충격과 직접적인 관계가 없으므로 좌상에서 빼기도 한다.

6) 중간좌상(intermediary contusion)

힘이 전달되는 중간의 뇌조직에 생기는 출혈성 괴사로 속뇌손상에 포함시킨다.

(1) 뇌좌상의 시기 추정

뇌좌상의 형태에 무관하게 비교적 일정한 변화를 보인다. 따라서 좌상의 변화 양상으로 손상의 시기를 알 수 있다.

가. 초기 반응

ㄱ. 부종(edema)

수 분 이내에 나타나기 시작하여 수 시간 동안 심해지고, 수일 동안 일정하다가 6일이 지나면 없어진다.

ㄴ. 출혈(hemorrhage)

적어도 현미경적으로는 손상을 받자 곧 혈관 주위에 나타난다. 수 시간 동안 주변 조직으로 확산하여 24시간에 가장 커진다. 간혹 이차적인 출혈로 손상을 받은지 5~6개월에도 정상 형태의 적혈구를 볼 수도 있다.

ㄷ. 중성백혈구(polymorphonuclear leukocytes)

두세 시간 이내에 혈관에서 나와 손상 조직에 나타난다. 감염이 없어도 한 달까지 관찰할 수 있다.

ㄹ. 신경세포변성(degenerating neurons)

손상받은 신경세포는 곧 '혼탁(cloudy)' 종창을 보이고, 이어 수축(shrinkagc), 호산성(eosinophilia), 핵농축(pyknosis)을 보인다. 변성 신경세포는 수일 동안 보이다가 흡수되기 전에 그 자리에서 무기질이 침착하여 철함유 신경세포(ferruginated neuron)가 되어 수년간 남아 있다. 신경세포 포식 현상(neuronophagy)은 12~24시간에 보이기 시작하여 5일간 지속할 수 있으나 현저한 반응은 아니다. 병터의 가장자리에 부종과 같은 반응으로 신경세포가 구비치듯(waves) 나타나는데, 5~6개월까지 유지될 수도 있다.

ㅁ. 축삭종창(axonal swelling and ballooning)

손상을 받은 축삭은 부풀어 종창을 보이는데, 좌상 부위에는 물론 멀리 떨어진 곳에서도 발견된다(diffuse axonal injury). 24~48시간에 나타나기 시작하여 수년간 지속될 수 있다. 파라핀 포매 조직을 보디안 염색(Bodian stain)을 하면 잘 보인다.

ㅂ. 큰포식세포와 청소세포(macrophage and scavenger)

포식능력을 가진 세포(macrophages, microglia, 'gitter'cell)와 혈액에서 나온 단핵세포(monocyte)는 손상 후 두 시간이면 나온다는 설과 12~24시간이 지나야 보인다는 설이 있다. 7~14일에 가장 뚜렷하다. 이 세포들은 변성된 신경세포물질을 포식하고 지방과립을 포함하여 커진다. 이는 파라핀 포매 조직으로 항룩솔 블루, 룩솔 페스트 블루(Luxol Fast Blue) 염색이나 동결절편으로 오일 레드 오(Oil red O) 염색을 하면 잘 보인다. 드물게는 20년까지도 보일 수 있다.

ㅅ. 림프구(lymphocytic reactions)

3~4일이 지나면 좌상 부위의 혈관 주위에 상당한 림프구의 침윤을 볼 수 있다. 국소적으로 나타나며, 수년간 지속될 수 있다.

ㅇ. 헤모시데린과 헤모시데린 포식세포(hemosiderin and siderophages)

헤모시데린을 포식한 세포는 3~4일에 보일 수 있으나 대개는 5~7일에 나타나기 시작한다. 헤모글로빈에서 유리된 철 성분을 포함하므로 감청 염색(Prussian Blue)에 양성이다. 20년 이상 지속될 수 있다.

ㅈ. 헤마토이딘 색소(hematoidin pigments)

헤마토이딘은 헤모글로빈에서 유래한 것이지만 결정이 된 빌리루빈으로 철 성분이 없으며, 노란색으로 보인다. 세포의 안팎에서 관찰되며, 10~12일에 나타나기 시작한다. 대개 두세 달에서 1년 동안 유지된다.

나. 후기 반응

ㄱ. 혈관 반응(vascular reaction)

손상 후 5~7일이면 뇌의 모세혈관이 증식하여 손상 부위로 들어간다. 대개 3주면 최고도에 이르고 점차 감소한다.

ㄴ. 별아교세포 반응(astrocytic reaction)

4~6일에 세포질을 가진 별아교세포가 손상 부위의 안팎에 나타난다. 이는 세포 수의 증가보다는 세포가 커지는 것으로 이해된다. 7~10일이 지나면 세포의 수가 증가하며, 특징적인 원섬유별아교세포(fibrillary astrocyte)의 형태를 갖춘다. 수 주에서 수개월이 지나면서 숫자도 많아지고 섬유성 형태도 뚜렷해지며, 결국 아교세포 반흔(glial scar)이 생긴다.

ㄷ. 아교질 생성과 섬유화(collagen production and fibrosis)

일반적으로 중추신경계에는 아교질섬유화가 없으나 뇌막과 관련되어 표면에 손상이 있으면 비록 적으나 아교질섬유화가 일어난다. 섬유모세포(fibroblast)는 혈관 주위에서 첫 주에 나타나지만 수개월 이내에 없어진다. 아교질섬유화는 거의 평생 유지된다.

4. 속뇌손상(Inner Cerebral Injury) 및 중간 병터(Intermediary Lesion)

비슷한 의미를 가진 동의어로 '중간충격 병터(intermediary coup lesion)', '전단력손상(shearing force injury)', '회전력손상(rotational force injury)' 등이 있다. 외상에 대하여 뇌의 표면뿐 아니라 뇌 백색질의 깊은 부위에도 출혈성 병터가 관찰된다. 그러나 육안적으로 관찰되는 예가 적고, 있어도 출혈이 전부이므로 형태학적으로 인정되는 경우가 드물기는 하지만 임상적으로는 기능적 장애로 잘 알려져 있으며, 사망하는 경우에 증명된다. 육안적으로 관찰되지 않으나 심한 기능장애를 보이는 것을 '미만성 축삭손상(diffuse axonal injury)'이라 한다.

이 손상은 머리의 외상에 의하여 이전(transitional) 및 비틀림(torsion) 장력이 깊은 뇌조직에 찢는 힘을 받음으로써 생기는 것으로 생각된다. 그 외에도 진동 및 두개골의 변형도 관계한다고 생각한다.

1) 속뇌손상의 병리

이마-정수리-뒤통수를 잇는 중심축 충격(centroaxial impact)일 때는 옆으로 받은 충격보다 넓은 손상이 있고, 주로 중심선과 그 주변에 손상이 생긴다. 주로 뇌량, 투명사이막, 뇌궁, 뇌실 주변 등 뇌실 주변 복합(paraventricular complex)과 해마 부위(hippocampal area)에 잘 생긴다. 일찍 사망하는 예에서는 주로 출혈성 병변(streak, petechial, 'ball' hemorrhage)이며, 나중에 사망하는 예에서는 주로 이차성 병변(lytic, cavitated, rarified, gliotic, demyelinated)이 나타난다. 한편 뇌실 주변의 백색질에 미만성 축삭손상의 병터가 생긴다(그림 6-19). 생존 기간에 따라 출현 정도가 다를 수 있다. 이 병터는 두개골이 변형되어 좌우로 늘어나는 것과 부종, 저산소증 등 이차적인 병터에 의하여 파급되는 것으로 이해된다. 따라서 뇌실 주변에 심하고 대뇌피질로 갈수록 약해진다.

처음에는 축삭이 붓고 오므라들어 공 모양(swelling and retraction bulb)이 된다. 은(silver) 염색에서 잘 관찰된다. 한편 뇌간, 뇌량, 속섬유막처럼 긴 통로를 지닌 조직에서는 축삭손상이 멀리에서도 관찰된다. 이는 중심축 충격에 의하여 긴 통로에 찢는 힘보다 당기는(stretching) 힘으로 생기는 것으로 생각된다.

2) 뇌간손상의 병리

뇌간에는 작은 병터가 중뇌덮개(tectum of midbrain)의 위둔덕(superior colliculus), 둔덕팔(brachia colliculus), 중뇌수도관(cerebral aqueduct) 주변, 넷째 뇌실(fourth ventricle)의 가장자리, 그물구성체(reticular formation)의 중심 부위, 대뇌다리(cerebral peduncle)와 중뇌(midbrain)

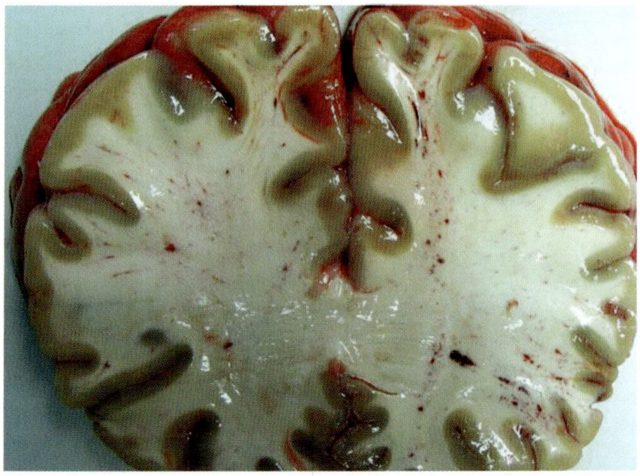

그림 6-19 미만성 축삭손상

의 연결 부위 등에 잘 생긴다. 초기와 후기 변화는 '속뇌손상'과 마찬가지이다. 뇌실주변의 손상과는 달리 뇌간이 중심축 충격 때문에 밑으로 밀리므로 생기는 손상으로 이해된다. 따라서 옆으로 받은 충격에는 잘 생기지 않는다. 충격으로 뇌간은 소뇌천막의 턱에 걸려 진동하고 당기는 힘을 받는다.

병터는 시간이 지나면서 형태가 변하며, 또한 뇌조직의 탈출로 변형되기도 한다. 경우에 따라서 출혈 부위가 흡수되어 관찰하기 어려울 수 있으나 현미경적으로는 병터가 남아 있으므로 수초나 아교세포섬유화를 잘 관찰할 수 있는 염색을 시행한다.

3) 교뇌-연수 및 경수-연수 박리 (pontomedullary & cervicomedullary avulsion)

목이 과도하게 펴지는(hyperextension) 채찍질손상(whiplash injury)이나 회전하는 운동에 교뇌와 중뇌, 교뇌와 연수(medulla oblongata), 연수와 경수(cervical cord) 사이가 뜯어지는 경우가 있다. 대개 자동차 교통사고의 운전자나 보행자에서 흔히 나타나며, 곧 사망한다.

5. 외상성 대뇌출혈(Traumatic Intracerebral Hematoma)

앞에서 기술한 속뇌손상의 기전에 의하여 비교적 큰 출혈이 백색질이나 기저핵에 생긴다. 전반적인 뇌부종이 함께 나타난다. 고혈압성 뇌출혈과의 감별이 가장 어렵다. 뇌 전체를 잘 고정한 뒤에 관상면으로 절단하여 반대쪽 기저핵과 비교하여 특징적인 고혈압성 병변이 있는지 또는 특징적인 고혈압성 출혈 부위와 일치하는지를 검사하여 구별하는 수밖에 없다. 또는 신체의 다른 부위에 고혈압성 병변이 있는지 다른 외상에 의한 병변이 있는지도 구별에 도움을 준다.

VII 머리외상의 이차적 변화 Secondary Alterations of Head Injuries

외상과 관련되어 여러 가지 변화가 생길 수 있다. 외상이 있고 거의 동시에 또는 직후에 나타나는 변화로는 순환장애와 뇌부종(cerebral edema)으로 인한 뇌압박(cerebral compression)과 색전증(embolism)과 폐부종(pulmonary edema in connection with head trauma)이 있으며, 후유증이라 할 수 있는 것으로는 지연성 외상 후 뇌졸중(delayed posttraumatic apoplexy), 탈수초화, 수두증, 뇌진탕후증후군(postconcussive syndrome-cerebral concussion), 외상 후 치매나 퇴행성 신경질환, 외상 후 간질, 외상 후 실명, 뇌종양, 외상 후 감염 등이 고려될 수 있다.

1. 뇌압박(Cerebral Compression)

어떤 종류의 뇌손상을 받든 두개골에 둘러싸인 뇌의 마지막 현상은 두개강내압력이 높아지는 상태이다. 이 현상은 뇌손상으로 사망하는 대부분의 기전으로, 가장 흔하고 가장 중요하다. 두개강내압력이 높아지는 원인은 다음과 같다.

① 뇌실질의 체적 증가
② 두개강내 혈액량 증가
③ 두개강내 수액량 증가
④ 병터의 체적 증가

- 뇌실질의 체적 증가는 주로 뇌 백색질의 증가로, 예를 들어 뇌종창이나 뇌부종 등이다. 특히 뇌부종은 비교적 서서히 진행한다. 뇌의 외상, 수술 후 상태 등이 대표적이다. 대개 2일에 완성된다.
- 두개강내 혈액량의 증가는, 예를 들어 뇌좌상이나 뇌열창과 함께 뇌의 순환혈액량이 증가하는 경우로, 매우 신속하게 일어난다.
- 두개강내 수액량의 증가는 이른바 수두증으로, 예를 들어 지주막하 공간에 흘러나온 적혈구가 지주막융모(arachnoid villi)를 막아 수액의 흐름에 불균형이 일어나는 경우가 생긴다. 외상을 받고 상당한 시간이 지나서 생긴다.
- 병변 체적의 증가는 경막외 또는 경막하출혈, 뇌내출혈 등 두개강내출혈의 경우가 가장 중요하다.

대개의 경우 이들이 복합적으로 작용한다. 국소적인 뇌종창은 병터 주위로 혈액의 관류(perfusion)가 제대로 이루어지지 못하여 생기며 국소적인 압박(space occupying effect)을 초래한다. 한편 전반적으로 생기는 종창은 외상 후 뇌종창(posttraumatic brain swelling)이라 부르며, 매우 급속히 진행한다. 어른보다 어린이에서 더 잘 생긴다. 이는 충격의 직접적인 작용이 아니고 급격하게 혈류가 감소함으로써 발생한 산증(acidosis)과 별아교세포(astrocyte)나 희소돌기아교세포(oligodendrocyte)처럼 뇌를 떠받치는 세포의 종창 때문에 나타난다. 대뇌 백색질 깊은 곳에서 시작하며, 종창은 모세혈관이나 작은 혈관을 눌러 더욱 혈류가 감소한다. 따라서 악순환을 밟는다. 이와 같은 현상은 다른 원인으로 생긴 쇼크에도 생길 수 있으며, 이미 두개강내혈종이 있는 경우에는 더욱 그렇다. 예컨대 두개강내혈종으로 이미 혈관이 눌려 있는 상태에서 조금만 혈압이 내려가면 갑자기 뇌종창이 생기는 수가 있다. 드물게는 위시상정맥굴(superior sagittal sinus)이나 곧은정맥굴(straight sinus)에 혈전이 생겨 뇌종창이 오는 수도 있다.

2. 뇌탈출(Brain Herniation)

두개강은 폐쇄된 공간이고 단단한 두개골로 싸여 있으며, 경막으로 몇 개의 구획이 만들어진다. 따라서 두개강내압력이 높아져 어느 범위를 넘으면 한쪽으로 압력이 가해지고 원래의 위치에서 다른 구획으로 탈출한다. 잘 생기는 부위는 다음과 같다(그림 6-20).

- **편도 탈출**(tonsillar herniation): 대공으로 뇌간의 아래 부위나 소뇌 편도가 밑으로 탈출.
- **천막 탈출**(transtentorial herniation): 소뇌천막 패임(tentorial notch)으로 측두엽 안쪽 밑면(갈고리 이랑), 기저핵 주변, 뇌간, 소뇌의 윗면 등이 넘어간다.
- **띠이랑 탈출**(cingular herniation): 대뇌낫밑으로 탈출.
- **접형골 탈출**(sphenoid herniation): 접형골의 날개 부분을 전두엽의 아래 면, 측두엽의 앞끝, 셋째 뇌실의 밑면 등이 넘어간다.

뇌탈출은 자체가 다른 부위를 압박하며, 주변 혈관을 눌러서 말초 부위에 허혈 상태를 만들어 경색을 일으킨다. 특히 후대뇌동맥은 소뇌천막을 통과하는 부분에서 눌리기 쉬우므로 후두엽과 측두엽의 밑면에 출혈성 경색, 그리고 해마 및 해마이랑의 병터를 일으킨다. 전자에 의하여 반대쪽 동측반맹(contralateral homonymous hemianopsia)과 같은 증상이 나타나며, 후자로 정서장애(emotional disorder)나 간대긴장발작(clonic–tonic seizure)을

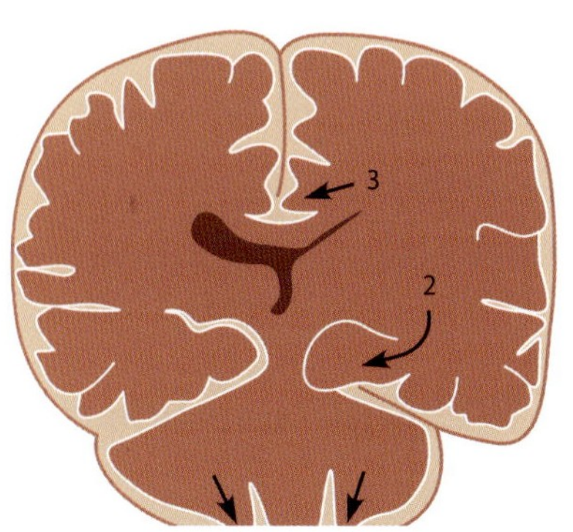

그림 6-20 뇌탈출. 1. 편도 탈출, 2. 천막 탈출, 3. 띠이랑 탈출
(출처: Sotonyi Peter)

보인다. 물론 간질발작은 대뇌피질손상의 후유증으로 나타나는 경우가 더 많다. 그 외에도 대뇌의 기능장애, 혈관의 파열, 출혈도 생길 수 있다. 특히 머리외상의 초기에 급속한 두개강내압력 항진은 뇌탈출로 금방 사망하게 만든다.

3. 외상 후 수두증 (Posttraumatic Hydrocephalus)

외상을 받은 사람에서 국소적이거나 전반적으로 뇌실이 커져 있는 것을 드물지 않게 볼 수 있다. 국소적으로는 뇌손상이나 이차적인 병변으로 조직의 결손으로 생긴다. 전반적인 수두증은 외상을 받고 나서 대뇌 백색질의 수초 변성(myelin degeneration)으로 생기거나(hydrocephalus ex vacuo), 뇌척수액의 압력이 높아져서 생긴다(obstructive internal hydrocephalus). 대뇌수도관(cerebral aqueduct)은 연막의 섬유화로 뇌척수액의 흐름이 막히며, 넷째뇌실 정중구멍(median aperture; foramen of Magendie)과 외측구멍(lateral aperture; foramen of Luschika)은 소뇌 편도가 대공으로 눌려서 막힌다.

4. 폐부종(Pulmonary Edema)

심한 뇌손상을 받은 예에서 경우에 따라서 전격적인 폐부종이 생기는 수가 있다. 이에 대한 정설은 없으나 신경성(neurogenic)인 원인이 작용하는 것으로 알려져 있으며, 그 외에도 파종성 혈관내응고증(DIC), 지방색전(fat embolism), 저혈량쇼크(hypovolemic shock), 전해질장애 등과 관련 있는 것으로 생각한다.

5. 이차 감염증(Secondary Infections)

수막염은 개방성손상이나 두개부비동과 연결된 손상에 생길 수 있으며, 또는 수술 후에 발생하기도 한다. 수막염이 심하면 넷째뇌실의 구멍을 통해 뇌실로 퍼진다. 뇌농양(brain abscess)은 손상받은 부위에 생긴다.

Ⅷ 척수손상 Spinal Cord Injury

손상과 관련하여 척추(척수)와 머리는 같은 계통(system)으로 생각되어야 한다. 척추의 모든 분절이 손상에 위험하지만, 법의병리의사에게 가장 흥미로운 곳은 경추이다. 이유는 두부손상과 교통기관 사고와 밀접한 관계가 있기 때문이다. 척수손상은 교통사고, 추락, 총기손상, 운동경기사고, 산업재해 등의 원인으로 주로 생긴다. 상부 두 경추가 머리 회전 운동의 대부분을 제공하고 있으며, 하부 경추는 굴절과 신전을 허락한다. 두부에 적용된 급격한 힘은 이 기능적 구분과 상응하는 경부에 손상을 주는 경향이 있다. 척추손상은 압박성(compressive), 과굴절(hyperflexion), 과신전(hyperextension) 스트레스에 의해 발생한다. 가장 흔히 손상받는 부위는 축추(axis, C2), 5번 및 6번 경추(C5 & C6), 환추(atlas, C1)의 순이다. 손상 후 첫 달의 사망률은 4~25%이며, 대개 3개월이 생존에 가장 중요하다. 1년간 생존하여도 생존율은 정상인의 10%에 불과하다.

1. 척수손상의 기전

척수손상의 대부분은 두개-뇌손상과 함께 생긴다. 경수 윗부분과 뇌간의 손상이 같이 생겨 즉사하는 경우가 많다. 교통사고나 머리를 수직으로 다치는 경우에 그러하다. 간혹 목 부분의 부검을 생략하여 경수손상을 간과할 수 있으므로 주의하여야 한다. 특히 머리외상이 있으면서도 상대적으로 뇌손상이 심하지 않을 때에는 반드시 목 부분을 자세히 검사할 필요가 있다. 척수손상은 목 부위에 뚜렷한 외상 없이도 생길 수 있음을 잊어서는 안 된다. 제1경추인 환추는 많은 인대로 둘러싸여서 후두골을 받치고 있다. 특히 환추 가로인대(transverse ligament)는 축추의 치아돌기(odontoid process)를 묶어 두는데, 이 인대가 파열하면 치아돌기가 교뇌나 연수에 손상을 줄 수 있다. 정수리에 수직 충격을 받으면 환추의 압박골절이 생기며(Jefferson's fracture), 교수형이나 과신전-회전

운동이 걸리면 축추 척추궁다리(pedicle)가 골절되어 앞으로 탈구(subluxation)되는, 이른바 '교수형 골절(hangman's fracture)'을 만든다.

제4경추 이하의 골절로는 급사하지는 않는다. 이 부위의 손상은 과굴절, 과신전, 과회전 등으로 경추의 골절과 탈구 및 인대의 파열과 같이 생긴다. 흉추나 요추의 손상은 주로 질병(예컨대 종양의 전이 등)이나 총창 등이 아니면 비교적 드물다.

2. 척수손상의 소견

뚜렷한 임상증상에도 불구하고 소견이 없는 경우도 있다. 손상을 받고 나서 어느 정도 생존하면 국소적인 허혈, 경색, 부종, 출혈 등의 요인이 악순환하여 손상의 종류에 무관하게 일률적인 병변을 보인다.

척수의 손상은 회색질의 점상출혈로 시작한다. 대개 초기에는 백색질의 출혈은 없다. 진행하면 척수의 회색질을 따라 길게 출혈성 괴사에 빠지는데, 이를 혈수(血髓, hematomyelia)라 한다. 결국 척수의 백색질도 괴사하는데, 손상을 받은 부위에 가장 넓게 그리고 손상 부위에서 멀어지면서 점점 좁은 괴사 부위를 나타낸다. 24시간 이전에 중성백혈구의 침윤이 나타나고, 1~3일에 큰 포식세포가 나타나 2~4주간 진행하며, 결국 낭성 공간(cystic area)으로 남게 된다. 낭성 공간 주변에는 새로 혈관이 자라고, 아교세포가 증식한다. 완전한 낭을 만드는 데는 수개월에서 수년이 걸린다.

참고문헌

1. Adams JH, Graham DI, Murray LS, Scott G. Diffuse axonal injury due to non-missile head injury in humans. An analysis of 45 cases. Ann Neurol 1982:12;557-563.
2. Dawson SL, Hirsch CS, Lucas FV, Sebek, BA. The contrecoup phenomenon. Reappraisal of a classic problem. Hum Pathol 1980:11:155-166.
3. DiMaio VJ, DiMaio D. Trauma to the skull and brain: craniocerebral injuries. Forensic pathology. 2nd ed. Boca Raton: CRC Press; 2001.
4. Freytag E. Autopsy findings in head injuries from blunt forces. Statistical evaluation of 1,367 cases. Arch Pathol 1963:75:402-13.
5. Frosch MP, Anthony DC, Girolami UD. The central nervous system. In Kumar V, Abbas AK, Astler JC. Robbins and Cotran Pathologic Basis of Disease. 9th ed. Philadelphia: Elsvier Saunders; 2015.
6. Goonetilleke UK. Injuries caused by falls from heights. Med Sci Law 1980;20(4):262-75.
7. Hollbourn AHS. Mechanisms of head injuries. Lancet 1943:2:438-41.
8. Kalani MYS, Filippidis AS, Theodore N. Injuries to the cervical spine. In: Ellenbogen RG, Abdulrauf SI, Sekhar LN. ed. Principles of Neurological Surgery, 3rd ed. Philadelphia: Elsevier Saundrs: 2012.
9. Linderberg R, Freytag E. Morphology of cortical contusions. AMA Arch Pathol 1957;63:23-42.
10. Linderberg R, Freytag E. The mechanism of cerebral contusions. A pathologic-anatomic study. Arch Pathol 1960;440-69.
11. Nagano T, Wakasugi C. Modern textbook of legal medicine. 3rd ed. Tokyo: Kanehara & Co., LTD; 1995.
12. Saukko P, Knight B. Head and spinal injuries. Knight's forensic pathology. 4th ed. Boca Raten: CRC Press; 2016.
13. Shepherd R. Regional injuries. Simpson's Forensic Medicine. 12th ed. London: Hodder Arnold Publisher: 2003.
14. Smith C, Margulies SS, Duhaime AS, Trauma. In Love S, Louis DN, Perry A. Ironside J, Budka H ed. Greenfield's Neuropathology. 9th ed. London: CRC Press: 2015.
15. Spitz WU, Spitz DJ, Fisher RS. Trauma of the nervous system. Spitz And Fisher's Medicolegal investigation of death: Guidelines for the application of pathology to crime investigation. 4th ed. Springfield: Charles C. Thomas Publisher; 2006

이 호 • 전북대학교 의과대학 법의학교실

07

교통사고손상
Injury by Motor Vehicle

교통기관이 발달한 나라에서는 사고사 가운데 교통사고 사망자가 가장 많으며, 그중 대부분은 자동차에 의한 사망이다. 2016년도 통계청 자료에 의하면 총 사망자수는 28만여 명이었고, 이 가운데 질병이환 및 사망의 외인으로 구분된 사망은 28,218명이었으며, 운수사고는 5,150명을 차지하였다. 교통체계나 차량의 수 등을 고려하면 교통사고에 의한 사망은 여전히 상당할 것으로 예상된다.

교통사고 사망자의 손상은 사고상황에 따라 다양하게 나타날 수 있어 사망의 상황을 추정하는 데 매우 중요하며 유용하다. 특히 목격자가 없는 상황에서 양쪽 진술의 진위 여부을 판단해야 하는 경우에는 피해자의 손상을 자세히 관찰하여 큰 도움을 받을 수 있다. 따라서 교통사고의 손상을 평가하는 궁극적인 목적은 사인(死因)의 의학적인 규명이 아니라 사고상황의 재구성이라고 볼 수 있다. 부검에서 관찰한 많은 손상을 일일이 나열하고 기술하였음에도 부검감정서의 결론이 사인의 결정에 그친다면 법의학자에게 주어진 법적, 사회적 책임을 포기하는 것과 같다. 교통사고에 대한 부검에서는 예컨대 "사고 전에 이미 사망한 사람을 치었다", "차도에 누워 있는 사람을 치었다", "앞 차에 치인 상태였다" 등 사고상황에 대한 구분뿐만 아니라 사고 후 사망에 걸린 시간의 추정, 사고와 사망의 인과관계 결정, 사고 후 시행된 의료행위의 개입 또는 관여 정도, 피해자의 책임 등을 규명할 수 있어야 한다.

I. 자동차손상

1. 보행자손상(Pedestrian Injury)

보행자 교통사고의 피해자로는 어린이나 노약자, 음주자, 약물중독자가 많다. 어린이는 놀이나 주변 환경 등에 주의가 분산될 수 있고, 노약자나 음주자, 약물중독자는 위험에 대한 인식이나 대응 능력이 모두 저하되어 있기 때문이다. 따라서 보행자 교통사고에서 피해자의 역할을 가늠하기 위해 가해 운전자뿐만 아니라 피해자에 대해서도 알코올이나 약물복용 여부를 조사하는 것은 필수적이다.

흔히 법의학 실무에서는 피해자의 의복을 제2의 피부라고 부를 정도로 매우 중요하게 여기므로, 보행자 교통사고 피해자에 대한 검사는 피해자의 옷을 살피는 것으로부터 시작한다. 뺑소니 사건에서는 특히 그러하다. 충돌할 때 차량에서 떨어진 페인트나 유리조각은 중요한 증거물이 되므로 깨끗한 천 위에서 옷을 하나씩 벗기며 찾아낸다. 피해자 옷에 묻은 윤활유나 바퀴자국(tire mark 또는 tread mark)도 사고상황을 파악하는 데 도움이 되며, 흙이 묻어 있다면 피해자가 발견된 장소의 흙과 일치하는지를 조사하여 피해자가 사고 후 옮겨졌을 가능성을 확인할 수도 있다.

전형적인 보행자손상은 보행자가 차량의 외부구조에 처음으로 충격되어 생기는 일차손상과, 신체가 차량의 다른 구조물에 다시 부딪혀 생기는 이차손상, 최종적으로 지면에 떨어져 생기는 삼차손상으로 나눌 수 있다(그림 7-1). 충돌 과정에서 생길 수 있는 전형적인 손상 양상이 남아 있다면 이를 자세히 관찰하여 사고를 정확하게 재구성할 수 있으나, 모든 손상의 원인 물체와 발생과정을 알아내는 것은 불가능하므로 부검을 과대평가하는 것도 바람직하지 못하다. 그러나 원인 물체의 형태를 그대로 나타내는 이른바 '본뜬손상(patterned injury)'은 사고상황의 재구성에 중요한 실마리가 될 수 있다.

1) 일차손상(primary impact injury)

성인이 승용차와 충돌하는 경우에는 피해자의 다리와 자동차의 범퍼가 가장 먼저 부딪치게 되므로 전형적인 범퍼손상(bumper injury)은 주로 다리에 생긴다. 다만 손상의 크기나 위치는 자동차의 속도, 범퍼의 형태, 충돌 당시 피해자의 자세나 행동, 피해자의 충격 부위, 의복 등에 따라 다르다. 범퍼손상은 표피박탈이나 피하출혈, 열창 등으로 나타나며, 심하면 골절이나 근육 등의 연부조직손상을 동반할 수 있으나 경우에 따라서는 매우 경미하여 외표검사에서 관찰되지 않는 경우도 있다. 따라서 보행자 교통사고의 피해자를 부검할 때는 다리를 길

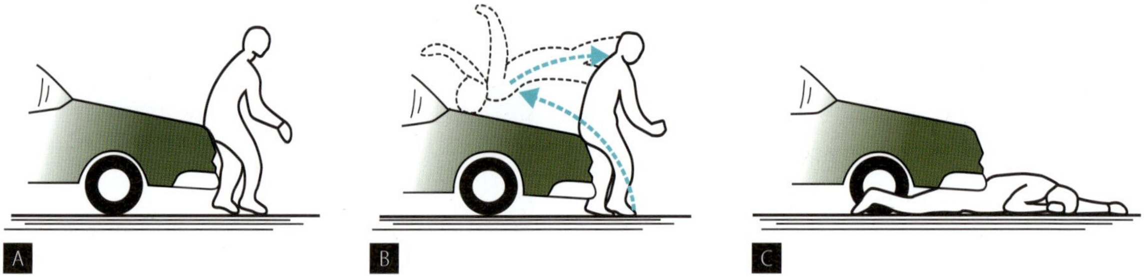

그림 7-1 **전형적인 보행자손상의 기전.** A. 일차손상, B. 이차손상, C. 삼차손상
(출처: Sotonyi Peter)

게 절개하여 근육 안쪽과 뼈까지 살펴보아야 한다(그림 7-2). 정황상 보행자 교통사고의 피해자가 확실한데도 범퍼손상이 없다면 자동차의 옆면을 스친 상황(side wiping)도 고려하여야 한다. 이러한 경우에는 문손잡이에 의한 손상이나 노면에 넘어져 생긴 손상이 있을 수 있다.

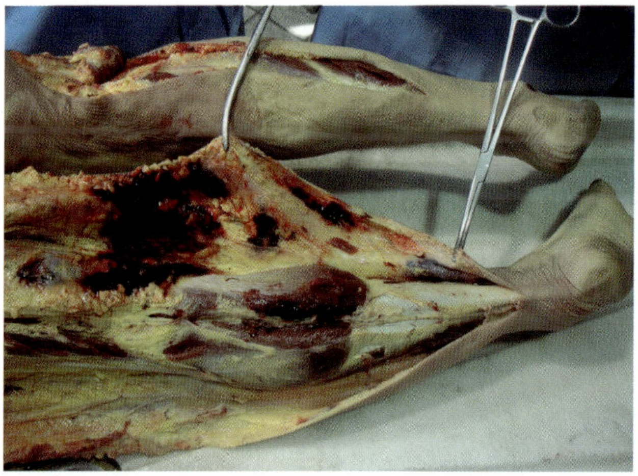

그림 7-2 **범퍼손상**

경골(tibia)골절은 범퍼손상에서 자주 볼 수 있다. 뼈가 굽어지는 힘에 의하여 충격 부위에 쐐기나 나비 모양의 골편이 만들어지는데, 이를 Messerer's 골절이라 부르기도 한다. 이때 쐐기의 바닥면이 외력과의 접촉이 일어난 부위이다(그림 7-3). 골절된 뼈의 날카로운 끝이 충돌한 반대쪽의 피부를 찢어 파열창이 동반된 개방성 골절이 생기기도 한다. 건강한 성인 남자는 시속 25km의 속도로 달리던 650kg의 차량과 충돌하면 골절이 생길 수 있는데, 나이든 사람이라면 더 느린 속도에서도 골절이 일어날 수 있다. 근육이 두꺼운 장딴지에 충돌되면 더 빠른 속도에서도 골절이 없을 수 있다. 시속 45km 이상에서는 거의 모든 피해자에게 심한 골절이 생긴다.

범퍼손상의 높이는 반드시 발꿈치가 아닌 피해자가 신고 있던 신발의 바닥면에서부터 재어야 한다. 이 높이를 통하여 가해 차량의 종류와 충돌 당시 급제동의 여부, 충돌 방향을 알 수 있다. 승용차의 범퍼 높이는 대개 50cm 전후이고, 소형 트럭이나 승합차는 60cm 정도이며, 대형 트럭이나 버스는 그보다 높다. 그러나 급제동을 하면 자동차의 앞쪽이 바닥을 향해 낮아지므로 범퍼의 높이도 평소보다 낮아진다. 특히 현가 장치(쿠션)가 좋은 차일수록 낮게 내려가므로 범퍼손상이 발목 바로 위에 생길 수도 있다. 성인의 경우 승용차에 충돌하면 무릎 아래에, 소형 트럭이나 승합차라면 무릎 위쪽 허벅지에, 대형 차

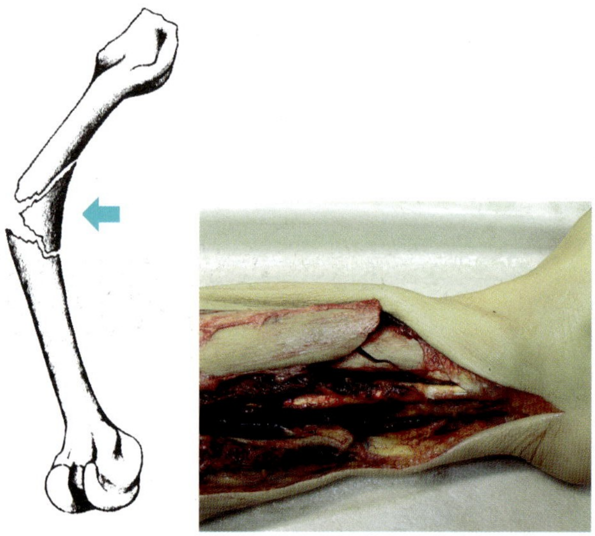

그림 7-3 Messerer's **골절.** 화살표는 충격 방향
(출처: Sotonyi Peter)

07

량이라면 허벅지나 골반 부위에 범퍼손상이 생긴다. 충돌할 때 피해자가 걷거나 뛰고 있었다면 두 다리에서 관찰되는 범퍼손상의 높이가 서로 다르거나 한쪽에만 나타날 수도 있다. 이런 경우에는 손상이 높게 나타난 쪽의 다리가 지면에 닿아 체중을 싣고 있었을 것으로 판단한다. 범퍼손상 부위는 대체로 무게중심보다 아래쪽이므로 지면에 닿은 발바닥은 충격으로 밀리게 되고, 그 과정에서 노면에 마찰된 흔적이 신발바닥에 남거나 발등이나 발목에 손상을 남긴다. 또한 체중이 실린 쪽의 다리를 축으로 몸이 회전하면서 순간적으로 라디에이터 그릴, 전조등, 안개등, 보닛 등에 충돌하게 될 수도 있다. 이들 손상은 주로 등이나 엉덩이, 골반, 허벅지에 생긴다. 가끔 외표에서 표피박탈이나 피하출혈 등을 볼 수 없는 경우에는 이들 손상을 지나칠 수 있는데, 이런 부위를 만지거나 절개해 보면 혈액이 고여 있거나 지방조직이 뜯어져 피부와 근막 사이에 주머니를 형성하기도 하며 근육이 찢어져 출혈을 보이기도 한다. 이들 손상은 가해 차량의 충돌 부위 형태를 반영하고 있을 수 있으므로 이와 대조해 볼 수 있도록 손상의 모양과 각 손상 사이의 거리 등을 측정하여야 한다. 범퍼손상의 위치에 따라 골반골의 골절이 있을 수도 있는데, 이때 골절은 충격을 받은 쪽의 천장관절(sacroiliac joint)과 그 반대쪽의 치골궁(pubic arch)에 잘 생긴다.

자동차가 피해자의 뒤에서 충돌하면 윗몸이 갑자기 뒤로 젖혀지면서 사타구니에 얕고 평행한 여러 줄의 피부 단열이 생길 수 있다(그림 7-4). 이를 신전손상(stretch-tearing)이라 하는데, 바퀴가 피해자의 복부를 타고 넘어갈 때 짓누르는 힘에 의하여 이와 비슷한 손상이 나타날 수도 있다(역과손상 참조).

07

2) 이차손상(secondary impact injury)

자동차의 높이나 모양, 속도, 피해자의 키나 무게중심에 따라 다르지만, 성인의 경우 시속 40~50km 이상으로 달리던 승용차와 충돌하면 충격 부위가 신체의 무게중심보다 낮으므로 몸이 떠올라 보닛(bonnet) 위로 올라가면서 펜더(fender)나 사이드 미러(side mirror), 앞유리창, 와이퍼(wiper), 지붕 등과 부딪히게 된다. 이때 팔꿈치나

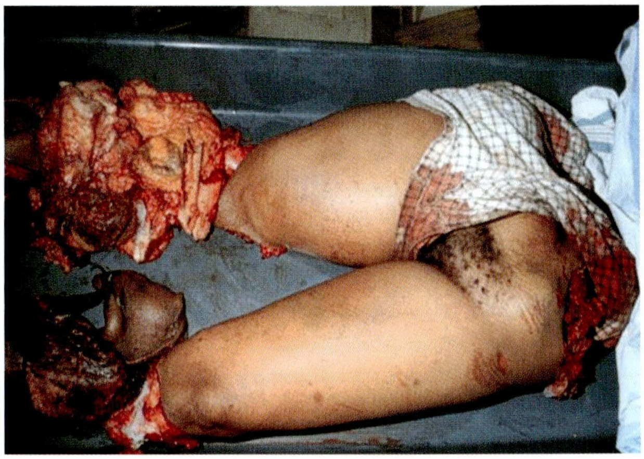

그림 7-4 사타구니의 신전손상

어깨, 머리, 목 등에 손상을 받게 되므로 이러한 부위에서 차량 구조물에 의한 본뜬손상을 찾아보려는 노력이 중요하다. 그러나 보닛이 있는 승용차라도 시속 30km 이하의 저속이거나 앞면이 수직인 승합차나 트럭, 버스 등과 충돌하면 피해자는 범퍼나 라디에이터 그릴 등에 실린 채 일정 거리를 진행하다가 자동차의 속력이 줄거나 멈추었을 때 앞이나 옆으로 튕겨지므로 이차손상이 생기지 않는다. 승용차가 시속 70km 이상의 고속으로 달리고 있을 때 충돌한다면 피해자가 높이 떠올라 차의 지붕을 지나 승용차의 뒤쪽에 떨어지게 되므로 역시 이차손상이 생기지 않는다. 어린이가 승용차에 충돌하면 어른이 트럭이나 버스에 충돌한 것과 같이 앞으로 튕겨지면서 뒤이어 역과될 가능성이 높다.

3) 삼차손상(tertiary impact injury)

보닛 위에 오르거나 자동차 앞면에 밀리게 된 피해자는 자동차와 함께 어느 정도 진행하다가 속도가 떨어지거나 멈추면 노면에 떨어지게 되며, 이때 받는 손상을 전도손상이라고 한다. 특히 머리에는 두개골골절이나 뇌좌상과 같은 치명적인 손상을 받을 수 있으며, 엉덩이로 떨어지면 천장관절이나 골반뼈의 골절이 생길 수 있다.

한편 목의 손상은 최초의 충격으로 목이 갑자기 뒤로 젖혀지거나 이차손상으로 머리가 앞유리창과 충돌할 때, 삼차손상으로 노면에 떨어질 때 생길 수 있으며, 직접적인 사망의 원인이 될 수 있다.

4) 역과손상(run-over injury)

자동차가 사람을 역과하면 매우 심한 손상을 남긴다. 바퀴가 신체를 누른 상태에서 회전하면서 근육과 피부가 벌어지는 박피손상이 대표적이다(그림 7-5). 그러나 피부 자체에는 손상이 적거나 없을 수도 있다. 자동차가 급제동한 채로 역과하면 바퀴의 강한 전단력(shearing force)으로 인해 커다란 열창이 생길 수 있으며, 경우에 따라서는 목이나 사지가 절단되기도 한다. 어린이는 성인에 비하여 골격의 탄력성이 커서 골절은 의외로 적을 수 있으나 내부손상은 마찬가지로 심하다. 후진하는 차량은 속도가 느리므로 피해자를 넘어뜨리고, 시야가 좁아 피해자를 보지 못하므로 역과로 이어지는 경우가 많다.

역과한 바퀴의 접지면(tread)은 피해자의 피부나 옷에 본뜬손상을 남겨 가해 차량을 식별하는 데에 결정적인 증거가 된다. 접지면과 맞닿은 부위는 창백하지만, 그 사이의 고랑에 피하출혈이 생겨 바퀴자국 또는 타이어흔(tire mark)을 만드는 것이 보통이다(그림 7-6). 타이어는 제품에 따라 독특한 무늬를 지니며, 같은 제품이라도 마모되면서 서로 다른 모양을 갖게 된다. 피부나 옷에 남아 있는 바퀴자국에 투명한 종이를 대고 따라 그리거나 자를 대고 사진을 찍어두면 나중에 가해 차량의 바퀴와 비교할 수 있어 매우 유용하다. 다만 차의 무게에 의해 몸이 눌리면서 바퀴자국이 실제보다 넓게 퍼질 수 있다는 점을 고려해야 한다. 모든 역과손상에서 바퀴자국이 선명하게 남는 것은 아니며, 가벼운 차량이나 고속으로 달리던 차량에 역과된 경우에는 보기 어렵다(그림 7-7). 그러나 입고 있던 옷에 바퀴 모양으로 흙이나 피가 묻으면서 바퀴자국이 남을 수 있고, 박피손상이 남았다면 이를 통해 역과 상황을 판단할 수도 있다. 역과가 시작된 부위는 역과가 끝난 부위에 비하여 손상이 심하다. 역과될 때 바퀴의 회전이나 압박에 의하여 피부가 강하게 당겨지면 역과된 부위에서 조금 떨어진 곳의 피부에 랑거할선을 따라 신전창이 생긴다. 신전창은 머리나 얼굴, 가슴이 역과된 경우에는 목에 생기며, 넓적다리나 배가 역과되면 사타구니에 생긴다. 한편 역과될 때 노면에 닿은

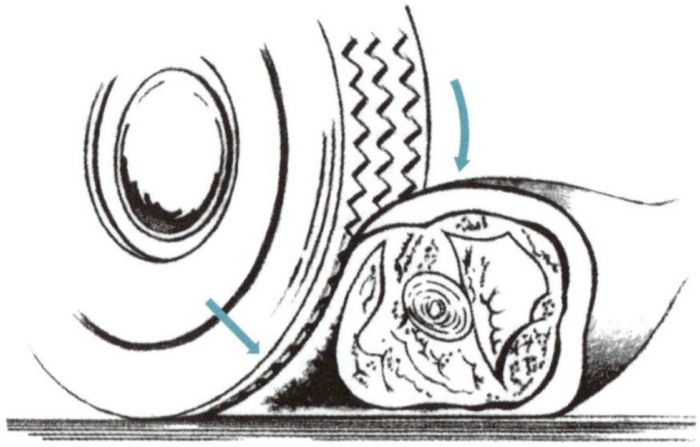

그림 7-5 박피손상의 발생기전
(출처: Sotonyi Peter)

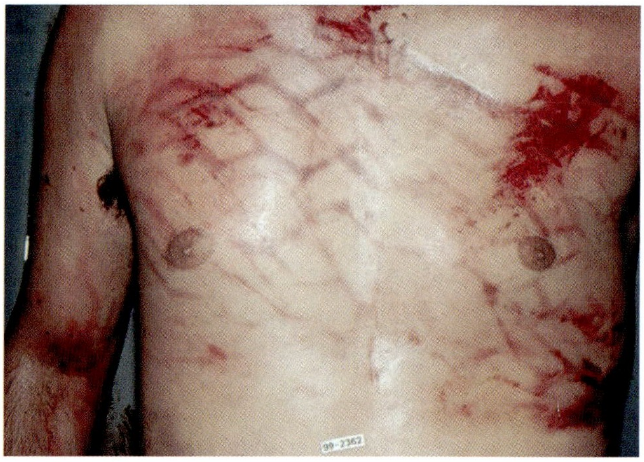

그림 7-6 바퀴자국

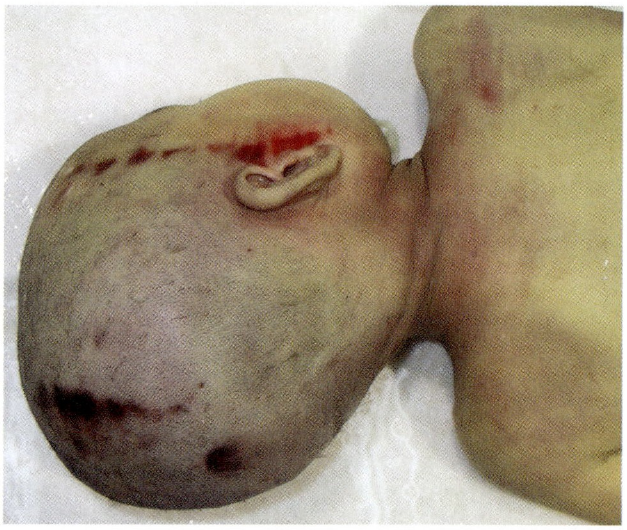

그림 7-7 바퀴자국

07

부위에는 전형적인 찰과상이 남는다. 또한 바퀴뿐 아니라 차량 하부 구조물에 의한 손상도 생길 수 있다.

5) 끌린손상(drag injury)

보행자 교통사고의 상황을 바르게 재구성하려면 노면에 끌리거나 긁혀서 생긴 손상을 확인하고 이를 충격에 의한 손상과 감별하는 것도 필요하다. 충돌한 후 또는 역과되는 과정에서 피해자의 옷이나 신체 일부가 차에 끼어 끌려가는 경우가 있다. 이때 피해자의 신체가 노면에 끌리거나 긁히면서 표재성 찰과상이 발생하는데, 손상의 넓이에 비하여 손상의 깊이는 얕으며 주로 팔다리의 관절이나 갈비뼈처럼 돌출된 부위에 나타난다. 대부분은 단순한 찰과상의 형태를 보이지만, 장거리를 끌려가면 조직 결손의 범위가 넓고 깊어지며, 마찰열에 의한 변화도 함께 볼 수 있다.

2. 운전자 및 동승자 손상 (Driver and Passenger Injury)

교통사고가 났을 때 자동차 안에서 탑승자가 받을 수 있는 손상은 보행자 교통사고에 비하여 덜 전형적이다. 자동차 내부는 한정된 공간으로 이루어져 있으므로 충돌할 때 탑승자가 안전띠로 고정되어 있지 않으면 여러 방향으로 부딪칠 수 있고, 이 과정에서 다양한 손상이 생길 수 있다. 게다가 탑승자가 자동차 밖으로 튀어나가게 되면 손상은 더욱 복잡해진다. 그러나 이러한 한계에도 불구하고 자동차 내부의 돌출된 부분에 의한 '본뜬손상'이 남을 경우에는 사고 당시의 상황을 어느 정도 알 수 있다. 경우에 따라서는 탑승자 중 운전자가 누구인지 구분하는 일이 사인이나 사망의 상황을 결정하는 것보다 중요할 수 있다. 이는 운전대에 의한 몸통의 손상이나 신발바닥에 남은 페달자국, 깨진 유리에 의한 손상의 위치 등으로 알 수 있다.

1) 운전대에 의한 손상

운전자가 받는 손상의 90%를 차지하며 운전자와 동승자를 구별하는 열쇠가 된다. 운전대에 의한 손상은 안전띠를 매지 않은 경우에 특히 심하며, 가슴이나 배에 표피박탈 또는 피하출혈로 나타난다. 옷을 두껍게 입고 있으면 외표에 손상이 없어도 내부에는 심한 손상이 남는다. 표피박탈이나 피하출혈은 운전대의 둥근 모양을 그대로 본뜬 경우가 많다.

흉곽에서는 흉골과 늑골의 여러 곳에 골절이 생길 수 있다. 폐에는 충격으로 인한 좌상이 생길 수 있고, 골절된 늑골이 폐를 찔러 열창을 만들거나 기흉(pneumothorax) 또는 혈흉(hemothorax)을 일으킬 수도 있다. 늑골과 흉골의 다발성 골절은 동요가슴(flail chest)을 만들기도 한다. 드물게 흉막이 파열되지 않았는데도 폐실질에 국한된 열창이 생길 수도 있다. 에어백이나 충격 흡수 운전대는 이러한 흉곽의 손상을 줄일 수 있다.

심장의 좌상도 운전자가 비교적 흔하게 받을 수 있는 손상이다. 대동맥의 동맥관인대(ligamentum arteriosum) 부위에 열창이 생기는 경우도 드물지 않은데, 이때 열창은 그렇게 깊지 않으며 대동맥속막(intima)에 가로 방향으로 일직선이나 꺾인 모양으로 생긴다. 대동맥열창은 나중에 동맥류(aneurysm)를 만들기도 한다. 심장 내부는 혈액으로 가득 차 있기 때문에 강한 충격으로 인해 심장의 압력이 높아지거나 흉골이 골절되면 드물게 심장이 파열할 수도 있다. 경우에 따라서 심장의 좌상이 자연 치유되면서 섬유화되어 심근경색증과 구별되지 않는 경우도 있다.

한편 얼굴의 열창이나 얼굴뼈의 골절은 충격 흡수 운전대가 적용되면서 오히려 많아졌다. 안전띠를 하지 않은 상태에서는 충돌 시 운전대가 접히면서 운전자가 얼굴을 운전대나 계기판에 부딪히게 되기 때문이다.

2) 목의 손상

이른바 채찍질손상(whiplash injury)은 최근에 더욱 관심을 끌게 되었다. 이는 목이 심하게 굽혀졌다가 펴지는 과정에서 발생하며(그림 7-8), 제5~6번 경추의 골절이나 탈구가 잘 생긴다. 제1번 경추와 후두골을 이어주는 환추후두관절(atlanto-occipital joint)에서도 힘줄이나 관절막이 찢어질 수 있고, 관절 안쪽의 출혈이나 연골손상이 흔히 생긴다. 목은 매우 중요한 부위이므로 비록 손상

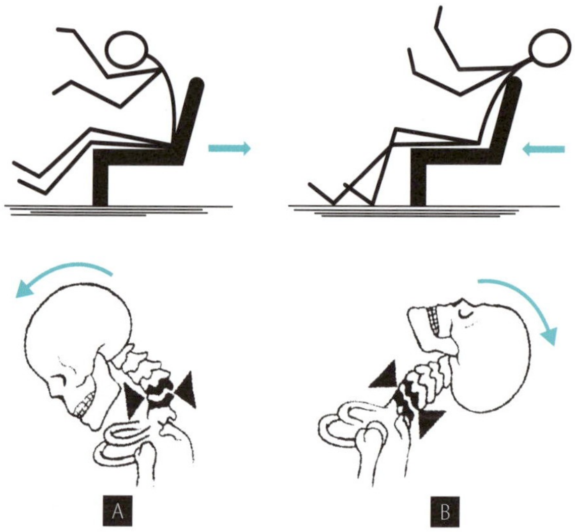

그림 7-8 채찍질손상(whiplash injury). A. 과굴곡, B. 과신전
(출처: Sotonyi Peter)

의 크기는 작아도 사인이 될 수 있다. 따라서 교통사고 탑승자에게서는 경추 주변을 자세히 검사하는 것이 중요하다. 자동차 의자에 달린 머리받침(headrest)은 채찍질손상의 예방에 큰 역할을 한다.

3) 앞유리창에 의한 손상

운전자나 조수석의 동승자가 안전띠를 매지 않은 상태에서 자동차가 정면으로 충돌하게 되면 이들은 앞으로 튀어나가게 된다. 하체는 대시보드(dashboard)에 걸리면서 멈추고, 머리는 후려치듯 앞유리창에 부딪힌다.

자동차에서는 유리창의 위치에 따라 서로 다른 유리가 사용되고 있는데, 유리의 종류에 따라 손상의 종류와 정도가 달라진다. 앞유리창에는 접합유리(laminated glass)가 사용되는데, 이 유리는 두 장의 유리 사이에 플라스틱 필름층이 삽입된 구조로 되어 있다. 접합유리는 충격을 받은 부위를 중심으로 거미줄처럼 갈라지지만 쉽게 깨지지는 않는데(그림 7-9), 유리의 처리 방법과 각 층의 두께에 따라 충격 흡수의 정도가 다르다. 유리가 깨지지 않으면 얼굴이나 머리에 둔기 손상이 남는다. 반면 유리가 견딜 수 있는 한계를 넘어 머리가 앞유리창을 뚫고 나가게 되면 깨진 유리의 날카로운 가장자리로 인하여 목이나 뒤통수에 심한 절창이 생긴다.

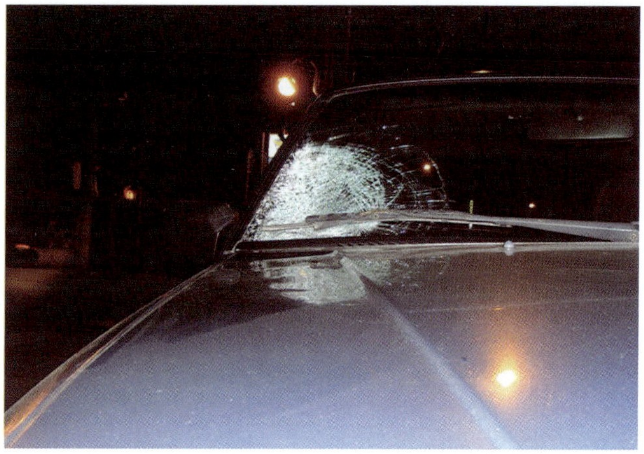

그림 7-9 앞유리창의 파손

한편 자동차의 옆이나 뒤쪽 유리창에는 강화유리(tempered glass)가 주로 사용된다. 이는 유리에 고온의 열처리를 하여 깨졌을 때 날카롭지 않은 작은 조각으로 부서지도록 만든 것이다. 이 조각들이 피부에 박히면 얕은 절창을 무수히 만들게 되는데, 이러한 손상을 주사위손상(dicing injury)이라 한다(그림 7-10).

4) 대시보드에 의한 손상

앞서 기술하였듯이, 자동차가 정면 충돌하면 앞좌석의 탑승자는 대시보드에 무릎을 부딪히게 된다. 이때 무릎에는 좌상이나 표피박탈, 열창이 생길 수 있으며, 슬개골(patella)의 골절도 흔히 나타난다. 융기사이오목(intercodylar fossa)으로부터 대퇴골이 세로 방향으로 쪼개지듯

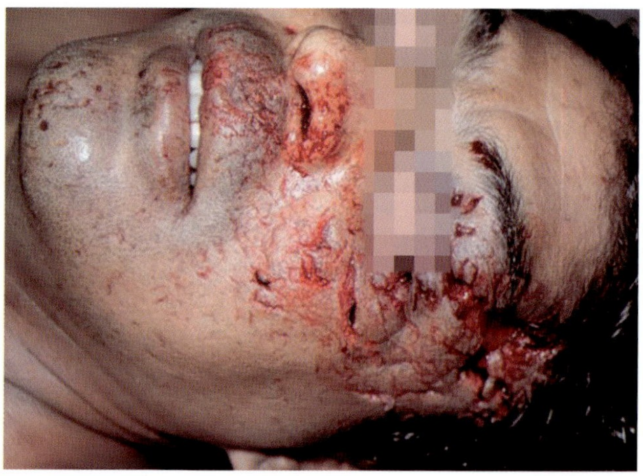

그림 7-10 주사위손상(dicing injury)

골절되기도 하며, 대퇴골목(neck of femur), 대퇴골머리(head of femur), 절구(acetabulum)가 골절되거나 대퇴골머리가 탈구될 수 있다.

5) 안전띠에 의한 손상

자동차 교통사고가 일어났을 때 탑승자가 받는 손상의 대부분은 차체 밖으로 튀어나가면서 생긴다. 따라서 탑승자가 튀어나가는 것을 막아주는 안전띠는 자동차 교통사고로 인한 사망과 치명적인 손상을 예방하는 데 매우 중요하다. 그러나 역설적으로 안전띠가 탑승자의 신체를 붙잡아주는 과정에서 손상이 발생하기도 한다. 안전띠가 지나는 가슴이나 어깨 부위가 멍들기도 하며, 심하면 늑골골절이나 간 열창이 생길 수도 있다(그림 7-11). 골반뼈나 요추, 배 아래쪽에 손상을 받을 수도 있다. 또한 안전띠를 매더라도 머리와 상체 일부는 움직일 수 있으므로 채찍질손상은 완전히 막지 못한다.

6) 기타 손상

충돌이 일어나면 앞좌석은 앞으로 밀리고 엔진 부분은 뒤로 밀리므로 운전자나 조수석 탑승자의 발이 의자 밑에 끼거나 페달에 걸려 손상을 받을 수 있다. 운전자의 신발바닥에 가속 페달이나 브레이크 페달의 자국이 남는 경우도 있다.

3. 법의학적 문제점

1) 사망의 종류

자동차 교통사고의 원인으로는 운전자의 부주의나 졸음운전, 음주운전이 큰 부분을 차지하고 있다. 드물게 차량 내부로 배기가스가 유입되어 일산화탄소중독이 일어나기도 한다. 그러나 자동차 교통사고에서 보게 되는 사망의 종류가 사고사뿐인 것은 아니며, 보험금 등을 노린 자살이나 타살도 있다. 운전자의 신발바닥에 가속 페달 자국이 있고 노면에 급제동으로 인한 타이어 자국(skid mark 또는 black mark)이 없으면 졸음운전이나 음주운전

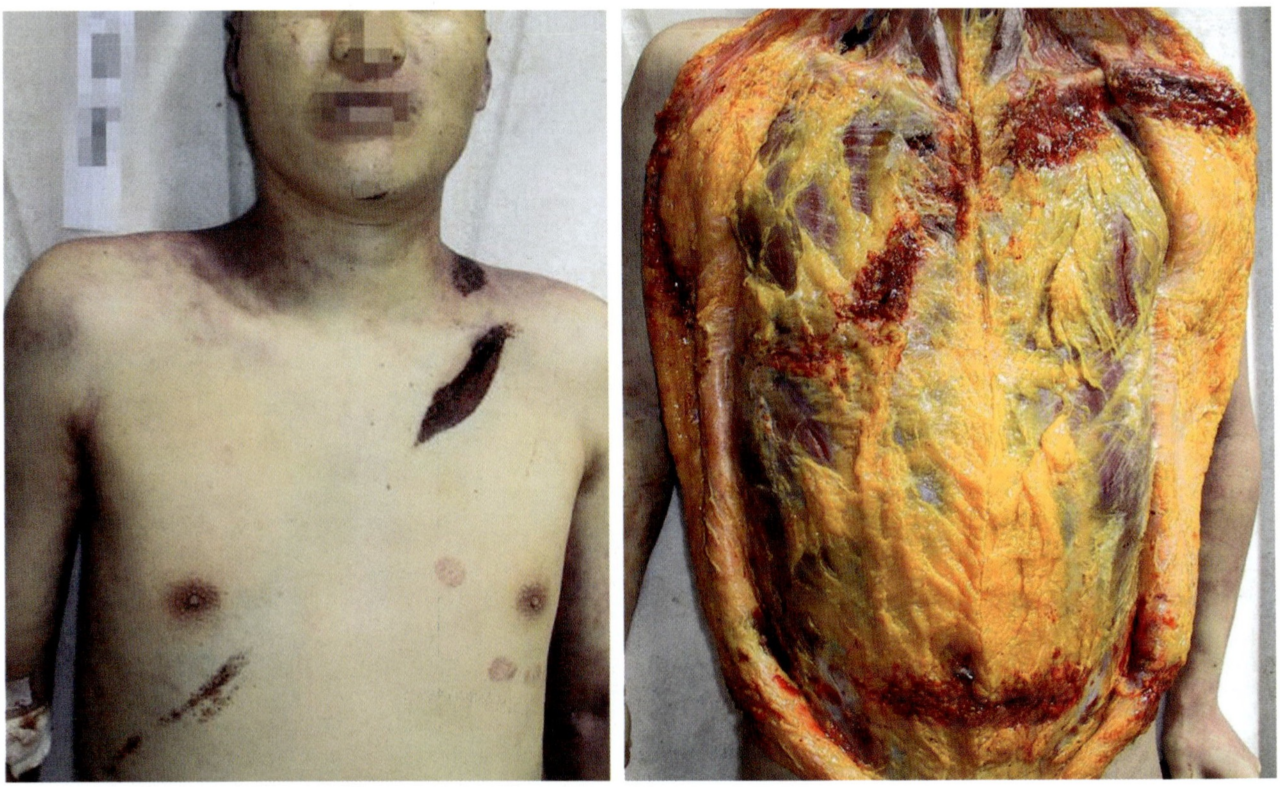

그림 7-11 안전띠손상

07

뿐만 아니라 자살의 가능성도 생각할 수 있다. 드물지만 살해한 후에 교통사고로 위장하는 경우도 있으므로 피해자의 손상 부위에 생활 반응이 있는지 반드시 확인하여야 한다.

2) 운전 중 내인성 급사

운전자에게 갑작스럽게 가슴통증이나 의식소실 등의 증상이 발생하여 이차적으로 교통사고가 발생하는 경우는 그렇게 드물지 않다. 특히 우리나라 운전자의 고령화로 인하여 이러한 사례는 더욱 늘어날 것으로 예상된다. 보고에 의하면 충돌사고의 15~20% 정도는 내인성 급사로 유발되며, 심장질환이 가장 흔한 원인이라고 한다. 다행히 대부분의 경우 운전자에게 증상이 발생한 후 차량이 충돌하기까지 속력을 줄이고 충돌을 피할 수 있는 시간적 여유가 있으므로 대개 큰 충돌은 일어나지 않는다. 그러나 경우에 따라서는 급격한 자구력 상실로 인해 다른 차량이나 도로 구조물과 충돌할 뿐만 아니라 화재 등의 이차사고로 이어지는 경우도 있다. 이러한 경우 사고의 원인규명이나 피해보상 등에 어려움을 겪기도 한다.

3) 음주운전

음주운전의 위험성은 이미 잘 알려져 있으며, 일부에서는 '잠재적 살인행위'로 인식되고 있다. 음주운전의 비율은 전체 교통사고의 10% 정도이지만, 피해자가 사망하거나 중상을 입는 치명적인 사고에서는 그 비율이 60% 이상이다. 또한 음주운전자의 과반수는 혈중알코올농도가 0.10%(100mg/dL) 이상이다. 국가마다 다르지만 음주운전의 기준은 일반적으로 혈중알코올농도 0.05%에서 0.10% 사이이며, 우리나라에서는 0.05%이다. 혈중알코올농도가 0.05%에 이를 수 있는 최소 음주량은 체중 65kg인 남성의 경우 알코올농도 25vol%인 360mL짜리 소주 약 1/3병이나 맥주 750mL 정도이다.

한편 최근 마약류를 복용한 뒤 환각 상태에서 교통사고를 일으키는 경우도 늘어나고 있어, 교통사고 관련자 모두에게 음주뿐만 아니라 다른 약물의 남용 여부도 검사할 필요가 있다.

Ⅱ. 철도손상

기차나 전철 등의 궤도차량은 차체 중량과 운동 에너지가 매우 크고 복잡한 구조물이 외부로 노출되어 있는 경우가 많아 자동차사고에 비하여 피해자에게 심한 손상을 일으키기 쉽다. 특히 신체의 일부가 절단되는 경우를 자주 볼 수 있는데, 손상 부위에 출혈이나 혈액응고 등의 생활 반응이 없을 때가 많다. 그 뿐만 아니라 목이나 몸통, 다리 등이 절단되면서 당연히 큰 혈관도 손상되었음에도 불구하고 현장에 남은 출혈의 양이 매우 적은 경우도 흔하다. 이는 피해자가 궤도차량에 역과되는 즉시 사망하여 혈압이 갑자기 감소하므로 출혈이 일어날만한 시간적 여유가 없고, 기차바퀴의 연속적인 역과로 인해 손상 부위가 마모되어 생활 반응을 볼 수 있는 부위가 소실되기 때문이다. 그러나 큰 손상의 주변에 있는 작은 손상이나 절단면 부근의 조직에는 출혈이 보일 수 있으므로 주의하여 생활 반응을 찾아야 한다. 가끔 눈의 결막에 출혈이 있을 수 있는데, 이때 생활 반응을 찾지 못하면 피해자가 살해당한 후 철로에 유기된 것으로 오해할 수도 있다.

Ⅲ. 항공기사고

항공기사고에 의한 손상은 종류와 정도가 매우 다양하다. 대부분의 시신은 심하게 훼손되며 신체 일부가 절단된 상태로 발견된다. 항공기사고에서 법의학자의 역할은 크게 ① 항공기 운행의 책임이 있는 승무원이나 사고의 원인과 관련된 것으로 추정되는 탑승자에 대하여 부검 등으로 얻은 의학정보를 분석하는 것과 ② 사고 피해자의 신원을 확인하는 것이라고 할 수 있다. 대부분의 항공기사고에서는 다수의 사망자가 발생하므로 제13장 '대량재난과 법의학'에서 다시 다루기로 한다.

참고문헌

1. Adams JH, Doyle D, Ford I, Gennarelli TA, Graham DI, McLellan DR. Diffuse axonal injury in head injury: definition, diagnosis and grading. Histopathology. 1989;15(1):49-59.
2. Adili A, Bhandari M, Lachowski RJ, Kwok DC, Dunlop RB. Organ injuries associated with femoral fractures: implications for severity of injury in motor vehicle collisions. J Trauma. 1999;46(3):386-391.
3. Buttner A, Heimpel M, Eisenmenger W. Sudden natural death 'at the wheel': a retrospective study over a 15-year time period (1982-1996). Forensic Sci Int. 1999; 103(2):101-112.
4. Cunningham K, Brown TD, Gradwell E, Nee PA. Airbag associated fatal head injury: case report and review of the literature on airbag injuries. J Accid Emerg Med. 2000;17(2):139-142.
5. DiMaio VJ, DiMaio D. Forensic pathology. 2nd ed. Boca Raton, 2000, CRC Press.
6. Dix J, Graham M, Hanzlick R. Investigation of road traffic fatalities ; An atlas, Boca Raton, 2000, CRC Press.
7. Dix J. Color atlas of forensic pathology. Boca Raton, 2000, CRC Press.
8. Goldberg BA, Mootha RK, Lindsey RW. Train accidents involving pedestrians, motor vehicles, and motorcycles. Am J Orthop. 1998;27(4):315-320.
9. Gongora E, Acosta JA, Wang DS, Brandenburg K, Jablonski K, Jordan MH. Analysis of motor vehicle ejection victims admitted to a level I trauma center. J Trauma. 2001;51(5):854-859.
10. Hanzlick R, Hunsaker J, Davis G. A guide for manner of death classification. National Association of Medical Examiner, 2002.
11. Harruff RC, Avery A, Alter-Pandya AS. Analysis of circumstances and injuries in 217 pedestrian traffic fatalities. Accid Anal Prev. 1998;30(1):11-20.
12. Hartshorne NJ, Harruff RC, Alvord EC Jr. Fatal head injuries in ground-level falls. Am J Forensic Med Pathol. 1997;18(3):258-64.
13. Karger B, Teige K, Buhren W, DuChesne A. Relationship between impact velocity and injuries in fatal pedestrian-car collisions. Int J Legal Med. 2000;113(2):84-88.
14. Kim KA, Wang MY, Griffith PM, Summers S, Levy ML. Analysis of pediatric head injury from falls. Neurosurg Focus. 2000;8(1):e3.
15. Kong LB, Lekawa M, Navarro RA, McGrath J, Cohen M, Margulies DR, Hiatt JR. Pedestrian-motor vehicle trauma: an analysis of injury profiles by age. J Am Coll Surg. 1996;182(1):17-23.
16. Mackay M. Mechanisms of injury and biomechanics: vehicle design and crash performance. World J Surg. 1992;16(3):420-427.
17. Marsden A. Accidental injury and traffic medicine. In McLay WDS(ed) Clinical forensic medicine. 2nd ed. London, 1996, Cambridge University Press.
18. Morris A, Hassan A, Mackay M, Hill J. Head injuries in lateral impact collisions. Accid Anal Prev. 1995;27(6):749-756.
19. Passman C, McGwin G Jr, Taylor AJ, Rue III LW 3rd. Seat belt use before and after motor vehicle trauma. J Trauma. 2001;51(1):105-9.
20. Sauko P, Knights B. Knight's forensic pathology. 3rd ed. London, 2004, Arnold.
21. Scheidler MG, Shultz BL, Schall L, Ford HR. Risk factors and predictors of mortality in children after ejection from motor vehicle crashes. J Trauma. 2000;49(5):864-8.
22. Shepherd R. Simpson's Forensic Medicine. 12th ed. London, 2003, Hodder Arnold Publisher.
23. Shkrum MJ, McClafferty KJ, Nowak ES, German A. Driver and front seat passenger fatalities associated with air bag deployment. Part 1: A Canadian study. J Forensic Sci. 2002 Sep;47(5):1028-1034.
24. Shkrum MJ, McClafferty KJ, Nowak ES, German A. Driver and front seat passenger fatalities associated with air bag deployment. Part 2: A review of injury patterns and investigative issues. J Forensic Sci. 2002;47(5):1035-1040.
25. Siegel JH, Mason-Gonzalez S, Dischinger PC, Read KM, Cushing BM, Badellino MC, Goodarzi S, Smialek JE, Heatfield BM, Robinson RM, et al. Causes and costs of injuries in multiple trauma patients requiring extrication from motor vehicle crashes. J Trauma. 1993;35(6):920-931.
26. Sjogren H, Valverius P, Eriksson A. Gender differences in role of alcohol in fatal injury events. Eur J Public Health. 2006;16(3):267-271.
27. Spitz WU, Spitz DJ, Fisher RS. Spitz And Fisher's Medicolegal investigation of death: Guidelines for the application of pathology to crime investigation. 4th ed, Springfield, 2006, Charles C. Thomas Publisher.
28. Wolf DA, Motor Vehicle collisions In Dolinak D, Matshes E, Lew E.(Ed). Forensic pathology; Principles and practice. San Diego, 2005. Elsevier Academic Press. pp 259-288.
29. Wyatt JP, Beard D, Busuttil A. Fatal falls down stairs. Injury. 1999;30(1):31-34.
30. Zivot U, Di Maio VJ. Motor vehicle-pedestrian accidents in adults. Relationship between impact speed, injuries, and distance thrown.

박성환 • 고려대학교 의과대학 법의학교실

08

온도이상에 의한 장애
Disturbances due to Abnormal Temperature

온도이상으로 생기는 장애에는 두 가지로 구분할 수 있다. 먼저 고온에 의한 장애에는 열증후군과 화상, 화재사 혹은 소사, 탕상이 있으며, 저온에 의한 장애에는 저체온사 혹은 동사가 있다.

I. 열증후군 Heat Syndrome

열증후군에는 임상적으로 열경련(heat cramp), 열탈진(heat exhaustion), 운동성 열손상(exertional heat injury)과 열사병(heat stroke)이 있다. 이들은 증상의 정도에 따라 구별할 수 있지만 하나의 스펙트럼으로 생각되고 있다. 주변 온도가 32℃ 이상, 습도가 60% 이상인 환경이나 노인에게서 잘 일어난다. 특히 정신장애나 알코올중독, 향정신성의약품 등을 섭취하였을 때 생길 수 있으며, 통풍이 잘 되지 않거나 에어콘이 없는 장소도 유발요인이 될 수 있다.

1. 열경련(Heat Cramp)

육체 노동이나 근육운동을 심하게 한 뒤에 짧은 시간 동안 간헐적인 경련성 통증을 느끼는 경우이다. 이런 상태는 의외로 열적응을 잘하는 육상선수들한테서 흔히 볼 수 있으며, 추운 환경에서도 생길 수 있다. 주변 온도는 체온보다 높지 않으며, 체온도 정상이다. 전해질과 수분을 공급하여 치료한다.

2. 열탈진(Heat Exhaustion)

주변 온도가 올라간 상태에서 심혈관계가 적응을 하지 못해 일어나는 증후군이다. 힘이 없고, 불안, 피로, 갈증, 어지럼증, 두통, 식욕부진, 구역, 구토 등의 증세가 있다. 그 외에 과호흡, 초조, 혼돈 등의 증상도 나타날 수 있다. 활동 정도에 관계 없이 갑작스럽게 발생할 수 있는데, 급성기에는 얼굴이 잿빛으로 변하고 피부는 차갑고 축축하며, 동공이 확대된다. 시원한 곳에서 안정시키고 전해질과 수분을 공급하면 대부분 회복된다.

3. 운동성 열손상(Exertional Heat Injury)

주변 온도가 27℃ 이상이고 습도가 높을 때 잘 생긴다. 몸을 풀지 않았거나 수분을 충분히 섭취하지 못한 육상선수에서 흔히 볼 수 있으며, 비만 또는 고령이거나 고혈압환자, 이뇨제나 향정신성의약품을 먹은 사람에서도 생길 수 있다. 체온은 38.9~40℃이며 발한, 두통, 오한, 과호흡, 구역, 구토, 근육경련, 운동실조 등의 증상이 있다. 혈액 및 소변검사에서 전해질장애나 혈소판 감소, 용혈, 전신성 혈관내응고증, 골격근 분해, 미오글로빈뇨, 급성 세뇨관괴사 소견 등을 볼 수 있다. 가끔 사망하는 경우가 있는데, 부검에서는 특별히 관찰할 수 있는 소견이 없으므로 각 장기와 근육, 혈액 및 소변검사에서 앞서 기술한 변화들을 확인해야 한다.

4. 열사병(Heat Stroke)

열사병 환자는 크게 두 집단으로 구분할 수 있는데, 하나는 고령이거나 동맥경화, 당뇨, 울혈성 심부전, 알코올중독, 이뇨제 등의 약물복용 병력이 있는 사람들이고, 다른 하나는 운동 중이던 젊고 건강한 사람들이다. 증상은 두통, 어지럼증, 실신, 혼돈, 의식소실 등이 있다. 체온이 매우 높아지는데, 사망한 사람의 직장 온도가 41.1℃로 측정된 사례도 있다. 피부는 뜨겁고 건조하며 맥박과 호흡이 빠르다. 쇼크 상태에 빠져 사망하기도 한다. 혈액농축, 전해질장애, 심전도이상이 생기고 합병증으로 간괴사, 심부전, 파종혈관내응고 등이 올 수 있다. 열사병이 생기면 수 시간 만에 빠르게 사망할 수도 있고, 합병증으로 수주가 지난 뒤에야 사망할 수도 있다. 부검에서는 뇌, 간, 심장, 신장 등에서 실질내출혈을 볼 수 있다. 머리에 햇빛을 쪼여 체온이 증가한 경우를 일사병이라 부르기도 하는데, 열사병과 같다.

II. 화상 Burn

화상의 예후는 화상의 깊이와 범위에 의해 결정된다. 그 깊이에 따라 화상을 세 등급으로 구별하는데, 1도화상은 표피와 진피의 표층에 국한된 것으로, 쓰라리고 발갛게 되지만 수포는 생기지 않는다. 일광욕을 지나치게 한 경우에 1도화상이 생긴 것을 흔히 볼 수 있으며, 치료를 하지 않아도 시간이 지나면 저절로 낫는다. 2도화상은 표피는 물론 진피의 상층까지 손상된 것으로, 수포가 생기며 통증이 심하다. 치유되고 나서 흉터가 생길 수 있다(그림 8-1). 3도화상은 진피 아래층까지 침범한 것으로, 말초신경이 손상을 받으므로 오히려 통증이 없다. 수포가 생기며, 치유된 후에는 흉터가 남는다(그림 8-2). 화상은 살아 있을 때 열이 작용해야 발생하므로 이러한 소견을 시체에서 본다면 생활 반응으로 판단할 수 있다. 4도화상은 피부가 탄화된 것을 가리키는데, 임상적으로는 거의 볼 수 없지만 소사체에서는 흔히 볼 수 있다. 탄화는 사후에도 일어날 수 있으므로 4도화상은 생활 반응으로 볼 수 없다.

화상의 범위는 전체 체표면 중 손상을 입은 면적을 백분율로 나타낸다. 9의 법칙(rule of nines)은 화상의 범위를 결정하기 편리하도록 머리와 몸통, 팔다리 등을 부위에 따라 대략적인 백분율로 표현한 것이다(그림 8-3). 소아는 성인과 체형이 다르므로 부위에 따른 체표면적의 비율을 다르게 부여해야 한다.

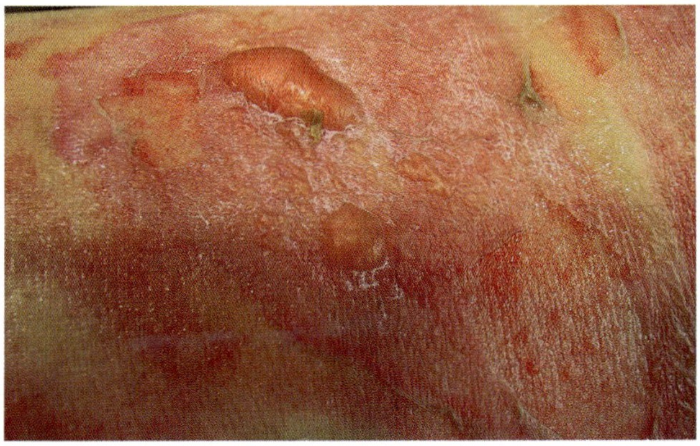

그림 8-1 2도화상. 수포가 형성되어 있음

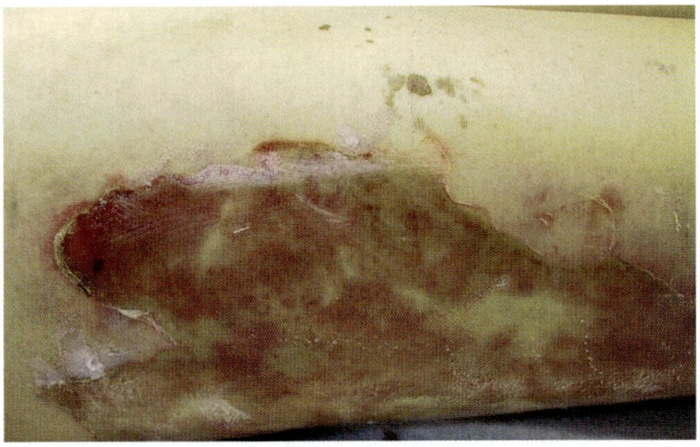

그림 8-2 3도화상. 표피가 벗겨져 충혈된 진피가 노출되어 있음

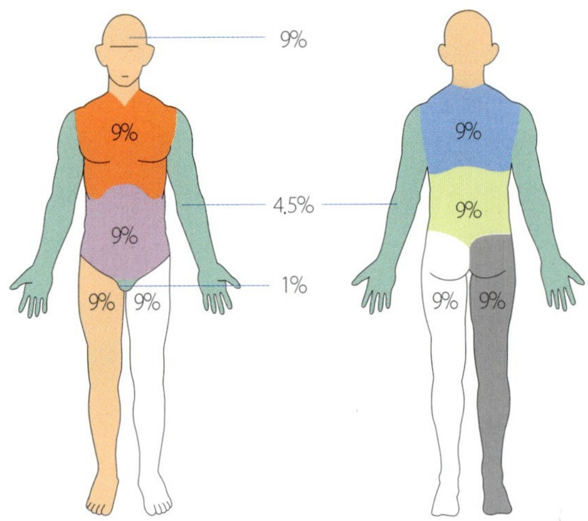

그림 8-3 9의 법칙. 생식기를 제외한 신체 각 부위가 9% 단위로 나뉘어 있음

화상의 범위가 약 50%를 넘으면 생명이 위험할 수 있다. 또한 화상의 정도에 따라 치료 과정에서 쇼크, 감염, 급성 호흡곤란증후군 등의 합병증으로 사망할 수도 있다. 화상사를 부검하는 경우가 많지는 않으나 부검을 하게 되면 화상의 범위와 깊이, 합병증 등을 확인해야 한다.

III. 화재사 Death by Fire

화재사는 화재에 의해 사망한 모든 죽음을 말한다. 화상사와 혼동이 있을 수 있으나, 화재가 일어나지 않았는데도 화상으로 사망할 수 있고, 화재사는 화상뿐만 아니라 다양하고 복합적인 기전으로 사망할 수 있으므로 화상사와 화재사를 구분하는 것이 합리적이다.

화재사에서는 화상 이외에도 불완전연소에 의해 발생하는 일산화탄소(CO)나 내장재의 연소에 의해 발생하는 청산(hydrocyanic acid, HCN)과 같은 유독가스중독, 산소결핍에 의한 질식 등이 사망기전의 중요한 부분을 차지한다. 따라서 화재현장의 생존자는 화상뿐만 아니라 유독가스중독에 대한 치료도 같이 받아야 한다. 일산화탄소는 혈색소에 대한 결합력이 산소보다 200배나 강하다. 공기 중 일산화탄소농도가 1%일 때 2분간 호흡하면 혈중일산화탄소의 농도는 30%에 이르며, 공기 중 농도가 10%일 때는 30초 동안 흡입하면 혈중일산화탄소농도가 75%까지 올라간다. 따라서 화상보다는 일산화탄소중독으로 인해 사망하는 경우가 훨씬 많다. 뜨거운 공기가 흡입되어 유발된 기도반사로 인한 성문 폐쇄나 폐포의 화상에 의한 폐부종도 사망기전에 포함된다.

화재사의 원인은 대부분 실화에 의한 사고이다. 그러나 일부에서는 자살이나 타살의 수단이 되기도 하고, 범죄를 감추기 위한 위장에 사용되는 경우도 있다.

시신에서는 대부분 4도화상을 볼 수 있는데, 특히 피부가 노출된 부위는 심하게 탄다. 의복이나 허리띠 등이 밀착된 부분은 타지 않고 2~3도화상으로 그칠 수 있다. 피부에 칼로 벤 듯한 예리한 창상이 발생할 수 있는데, 이는 열파열이라 하며, 피하조직이 타서 발생하는 증기에 의해 피부가 파열된 것이다. 그러나 실제로 자창이나 자절창과 열파열을 구별하기는 어렵다. 화재사의 시신은 마치 권투선수가 시합하는 것과 같은 투사형 자세(boxer's stance)를 취할 수 있는데, 이는 열에 의한 근육강직으로 생긴다(그림 8-4). 열에 의한 근육강직의 강도는 일반적인 사후강직에 의한 것보다 강한데, 그 중에서도 관절을 펴는 근육보다 굽히는 근육에서 강하게 나타나므로 시신의 팔꿈치와 무릎, 손목, 발목 등의 관절이 굽어지게 된다. 두개골과 팔다리의 장골에서는 근육의 열강직과 골수가 연소되어 발생하는 증기에 의한 골절을 볼 수 있는데, 이를 열골절이라 한다. 두개골의 열골절은 주로 측두골의 위쪽이나 양쪽에 생기는데, 방사상의 골절선을 만들며 골절편이 밖으로 돌출되는 경우가 많다. 그러나 이런 전형적인 양상이 아닌 경우에는 열골절과 생전의 골절을 구별하기가 어렵다. 장골의 열골절은 생전의 골절과 구별하기가 더욱 어렵다.

머리 부분이 탄 시체에서는 경막외출혈을 보기도 하는데, 이를 연소혈종이라고 한다. 이는 두개골의 열골절에 의해 일어난 출혈이 익어서 나타나는 것이며, 역시 생전의 출혈과 감별이 어렵다(그림 8-5). 반면 경막하출혈은 연소혈종이 아닌 생전의 출혈로 보아야 하며, 그 혈액은 생전의 마약이나 알코올 섭취 여부를 검사하는 데 도움이 되기도 한다. 한편 뇌는 익고 탈수되어 수축되어 단단하게 만져지며, 연노란색 내지 연갈색을 띤다.

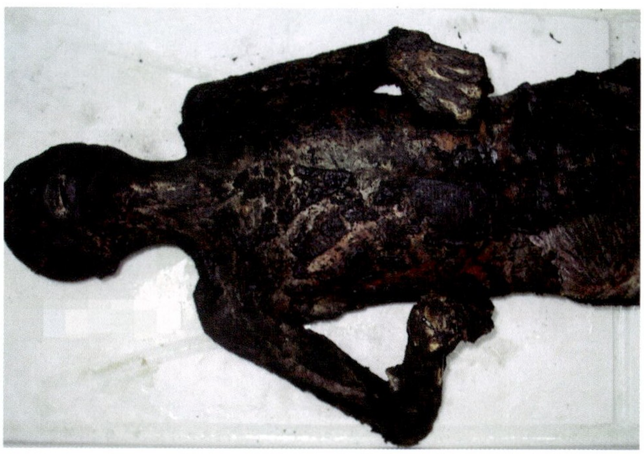

그림 8-4 화재사의 시신 모습. 전신에 탄화 현상이 일어나 있고, 팔꿈치와 손목, 손가락은 열강직으로 인하여 굽어 있음

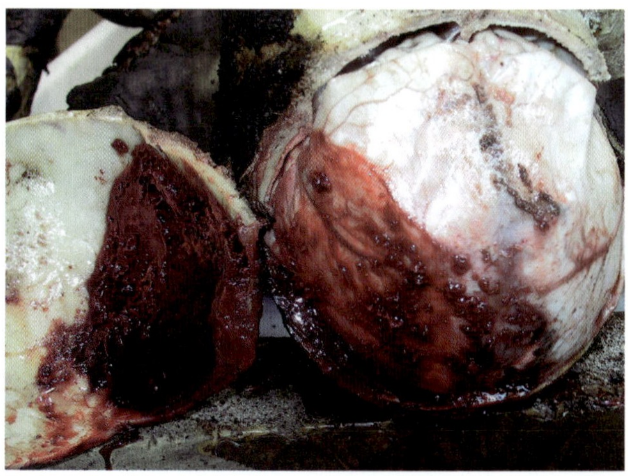

그림 8-5 연소혈종. 두개골과 경막 사이에 얇은 혈종이 있음

연기는 기도의 화상을 초래하며, 이로 인해 수 주일 혹은 수 개월 후에 호흡기 손상으로 사망할 수도 있다. 구강, 비강, 기도 및 세기관지까지 매(검댕, soot)가 발견될 수 있는데, 이는 생활 반응에 포함되며, 화재현장에서 호흡을 했다는 증거가 된다(그림 8-6~그림 8-8). 부검할 때 코나 입의 매가 기도에 오염되는 것을 막기 위해 상기도를 적출하지 않은 상태에서 절개만 하여 매의 존재를 확인할 수도 있다.

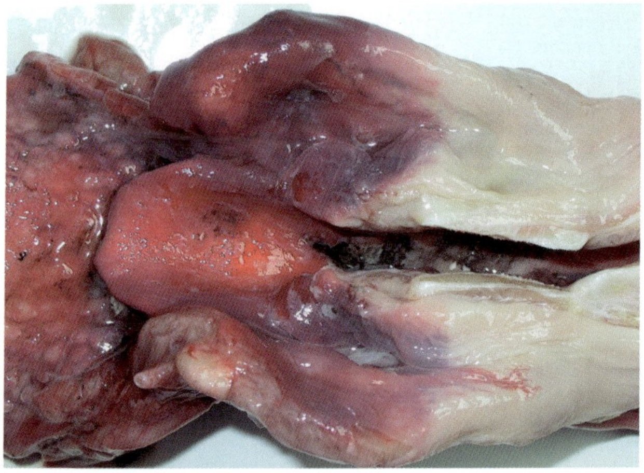

그림 8-6 **화재사에서 적출된 기도.** 기도의 절개창 사이로 검은 매가 보임

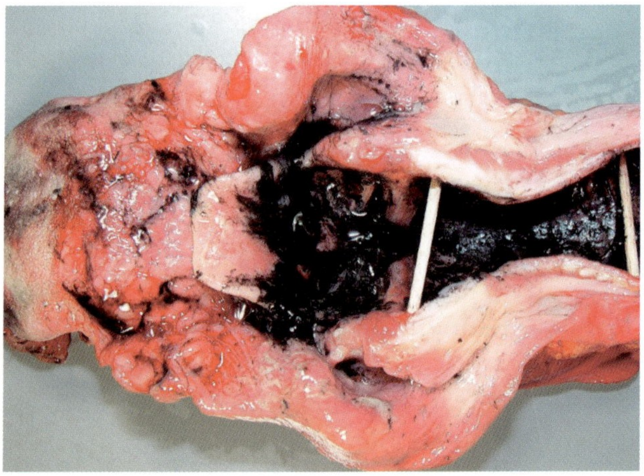

그림 8-7 **기도의 매.** 나무막대로 벌린 기도의 점막에 매가 심하게 덮여 있음

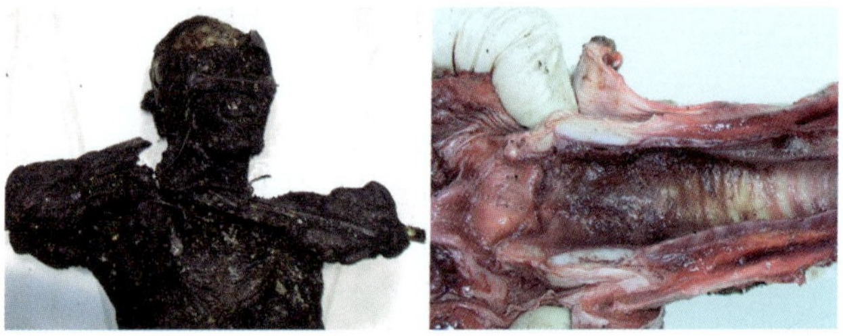

그림 8-8 **살해한 후 시신을 태운 사례.** 전신이 탄화되어 있으나 기도에는 매가 없음

가슴이 타면 기도나 흉강의 내벽에 응고된 혈액이 붙어 있을 수도 있다. 복부에서는 열파열에 의해 내부장기가 밖으로 나올 수 있는데, 이때 열파열은 복부근육의 근섬유 방향과 평행하게 일어난다. 이와 달리 근섬유를 가로지르는 파열이 발견된다면 이는 생전의 손상으로 보아야 한다. 항문에서는 괄약근이 열려서 대변이 나오거나 탈항이 일어날 수도 있다. 이러한 소견들은 생존 여부에 관계없이 신체가 불에 타서 생기는 현상이기 때문에 시체를 태우더라도 생길 수 있다. 그러나 혈액에서 일산화탄소를 비롯한 유독가스가 검출되거나 기도 내에 매연이 있다면 화재사를 증명하는 중요한 소견이 된다.

가끔 화재현장에서 발견된 사망자의 신원을 확인해야 하는 경우가 있다. 신장이나 체중, 흉터나 문신 같은 체표면의 특징은 불에 타서 변하거나 소실되기 때문에 신원확인에 도움이 되지 않지만, 내부장기의 수술 흔적이나 신체의 기형은 보존되는 경우가 많다. 의복이나 장신구가 완전히 타지 않고 남아서 몸에 붙어 있으면 그 부분의 피부는 보존될 수 있는데, 손목이나 발목, 목의 피부가 온전하다면 혹시 그 부분이 묶여 있었던 것은 아닌지 의심해 볼만하다. X-선 검사는 골절이나 기형 같은 뼈의 이상이나 금속 같은 이물의 확인, 치아검사에 도움이 된다. 손가락의 피부가 벗겨진 채 남아 있다면 지문채취를 시도해 볼 수 있다. 얼굴이 유난히 심하게 탔다면 신원의 은폐를 위한 의도적인 소각을 의심할 수 있다. 피부나 의복이 모두 타지 않고 남아 있다면 이들로부터 인화물을 검출할 수 있다.

Ⅳ. 탕상 Scalding

탕상은 뜨거운 물이나 증기에 의해 생기는 특수한 형태의 화상으로, 일반적인 화상과는 다른 특징들을 보일 수 있으므로 따로 구분한다. 보통 50℃ 이상의 물에 의해 생기며, 물의 온도와 노출 시간에 따라 화상의 정도가 결정되는데, 55℃에서는 20초, 70℃에서는 1초만에 화상이 생긴다. 흔히 볼 수 있는 원인으로 보일러의 증기, 온수기의 물, 뜨거운 음료수 등이 있다. 뜨거운 물을 덮어쓰면 주로 신체의 아랫부분에 화상을 입는 데 반해 증기는 신체 윗부분에 화상이 생긴다. 의복이 뜨거운 물이나 증기에 젖거나 부식성 물질 또는 자극적인 물질에 데면 화상은 더 심해진다. 탕상은 소아나 노인, 장애자에서 많은 편인데, 특히 소아에서는 학대에 의한 것인지를 구별해야 한다. 이때 사고 경위와 상황이 탕상의 모양과 일치하는지를 따져보면 도움이 될 수 있다. 몸통이나 하지에 수평으로 탕상이 있다면 누군가가 강제로 누르는 것과 같은 외력이 작용했을 가능성을 의심할 수 있다(그림 8-9). 점막은 피부보다 온도에 강해서, 같은 온도라도 만지기는 어렵지만 먹거나 마시는 것은 가능할 수 있다. 신체 부위 중에서는 손바닥과 발바닥이 온도에 강하며, 어린이의 피부는 어른에 비해 온도에 약하다. 뜨거운 증기를 마시면 피부나 점막 손상이 없더라도 폐의 화상으로 부종이 생겨 질식하거나 급성 호흡곤란증후군으로 사망할 수 있다.

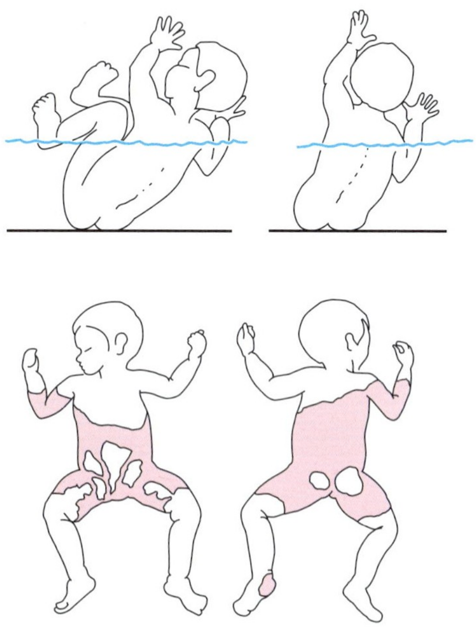

그림 8-9 아동학대에서 볼 수 있는 탕상의 모식도. 입수된 자세와 피부의 화상 범위가 대응됨

V. 폭발 Explosion

폭발로 사망한 경우에는 폭발 과정에 대한 분석과 개인식별이 법의학적 조사의 주된 목표가 된다. 손상 부위와 정도, X-선 검사를 통한 파편의 검색, 의복에 대한 화학적 분석 등으로 폭탄의 종류와 폭발의 방법을 추정할 수 있다. 개인식별은 얼굴이나 치아, 지문 등으로 대부분 가능하나 이러한 식별자료가 손상되었을 때는 다른 신체 부위의 특징이나 소지품 등 시체와 관련된 모든 자료를 분석해야 한다. 대부분 폭발에 의한 외상 자체가 사인이지만, 간혹 외부적인 손상 없이 폐출혈로 사망하는 경우도 있다.

VI. 저체온장애 Hypothermia

저체온증은 신체의 심부 온도가 35℃ 이하로 내려간 상태를 말한다. 정상적인 상황에서 추위에 노출된 신체는 피부와 같은 말초조직으로의 혈액공급을 줄여서 심부체온을 유지하지만, 이러한 기능이 손상되거나 심부체온을 유지할 수 있는 능력을 넘어서는 환경에서는 저체온증이 발생하게 된다.

1. 사고성 저체온증(Accidental Hypothermia)

저체온장애 중 가장 흔한 상황이다. 진단을 위해서는 단순히 낮은 주위 온도보다는 그 환경에서의 노출 시간이 더욱 중요하다. 사고성 저체온증은 패혈증이나 갑상선기능저하증, 부신부전 등 대사기능의 이상을 유발하는 질환이 있는 사람에서 잘 일어나며, 알코올중독환자나 과음한 사람에서 보게 되는 경우도 많다. 일반적인 의료용 체온계는 35℃ 이하는 측정하지 못하므로 측정 범위가 넓은 온도계를 사용해야 한다. 체온이 26.7℃ 이하로 내려가면 의식이 없어지며, 동공은 축소되고, 호흡과 심박동 수는 떨어진다. 체온이 25℃ 이하로 내려가면 가사 상태가 된다. 저체온 상태에서는 혈색소로부터 산소가 분리되지 않기 때문에 시반이 선홍색이다. 그러나 선홍색 시반은 사망 직후 곧바로 시신이 저온에 방치된 경우에도 같은 기전으로 나타날 수 있으므로 저체온증에 진단적인 소견은 아니라는 점에 유의해야 한다. 심부전이나 요독증, 당뇨, 약물과용, 급성 폐부전, 저혈당증 같은 질환이 있을 때는 주위 온도가 과도하게 떨어지거나 장시간 저온에 노출되지 않았더라도 저체온증이 생길 수 있는데, 이러한 경우는 이차성 저체온증으로 따로 구분한다. 간혹 부검에서 급성 췌장염을 발견하는 경우도 있지만 그렇게 진단적이지는 않고, 그 외에도 저체온증에 특징적인 부검 소견은 없다. 따라서 사망 당시의 환경이 저체온증을 유발하기에 충분하였고 부검 등을 통하여 다른 사인을 모두 배제할 수 있었는지가 진단에 중요하다.

VII. 전기장애
Disturbances due to Electricity

전기장애란 전류가 인체에 흐름으로써 생기는 기능적 혹은 형태적 장애를 말한다. 전기에 의한 손상은 전류의 크기, 즉 암페어에 의해 결정되는데, 인체의 저항은 대체로 일정하기 때문에 전압이 높으면 인체의 손상도 크다. 100볼트 정도의 전압이면 생명을 잃을 수도 있으며, 교류가 직류보다 손상의 정도가 크다고 알려져 있으나, 20볼트의 직류에 의해서도 사망한 사례도 보고되어 있다. 따라서 전기장애가 의심될 때에는 검안이나 부검 등 시신에 대한 검사뿐만 아니라 감전원에 대한 면밀한 조사가 필수적이다.

전기는 가장 짧은 통로를 따라 흐르는 것이 특징이며, 인체에서는 저항이 가장 적은 조직을 따라가게 되는데, 주로 혈관과 신경을 타고 흐른다. 전기가 심장이나 뇌를 지나게 되면 특히 위험한데, 이와 반대로 전류가 생명 유지에 중요하지 않은 다른 신체 부위만 지나갔을 때에는 수만 볼트에 감전되었어도 생존할 수 있다. 인체조직은 전반적으로 저항이 높은 편이므로 전기가 흐를 때 많은 열이 발생할 수 있다. 특히 피부에서는 그 열에 의해 전기가 들어가고 나간 곳에 화상이 생길 수 있고, 이를 전류반이라 한다. 전형적인 전류반은 가장자리의 피부가 올라와 있어 분화구 같은 모양을 나타내며, 간혹 도체의 표면 모양이 낙인처럼 찍히기도 한다(그림 8-10). 그러나 전류반이 생겼다고 하여도 항상 전형적인 것은 아니다. 또한 전기가 통한 부위에 물이 묻어서 저항이 낮아졌거나 전기가 통한 면적이 넓은 경우, 전압이 낮은 경우에는 전류반이 생기지 않을 수도 있다. 감전이 의심되는 경우, 작더라도 명확한 화상이 있다면 전류반으로 생각할 수 있으며(그림 8-11), 화상이 아니더라도 표피박탈이 있으면 전류반일 가능성이 높다. 따라서 감전이 의심된다면 피해자의 전신을 면밀히 조사하여 작은 상처라

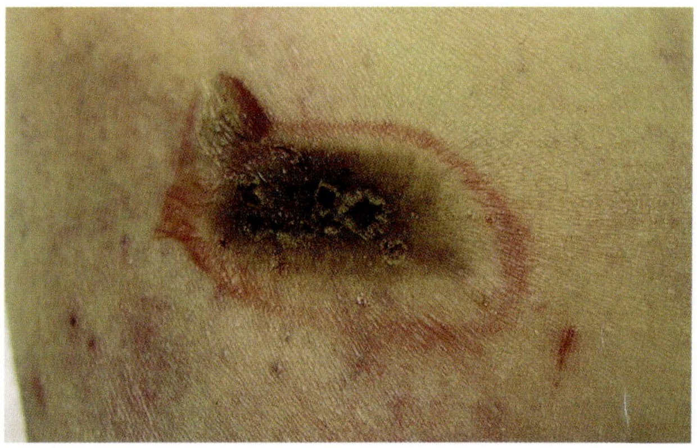

그림 8-10 전류반. 가장자리는 융기되어 있고 가운데에는 화상이 있음

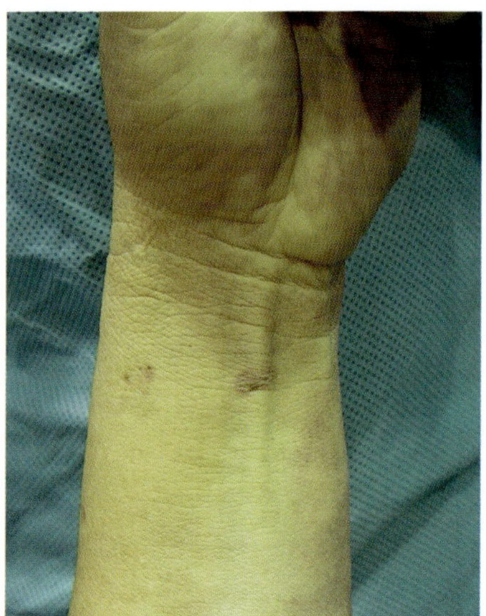

그림 8-11 전류반. 손목 가운데에 희미하고 작은 반점처럼 나타나 있음

도 정확히 기록하고 채취하여 조직검사를 해야 한다. 전류반에 대하여 현미경검사를 하면 표피의 화상과 더불어 표피기저세포의 핵이 길어지고 전류가 흐른 방향으로 누워 있는 것을 볼 수 있다. 또한 전류반에서는 전기가 통과할 때 발생한 열에 의해 전도체 끝부분의 금속이 녹아 피부 표면에 미세한 금속입자가 붙어 있는 것을 볼 수 있는데, 이를 광성변화라 한다. 전기의 통과 시간이 길면 마치 피부를 도금한 것처럼 변하기도 한다. 육안적으로는 광성 변화를 확인하기 어려운 경우가 대부분인데, 전도체가 철인 경우 조직 표본에 철 염색을 하면 밝은 청색으로 양성 반응이 나타난다. 또한 조직에 염산액을 스프레이로 뿌린 후 1% 페리시안화칼륨(K_3FeCN_6)액을 적신 여과지를 접촉시켰을 때 잉크색이 나타난다면 이 역시 철분이 있다는 뜻이다. 이를 acroreaction test라 하는데, 전도체의 대부분이 철분이므로 전류반을 확인하는 데 도움이 된다.

그 외에도 신체에 고압의 전류가 흘렀을 때 음모나 겨드랑이 털이 탄 것을 보기도 하며, 뼈 속의 무기질 성분이 녹아 골진주라고 불리는 결정체를 만들기도 한다. 의복을 통해 전기가 들어왔을 때는 그 부위가 타서 뚫리기도 하는데, 고압전기인 경우에는 의복이 피부에 붙거나 신발에도 구멍이 날 수 있다. 따라서 전기장애가 의심될 때는 의복이나 신발, 장갑 등에 대한 검사도 빠뜨려서는 안 된다.

전기에 의한 상해는 사고가 가장 많지만 자살이나 타살에 이용되기도 한다. 전기를 자주 다루는 전기기사는 감전사고가 오히려 적으며, 일반인이 가전제품을 다룰 때 감전사고가 많이 일어난다. 전봇대나 건물의 높은 곳에서 전기작업을 하다가 추락한 경우에는 감전에 의한 사망도 생각해야 하지만 추락에 의한 외상이 사인일 수도 있다. 전기장애가 의심될 때에는 사망현장이 훼손되기 전에 누전 여부를 반드시 확인해야 하며, 부검하기 전에 부검의에게 전기장애로 인한 사망의 가능성에 대해 반드시 알려야 한다.

VIII 낙뢰사
Death due to Lightening

번개는 구름 속에 있는 양전하와 음전하가 방전하여 불꽃이 발생하는 현상을 말하는데, 그 중에서 구름이 가진 음전하와 땅의 양전하가 방전하는 것을 벼락 또는 낙뢰라고 한다. 낙뢰는 폭풍우가 칠 때 흔히 생기지만, 비가 오지 않더라도 생길 수 있다. 낙뢰의 전류량은 수만~수십만 암페어에 달하지만 만분의 1초도 안 되는 짧은 순간에 일어난다. 따라서 낙뢰를 맞아 엄청난 양의 전기에 감전되더라도 지속 시간이 매우 짧기 때문에 반드시 사망하지는 않는다. 낙뢰를 맞은 사람의 피부에는 혈관을 따라 고사리잎 모양의 무늬가 생기는데, 이를 뇌문(lightening print)이라 한다(그림 8-12). 이 무늬는 혈관 속의 혈액이 용혈되어 생기는 것으로 생각되나 아직 정확한 기전은 알려져 있지 않다. 뇌문은 장시간 남아 있기도 하지만 금방 소실되기도 한다. 낙뢰에 맞을 때는 엄청난 전기 에너지에 의해 폭발현상이 생기는데, 그 폭발력 때문에 고막이 터지거나 몸이 튕겨져서 이에 따른 외상이 생기기도 한다. 의복과 양말, 심지어 신발이 찢어지기도 하며, 체표면과 의복 사이에 있는 공기가 폭발적으로 팽창하여 밖으로 빠져나올 때 피부에 모양이 균질한 양피양 찰과상을 만들기도 한다. 옷에 불이 붙어 화상이 생길 수도 있고, 머리카락이 낙뢰에 직접 타거나 그을리기도 한다. 몸에 휴대하고 있던 귀걸이나 벨트 버클, 열쇠,

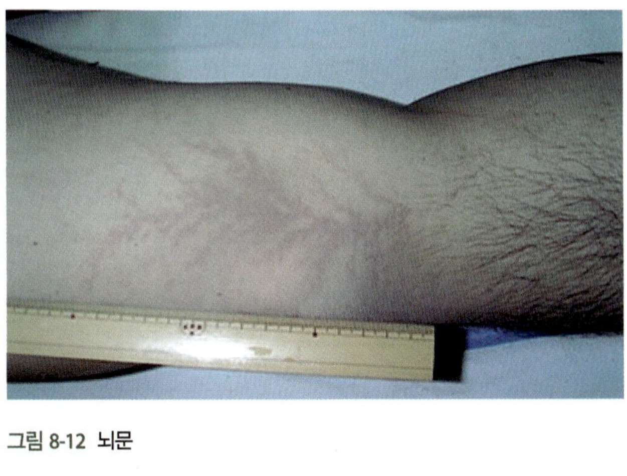

그림 8-12 뇌문

동전, 라이터 등의 금속 물체가 녹아 있는 것을 볼 수도 있다. 낙뢰에 의한 손상은 흔히 야외에서 일어나지만 낙뢰 지점과 가까운 실내에서도 일어날 수 있으며, 실내에서 전화를 걸다가 감전된 사례도 있다.

IX. 기아사
Death due to Starvation

기아사는 음식과 수분을 섭취하지 못해 영양실조로 사망하는 것을 말한다. 음식을 섭취하지 못하더라도 수십 일 정도 생존할 수 있지만, 수분까지 섭취하지 못하면 5~7일 정도 밖에 견디지 못한다. 기아사는 흔히 전쟁이나 흉년 등의 재해로 식량이 없을 때 일어날 수 있으며, 주로 소아에서 볼 수 있다. 우리나라와 같이 경제사정이 비교적 좋은 국가에서 이러한 경우는 보기 드물며, 종양이나 뇌신경질환 등의 지병으로 인해 오랜 기간 음식을 제대로 먹지 못하였거나 조난을 당한 경우에 가끔 볼 수 있다. 장기간 와병 상태로 지낸 환자의 경우에는 보호자가 음식을 제대로 공급하지 않는 등 치료를 소홀히 하여 기아사를 유발하였는지가 문제가 될 수 있다.

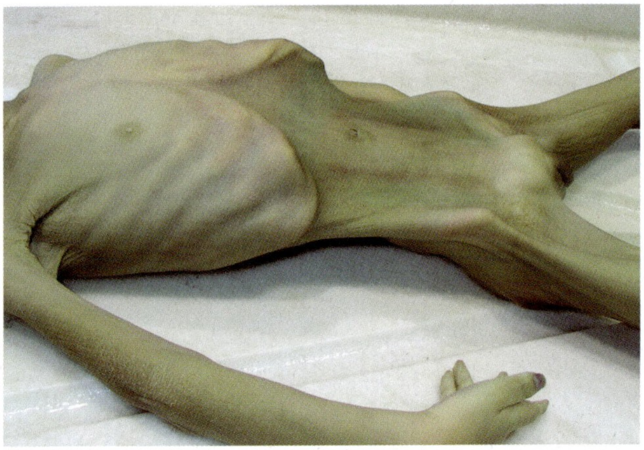

그림 8-13 기아사의 시신 모습. 뼈가 앙상하게 드러나 있고, 배는 보트 모양으로 움푹 꺼져 있음

이러한 사람들은 체내 영양분이 모두 소모되기 때문에 체중이 감소하고 피하지방이 소실되어 뼈가 앙상하게 돌출되며(그림 8-13), 배가 홀쭉하게 들어가 있다(boat-shaped abdomen). 정상 체중의 40%까지 감소하면 사망하게 되며, 부검에서는 뇌와 간을 비롯한 모든 장기의 무게와 크기가 감소한 것을 볼 수 있다. 그러나 뇌하수체와 부신은 오히려 커져 있는데, 이는 신체에서 대사율의 감소를 영양호르몬의 부족으로 판단하여 이들 장기에서 영양호르몬의 분비를 증가시키기 때문이라고 설명되고 있다.

참고문헌

1. 문국진. 최신법의학, 3판, 서울, 2002, 일조각, pp 134-145.
2. Anderson RA, Harland WA. Fire deaths in the Glasgow area: III. The role of hydrogen cyanide. Med Sci Law. 1982;22(1):35-40.
3. Anderson RA, Watson AA, Harland WA. Fire deaths in the Glasgow area: I General considerations and pathology. Med Sci Law. 1981 Jul;21(3):175-183.
4. Anderson RA, Watson AA, Harland WA. Fire deaths in the Glasgow area: II the role of carbon monoxide. Med Sci Law. 1981;21(4):288-294.
5. Bohnert M, Rost T, Faller-Marquardt M, Ropohl D, Pollak S. Fractures of the base of the skull in charred bodies-postmortem heat injuries or signs of mechanical traumatisation? Forensic Sci Int. 1997;87(1):55-62.
6. Bohnert M, Rost T, Pollak S. The degree of destruction of human bodies in relation to the duration of the fire. Forensic Sci Int. 1998;95(1):11-21.
7. DiMaio VJ, DiMaio D. Forensic pathology. 2nd ed. Boca Raton, 2000, CRC Press.
8. Dolinak D, Matshes E, Lew E. Environment injury. In, Dolinak D, Matshes E, Lew E(Ed). Forensic pathology; Principles and practice. San Diego, 2005, Elsevier Academic Press.
9. Donoghue ER, Graham MA, Jentzen JM, Lifschultz BD, Luke JL, Mirchandani HG. Criteria for the diagnosis of heat-related deaths: National Association of Medical Examiners. Position paper. National Association of Medical Examiners Ad Hoc Committee on the Definition of Heat-Related Fatalities. Am J Forensic Med Pathol. 1997;18(1):11-14.
10. Eriksson A, Ornehult L. Death by lightening. Am J Forensic Med Pathol. 1988;9(4):295-300.

11. Lifschueltz BD, Donoghue ER. Electrical and lightening injuries, In, Spitz WU, Clark R(Ed). Medicolegal Investigation of Death, 3rd ed, Springfield, 1993, Charles Thomas Pub, pp 516–527.
12. Lifschultz BD, Donoghue ER. Forensic pathology of heat–and cold–related injuries. Clin Lab Med. 1998;18(1):77–90.
13. Lindstrom R, Bylund PO, Eriksson A. Accidental deaths caused by electricity in Sweden, 1975–2000. J Forensic Sci. 2006;51(6):1383–1388.
14. Mellen PF, Weedn VW, Kao G. Electrocution: a review of 155 cases with emphasis on human factors. J Forensic Sci. 1992;37(4):1016–1022.
15. Sauko P, Knights B. Knight's forensic pathology. 3rd ed. London, 2004, Arnold. pp 312–338.
16. Spitz WU. Thermal injuries. In, Spitz WU, Clark R(Ed). Medicolegal Investigation of Death, 3rd ed, Springfield, 1993, Charles Thomas Pub, pp 413–443.
17. Symington IS, Anderson RA, Thomson I, Oliver JS, Harland WA, Kerr JW. Cyanide exposure in fires. Lancet. 1978;2(8080):91–92.
18. Thomsen HK, Danielsen L, Nielsen O, Aalund O, Nielsen KG, Karlsmark T, Genefke IK. Early epidermal changes in heat– and electrically injured pig skin. I. A light microscopic study. Forensic Sci Int. 1981;17(2):133–43.
19. Thomsen HK, Danielsen L, Nielsen O, Aalund O, Nielsen KG, Karlsmark T, Genefke IK. Early epidermal changes in heat– and electrically injured pig skin. II. An electron microscopic study. Forensic Sci Int. 1981;17(2):145–152.
20. Wright RK, Davis JH. The investigation of electrical deaths: a report of 220 fatalities. J Forensic Sci. 1980;25(3):514–521.
21. Wright RK. Death or injury caused by electrocution. Clin Lab Med. 1983;3(2):343–353.
22. Zhang P, Cai S. Study on electrocution death by low–voltage. Forensic Sci Int. 1995;76(2):115–9.

유성호 • 서울대학교 의과대학 법의학교실
이상한 • 경북대학교 의과대학 법의학교실

09

법의독물학
Forensic Toxicology

I. 서론

1. 정의

독소(toxin)란 자연적으로 만들어진 독성물질로서 생물체에 유해한 반응을 일으켜 기능장애는 물론 죽음을 초래할 수도 있다. 중독량은 섭취 후 유해한 증상이 나타나는 양을 말하지만 독물학적으로는 LD_{50}으로 나타낸다. 이는 동물에 어떤 독물을 투여했을 때 개체의 50%가 죽는 양으로 치사량을 뜻한다. 그러나 LD_{50}의 양도 물질에 따라 폭이 매우 넓다. 예를 들면, 에틸알코올은 10,000mg/kg인 반면에 보툴리눔(botulinum) 독소는 0.00001mg/kg으로, 후자는 맹독성인 반면 전자는 비교적 독성이 적다. 그래서 독소는 얼마까지를 섭취해서 독작용을 나타내야 한다는 기준이 없다.

2. 독물의 분류

독소(toxin)는 자연적으로 생성된 물질을 말하며, 독물(toxicant)은 인공적으로 만든 물질이다. 이들의 분류 방법은 기준의 설정에 따라 다양하다. 예를 들면, 그 기준은 표적장기, 용도, 독물의 기원, 독작용, 물리적 및 화학적 특성 등 다양하다. 인체에 장애를 일으키는 방법에 따라 분류하면 표 9-1과 같다. 화학적 및 생물학적 특성과 노출(exposure) 특성에 따라 분류하면 표 9-2와 같다.

표 9-1 인체에 작용하는 방법에 따른 독물의 분류

부식독	• 조직에 직접 작용하여 부식 혹은 괴사를 일으키는 것 강산 및 강알칼리 화합물, 중금속염 등
실질독	• 실질장기에 흡수된 후 독작용을 나타내는 것 인, 비소화합물, 중금속염 등
효소독	• 특정 효소계의 기능장애를 초래하는 것 유기인제류, 청산화합물
혈액독	• 주로 적혈구의 장애를 초래하는 것 일산화탄소, 유화수소, 염소산칼륨 등
신경독	• 주로 중추신경의 기능장애를 초래하는 것 알코올, 염화탄산수소, 최면제, 마약 등

표 9-2 독소 및 독물의 화학적 성상에 따른 분류

1. 가스(일산화탄소, 메탄, 질소 등)
2. 휘발성 물질(알코올, 아세톤, 벤젠, 가솔린 등)
3. 부식성 물질(황산, 염산, 가성소다 등 강산성 및 강알칼리성 화학물질)
4. 금속류(수은, 카드뮴, 납 등)
5. 독성 음이온 및 비금속물질
6. 비휘발성 유기물질(약제, 살충제, 오염물질 등)
7. 기타(뱀독, 단백성 독물, 생물독)

3. 중독의 발생 조건

중독의 발생 조건은 독물의 용해성, 투여량 및 농도, 섭취 방법, 섭취 경로, 독물의 순도, 독물의 변질 유무 등이 영향을 준다. 물, 산, 알칼리, 지질 등에 용해되는 물질은 흡수독작용이 나타난다. 섭취 경로는 경구, 경피, 흡입, 주사 등 네 가지가 있다. 독성 효과는 정맥주사, 흡입, 복강내주사, 피하주사, 근육내주사, 경구투여, 피내주사 순으로 높다. 독물의 용매의 종류도 독성에 영향을 준다. 독성물질의 직업적 노출은 주로 피부와 흡입으로 섭취되지만 자살인 경우는 대부분 경구투여에 의해 생긴다. 독물의 성상에 따라 섭취 경로가 영향을 주는데 간에서 제독이 되는 물질은 경구투여로 그 독성이 감소되며, 반대로 간에서의 대사산물이 독성을 나타내는 경우는 정맥주사보다 경구투여 방법이 더 독성을 나타낸다. 개인 차이는 성별, 나이, 체격, 건강 상태, 위 내용물의 잔류 상태 등이 영향을 준다. 중독의 정도를 급성 및 만성 중독으로 구분하는데, 급성 중독은 1회 투여에 즉시성으로 효과가 나타나는 것을 말하며, 만성 중독은 반복 투여로 지속적인 효과를 나타내는 것을 말한다.

4. 중독의 진단

법의의사가 변사체의 중독사를 진단하기 위해서는 독극물의 검사가 필수적이며, 그 검사의 결과를 근거로 해서 진단하게 된다. 중독사이거나 중독사가 의심되는 변사체를 검시할 때는 모든 검시와 마찬가지로 변사자의 생전 정보와 사망장소의 상황에 대한 정보가 매우 중요하다. 평소에 약을 먹어야 할 질환이 있었는지, 자살자에 있어서는 정신과 병력이 참고되는 수가 많으며 자살의 동기를 찾아야 한다. 그리고 사망장소나 변사자가 발견된 곳의 상황, 즉 약이나 독극물을 음독한 흔적이 있는지, 구토나 배뇨, 배변의 흔적이 있는지, 있다면 어떤 냄새가 나는지 등을 확인해야 한다. 변사자 주위에 있는 음독과 관계되는 모든 자료를 채취해야 하며, 구토물과 배설물도 중요한 검사자료가 될 수 있다.

중독사가 의심되는 변사자의 부검은 여느 부검과 특별히 다르지는 않으나 독극물을 증명하기 위한 검체 채취에 유의해야 한다. 보통은 심장내 혈액, 위 내용물, 방광내 소변을 채취하여 검사를 한다. 그러나 시체가 심하게 부패된 경우는 위에 열거한 검체의 채취가 불가능한 경우가 있다. 이때는 안구의 초자체, 척수액, 장기 등을 채취하거나 머리카락, 골수가 있는 뼈, 시체 밑에 있는 토양이라도 채취하여 검사해야 한다.

검체의 채취량은 분석기기의 발달로 소량으로서도 분석이 가능하나 통상적인 검체의 종류와 채취량은 표 9-3과 같다.

독극물검사 결과의 해석은 혈액 등 검체에서 독극물이나 약제가 검출되었다고 해서 중독사라고 단정할 수는 없다. 가능하면 혈중농도를 측정하여 치사량의 농도인지를 확인하는 것이 중요하다. 투여 방법을 확인하기 위해서는 장기별로 분석하여 위장관이나 간에서 농도가 높으면 경구투여한 것이며, 폐에서 높은 농도가 측정되었다면 흡입한 것이다.

표 9-3 검체의 종류와 채취량

검 체	양	비 고
심장내 혈액*	50~100mL	대퇴정맥, 쇄골하정맥혈은 10~25mL, 응고혈인 경우는 전량 채취
소변*	전량	
담즙	전량	
안방수**	전량	
위 내용물*	전량	
간, 신, 비장, 뇌, 폐	50g	
모발	연필 굵기의 묶음	

* 반드시 채취해야 할 검체.
** 양쪽 눈에서 채취하여 한 튜브에 보관.

현재 부검 시 채취한 각종 검체는 국립과학수사연구원에서 분석하는데, 그 독물의 종류는 유기인제류, 유기염소제류, 청산염, 알칼로이드류, 카르바메이트류, 페노치아진 유도체류, 살리실산 유도체류를 검사한다. 만약 이들 독물 이외의 물질을 음독하였다고 의심될 경우에는 의심되는 독물을 명기하여 추가로 분석하여야 할 것이다. 예를 들면, 마약중독이 의심될 때 의심되는 마약에 대한 검사를 의뢰하여야 한다.

II. 가스

1. 일산화탄소

일산화탄소(carbon monoxide, CO)는 무색, 무미, 무취의 가스로, 공기보다 가볍다(공기의 0.967배). 주로 탄소나 탄소화합물의 불완전한 연소로 발생한다. 과거 우리나라에서 많았던 연탄가스중독이 바로 일산화탄소중독이다. 일산화탄소중독은 화재사고에서도 주된 사망의 기전이 된다. 도시가스(실내 난방 장치)나 자동차 배기가스 흡입, 탄광의 갱내 폭발에서도 일산화탄소중독이 발생한다. 직업병으로는 석유화학공장, 주물공장, 용광로, 가스배관작업장에서 발생하기도 한다. 일산화탄소는 담배연기의 0.5~1%, 도시가스의 4~6%, 자동차 배기가스의 0.5~4%, 대도시의 공기에는 0.0001~0.0002% 정도로 들어 있다.

1) 중독작용

일산화탄소는 적혈구의 헤모글로빈(Hb)과 결합하여 일산화탄소-헤모글로빈(carboxyhemoglobin; COHb)을 형성한다. 일산화탄소는 산소에 비하여 헤모글로빈에 대한 친화력이 약 200~300배 높으므로 일산화탄소의 농도가 산소에 비하여 1/200로 묽은 공기를 흡입해도 같은 비율의 일산화탄소-헤모글로빈과 산소-헤모글로빈(oxyhemoglobin)이 형성된다. 친화력은 일산화탄소가 산소보다 헤모글로빈과 결합하기 쉬운 정도가 아니라, 일단 결합하여 생성된 일산화탄소-헤모글로빈이 조직에서 해리(解離)되기 어렵다는 것을 의미한다. 일산화탄소와 결합한 헤모글로빈은 산소의 운반에 쓰이지 못하므로 그만큼 헤모글로빈이 부족한 것이 되고, 혈중일산화탄소-헤모글로빈의 농도가 높아지면 각 조직에서는 산소 부족을 일으켜 내질식(internal asphyxia)이 일어난다. 일산화탄소-헤모글로빈이 증가하면 단순히 산소운반능력을 잃은 헤모글로빈의 증가뿐 아니라, 남아 있는 헤모글로빈의 산소에 대한 친화성도 높아지므로, 혈액산소해리곡선(oxyhemoglobin dissociation curve)이 변화하여 같은 양의 헤모글로빈을 잃어버린 빈혈에서보다 조직에서의 산소 부족은 더 심해진다. 일산화탄소 자체도 조직에 손상을 주어 헴단백질효소(heme protein enzyme), 시토크롬산화효소(cytochrome oxidase), 시토크롬 p-450(cytochrome p450) 등의 장애를 일으키지만, 그 정도는 극히 미약하여 임상적으로는 문제되지 않는다. 결국 일산화탄소중독은 주로 산소결핍으로 인한 것으로, 일산화탄소 자체에 의한 중독작용은 아니라고 할 수 있다. 혈액에 녹아 있는 일산화탄소의 절대 양보다 전체 헤모글로빈 가운데 일산화탄소와 결합한 부분이 얼마인가(%)에 의하여 중독증상이 나타나거나 사망하게 된다. 일산화탄소는 폐포에서 흡수되어 생체내에서 대사되지 않고 다시 폐포로 배출된다. 혈중일산화탄소-헤모글로빈의 정상치는 비흡연자에서 0.3~0.7% 정도이며, 이는 내인성 일산화탄소이다. 흡연자에서는 4~14% 정도의 COHb이 관찰될 수 있다.

2) 중독증상

급성 일산화탄소중독의 증상은 혈중일산화탄소-헤모글로빈(COHb)농도(%)에 따른다. 혈중COHb 농도는 일반적으로 일산화탄소의 농도, 흡입 시간, 호흡량, 조직의 산소요구량, Hb량 등에 의하여 결정된다. 동일한 조건이라면 연령, 개인차, 호흡 및 순환기 등의 기능 상태, 그리고 혈액의 상태에 따라 증상이 상당히 달라진다. 작업장에서 공기 중 일산화탄소의 최대허용농도는 0.01%이다. 공기 중 일산화탄소의 농도, 흡입 시간, COHb의 농도, 증상은 표 9-4와 같다.

표 9-4 COHb 포화도에 따른 증상

대기 중 CO(%)	흡입 시간	COHb(%)	증상
0.01~0.02		10~20	가벼운 두통, 심한 육체노동 시 호흡곤란
0.02~0.03	5~6시간	20~30	두통, 귀울림, 어지러움
0.03~0.06	4~5시간	30~40	심한 두통, 구역질, 구토, 외표의 선홍색, 곧 운동능력상실
0.06~0.10	3~4시간	40~50	빈맥, 호흡 수 증가, 의식장애
0.10~0.15	1.5~3시간	50~60	체인-스토크스(Cheyne-Stoke) 호흡, 경련, 혼수, 실금
0.15~0.30	1~1.5시간	60~70	호흡미약, 심기능저하, 혈압저하, 사망
0.50~1.00	1~2분	70~80	반사저하, 호흡장애, 사망

일산화탄소중독에서 사망을 면한 경우에는 의식장애가 오래 지속하면 그 후 실어증, 보행불능, 인지력 감퇴, 자발성 저하, 기억력장애, 정신신경장애증상이 심해진다. 초기의 중독증상에서 회복한 후에 일정 기간(대개 2~3주)이 지나 다시 심각한 정신신경증상이 나타나는 경우가 있는데, 이를 간헐형(interval form)이라 한다. 1~2개월 후에 회복되거나, 회복되지 않고 사망하는 경우도 있다.

3) 부검 소견

급성 일산화탄소중독사에서 가장 특징적인 소견은 시반, 혈액, 그리고 장기의 색깔이 선홍색(cherry red, pink)을 띠는 것이다(그림 9-1, 9-2). 저체온사 또는 시안산(청산염) 중독에서도 선홍색 시반을 보이지만, 이때는 근육이나 장기는 암적색을 나타내고 일산화탄소중독인 경우에는 근육, 대뇌피질 등도 선홍색을 띤다. 선홍색은 COHb이나 일산화탄소-미오글로빈(COMb)의 색깔 때문이다. 시반은 강하게 나타나고 혈액은 유동성인 때가 많다. 각 장기에서 울혈, 특히 폐의 울혈성 부종, 폐포내출혈, 폐기종 등도 관찰할 수 있다. 심장근육, 특히 유두근(papillary muscle)에서 퇴행성 변화를 볼 수도 있다. 눈의 결막이나 내부장기의 장막(漿膜, serosa)에서 점상출혈을 관찰할 수 있다.

일산화탄소중독 자체가 아니라 후유증으로 사망하면 애초에 혈중COHb의 농도가 높았더라도 일정 시간이 지나면 혈중COHb가 생리적 수준으로 감소하므로 선홍색

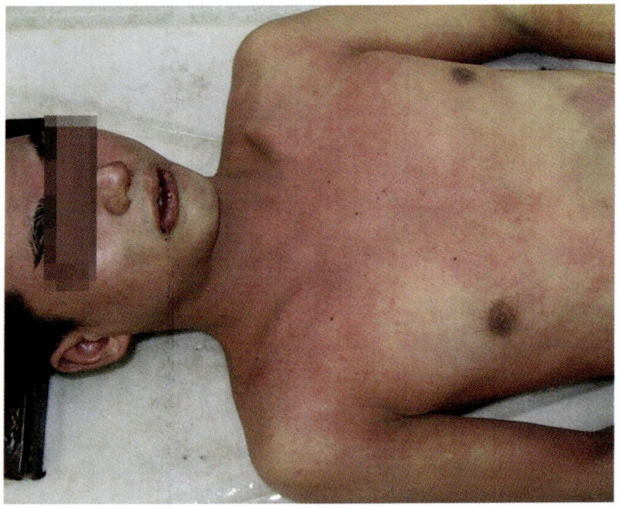

그림 9-1 일산화탄소중독사. 안면부 및 가슴에 선홍색 시반이 나타남

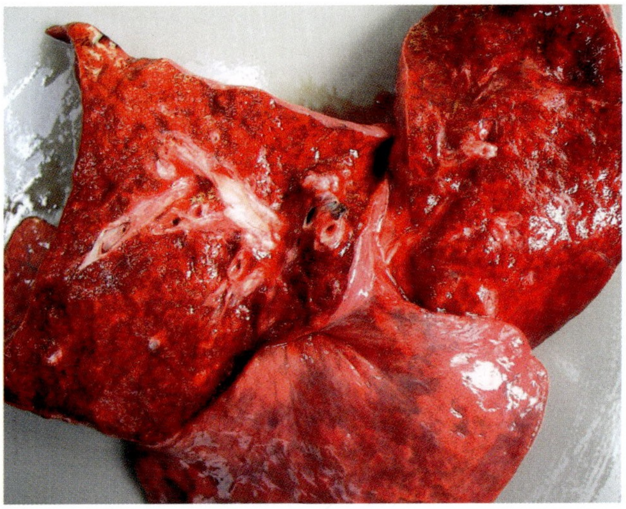

그림 9-2 일산화탄소중독사. 폐장의 할면에 선홍색을 보임

시반은 관찰할 수 없다. 뇌의 병변에서는 일산화탄소중독 후 급성기에 사망하면 충혈이나 부종이 있는 정도뿐으로 특징적인 소견은 없다. 그러나 의식이 없는 채 수일이 지나 사망한 경우에는 회색질이 아닌 대뇌 백색질에서 전반적인 탈수초 현상(demyelination)이 나타난다. 렌즈핵(lentiform nucleus)의 내측 창백핵(globus pallidus)에 대칭성 연화를 보이기도 하며, 창백핵의 전반부에 강하고 후반부의 변화는 가볍다. 이들은 일산화탄소중독의 특징적인 소견은 아니고 다른 원인의 저산소증에서도 볼 수 있다. 일산화탄소중독은 백색질의 병변처럼 시일이 경과하면 경계가 선명한 액화괴사로 나타난다. 일산화탄소-헤모글로빈은 비교적 안정하므로 사망 후에도 그 농도를 유지하며, 사망 후에 생성되는 일산화탄소의 양도 소량이므로 변화폭은 10% 이내이다.

2. 황화수소(H_2S, Hydrogen Sulfide)

황화수소는 썩은 달걀 냄새를 내며, 공기보다 조금 무겁다(공기의 1.19배). 수용성 및 지용성으로 무색의 질식성, 자극부식성 가스이다. 그 독성은 시안산(시안화수소, hydrogen cyanide)에 필적한다. 황화수소는 인조섬유, 가죽, 고무, 화학약품공업 등의 산업에서 황화물 및 유기물의 처리 과정에서 부산물로 생성된다. 또한 자연계에서는 황화물인 단백질이 산화하거나 부패할 때 발생한다. 따라서 산업 분야에서는 물론 하수도, 쓰레기처리장, 분뇨처리장, 소각장, 정수조, 우물 등에서도 황화수소에 의한 중독이 발생할 수 있다.

1) 중독작용

황화수소의 생체내 흡수는 주로 호흡기 점막을 통하여 흡수되어 혈액으로 들어간다. 혈액에서 환원헤모글로빈 등을 증가시키며, 대부분 조직이나 혈액에서 황산염이나 황화물로 변화하여 신장 등에서 배출된다. 혈액에서 메트헤모글로빈(methemoglobin)을 형성하여 불활성화시켜 해독되는 것도 있다. 그러나 이와 같은 해독작용이 충분하지 못한 경우에 황화수소가 유리된 채 그대로 생체에 반응하여 급성의 전신장애가 나타난다. 즉, 생체내의 호흡효소, 시토크롬산화효소(cytochrome oxidase) 등에 화학적 변화를 일으키며, 산화헤모글로빈을 환원하여 화학적 질식을 일으키는 것으로 생각된다. 더욱이 고농도인 경우에는 목동맥동(carotid sinus)에 대하여 자극작용을 일으켜 반사적인 질식을 일으킨다.

2) 중독증상

인체에 대하여는 급성 중독만 나타난다. 일반적으로 농도 0.3ppm에서 이미 분명한 냄새가 나고, 6ppm에서 불쾌한 냄새를 느낄 수 있다. 약 100ppm 이상이면 처음에는 결막염과 같은 점막자극증상 등 가벼운 급성 중독을 일으키지만, 약 500ppm에서는 급속하게 중독증상이 나타나 흥분 상태, 두통, 어지러움 등으로 보행기립불능, 호흡장애, 인사불성이 된다. 약 850ppm 이상이면 더욱 급속한 중독을 일으키며, 900ppm 이상이면 거의 수초 내에 중추신경마비, 목동맥동 자극으로 허탈, 호흡마비가 일어나 사망하게 된다. 허용량은 대개 10ppm이다.

3) 부검 소견

시반은 부패 현상에서 보는 것과 같은 녹색을 띤 암적갈색 또는 그냥 암적갈색을 나타낸다. 체표면, 기관, 폐, 근육 등에 황화수소 특유의 달걀 썩는 냄새가 나며, 혈액, 복강내 장기, 대뇌피질 등도 녹색이나 보라색을 띤다. 다만 포르말린 투여 시 황화수소가 희석되면서 색이 사라진다. 황화수소중독 시체는 부패의 진행이 빠르다. 기타 결막의 점상출혈, 장막이나 점막의 점상출혈, 출혈성 폐부종, 각 장기의 울혈 등이 관찰되지만 이들은 일반적인 급사의 소견이며, 황화수소의 특징적 소견은 아니다.

3. 액화석유가스 (LPG, Liquefied Petroleum Gas)

LP가스는 도시가스가 없는 지역에 취사용 연료로 많이 사용하고 있으며, 누설된 LP가스가 냉장고의 스파크 등으로 인화하여 화재나 폭발을 일으키거나, 자살이나 동반자살, 그리고 살해용으로도 이용된다. LP가스는 압력을 가하면 쉽게 액체가 되고 상온에서는 기체이며, 탄소수가 3~4개인 탄화수소의 총칭이다. 보통 프로판(propane), 프로필렌(propylene), n-부탄(n-butane), 이소부탄(isobutane), 1-부텐(1-butene), 트랜스-2-부텐(trans-2-butene), 시스-2-부텐(cis-2-butene), 이소부텐(isobutene) 등 8종류 탄화수소의 화합물로, 용도에 따라 성분에 차이가 있다. 가정용 LP가스는 보통 프로판과 프로필렌을 60~80mol%, n-부탄과 부틸렌(butylene)을 20~40mol%, 에탄(ethane)과 에틸렌(ethylene)을 8mol% 이하, 부타디엔(butadiene)을 2mol% 이하 함유하는 것을 사용한다. LP가스의 비중은 공기를 1로 할 때, 성분 중 가장 가벼운 프로필렌이 1.49, 가장 무거운 n-부탄이 2.01이다. 가정용 LP가스는 누설되면 인화, 폭발의 위험이 있어 공기 중에 1/200량을 넘으면 감지될 수 있도록 머캅탄(mercaptan)을 주성분으로 하는 흡착제나 에스테르(ester)와 테르펜(terpene)을 주성분으로 하는 흡착제를 40~70ppm 정도 첨가하고 있다.

1) 중독증상과 치사농도

LP가스, 특히 불포화 탄화수소에는 마취작용이 강하다. 산소농도를 20%로 하여도 LP가스를 흡입하면 사망한다. 그러나 실제에는 LP가스의 직접적인 작용에 의한 중독과 LP가스로 치환되어 흡입하는 공기 중에 산소의 농도저하 때문에 생긴 산소결핍으로 질식이 생긴다. LP가스는 생체내에서 불활성으로 폐에서 변화되지 않은 채로 배설된다.

2) 부검 소견

산소결핍이 사망의 원인인 경우에는 질식사의 일반적 소견이 있으나 그 외에는 특이적 소견이 없다.

3) 법의학적 증거물의 채취 및 진단

LP가스는 상온에서 기체이므로 시료의 채취-보관 방법이 중요하다. 체표의 조직에서 체내 심부의 조직으로, 즉 피부, 피하지방, 체내지방, 표재근육, 심부근육, 심장혈, 말초혈액, 뇌, 간, 신장 등을 목적에 따라 채취한다. LP가스가 흡착되지 않는 재질인 유리병에 시료를 용기의 약 90% 정도 채우며, 내면에 알루미늄박이 붙은 뚜껑으로 밀폐하여 분석할 때까지 -20°C에 보관한다. LP가스가 방출된 현장에서 시체가 발견되면 LP가스 폭로의 사전 또는 사후 여부, 사인이 LP가스중독인가 또는 LP가스에 의한 산소결핍이 생긴 때문인가 등이 문제가 될 수 있다. 이 문제를 해결하기 위해서는 부검 소견과 LP가스의 체내분포가 필요하다. 사전에 LP가스에 폭로된 동물이나 실제 예에서는 각 조직이나 혈액에서 농도가 비슷하거나 차이가 적지만, 사후 폭로이면 심부장기일수록 농도가 높다.

4. 암모니아(Ammonia)

암모니아(NH_3)는 상온에서는 가스 상태로 존재하며, 무색으로 특유한 자극취가 있다. 수산화암모늄(암모니아수, ammonium hydroxide, NH_4OH)은 약 10~35%의 암모니아를 함유하는 액체로서 휘발성(揮發性)이 있고 강알칼리성을 띠며 강한 자극성을 갖는다. 공업용, 가정용, 실험용으로 쓰이며, 냉장용으로도 이용된다. 암모니아는 유기물(有機物)의 분해에 의해서도 생성된다.

공기 중 30ppm이 되면 특유한 냄새가 인지되며, 1000ppm 이상이면 폐부종(肺浮腫)으로 인한 호흡곤란이 초래되고, 1500ppm 이상되면 거의 즉사한다. 시체에서는 특유의 냄새를 맡을 수 있으며, 경우에 따라서는 자극성으로 인하여 인후부, 성문부 및 폐에 부종이 일어난다.

Ⅲ. 유기용제 Organic Solvents

1. 신나(Thinner)

신나는 도료의 점도를 감소시키기 위하여 사용되는 유기용제의 혼합물을 총칭한다. 성분은 희석할 도료와 제조회사에 따라 다르며 초산에틸(ethyl acetate), 톨루엔(toluene), 자일렌(xylene), 메탄올(methanol) 등이 주요 성분이다. 한때 청소년들 간에 신나 또는 접착제(본드) 흡입이 유행하고 성범죄나 기타 비행에 직접 관련되어 심각한 사회문제가 되었던 적이 있다. 톨루엔, 초산에틸, 메탄올 및 이들을 함유하는 신나, 접착제 및 도료를 흥분, 환각 또는 마취의 목적으로 섭취, 흡입 또는 소지하거나 판매, 교부하지 못하도록 법적으로 규제하고 있다.

신나의 짙은 증기를 흡입하면 톨루엔과 자일렌은 중추신경계 억제작용이 있고, 초산에틸은 억제작용과 분해되어 생긴 초산에 의하여 산증(acidosis)이 생긴다. 메탄올은 억제작용이 있으며, 분해되어 생기는 포름알데히드(formaldehyde)와 개미산(formic acid)에 의하여 시력장애와 산증을 일으킨다. 청소년들이 신나 또는 접착제를 흡입할 때 비닐주머니에 유기용제를 넣고 증기를 흡입하므로 용제의 증기에 의한 중추신경계 억제작용뿐 아니라 산소 부족에 의한 질식 상태가 병합하기도 한다. 톨루엔에 의한 중독사에서, 산소농도가 저하하면 사망까지의 시간이 단축되어 산소가 불충분한 상태에서 신나 또는 접착제의 흡입은 매우 위험하다. 체내에 흡입된 각 용매는 미변화 상태나 또는 대사되어 호흡이나 소변으로 배설된다. 부검에서는 일반적인 급사의 소견 외에 특별한 변화를 볼 수 없다. 신나 성분은 휘발성이 있으며 고무에 녹아들기 때문에 LP가스의 경우와 마찬가지로 시료를 채취하고 보관해야 한다. 청소년들이 흡입하는 신나에는 대부분 톨루엔이 들어 있으므로 톨루엔을 검출-정량할 필요가 있다. 신나를 흡입하여 사망한 경우에 뇌에서 톨루엔의 농도가 0.3mg/g 이상이면 신나중독사라 할 수 있다. 소변에서 톨루엔이 검출되거나 히푸르산(마뇨산, hippuric acid)이 2.8mg/mL 이상이면 신나 흡입으로 판단할 수 있다. 다만 3시간 이상 경과하면 양성률이 저하된다.

2. 메탄올(Methanol)

메탄올중독은 드물지만 술(에탄올)로 오인하여 마신 경우에 발생한다. 메탄올은 간에서 포름알데히드로 산화하여 결국 개미산이 된다. 개미산은 메탄올보다 6배나 독성이 강하여 무력감, 구역질, 구토, 두통, 복통, 호흡곤란 그리고 청색증을 나타낸다. 대개 30분에 증상이 나타나지만, 경우에 따라서는 하루가 지난 뒤에 증상을 보이기도 한다. 중증이면 대사산증으로 혼수, 경련, 저체온증이 생기며, 사망하기 전에 반드시 실명한다. 사망하지 않아도 실명할 수 있으며, 이는 망막세포에 특징적 독성을 가지기 때문이다.

3. 에틸렌글리콜(Ethylene Glycol)

자동차 부동액의 주성분인 에틸렌글리콜은 알코올중독자가 술 대신 또는 자살의 목적으로 마신다. 에틸렌글리콜 자체는 무독이나 체내에서 여러 대사물이 생성되며, 그 중에 옥살산(oxalic acid)이 가장 문제가 된다. 일단 중추신경계의 심한 억제작용과 함께 대사산증(metabolic acidosis)으로 심부전증이 생겨 사망하거나 급성 신부전을 일으킨다. 신장은 붓고 늘어지며, 조직학적으로 편광필터를 사용하여 세뇨관의 옥살산칼슘(calcium oxalate) 결정을 볼 수 있다. 신경계통 장애는 30분~12시간 이내에 나타나 구역질, 구토, 경련 그리고 혼수에 빠지며, 순환계통 장애는 12~24시간에 빈맥, 빠른 호흡, 울혈성 심부전으로 나타나고, 신부전은 대개 하루나 이틀 뒤에 나타난다.

Ⅳ. 화공약품(化工藥品)

1. 산류

1) 무기산(無機酸)

황산(sulfric acid, H_2SO_4), 염산(hydrochloric acid, HCl) 및 질산(nitric acid, HNO_3)이 대표적인 무기산(inorganic acid)이다. 모두 무색이지만, 황산은 무취이고 염산과 질산은 특유한 냄새를 가지고 있다. 무기산은 대부분 공업용으로 쓰이며, 집에서는 화장실 소독에 쓸 때가 있다.

(1) 중독작용

강산이 조직과 접촉되면 산의 H^+ 이온이 조직의 단백질에 작용하여 탈수작용이 일어난다. 그 결과 조직에는 응괴(coagulum)를 형성하는 국소적 부식작용이 일어나 비교적 단단한 느낌을 주는데, 이를 응고괴사(coagulation necrosis)라 한다. 같은 농도라면 황산, 질산, 염산의 순으로 부식작용이 강하여 황산에서 위의 천공이 가장 잘 일어난다. 산은 응괴를 형성하기 때문에 액화괴사(liquefaction necrosis)를 일으키는 알칼리보다 침투력이 약하다.

(2) 중독증상

마시면 거의 즉시 구강, 식도 및 위의 점막이 부식되어 격심한 통증이 일어나며, 오심 및 구토가 따른다. 구토물은 처음에는 회백색을 띠지만 점차 혈액이 섞여 흑갈색이 된다. 흡수되면 산혈증을 일으켜 호흡촉진, 빈맥, 경련 및 허탈 등의 증상을 일으킨다. 사망의 원인은 산혈증 또는 성문부종에 의한 질식이며, 경우에 따라서는 동통으로 인한 원발성 쇼크로 사망할 수도 있다. 사망이 지연되면 위가 천공되어 복막염(腹膜炎)이나 쇼크를 일으킬 수 있으며, 부식된 곳을 통하여 이차감염이 일어날 수도 있다.

(3) 부검 소견

구강, 식도 및 위점막에서 응고괴사를 본다(그림 9-3). 마실 때 흘리거나 구토로 인하여 주로 입술이나 턱을 비롯한 안면부에서 화상을 본다. 경우에 따라서는 위의 천공을 보는데, 반드시 생전에 일어난 현상은 아니다.

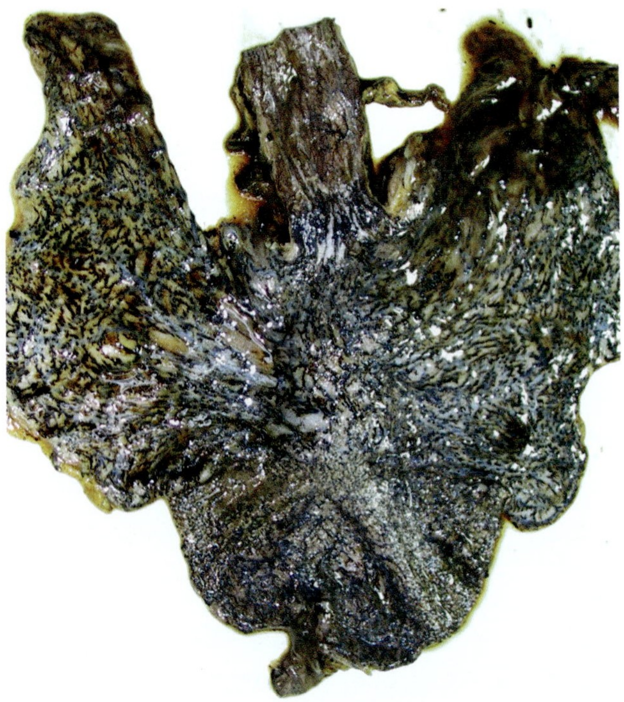

그림 9-3 부식독 염산 복용. 위벽에 점막하 충혈과 위점막의 미란

2) 유기산(有機酸)

(1) 초산(醋酸)

초산(acetic acid, CH_3COOH)은 특유한 냄새가 나는 무색의 액체로, 상품으로 판매되거나 실험실에서 많이 쓰인다. 빙초산(glacial acetic acid)은 99% 이상의 순도를 가지며, 일반적으로 말하는 초산은 물을 혼합하여 30%로, 식용으로 쓰이는 식초는 약 4~6%로 희석시킨 것이다. 농도가 높을수록 부식성이 강하다. 위점막이 부식되어 상복부의 격렬한 통증, 혈성 구토와 설사가 일어나며, 용혈로 혈뇨가 생긴다. 이어 호흡곤란, 핍뇨 및 무뇨에 빠진다. 구강, 식도 및 위점막은 부식으로 백색의 가피를 형성한다. 치사량은 빙초산으로 약 10~20mL이다.

(2) 수산(蓚酸)

수산[oxalic acid, $(COOH)_2 \cdot 2H_2O$]은 무색이며, 탈색제 및 표백제로 쓰인다. 접촉 시 국소적 부식에 의한 자극증상과 흡수 시 산혈증과 저칼슘혈증에 의한 증상을 일으킨다. 식도와 위의 점막은 부식되어 박리되며, 흑갈색의 가피를 형성한다. 치사량은 5~10gm이며, 대개 1시간 내에 사망한다. 지연되면 신장에 옥살산염(oxalate)이 침착되어 수일~십수일 후에 요독증으로 사망한다.

(3) 석탄산(石炭酸)

석탄산(carbolic acid 혹은 phenol, C_6H_5OH)은 무색이며, 크레졸(cresol)과 더불어 방부제 또는 소독제로 쓰인다. 복용하면 구강, 인두의 작열감 및 복통이 일어나지만 다른 부식제와는 달리 구토는 드물다. 치사량이 넘으면 호흡중추와 및 순환중추를 마비시켜 의식장애와 경련을 일으키며, 대개 3~4시간 내에 사망한다. 치사량은 10~15gm이다. 시체에서는 단백질의 응고괴사로 구강, 인후, 식도 및 위의 점막에서 백색 또는 회백색의 가피를 본다.

2. 알칼리류

수산화칼륨(potassium hydroxide, KOH) 및 수산화나트륨(sodium hydroxide, NaOH) 등 수산화알칼리와 암모니아수(수산화암모늄, ammonium hydroxide, NH_4OH)가 대표적이며, 이들도 부식성을 가진다. 이들은 대개 백색의 고체로서 물에 잘 녹으며, 실험실이나 공업용 또는 세제로 사용된다.

1) 중독기전

조직과 접촉되면 단백질과 결합하여 알칼리-알부민(alkali-albumin)염을 형성하고 지방을 비누화(saponification)시켜 액화괴사를 일으킴으로써 국소적인 부식작용을 나타낸다. 산과는 달리 응괴에 의한 보호막이 형성되지 않으므로 지속적으로 조직에 침투된다.

2) 증상 및 사망기전

구강, 식도 및 위점막이 부식되어 구강과 흉부 및 복부에 격렬한 동통이 일어나며, 곧바로 구토가 뒤따른다. 구토물은 헤마틴(hematin) 때문에 흑갈색을 띠며, 경우에 따라서는 점막이 박리되어 혼재된다. 극심한 혈성 설사가 나고, 혈압이 하강되면서 허탈에 빠져 사망한다. 대부분 24시간 내에 사망하며, 치사량은 5~15gm이다.

3) 시체 소견 및 진단

입, 혀, 인후부에서 점막의 괴사를 보며, 위점막은 액화괴사로 젤리틴(gelatin)과 같이 된다. 경우에 따라서 식도가 파열되지만 위의 파열은 드물다.

3. 시안산(청산, Hydrogen Cyanide, Hydrocyanic Acid, Prussic Acid)

청산(시안화수소)은 액체이고 끓는점이 25.7로 쉽게 기화하여 시안화수소가스(청산가스)가 된다. 시안화합물(청산염)인 청산칼륨(청산가리, KCN)이나 청산나트륨(청산소다, NaCN)은 자살이나 타살의 수단으로 쓰일 수 있다. 청산가스는 과수원, 창고, 선박의 훈증소독에 쓰이고, 청산칼륨과 청산나트륨은 강철의 담금질, 금속야금, 전기도금, 사진, 살충제 등에 쓰인다. 청산의 치사량은 1mg/kg이다. 제이차세계대전 중 나치독일에 의하여 가스실에서 사용된 것도 청산으로, 규조토에 흡착시킨 청산, 청산칼슘, 액상 청산 등이다.

1) 중독작용

청산염은 위 안에서 시안화수소가 되어 위점막을 통하여, 시안화수소가스는 폐를 통하여 흡수되어 세포내 효소활성에 관여하는 Fe^{3+}에 CN^-이 결합하여 불활성화하므로 조직호흡에 필요한 시토크롬산화효소계 효소의 활성을 저해한다. 이 결과 전신의 조직에 산소결핍에 의한 장애가 생기며, 특히 뇌의 호흡중추와 목동맥소체(carotid body)의 화학수용체(chemoreceptor)에 현저하다. 그 외에 심장근육이 수축력을 잃거나, 시안헤모글로빈(cyanhemoglobin)을 형성하여 혈액의 산소운반 기능을 감소시키는(일산화탄소-헤모글로빈의 정도보다는 강력하지도 신속하지도 않다) 등의 작용도 있다.

2) 중독증상

대량으로 흡입하거나 복용하여 극도의 급성 중독인 경우에는 즉각 허탈, 전신성 경련이 일어나고 수 분 후에 호흡마비로 사망한다. 급성에서는 산성 용액이면 쓴맛, 알칼리염 용액이면 작열감을 느끼며, 그 후 흥분, 어지러움, 어질증, 시력저하, 격심한 두통, 가슴답답함, 호흡촉진, 심계항진을 느끼고, 곧이어 전신경련이 나타나며, 15분 이내에 호흡마비로 사망한다. 아급성형은 최소치사량에 가까운 양을 섭취한 경우에 때때로 경련-발작이 계속되어 4시간 이내에 사망하는 경우를 말한다. 극소량에도 어지러움, 두통, 가슴 답답함, 호흡촉진, 심계항진 등에 이어 호흡곤란, 의식소실, 경련 등이 나타나 수 시간 이내에 사망하는 경우도 있다.

3) 부검 소견

시반과 각 장기의 색은 선홍색을 띤다. 그러나 급성 일산화탄소중독 시체 정도로 현저하지는 않고, 다른 사인의 시체와 마찬가지로 적자색의 경우도 적지 않다. 이는 우리나라에서의 청산중독은 대부분 청산염 형태로 청산가스로 흡입되는 상태와는 달리 흡수량이 적기 때문에 선홍색인 산소-헤모글로빈의 양이 많이 남아 있지 않을 가능성이 높기 때문이다. 코와 입에서 또는 흉강이나 복강을 열 때, 특히 기관 및 위를 절개하면 청산 특유의 살구씨(bitter almond) 냄새가 난다. 그러나 이 냄새에 대한 감각이 유전적으로 결핍된 사람이 많기 때문에 냄새를 맡지 못할 경우가 많다. 기타 전신의 울혈, 폐부종을 보이며, 알칼리염을 복용하면 입술, 인후, 식도, 위점막의 충혈, 종창, 경우에 따라서는 출혈을 수반한다(그림 9-4).

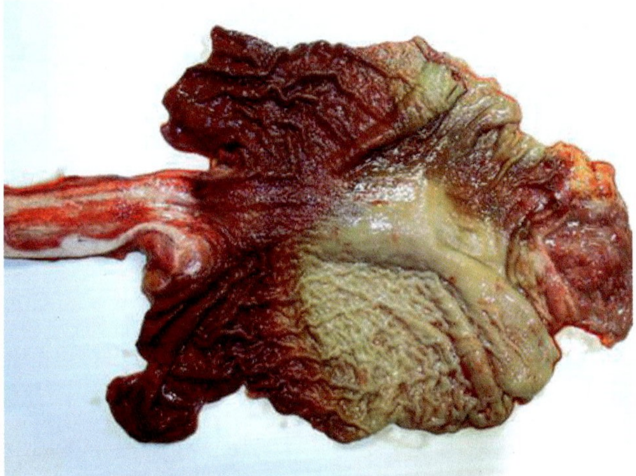

그림 9-4 청산염 중독. 위점막 부식

V. 중금속

1. 수은(Mercury)

금속 수은은 경구적으로 투여되어도 거의 무해하지만 수은증기는 유해하여 폐로 흡입하면 산화하여 Hg^{2+}이 되어 독성이 있다. 염화제2수은($HgCl_2$, 승홍)은 물에 잘 녹고 독성이 강하므로 자살이나 낙태 등의 목적으로 또는 실수로 복용하기도 한다. 체내에 흡수된 수은은 Hg^{2+}이 되어 세포내의 SH(sulfhydryl)효소의 활성을 방해하여 세포막의 투과성을 높이는데, 그 결과 물 같은 설사를 하거나, 신장세뇨관의 괴사를 만든다. 접촉부의 조직을 응고시키기도 한다. 염화제2수은을 복용하면 급성의 경우에는 부식작용으로 입속, 인두, 상복부에 강한 작열감과 통증을 느끼며, 입에서는 금속 맛을 느낀다. 복통과 함께 구역질, 구토를 반복하며, 토물에는 피와 박리된 위점막의 조각이 섞인다. 복통이 심해지며 피가 섞인 점액 그리고 점막의 괴사 조각이 섞인 설사가 생긴다. 그 사이에 순환허탈에 빠져 피부가 창백해지고, 혈압이 떨어지며, 맥박이 약하고 빨라지게 되며, 쇼크로 사망한다.

유기수은의 만성 중독은 알킬수은(alkyl mecury)에 의하여 일어나는데, 메틸수은(methyl mercury)에 의한 미나마타병은 매우 유명하다. 알킬수은은 지용성으로 체내에 흡수되면 중추신경계에 장애가 현저하게 나타난다. 지각이상, 구심성 시야협착, 언어장애, 청력장애, 운동실조, 손떨림 등이 나타나 이른바 헌터-러셀증후군(Hunter-Russell syndrome)이 된다.

2. 납(Lead)

납중독은 대부분 도료, 안료, 활자주조, 전지, 도자기 제조에 종사하는 사람에서 보는 직업병으로, 대개 만성 중독이다. 그러나 휘발유의 노킹방지제에 쓰이는 사알킬연은 급성 중독을 일으킨다. 납먼지 또는 납증기에 반복하여 폭로되면 납은 주로 뼈에 침착하며 혈액으로 유리되어 골수에 독성을 보인다. 소변의 코프로포르피린(coproporphyrin)이나 아미노레불론산(aminolevulonic acid)의 증가, 말초혈액의 프로토포르피린(protoporphyrin)의 증가, 적혈구의 호염성 반점(basophilic stippling) 출현 및 빈혈이 생긴다. 증상으로는 전신권태, 두통, 연독성 선통, 연창백, 잇몸의 납선(gingival lead line, 잇몸의 가장자리가 황화납으로 흑자색 착색), 펴짐근육마비(extensor paralysis), 뇌염증상 등이 있다. 부검 소견으로는 전반적인 울혈과 소화관의 광범위 출혈을 보이는 경우가 있다. 특히 신장에서는 출혈성 사구체신염, 간에는 괴사를 보인다.

3. 비소(Arsenic)

비소 자체는 용도도 적고 독성도 거의 없으나 삼산화비소(As_2O_3) 등의 비소화합물을 마시거나 수소화비소(AsH_3)가스의 흡입에 의하여 비소중독이 발생한다. 삼산화비소는 속칭으로 아비산(亞砒酸)이라고도 불리우며, 살충제, 유리공업의 색제거제, 의약품 등에 널리 쓰인다. 무색, 무취이므로 예로부터 사고가 많았다.

독성을 발휘하는 것은 As^{3+}뿐으로, As^{5+}는 독성이 없는 것으로 알려져 있다. 급성 중독은 경구 섭취 후 30분에서 수 시간에 나타나며, 격심한 소화기증상이 특징이다(위장형). 구강, 인두의 작열감과 자극증상, 구토, 복통이 나타나고, 1시간 이내에 콜레라와 같은 설사가 시작되고, 다음에 다량의 피 같은 설사로 된다. 그 결과 탈수상태가 되어 맥박이 약하고 빠르며 불규칙해지고, 혈압이 떨어지며, 핍뇨, 무뇨, 피부의 냉감-회백색이 일어나서 1~2 일에 치명적 혼수에 빠진다. 한 번에 다량을 흡수하면 중추신경 마비증상이 주로 온다(마비형). 혈압하강을 수반하는 현저한 순환계 허탈 상태가 일어나고, 호흡곤란, 혼수 그리고 수 시간에 사망한다. 만성 중독의 경우에는 발열, 위장장애, 흑피증, 발진, 각화이상, 다발성 신경염, 간-신장-심근의 장애 등 여러 증상을 보인다.

VI. 농약류

농약은 사용 목적에 따라서는 살균제, 살충제, 살서제(쥐약 등), 제초제, 성장촉진제 등으로 분류할 수 있고, 화학구조에 따른 분류로는 유기인제(organophosphates), 유기염소제(organochlorines), 카르바메이트(carbamates), 디피리딜(dipyridyl) 유도체 등으로 분류한다. 농사용이나 가정용으로 구하기가 쉽고, 독성이 강하여 과거에는 중독사의 가장 흔한 원인이 되기도 하였다. 도시 주변이나 농어촌 지역에서는 지금도 여전히 자살 목적으로 사용되는 경우가 많다.

1. 유기인제

유기인제(有機燐劑, organophosphate compounds)는 주로 살충제(insectcides)로 사용되며, 파라티온(parathion),

TEPP(tetraethyl pyrophosphate), EPN(ethyl p-nitrophenyl phenylphosphonothionate), 디아지논(diazinon), 디클로로보스(dichlorvos, DDVP), 트리클로로폰(trichlorfon), 말라티온(malathion) 등이 있다. 대부분의 유기인제는 피부, 결막, 위장관, 폐를 통해 쉽게 흡수된다. 흡수된 유기인제나 산화대사물은 아세틸콜린에스테라아제(acetylcholinesterase)와 특이적으로 작용하여 인산화(phosphorylation)하여 불활성화한다. 그 결과 아세틸콜린(acetylcholine)이 축적되어 신경을 자극하여 중독증상이 나타난다. 식욕부진, 구역질, 위장관선통(cramps), 발한(sweating), 과다한 침흘림이나 눈물흘림, 설사 등이 나타나고, 심해지면 축동(miosis), 대소변실금(incontinence), 호흡곤란 등이 나타나고, 중추신경계 증상으로 의식혼탁이나 혼수를 보이면서 호흡마비로 사망한다(그림 9-5). 그러나 실제 부검 실무에서는 축동이 현저하게 관찰되지 않을 수도 있다. 치료제로는 아세틸콜린의 길항제로 아트로핀(atropine)을 투여하고, 아세틸콜린에스테르분해효소(acetylcholine esterase) 활성제로 PAM(pralidoxime, 2-pyridine aldoxime methiodide)을 쓴다. 치사량은 경구투여로 파라티온은 10~300mg 정도, 말라티온은 평균 60g, 디아지논은 25g 정도이다.

2. 유기염소제

유기염소제(有機鹽素劑, organochlorines)에는 지금은 사용하지 않는 DDT를 비롯하여, Lindane, Dieldrin, Endrin, Aldrin, Chlordane, PCP(pentachlorphenol) 등이 있다. 대부분 폐, 위장관, 피부로 쉽게 흡수된다. 유기염소제는 중추신경계에 자극작용(stimulators)으로 전신권태, 두통, 어지러움, 구토 등을 보이다가 의식소실, 전신성 경련 등을 일으킨다. 자세한 작용기전은 아직 모르고 있다. 치료는 대증요법뿐이고, 해독제는 없다.

3. 카르바메이트제

카르바메이트제(carbamates)는 독성이 강한 유기인제 대신으로 넓게 사용되는 살충제로서 메소밀(methomyl), 카르바릴(carbaryl) 등이 있다. 유기인제와 마찬가지로 아세틸콜린에스테라아제를 저해하여 아세틸콜린이 축적되므로 유기인제와 같은 증상이 나타난다(그림 9-6). 그러나 카르바메이트제는 아세틸콜린과 길항하여 콜린에스테라아제(cholinesterase)를 저해하므로 유기인제와는 근본적으로 다르다. 유기인제에 의한 증상과 비슷하지만, 약하고 일찍 회복하며 자연 회복도 가능하다. 그러나 중증중독이면 유기인제와 같은 과정을 밟는다. 아트로핀으로 치료하며, PAM을 써서는 안 된다.

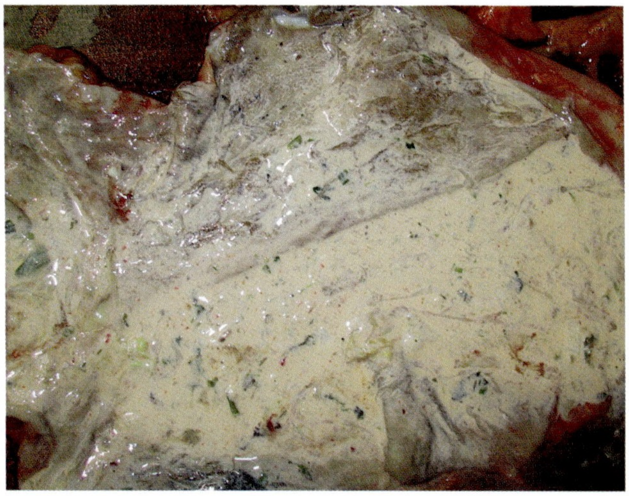

그림 9-5 유기인제인 파라티온 복용. 회백색의 물질이 점막에 부착되어 있음

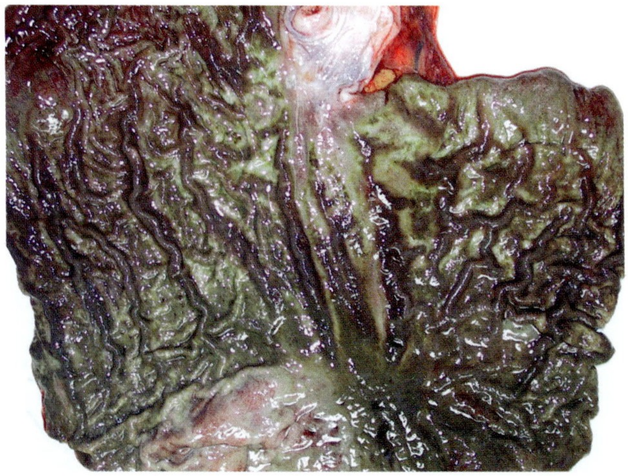

그림 9-6 카르바메이트 농약에 의한 위점막의 부식성 출혈

4. 디피리딜(Dipyridyl) 유도체; 파라쿼트(Paraquat)

제초제(herbicides)로서 파라쿼드(paraquat, 그라목손)와 디쿼트(diquat)가 있다. 선택적으로 폐에 작용하여 비가역적인 울혈을 동반한 부종, 출혈을 보이며, 미만성 폐포손상(diffuse alveolar damage)을 일으키고 폐렴, 폐섬유화 등으로 진행하여 사망에 이르게 된다. 임상적으로는 그라목손 한두 방울만 마셔도 사망에 이른다고 알려져 있을 정도이다. 파라쿼드의 LD_{50}은 25~50mg/kg 정도이고, 디쿼트는 400mg/kg 정도이다. 파라쿼트의 인체에 대한 최소추정치사량은 1mg으로 보고되어 있다.

VII. 자연독 Natural Poison

1. 동물독(Zootoxin, Animal toxin)

동물독이 생체로 들어오는 경로는 크게 세 가지가 있다. 즉, 복어, 게, 조개, 독 있는 물고기 등을 경구로 섭취하거나 독뱀, 독거미, 지네 등에 물리거나(교상), 벌, 전갈, 해파리, 모기 등에 물려(자상) 생긴다. 동물독이 의심되면 생활환경, 서식하는 유독동물의 종류 등을 충분히 고려하여 진단하고 처치하여야 한다.

1) 뱀독(snake venom)

독사는 종류가 많으나 5과(科, Family)로 분류할 수 있다. 우리나라에서는 살무사과의 살무사(viper)가 가장 주요한 독사이다. 머리가 삼각형이고 독아(毒牙, fang)가 있어 입을 다물면 뒤로 접히고 벌리면 펴진다. 여러 가지 요인에 따라 독성은 다르지만 살무사독의 치사량(LD_{50})은 0.1mg/kg(iv) 정도이다. 뱀독은 10~25가지의 성분으로 구성되며, 효소를 포함한 단백질과 폴리펩티드(polypeptides)의 혼합물이다. 성질은 신경독(neurotoxin), 조직독(necrotoxin), 혈액독(hematotoxin), 심장독(cardiotoxin)으로 구별된다. 신경독은 연접이전 아세틸콜린(presynaptic acetylcholine)의 분비를 촉진하며, 포스포리파아제 A(phospholipase A)와의 상승작용으로 호흡운동의 장애를 초래한다. 조직독은 프로테이나제(proteinase), 히아루로니다제(hyaluronidase) 등으로 구성되어 물린 자국에 심한 조직괴사를 일으키며, 살무사에는 비교적 적다. 혈액독은 주로 소모성 응고혈증(예컨대 파종혈관내응고, DIC)을 일으키며, 포스포리파아제는 용혈을 유발하고 다른 성분은 혈소판 응집 등을 일으킨다. 심장독으로는 직접 심장독성을 지니며, 출혈로 인한 저혈압이 수반한다.

2) 복어(puffer fish)중독

복어의 독성은 고대 이집트 기록에도 나오며, 우리나라와 일본에서는 오래 전부터 복어를 먹었다. 복어의 독은 테트로도톡신(tetrodotoxin)이라는 독인데, 복어의 알, 간, 창자, 피부에 들어 있다. 테트로도톡신은 약한 산성으로, 물에 녹으며 강한 산이나 알칼리에 쉽게 분해되지만, 열에는 강하여 끓이거나 말려도 독성이 약해지지 않는다. 신경말단에서 자극 전달을 가역적으로 차단하여 지각, 운동, 자율신경을 넓게 침범한다. 인간에서 최소 치사량은 테트로도톡신으로 약 2mg이고, 복어의 간이나 알로는 약 2gm이다. 복어의 종류나 계절에 따라 독성이 달라질 수 있다. 섭취 후에 빠르면 30분 정도에 입술과 혀끝이 저린 따위의 말초지각신경마비나 구토를 볼 수 있다. 처음에는 보행이 가능하지만 차차 손가락이나 팔다리가 운동장애를 보이고, 발성장애도 생긴다. 무릎반사(knee jerk)도 있고 의식도 있다가 점차 골격근이 완전히 마비되고 호흡도 나빠져서 청색증, 의식혼탁, 의식불명, 호흡정지가 나타난다. 늦어도 섭취 후 5시간까지는 증상이 나타나고, 섭취하고 1시간 이내에 중독증상이 나타나면 예후가 나쁘다. 사망하는 경우는 대개 10시간 이내에 사망한다. 부검에서는 일반적인 질식사의 소견과 폐부종을 보인다.

2. 식물독(Phytotoxin, Plant Poison)

대표적으로 독버섯이 여기에 해당한다. 많은 독버섯이 위장관계에 독성을 지녀 30분~2시간 사이에 구역질,

구토, 설사, 복통을 보이며, 종류에 따라 자율신경계나 중추신경계에 작용하기도 하며, 신장 기능에 장애를 초래하기도 한다. 실로시빈(psilocybin) 또는 사일로신(psilocin) 성분을 지닌 버섯은 환각을 목적으로 약물 남용에 이용되기도 한다.

VIII. 치료약물 및 약물 남용 Drug Abuse

아직은 우리나라에서 심각한 정도는 아니지만 경제발전과 더불어 국제화 시대로 접어들면서 사회 문제로 대두되고 있는 것이 약물 남용이다. 좀 더 정확한 용어로는 물질 남용(substance abuse)이 있는데, 이는 약물 남용을 포함하여 약물이 아닌 유기용매 흡입과 허가된 물질(예컨대 알코올)의 과다 사용(알코올중독)도 포함하는 개념이다. 그러나 보통 약물 남용에 포함되어 쓰고 있다. 약물 남용이란 기분을 바꾸려는 목적으로 화학물질(약물)을 불법적으로 비의학적으로 사용하는 것을 말한다. 따라서 의학적인 목적이기는 하지만 처방 없이 함부로 사용하는 약물 오용(drug misuse)과는 구별된다.

약물 남용은 흔히 마약중독으로 잘못 알고 있는 경우가 많다. 마약이란 처음에는 의학적으로 마취작용이 있어 통증을 못 느끼고 의식혼탁을 유발하는 약을 일컬었다. 법률적으로는 의존성이 있어 탐닉하거나 정신작용에 영향을 미치는 약물을 함께 포함한다. 관련 용어로 내성(tolerance)은 일정한 반응을 얻기 위하여 증량하게 되는 현상을 말하며, 의존성(dependence)은 계속적으로 약물을 섭취하지 않으면 안 되는 상태를 말한다. 의존성에는 정신적 의존성(psychological dependence)과 신체적 의존성(physical dependence)이 있는데, 정신적 의존성은 약물의 투여를 중단하였을 때 정신적으로 그 약물을 몹시 갈망하여 습관성(habituation)을 보이거나 여러 가지 정신적 불쾌증상이 나타나는 상태를, 신체적 의존성은 정신적인 갈망뿐 아니라 신체적으로도 여러 가지 불쾌한 증상(안절부절 못하고, 눈물과 콧물을 흘리며, 복통, 땀흘림, 구역질, 구토, 경련, 혼수 등)이 나타나는, 즉 금단증상(withdrawal or abstinence syndrome)이 나타나는 상태이다. 탐닉(addiction)은 정신적 의존성에만 쓰이다가 신체적 의존성을 포함하여 강박적으로 약물을 사용하려 하며 모든 개인적 사회적 행위보다 약물투여가 우선이 되는 것을 의미한다.

남용되는 약물의 종류는 매우 많다. 그러나 대개는 그 약리작용에 따라 마약성 진통제(narcotic analgesics) 또는 아편류(opioids), 흥분제(stimulants) 또는 각성제, 억제제(suppressants), 수면제(hypnotics)와 안정제(sedatives), 환각제(hallucinogens) 그리고 기타 약물이 있다.

1. 마약성 진통제(Narcotic Analgesics)

모르핀(morphine)이 대표격인데, 마약성 진통제는 연속해서 사용하면 내성(耐性, tolerance)이 생기고, 탐닉성(addiction)이 생기는 진통제이다. 마약성 진통제는 다음과 같이 분류한다.

- 앵속(양귀비)에서 추출한 천연 알칼로이드: 아편가루(opium powder), 아편팅크제(opium tincture), 모르핀(morphine), 코데인(codein)
- 천연 알칼로이드에서 유도한 반합성 알칼로이드: 메틸모르핀(methylmorphine, 코데인), 옥시코돈(oxycodone), 헤로인(heroin, diacetylmorphine), 디히드로코데인(dihydrocodeine)
- 화학약품에서 합성한 마약: 메페리딘[meperidine; 페티딘(pethidine), 데메롤(demerol)], 메타돈(methadone)

한편, 펜타조신(pentazocine, 상품명 Talwin)은 향정신성의약품으로 분류된 마약성 진통제이다.

모르핀은 마약성 진통제의 대표적인 물질로, 특히 유아나 노인 또는 음주자에 투여하면 상용량에서도 사망할 수 있다. 중독증상으로 호흡이 느려지고, 뚜렷한 축동(miosis), 구역질, 구토, 변비, 소변의 정체, 경련, 혼수를 일으키며, 호흡이 억제되어 사망한다. 급성 중독에서 사망의 원인은 호흡중추의 억제가 흔하다. 경우에 따라서 정확한 원인은 알 수 없이 주사 도중에 급사하는 수도 있는데, 아나필락시스 반응(anaphylactic reaction)인 것으로 보여진다. 만성 중독자에서는 간염, 폐렴, 파상풍, 심장 내막염(endocarditis), 후천성면역결핍증(AIDS) 등 감염성 질환이 많다. 만성 중독에 빠지면 금단증상 때문에 마약을 구하기 위하여 반사회적 행동도 불사하여 살인 등의 범죄를 자주 일으키기도 한다.

2. 억제제(Depressants): 진정제(Sedatives) 및 수면제(Hypnotics)

수면제를 비롯한 억제제의 판매는 향정신성의약품관리법에 의해 엄격하게 규제하고 있어 처방전이 없으면 구입할 수 없다. 따라서 예전에 많았던 수면제 복용 자살이나 범죄 또는 남용은 많이 줄었다.

수면제 또는 진정제는 크게 바르비투르산염(barbiturates)과 비바르비투르산염(non-barbiturates)으로 나눈다. 바르비투르산염은 작용시간에 따라 다음과 같이 나눈다.

- 장시간 작용형(long-acting): barbital, mephobarbital, phenobarbital, metharbital 등
- 중간형(intermediate-acting): amobarbital, aprobarbital, butabarbital, butalbital 등
- 단시간 작용형(short-acting): pentobarbital, secobarbital, hexobarbital 등
- 초단시간 작용형(ultrashort-acting): thiopental, methohexital, thiamylal 등

대개 중독량은 3~10gm이고, 치사량은 5~20gm이다. 비바르비투르산염에는 chloral hydrate, ethchlorvynol, glutethimide, methyprylon, methaqualone 등이 있으며, 치사량은 바르비투르산염과 비슷하다.

급성 중독에서는 중추신경계 억제작용으로 혼수, 호흡억제, 혈압강하, 체온강하, 반사소실 등이 나타난다. 만성 중독은 약물 남용자에서 볼 수 있으며 졸음증, 사고력 감퇴, 우울증, 자살 경향을 보인다. 지속적으로 사용하게 되면 내성이 높아져 같은 효과를 얻기 위하여 더 많은 양을 사용해야 하며, 술과 상승작용(synergism)이 있다.

3. 정온제(Tranquilizer)

향정신성의약품으로 분류되어 약국에서 판매가 규제되지만 남용이나 자살 목적으로 이용되기도 한다. 대정온제(major tanquilizer)와 소정온제(minor tranquilizer)로 구별하며, 대정온제에는 phenothiazines(chlorpromazine, thioridazine, mesoridazine, perphenazine, acetophenazine 등), thioxanthenes, haloperidol, molindone 등이 있고, 소정온제에는 benzodiazepines(chlordiazepoxide, diazepam, oxazepam, oxazepam, flurazepam, clonazepam 등)와 meprobamate가 있다. 대정온제는 진정작용, 특히 환각과 망상을 억제한다. 소정온제는 정온작용, 근육이완 및 항경련작용이 있다. 일반적으로 정온제는 안전한 약물이므로 대량을 복용하여도 사망하는 예는 그렇게 많지 않다. 그러나 술과 같이 복용한다거나 다른 중추신경계 억제 약물과 병용하면 사망할 수 있다.

4. 각성제 또는 흥분제(Stimulants)

현재 우리나라나 외국에서 남용(abuse)으로 가장 큰 문제를 일으키고 있는 약물은 각성제 또는 중추신경계 흥분제이다. 물론 카페인이나 스트리키닌(strychinie)과 같은 중추신경계 흥분제도 문제가 될 수 있으나 우리나라와 일본, 동남아에서 가장 큰 문제를 일으키는 것은 암페타민(amphetamine)류의 메스암페타민(methamphetamine)이다. 흔히 히로뽕(필로폰)이라고 불린다. 미국에서는 코카인(cocaine)이 가장 큰 문제이다.

메스암페타민은 다른 어느 흥분제보다 중추신경계 작용이 강하다. 약물의 직접적인 작용보다는 주로 신경전달 시냅스에서 신경전달물질(neurotransmitter)인 카테콜아민(catecholamine)에 대하여 모노아민산화효소(monoamine oxidase, MAO)작용을 저해하여 대사변환(metabolic transformation)을 억제하고, 시냅스전말단에서 방출(release)을 촉진하고, 동시에 신경말단에서 재흡수(re-uptake)를 억제하므로 작용을 나타낸다. 뇌에서 노르에피네프린(norepinephrine)계를 촉진하여 중추신경계 흥분작용을 보이고, 도파민(dopamine)계의 작용을 촉진

하여 다행감을 유발하는 것으로 이해하고 있다.

일반적인 상용량을 정상인에 투여하면 침착성이 없어지고, 결단이 빨라지고, 기분이 맑아지며, 여러 생각이 들끓고, 말이 많아진다. 깊은 생각은 할 수 없고, 안절부절 못하며, 땀이 나고, 목이 마른, 이른바 중추신경계 흥분작용과 교감신경자극작용이 있고, 식욕억제효과를 보이기도 한다. 상용량보다 조금 많은 양을 정맥주사하면 환각과 이인증(depersonalization)이 나타나며, 더 많은 양을 쓰면 환각과 피해망상이 생겨 범죄를 저지르기도 한다. 지속적으로 사용하면 내성이 생기므로 사용량을 늘여야 하고, 식욕을 억제하므로 심하게 야윈다. 과량 투여하거나 또는 특이 반응으로 고열증(hyperthermia)과 공격적인 행동 또는 경련발작을 보이다가 의식을 잃고 사망하는 경우가 있다.

메스암페타민은 50% 정도가 체내에서 대사되지 않은 미변화체로 소변을 통해 배설되며, 단독 투여하면 약 1주일까지 소변에서 검출되고, 상습 사용자에서는 10일에서 한 달까지 검출이 가능하다.

5. 환각제(Hallucinogens)

환각제로는 대마(大麻, marijuana)와 LSD(d−lysergic acid diethylamide)가 있다. 대마는 우리나라에서 자생하는 식물이고, LSD는 화학적 합성물질이다. 그 외에 동물마취약으로 쓰이는 펜시클리딘(phencyclidine, PCP)과 페요테(peyote) 버섯에서 추출된 메스칼린(mescaline)이 환각제로 이용되기도 한다. 대마의 유효 성분은 ′−tetrahydrocannabioids(′−THC)으로 주로 피우거나, 씹거나, 먹어서 투여한다. 정신작용은 망상, 환각, 다행감, 도취감 등이 일어나며, 특히 환각이 뚜렷하여 음악을 보거나 만지는 환청을 보는 경험을 한다. 신체적 의존성은 생기지 않으나 정신적 의존성은 생길 수도 있다.

LSD의 작용으로는 동공이 커지고 좌우의 크기가 달라지며 환각, 특히 색채가 풍부한 환시가 일어나고, 색깔을 듣고, 음악을 만지는 이상 감각을 경험한다. 내성이 생기며, 정신적 의존성을 만드나 신체적 의존성은 생기지 않으므로 금단증상은 없다.

6. 기타

감기약은 약국에서 처방 없이 자유로이 구입할 수 있으므로 다량 복용하는 경우가 있다. 감기약은 이른바 비교적 규제가 덜한 한외마약(限外麻藥)과 정온제가 포함된 의약품이다. 기침약으로 코데인(codeine)을 포함한 한외마약을 다량 구입하여 상용하는 것과 덱스트로메트로판(dextromethorphan, Romilar)을 다량 복용하는 것이 가장 남용된다. 이상 행동 등을 보이며, 호흡억제로 사망할 수 있다.

7. 약물 남용에서의 부검 소견

약물 남용과 관련된 죽음은 거래와 관련된 다툼에 비롯된 범죄성 죽음, 약물의 영향으로 생긴 이상 행동으로 인한 사고성 죽음, 약물의 과량 투여 등으로 인한 급성 중독사, 만성 투여로 생긴 합병증으로 인한 병사 등이 있다. 죽음의 상황이나 투여하는 약물에 따라 부검 소견은 다르다.

1) 외표 소견

정맥주사는 적은 양으로도 빠르고 강한 쾌감과 행복감을 얻을 수 있어 만성 중독자들 대부분이 사용하는 방법이다. 이러한 중독자한테는 팔오금(antecubital fossa), 팔, 손등, 발목에 고속도로처럼 주사흉터(mainliner)가 있고 금방 맞은 주사흔이 있다. 고속도로처럼 길게 늘어선 주사흉터는 불결한 주사를 자주 계속하여 생긴 정맥염과 반흔이다.

피하주사는 정맥주사보다 쾌감이나 행복감이 더디고 약하지만 약효가 오래 지속하고 덜 위험하므로 역시 만성 중독자들이 이용한다. 주사를 이용하는 중독자들은 피부의 반흔을 감추려고 문신을 하는 경우가 많다.

헤로인은 경구투여하면 효과가 없으므로 경우에 따라서는 코로 흡입한다. 코카인도 주로 코로 흡입하는데, 만성적으로 흡입한 중독자에서는 코 점막의 위축이나 코중격의 천공(perforation of nasal septum)을 볼 수 있다.

2) 내부 소견

정맥주사 흔적에서는 반흔 외에 심한 정맥염 또는 혈전증을 보이며, 피하주사 흔적에서는 반흔과 심한 이물질 육아종(foreign body granuloma)을 볼 수 있다. 만성 중독자의 림프절은 커져 있고 만성적인 염증을 보인다.

급성 마약증(acute narcoticism)의 폐에서는 심한 울혈과 부종을 보이고, 기도에는 많은 거품이 있는 경우가 있다. 예외 없이 이물질 육아종이 관찰되며, 폐농양도 드물지 않다. 간염은 만성 중독자의 감염성 질환 중에 가장 흔하다. 심장에서는 세균성 또는 진균성 내막염이 있고, 뇌막염, 뇌농양도 자주 관찰할 수 있다. AIDS도 최근에 만성 중독자에서 자주 보는 질환이다.

IX. 술

사람이 술을 마셨을 때 나타나는 반응을 일반적으로 주취(酒醉)라고 하지만, 그 양적, 질적 내용은 사람에 따라 매우 다르다. 사람은 대개 술을 마시면 행복감을 느끼기 때문에 술을 마신다. 그러나 경우에 따라서는 술을 마시면 행복감은 적게 느끼고 오히려 과격해지고 쉽게 화를 내며 사소한 일로도 다른 사람과 다투는 경우와 과격한 흥분, 맹목적인 공격 행위, 돌연한 몽롱-섬망-환각적 의식혼탁, 목적의식 상실, 상황 오판과 깬 후의 완전 건망을 보이는 경우도 있다. 술과 관련된 여러 가지의 사회문제(폭행, 상해, 살인, 음주운전으로 인한 교통사고 등)는 매우 다양하고 흔하다. 교통사고 및 폭력사고의 관련자에 대한 음주 여부, 취한 정도를 확인하기 위한 에탄올의 검사는 매우 중요하다.

1. 에탄올의 약리작용

1) 흡수

에탄올은 비교적 간단한 탄수화물로, 소화할 필요 없이 그대로 흡수된다. 또한 위에서 흡수되는 몇 안 되는 물질 중의 하나이다. 빈 속에 마신 에탄올의 97%가 1시간 이내에 흡수된다. 일반적으로 에탄올의 흡수에 영향을 주는 인자로는 섭취한 에탄올의 농도와 성질, 위 안에 든 음식물의 종류, 공복시간의 장단, 음주시간, 위점막의 투과성 등이 있다. 그러나 에탄올은 대부분 소장에서 흡수되므로 가장 중요한 요인은 위 배출시간(gastric emptying time)이다. 고농도의 술보다는 저농도의 술이 더 빠르게 흡수되며, 에탄올의 농도가 약 15%로 희석되기 전에는 흡수가 빨리 일어나지 않는다. 위 안에 든 음식물은 에탄올의 흡수를 늦추며, 십이지장을 비롯한 소장 및 대장에서는 위에서보다 흡수가 훨씬 빠르다. 음식물이 위에서 소장으로 넘어가는 위 배출시간을 늦추는 어떤 요소도 에탄올의 흡수를 지연한다. 단백질이나 탄수화물을 같이 섭취하는 경우에 에탄올의 흡수가 지연되는 것은 여러 연구에서 일치하지만 지방에 대하여는 논란이 있다. 고농도의 에탄올을 섭취하면 유문수축(pyloric spasm)이 일어나 구토를 유발하여 에탄올의 흡수를 늦추는 보호효과를 나타낸다.

2) 체내 분포

흡수된 에탄올은 전신에 고루 분포하며, 각 조직의 수분 함량에 따라 농도의 차이를 보인다. 혈중알코올농도(blood alcohol concentration, BAC)를 1로 하였을 때 뇌, 간, 근육의 농도는 각각 1.17, 0.91, 1.01이다. 일반적으로 어느 순간의 혈중에탄올농도는 전신의 혈액에서 동일하다고 가정한다. 이러한 사실은 혈중농도가 일정의 평형에 이른 뒤에는 사실이지만 흡수기(absorption stage)의 혈중에탄올농도는 소화기에서 간으로 연결되는 문맥정맥(portal vein)에서 당연히 높고, 근육을 지난 정맥혈이 동맥혈보다 약 10% 가량 낮다. 그러나 모세혈관에서의 농도는 동맥혈과 차이가 없는 것으로 알려져 있다.

3) 대사

에탄올의 대사는 주로 간에서 이루어지며, 그 반응을 단계별로 나타내면 제1단계는 에탄올에서 아세트알데히드(acetaldehyde)로, 제2단계는 아세트알데히드에서 초산(acetic acid)이 생성되며, 마지막 단계에서 초산이 TCA 회로를 지나 탄산(CO_2)과 물(H_2O)로 분해되는 과정이다. 제1단계에는 주로 알코올탈수소효소(alcohol dehydrogenase, ADH)에 의한 반응에 의해 대사가 일어난다. 제2단계는 아세트알데히드탈수소효소(acetaldehyde dehydrogenase, ALDH)에 의하여 아세트알데히드(acetaldehyde)에서 초산(acetic acid)이 생성되는 단계이며, NAD^+가 조효소로 이용된다. 흡수된 에탄올은 대부분 산화되며, 약 2~5% 정도가 호흡, 소변, 대변, 땀, 침 등으로 배설된다. 이들 호흡, 소변, 타액의 에탄올농도는 배설기(excretion stage)에는 혈중에탄올농도와 일정한 비율을 지닌 채 평행으로 하강한다.

2. 혈중에탄올농도

체액과 조직의 에탄올농도는 mg/mL(w/v)으로 표시하며, 1mg/mL는 0.1 g/dL(=g%, 또는 %)에 해당한다. 에탄올은 흡수되어 혈액에 유입되자마자 곧 분해되기 시작한다. 그러나 분해는 흡수보다 훨씬 느리기 때문에 혈중알코올농도 곡선은 급히 상승하여 30분~1시간 후에 혈중알코올농도는 최고도에 이르며, 다소 평탄(platau)을 유지하다가 점차 서서히 하강한다. 최고도에 이르는 시간은 섭취한 알코올의 양이 적을 때에 짧고, 평탄기도 짧으며 배설기도 짧다. 이때 배설기의 농도 곡선의 하강률은 비교적 일정하여 거의 직선이다.

최고혈중알코올농도는 개인차가 있지만 대개 음주량에 비례하므로 뇌에 미치는 에탄올의 작용도 음주량에 비례한다고 할 수 있다. 이론적으로 40L의 체액에 4g의 순수 에탄올을 희석하면 농도는 0.1mg/mL이 되지만, 술을 마셔 섭취한 에탄올이 완전히 흡수되지는 않으며, 흡수되어 온몸에서 평형이 될 때까지 시간이 걸리고, 흡수되자 곧 분해-배설되기 시작하므로, 술을 마실 때는 에탄올의 양으로 6~7g이 섭취되면 0.1mg/mL의 농도에 이르는 것으로 생각한다.

Widmark는 분포계수 r값을 정하여 다음과 같이 계산식을 만들었다.

$$C = A / Pr$$

- C: 마신 에탄올이 모두 순식간에 몸속 여러 조직에 분포한다고 가정하였을 때의 혈중알코올농도(mg/mL), 이론적인 초기혈중알코올농도라고도 한다.
- A: 마신 에탄올의 양(g)
- P: 몸무게(kg)
- r: 분포계수. 개인차가 있지만 대개 0.60~0.82이다. 서양사람은 0.75±0.15라고 한다.

흡수한 에탄올은 대사되어 혈중알코올농도는 거의 직선으로 낮아진다. 그 비율을 '알코올소실속도' 또는 '산화 및 연소계수', 'β값'이라고 한다. 이는 한 시간에 대사되어 낮아지는 혈중알코올농도로 표시한다. 많은 연구에서 에탄올의 대사량을 측정한 바, 정상인에서 한 시간에 혈액 1mL당 0.15~0.20mg로 대사되며, 평균 0.18mg/mL/hour이다. 따라서 위 예에서 소주 한 병을 마신 뒤에 완전히 제거되는 데에는 약 7시간이 걸린다고 할 수 있다.

교통사고가 난 지 2시간 뒤에 채혈한 운전자의 혈중에탄올농도가 0.40mg/mL이라면 사고 당시의 농도는 대략 $0.40 + (0.18 \times 2) = 0.72$(mg/mL)이며, 이는 오차를 감안하더라도 사고 당시에 도로교통법이 정한 주취운전 기준인 0.05%(0.5mg/mL)를 초과한다.

그러나 실제의 예에서 에탄올의 대사 능력은 개인에 따라 차이가 크므로 이를 적용할 때에는 주의를 요한다. 따라서 적용할 때에 식사한 시간, 음식의 종류, 음주시간, 마지막 마신 시각, 개인의 신체적 상황 등 많은 요소들을 고려하여 평가해야만 한다. 또한 가능하다면 시료를 두 번 측정하는 것이 바람직하다.

3. 주취(酒醉, 酩酊, Inebriation)

술에 취한다는 것(주취)은 에탄올이 중추신경계를 억제함으로써 나타나는 일종의 기능장애로, 특징적인 증상을 보인다. 생화학적으로는 신경세포에서 산화를 방해하는 것으로 생각하고 있다. 일반적으로 마취제와 비슷하게 뇌간(brain stem)의 그물구성(reticular formation)에 작용하는 것으로 알려져 있다. 그물구성체는 대뇌피질과 시상하부(hypothalamus)에 경고적 역할을 하는 외에 신경계의 고위 및 하위 기능을 선택적으로 조절한다. 이러한 중추신경계의 억제는 에탄올농도와 정비례하기보다는 기하급수적인 상승을 보인다. 또한 사람의 환경, 감정상태, 개성 등이 상당한 역할을 한다. 술을 마시지 않은 사람에서도 0.01mg/mL의 에탄올이 검출될 수 있다. 주취의 병태는 시각, 청각 등의 장애(감각장애), 근육의 수의운동 실조(운동장애), 판단력과 자기반성의 저하로 자기만족의 표현(정신기능장애) 등이 있다. 이들 중에 감각장애와 운동장애는 신체적인 대뇌의 기능에 관계하는 것이지만 정신기능장애는 고차적인 대뇌의 기능이며, 이는 비교적 낮은 혈중농도에서도 장애를 보인다. 즉, 에탄올은 먼저 신피질(neocortex)부터 억제하여 정도에 따라 다양한 증상을 보인다.

최초에는 행복감을 느끼고 머리가 맑아지는 듯하므로 사람은 술을 마시게 된다. 다음으로 자신과잉, 판단의 변화를 일으키며, 우정이 돈독하고 관대해지며, 주의력이 감퇴하여 결국 자제력을 잃는다. 음주운전이 위험해지는 것은 이 시점으로 주의가 산만하여 사고를 일으킨다. 이는 정신기능을 지배하는 대뇌전두엽의 증상으로 혈중농도 1mg/mL에 나타나기 시작한다. 더욱 농도가 높아지면 두정엽의 감각역과 운동역에서 후두엽의 시각역, 신체 평형유지에 관계하는 소뇌도 마비되어 감각장애, 통각둔마(아픔을 잘 느끼지 못함), 갈지자걸음과 같은 운동장애를 지나 만취하게 된다. 이러한 정신증상의 출현은 어느 정도 개인의 성격이나 긴장의 정도 등에 따라 변하므로 이를 객관적으로 측정하여 수치로 표시하기는 불가능하다.

시각에 대한 장애는 대개 0.5~1.0mg/mL부터 나타나 혈중농도가 높아짐에 따라 심해진다. 시각장애는 시력(acuity)과 주변 시야(peripheral vision)의 저하로 나타나며, 에탄올농도가 높아지면서 시력이 떨어져 마치 한밤중에 색안경을 쓰고 있는 듯하다가, 주변 시야가 좁아지므로 그 위에 쌍안경을 덧씌운 효과를 보인다. 혈중농도 10~20mg/mL 정도에서는 시각조절작용이 나빠져 물체가 두 개로 보이는 복시(diplopia)가 나타나 하나의 선이 두 개, 네 개 또는 여덟 개로 보이므로 운전자는 한 눈을 감게 되어 마치 한밤중에 색안경과 쌍안경을 쓴 위에 망원경을 덧쓴 것과 같다.

청각장애는 소리의 다양한 크기와 높낮이에 대하여 인지하고 이해하는 능력이 감소되는 것으로 나타나므로 술좌석에서 으레 소리가 커지며, 이는 술자리가 길어지면 더 하다. 따라서 술이 취한 사람이 경적소리나 경고의 소리를 못 듣는 경우가 많다.

촉각도 둔해지므로 통증을 잘 느끼지 못하여 요즈음에는 사용되지 않으나 예전에는 마취제로도 이용되었다. 알코올중독자가 담뱃불에 화상을 자주 입는 것도 그러한 이유이다.

미각도 변하여 기분 좋게 취한 상태에서는 모든 음식이 맛있게 느껴진다. 음식을 대접하기 전에 술을 내는 것도 아마 그런 이유일 것이다. 또는 항상 마시는 술이 따로 있는 사람에게 다른 술을 주어도 취하면 모르고 그냥 마시는 것도 그러하다.

후각도 저하하며, 고유체위감각(proprioception)의 장애를 나타낸다. 그 외에 판단능력(judgement), 학습능력(learning)도 저하하여, 술에 취한 상태에서 본 영화나 강연을 내용은 기억하지 못하고 그저 좋은 영화, 훌륭한 강연이라고만 기억하는 것도 그러하다.

운동력(motor skill)은 에탄올농도에 비례하여 감소한다. 자극에 대한 반응시간(reaction time)의 지연은 비교적 저농도에서도 나타나며, 정밀을 요하는 작업이나 운동선수에서 기능이 떨어지는 것은 잘 알려져 있다. 어떤 사람은 술을 마셨음에도 불구하고 훈련에 의하여 운전을 잘하는 경우가 있다. 이런 것은 훈련에 의하여 그렇게 보이는 것이며, 마치 장님이 자주 다니는 길을 잘 걸을 수 있는 것과 같다. 따라서 일견 무난할 것 같은 운전도 갑작스러운 상황변화나 응급 상태에서는 이미 에탄올에 의하여 기능이 저하된 상태이므로 사고의 위험이 높다.

술은 감정에도 영향을 준다. 도덕심이 둔해지고, 자아(ego)의 확산을 느끼며, 충동에 의한 행동이 나타나서 모든 법적, 도덕적, 사회적 억압과 장애는 사라진듯하다. 또한 현실이 왜곡되므로 자신에 대한 억제할 수 없는 성적 환상을 느끼어, 경우에 따라서 못난 창녀가 아름다운 숙녀로 보이며, 착각에 의한 성범죄를 일으킨다. 일반적으로 술은 성의 욕구는 증대하나 성교능력은 감퇴한다.

표 9-5 혈중에탄올농도에 따른 변화

혈중농도(mg/mL)	증상 및 증세
0.5~1.0	안면 홍조, 쾌활, 약간 혈압 상승, 경우에 따라서는 무증상
1.0~1.5	행복감 출현, 자신 과잉, 주의력 감퇴, 음주운전에 사고 빈발
1.5~2.5	정서불안정, 흥분, 갈지자걸음, 판단력 무뎌짐, 언어 불명료
2.5~3.5	운동실조 현저, 보행곤란, 감각마비, 의식혼란, 경우에 따라서 혼수
3.5~4.5	여러 반사소실, 호흡이 깊고 느려짐, 체온저하, 경우에 따라서 사망

반드시 언급해야 할 것으로 에탄올이 지닌 고유의 중추신경계 억제작용 외에 저산소증에 대한 저항을 낮추는 것과 다른 의약품과의 상가(additive)작용과 상승(synergistic)작용이다. 따라서 등산이나 항공기에서 그리고 심장이나 폐의 기능이 좋지 않은 사람에서 나쁜 결과를 초래할 수도 있고, 마약성 진통제, 정온제, 항우울제, 항히스타민제, 수면제, 환각제, 항생제 등과 병용할 때 뜻하지 않은 결과를 낳을 수 있다.

혈중에탄올농도와 주취의 정도를 획일적으로 정할 수는 없으나 많은 연구의 결과로 얻은 자료에 의하면 표 9-5와 같다.

4. 알코올의 사후 생산 및 확산

분명히 술을 마시지 않은 시체라도 부패한 경우에 알코올의 농도를 측정하면 에탄올이 검출된다. 공기가 소통되는 곳의 시체라면 0.5mg/mL, 혐기성 조건이라면 1.0mg/mL 이상 생산된다고 한다. 시체에서 효모와 세균의 작용으로 체내의 글루코오스나 글리코겐이 발효하여 에탄을 생산하며, 단백질이 분해되어 여러 종류의 알코올이 만들어진다. 이러한 경우 술을 마시지 않았음에도 주취 상태로 오판될 가능성이 있다. 부패에 의하여 생성되는 알코올은 에탄올뿐 아니라 다른 종류의 알코올이 생성되므로 이를 기준으로 하면 음주 여부를 어느 정도 가늠할 수 있다.

사망할 때 위 안에 있던 알코올이 사망 후에 확산되는 것은 쉽게 예측할 수 있다. 따라서 위와 비교적 가까이 위치하고 있는 심장의 혈액에 영향을 주기는 쉽다. 심장의 혈액에서는 사망 당시의 혈중알코올농도보다 높은 농도로 검출될 수 있으므로 그런 영향을 덜 받는 시료와 비교할 필요가 있다. 특히 초자체액(vitreous humor)은 사후의 영향을 가장 늦게 받는 체액이며, 대퇴정맥혈액은 시체가 누워 있는 경우에 폐쇄되기 쉬워 장내세균에 의한 부패의 영향을 거의 받지 않으므로 좋은 시료가 된다.

5. 알코올과 질환

만성 알코올중독자에서 가장 흔한 사망원인은 면역기능의 저하에 따른 감염성 질환이며, 특히 폐렴이 많다. 그 외에 폐농양, 폐결핵 등이 자주 수반되며, 감염증 외에도 순환장애, 위장장애, 간장애 등이 있다.

1) 알코올성 심질환

심장질환을 지닌 사람에 술이 해롭다는 것은 말할 것도 없고 알코올 그 자체가 충분히 심장질환의 원인이 된다. 특히 알코올성 심근증(alcoholic myocardiopathy)은 가장 주목받는 질환의 하나이다. 이를테면 소주 한 병을 매일 10년 이상 계속하면 원인불명의 심근증이 발생한다. 그 경과는 매우 느리게 나타나므로 운동 시 빈맥(tachycardia), 기외수축(extrasystole), 일과성 심방세동(atrial fibrillation), 경미한 호흡곤란 등의 초기증상부터 시작하며, 이때 대부분은 이 증상들이 단순한 술 때문에 생긴 일시적인 느낌으로 치부한다. 그러나 진행하여 난치성 심부전으로 사망할 수 있다. 부검에서는 심장이 크고, 근육층이 다소 연화되어 있으며, 현미경적으로 심근세포의 비대 및 변성, 간질의 섬유화 등을 관찰할 수 있다.

2) 위장장애

섭취한 알코올은 흡수되기 전까지 위나 장의 점막에 대하여 자극성을 보여 여러 가지 영향이 나타난다. 알코올과 만성위염과의 관계에는 아직 불명한 점이 있으나 심한 만성위염이 음주자에 흔한 것은 음주습관이 관계있음을 보여 준다. 또한 위의 소화성 궤양에도 관계가 있는 것으로 알려져 있다. 주취 상태에서 구토로 인하여 위 안에 있는 산성 위 내용물이 역류되어 식도를 자극함으로써 발생하는 궤양성 식도염(Mallory-Weiss syndrome)은 경우에 따라서 식도파열로 인한 종격동염(mediastinitis)을 일으키기도 한다.

3) 췌장질환

알코올성 췌장염(alcoholic pancreatitis)은 만성 알코올중독자에서 비교적 흔하며, 이는 알코올이 위나 십이지장에 대하여 자극을 주어 gastrin, secretin, pancreozymin 등 소화관 호르몬을 급격히 분비하므로 위산의 분비 항진과 팽대 부위(ampulla of Vater)의 염증이나 부종으로 인한 담즙 및 췌즙의 분비 장애로 발생하는 것으로 생각된다.

4) 간질환

흡수된 알코올은 대부분 간에서 대사되므로 많은 양의 알코올을 계속하여 섭취하면 간 기능에 장애를 초래한다. 알코올에 의한 간장애는 섭취한 알코올의 양, 기간, 영양 상태와 밀접한 관계가 있다. 알코올에 의한 간장애에는 지방간(fatty liver), 알코올성 간염(alcoholic hepatitis), 알코올성 간경화(alcoholic cirrhosis) 등의 질환이 있다.

그 외에 만성 알코올중독자에서는 골격근의 위축을 볼 수 있으며, 특히 사지의 근위근(proximal muscle)의 위축이 현저하다. 내분기계통에서는 고환의 위축, 엽산(folic acid)의 결핍으로 거대적아구성 빈혈(megaloblastic anemia), 티아민(thiamine)의 결핍으로 베르니케뇌병(Wernicke's encephalopathy), 코르사코프정신병(Korsakoff psychosis) 등의 질환을 수반하기도 한다.

참고문헌

1. Buchsbaum RM, Adelson L, Sunshine I. A comparison of post-mortem ethanol levels obtained from blood and subdural specimens. Forensic Sci Int. 1989;41(3):237-243.
2. Chaturvedi AK, Smith DR, Canfield DV. Blood carbon monoxide and hydrogen cyanide concentrations in the fatalities of fire and non-fire associated civil aviation accidents, 1991-1998. Forensic Sci Int. 2001;121(3):183-188.
3. Cina SJ, Raso DS, Conradi SE. Suicidal cyanide ingestion as detailed in Final Exit. J Forensic Sci. 1994;39(6):1568-1570.
4. Coe JI. Postmortem chemistry update. Emphasis on forensic application. Am J Forensic Med Pathol. 1993;14(2):91-117.
5. DiMaio VJ, DiMaio D. Forensic pathology. 2nd ed. Boca Raton, 2000, CRC Press.
6. Dolinak D. Toxicology. In Dolinak D, Matshes E, Lew E(Ed). Forensic pathology; Principles and practice. San Diego, 2005, Elsevier Academic Press. pp 487-502.
7. Drummer OH. Postmortem toxicology of drugs of abuse. Forensic Sci Int. 2004;142(2-3):101-113.
8. Drummer OH. Recent trends in narcotic deaths. Ther Drug Monit. 2005;27 (6):738-740.
9. Gill JR, Goldfeder LB, Stajic M. The happy land homicides: 87 deaths due to smoke inhalation. J Forensic Sci. 2003;48(1):161-163.
10. Hearn WL, Walls HC. Introduction to postmortem toxicology. In Karch SB(Ed). Drug Abuse Handbook, Boca Raton, 1998, CRC Press. pp 866-872.
11. Hepler BR, Isenschmid DS: Specimen selection, collection, preservation, and security, In In Karch SB(Ed). Drug Abuse Handbook, Boca Raton, 1998, CRC Press. pp 873-886.
12. Jentzen JM. Forensic toxicology. An overview and an algorithmic approach. Am J Clin Pathol. 1989;92(4 Suppl 1):S48-55.
13. Lahti RA, Vuori E. Fatal drug poisonings: medico-legal reports and mortality statistics. Forensic Sci Int. 2003;136(1-3):35-46.
14. Levine BS, Smith ML, Froede RC. Postmortem forensic toxicology. Clin Lab Med. 1990;10(3):571-589.
15. Moriya F, Hashimoto Y. A fatal poisoning caused by methomyl and nicotine. Forensic Sci Int. 2005;149(2-3):167-170.
16. Nolte KB, Taylor DG, Richmond JY. Biosafety considerations for autopsy. Am J Forensic Med Pathol. 2002;23(2):107-122.
17. Pinakini KS, Kumar TS. Serial cholinesterase estimation in carbamate poisoning. J Clin Forensic Med. 2006;13(5):274-276.
18. Poklis A. Analytic/forensic toxicology. In Klaassen CD(Ed). Toxicology. The Basic Science of Poisons, 5th ed, New York, 1996, McGraw-Hill. pp 951-968.
19. Poklis A. Forensic toxicology. In Eckert WG(ed). Introduction

to forensic sciences. 2nd ed. New York, 1992, CRC Press. pp 107–132.

20. Rodda KE, Drummer OH. The redistribution of selected psychiatric drugs in post–mortem cases. Forensic Sci Int. 2006;164(2–3):235–239.
21. Russell LA, Stone BE, Rooney PA. Paraquat poisoning: toxicologic and pathologic findings in three fatal cases. Clin Toxicol. 1981;18(8):915–928.
22. Sauko P, Knights B. Knight's forensic pathology. 3rd ed. London, 2004, Arnold.
23. Shields LB, Hunsaker DM, Hunsaker JC 3rd, Ward MK. Toxicologic findings in suicide: a 10–year retrospective review of Kentucky medical examiner cases. Am J Forensic Med Pathol. 2006;27(2):106–112.
24. Stark MM, Norfolk G. Substance misuse. In Stark MM(Ed). Clinical forensic medicine: A physician's guide. 2nd ed. Totowa, 2005, Humana Press Inc. pp 285–326.
25. Wallace P, Cutler S, Haines A. Randomised controlled trial of general practitioner intervention in patients with excessive alcohol consumption. BMJ. 1988; 297(6649):663–668.

강현욱 • 제주대학교 의학전문대학원 법의학교실
이숭덕 • 서울대학교 의과대학 법의학교실

10

질식
Asphyxia

호흡(respiration)이라 함은 공기에 있는 산소를 섭취하여 조직과 세포로 운반하고, 산화하여 생긴 이산화탄소(CO2)를 배설하는 모든 과정을 말한다. 어떤 원인으로든 이러한 과정에 문제가 있어 조직이나 세포에 필요한 산소가 공급되지 않으면 조직과 세포는 낮은 산소분압(PO2)에 처하게 된다. 이런 상태를 저산소증(hypoxia)이라 하며, 산소분압(PO2)이 극도로 낮으면 무산소증(anoxia)이라 한다. 동시에 조직에서는 이산화탄소와 산성 대사물이 축적된다(hypercapnia & acidosis). 이런 상태에서 나타나는 장애를 넓은 의미로 질식(asphyxia)이라 한다.

I. 질식의 구분

1. 호흡 단계와 각 단계에서의 장애

인체 내에서 호흡은 여러 단계로 복잡하게 이루어지고 각 단계마다 장애가 발생할 수 있는데, 이들을 구분하면 다음과 같다.

1) 공기 중 산소를 폐포까지 흡입하고 이산화탄소를 배출하는 단계

외호흡(external respiration)이라 하며, 일반적 의미의 호흡을 말한다. 기계적인 기도(氣道) 막힘(폐색), 호흡운동 불가능, 공기 중 산소결핍, 폐확장불능 등이 원인이며, 장애가 생기면 무산소혈무산소증(anoxemic anoxia)이라 한다.

2) 흡입한 공기와 폐포혈관 사이에 가스를 교환하는 단계

빈혈이나 일산화탄소중독으로 산소와 결합한 헤모글로빈이 적어 장애가 생기면 빈혈무산소증(anemic anoxia)이 된다.

3) 혈중산소를 혈류에 따라 조직과 세포로 운반하는 단계

심장부전이나 동맥경화, 색전증 등으로 장애가 일어나면 조직에 산소를 공급할 수 없어 허혈(ischemic) 또는 울혈무산소증(stagnant anoxia)이 된다. 색전증에 의한 경우 국소적인 장애가 유발되는 경우가 많다.

4) 혈액과 세포 사이에 산소와 이산화탄소 교환

청산중독이나 마취제 등으로 세포내 호흡효소 활동이 저해되면 조직독성무산소증(histotoxic anoxia)이 된다.

2. 법의학에서의 질식

위와 같이 일반적인 의미로 질식을 정의하면 그 범위가 매우 넓어지며, 나아가 원인과 결과를 구별하지 못함으로 인해 혼란이 생길 수 있다. 예를 들어, 심장관상동맥혈전으로 생긴 심근경색증의 경우에도 넓은 범주의 질식에 포함될 수 있다. 나아가 뇌출혈로 호흡중추가 마비되어 호흡이 그치고 결국 조직에 무산소증이 유발되어 사망한 경우에는 뇌출혈이 사망원인으로 중요하고, 질식사는 될 수 없다. 이와 같이 다양하게 혼동스러운 상황들을 구분하여야 한다. 따라서 법의학 영역에서는 ① 목이 눌리거나, ② 외호흡장애로 전신적인 저산소 상태로 사망하는 경우를 질식사로 한다. 일반적으로 일산화탄소중독이나 청산중독 등의 경우와 같이 내호흡에 장애가 발생한 경우에는 화학적 질식사(chemical asphyxia)라고도 하며, 흔히 중독의 범주에 포함한다.

3. 질식사의 분류

질식사의 분류는 저자에 따라 다소간의 차이가 있다. 특히 영어권의 경우에는 질식에 대해 사용하는 'asphyxia'와 그 결과로 나타나는 'anoxia'에 대한 구분이 모호한 경우도 있어 보인다. 여기에서는 다음과 같이 구분하기로 한다.

1) 경부압박질식사(頸部壓迫窒息死, strangulation, compression of neck)

- 의사(縊死, 목맴, hanging)
- 교사(絞死, 끈조름, ligature strangulation)
- 액사(扼死, 손조름, manual strangulation)

2) 외호흡질식사(suffocation)

외호흡, 즉 대기를 흡입하여 폐포에서 가스 교환에 이르기까지의 과정에서 발생한 장애를 말한다(그림 10−1).

- 흡입 공기의 산소결핍(environmental asphyxia, exclusion of oxygen)
- 코 · 입막음(鼻口閉塞, smothering)
- 기도막힘(氣道閉塞, choking)
  - * 이물질, 재갈(gagging)
  - * 기도점막의 부종; 알러지, 염증, 외상
  - * 목 꺾임
  - * 기도 말단이나 폐포의 폐쇄
- 호흡운동의 장애
  - * 체위에 의한 질식(postural asphyxia)
  - * 흉부압박(traumatic asphyxia) 또는 복부압박(compression asphyxia)
  - * 기흉(pneumothorax) 또는 혈흉(hemothorax)
  - * 호흡근육마비; guillain−Barre syndrome, tetrodotoxin 등
- 토물, 혈액 혹은 이물질 등의 흡입

3) 화학적 질식(chemical asphyxia)

9장 중독에서 다루기로 한다.

4) 익사(溺死, drowning)

이 장의 'V. 익사'에서 다루기로 한다.

4. 질식과 인체생리

1) 질식과 주요 장기

인체의 여러 장기들 가운데 특히 뇌는 질식이나 이에

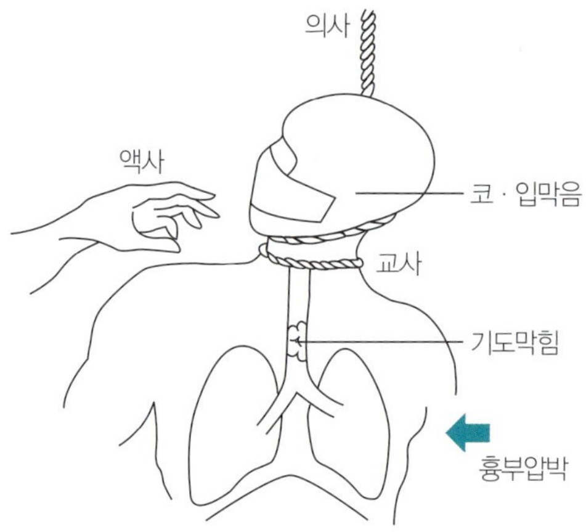

그림 10-1 다양한 질식 상황

따른 저산소증에 매우 민감하다. 만약 뇌에 저산소증이 유발된다면 매우 급격하게 정신을 잃을 수 있다. 뇌의 무게는 인체의 2%에 불과하지만 인체가 사용하는 산소의 약 20% 정도를 소모한다. 뇌는 이와 같이 산소에 매우 민감하고 모든 종류의 질식사에서 큰 영향을 받는다. 대뇌에서 저산소증에 대한 형태학적인 변화는 30~40초 정도가 지난 시점에서야 비로서 관찰할 수 있다. 한편 심장의 기능은 호흡이 정지한 이후에도 수 분 동안 지속한다. 따라서 심장이 갑자기 멈추었다고 함은 질식이 수 분 이전부터 지속되었음을 의미한다.

2) 질식의 과정

질식하면 주로 무산소증(anoxia)에 의한 마비작용과 과탄산증(hypercapnia)에 의한 자극작용이 합쳐서 중추신경계에 작용하여 증상이 나타나게 되는데, 대략 다음과 같은 과정을 거친다.

(1) 전구기[前驅期(무증상기; 無症狀期)]

공기 흡입이 차단되어도 1~1.5분 정도는 아무 증상 없이 지나간다. 개인차가 있으며, 훈련으로 연장할 수 있다.

(2) 호흡곤란기와 경련기

가. 흡기성 호흡곤란기

혈중 O_2가 감소하고 CO_2가 증가하면 과탄산증으로 호

흡중추가 자극되며 호흡은 얕고 빨라져서 흡기성 호흡곤란이 나타난다. 얼굴에 청색증(cyanosis)을 보이고 고통스러워하며 곧 의식을 잃는다. 이 기간은 1~1.5분 정도이다. 만약 공기 중에 산소가 결핍된 상태에서 발생한 질식이라면 호흡을 함으로써 과탄산증에 의한 증상은 나타나지 않고 저산소증에 빠질 뿐이므로 호흡곤란의 정도가 덜할 수 있다.

나. 호기성 호흡곤란과 경련기

호흡근육, 특히 속늑골사이근(internal intercostal muscle)처럼 들숨운동을 하는 근육의 수축이 강해지므로 호기성 호흡곤란이 된다. 동시에 전신 골격근도 경련을 보이는데, 처음에는 간헐성(clonic)이나 곧 강직성(tonic) 전신경련이 따른다. 반궁긴장(opisthotonus)을 보일 수도 있다.

축적된 CO_2가 혈관중추를 자극하고, PO_2가 저하하면 목동맥소체(carotid body)를 통한 교감신경 흥분, 아드레날린 분비 등으로 혈압이 올라간다. 한편 미주신경(vagus nerve)이 자극되어 심장박동이 느려지고, 동공이 축소하며, 침을 흘리는 증상들이 나타난다. 장 운동이 항진되어 대변이 나오고, 방광이 수축하여 소변을 보며, 음경이 발기하고, 사정하는 경우도 있다. 이 기간은 몇 초에서 십여 초이다.

(3) 호흡정지기(假死期)

전신 경련은 그치고 근육이 이완하며, 혈압은 낮아진다. 호흡중추기능이 차츰 약해지므로 호흡은 얕고 느려진다. 기간은 1~2분이다.

(4) 종말호흡기

호흡운동은 발작하듯 몇 번 깊은 들숨(흡식)과 날숨(호식)을 반복하지만 차츰 약해지고, 간격은 길어지다가 정지한다. 이를 헐떡호흡(grasping respiration)이라 하며, 하위 호흡중추에 의한 호흡으로 생각된다. 전신 반사기능이 없어지고, 동공이 확대하며, 심장박동은 호흡이 멈춘 다음 몇 분 이내에 정지한다. 질식이 일어나는 전체 과정은 5~8분 정도 걸린다. 심장박동이 있으면 인공호흡으로 소생할 수도 있다.

(5) 지연성 질식(prolonged asphyxia)

기도폐색이 완전하지 않거나 짧은 기간이었던 경우에 호흡이 다시 돌아오고 어느 정도 시간이 지나서 갑자기 사망하거나 심한 폐부종이 생겨 사망할 수도 있다.

II. 질식사의 진단

1. 질식과 관련한 변화

질식의 결과는 저산소증의 결과라고도 할 수 있는데, 인체에서 이와 관련하여 나타나는 형태학적인 변화는 뚜렷하지 않다. 한편 내인성 급사의 경우에도 유사한 소견이 관찰될 수 있다. 그리고 어떤 경우에는 저산소증이 나타나 형태학적 변화를 보이기 이전에 사망하는 경우들도 있다. 따라서 질식사에서 관찰되는 것들은 질식과는 직접 관련이 없는 소견일 수도 있다. 이는 원인과 결과에 따른 형태학적인 변화를 비교적 뚜렷하게 관찰할 수 있는 손상의 경우에서와는 다른 점이다.

따라서 질식사를 단지 한두 소견만으로 진단할 수 있는 것은 아니며, 결국 질식사를 진단하기 위해서는 다음과 같은 점들을 고려한다.

① 다음에서 설명하는 질식사의 징후들을 포함하여 관찰되는 소견들이 질식사로서 모순이 없는지 확인한다. 그러나 이들 소견은 질식사 주검에 절대적일 수는 없다.

② 질식을 일으킨 외부원인의 흔적이(예를 들어, 경부압박의 경우 목에서 관찰되는 삭흔이 이에 해당한다), 상황에 합당한지 확인한다. 이와 같은 소견들은 질식사를 세부적으로 감별하는 기준이 되기도 한다.

③ 다른 원인으로 사망하였을 가능성이 없는지를 다시 확인한다.

④ 주변상황을 참작한다. 특정 사망이 질식사라고 확정하기 위해서는 신중하여야 한다.

2. 질식사에서 흔히 관찰되는 소견

여러 소견들이 흔히 급성 질식사에서 관찰되는데, 이들 가운데 '질식사의 3대 징후'는 다음과 같다.

① 심장 안의 검붉은 유동혈
② 내부장기의 울혈
③ 결막 및 점막, 혹은 장막 밑의 점상출혈

그러나 이들 징후만으로 질식사를 진단할 수 있다는 의미는 아니며, 내인성 급사의 경우에도 유사하게 관찰될 수 있다.

1) 질식사에서의 외표 소견

(1) 얼굴 울혈

얼굴에 울혈이 심하게 나타나 경우에 따라서 부은 듯 보일 수 있다. 울혈 정도는 사망 후에 시체가 놓인 상태, 즉 시반이나 혈액침강(hypostasis)과 관계된다. 다만 양쪽 목이 완전히 눌린 전형적 완전의사에서는 창백할 수 있다. 이러한 울혈이 있는 경우라도 목을 매단지 얼마 경과하지 않은 시간 안에 사람을 내리게 되면 이러한 소견들은 곧 사라지게 된다. 그러나 수 시간이 경과하면 색조는 고정되게 된다(그림 10-2).

(2) 결막의 점상출혈

눈꺼풀과 안구결막에 점상출혈이나 출혈반이 생긴다

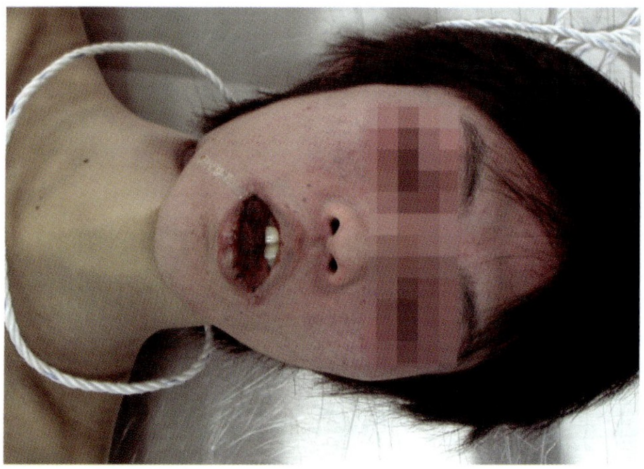

그림 10-2 안면부 울혈

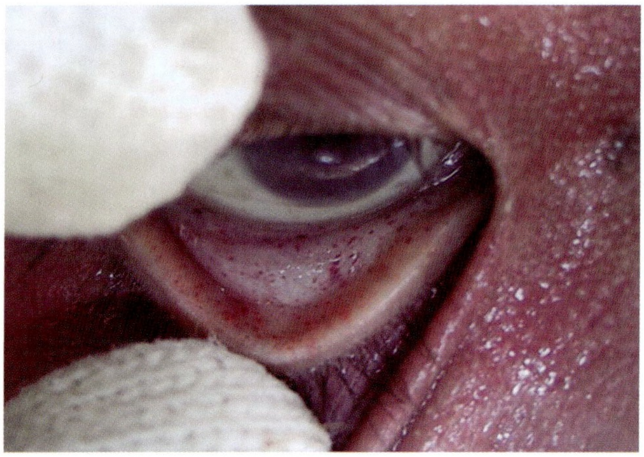

그림 10-3 결막 일혈점

(그림 10-3). 상황에 따라 이러한 소견들이 경우에 따라서는 결막뿐 아니라 얼굴 피부에도 생길 수 있고, 이는 특히 영유아에서 흔하다. 흔히 경부나 얼굴을 압박하거나 흉부를 강하게 압박하는 경우에 잘 생기는데, 경우에 따라서는 코점막이나 외이도에서 출혈이 동반될 수 있다. 한편 익사, 비닐봉지를 뒤집어 써 발생하는 질식사, 산소가 없는 상황에서의 질식사 등에서는 점상출혈이 잘 발생하지 않는다. 얼굴에서 발생하는 점상출혈은 중요하여, 얼굴이 아래쪽으로 향하는 등 이와 같은 소견이 나타날 상황이 아니라면 경부압박 등 이를 설명할 만한 원인을 찾도록 노력하여야 한다.

(3) 시반

시반은 빠르게, 넓게, 뚜렷하게 생긴다. 검붉은 색이나 적자색이다. 급성 질식사에서 혈액은 유동성이므로 혈관 안에서 쉽게 이동하기 때문이다.

(4) 대소변의 실금, 정액의 누출

경련기에 근육수축으로 생기는데, 질식사에 특이적이지는 않다.

(5) 질식을 일으킨 상황과 관련된 흔적

예를 들어, 목매단 주검이나 교살(絞殺)에서는 목에 끈 자국을 볼 수 있다. 이러한 소견들은 질식을 감별하는 데 중요하다.

10

2) 내부 소견

(1) 검붉은 유동성 혈액

급성 질식사에서 혈액은 검붉고 응고하지 않아 유동성을 유지한다. 산소 공급이 모자라 무산소 상태가 되고 이산화탄소가 증가하므로 산소와 결합하지 않은 헤모글로빈이 많아지기 때문에 검붉게 보인다. 한편 사망 후에 일단 혈액이 응고하더라도 빈사기(agnoal stage)에 혈관에서 유리된 플라스미노겐활성제(plasminogen activator)에 의해 섬유소용해효소(plasmin, fibrinolysin)가 만들어져 응고혈액에서 섬유소용해(fibrinolysis)가 일어나기 때문에 유동성을 유지하는 것으로 이해되고 있다. 또한 질식과정에 혈액으로 분비된 카테콜아민도 섬유소용해 능력이 있으므로 함께 관여할 것으로 생각된다. 이와 같은 현상은 질식사에 고유한 현상은 아니고 다른 원인으로 급사한 경우에도 볼 수 있다.

(2) 내부장기의 울혈

특히 폐에서 울혈이 심하다. 질식 과정이 길고, 더욱이 경련이 강하고 길면 울혈은 심하게 나타나고 출혈성 폐부종이 생길 수도 있다. 그 밖에도 간, 신장, 뇌 등에서 심한 울혈을 볼 수 있다. 점상출혈과 같이 정맥이 막힘으로써 발생하는데, 점상출혈의 경우보다 더 비특이적이다. 경부압박의 경우에서는 혀에서 두드러진다. 정맥막힘이 지속되면 부종이 유발될 수 있다. 부종은 조직액이 모세혈관벽을 지나 유출되는 것으로 유발된 저산소증이 모세혈관의 투과성을 높여 부종 발생에 기여한다. 다만 다른 원인에 의해 유발된 전신성 저산소증의 경우에는 이와 같은 부종은 잘 발생하지 않는다.

한편 울혈 이후 청색증이 따를 수 있는데, 청색증은 사후 발행한 혈액침하에 의해 가려질 수 있고, 나아가 혈액침하를 청색증으로 오인할 수도 있다. 사후 청색증의 의미는 일률적이지 않다.

(3) 장막(漿膜, serosa)과 점막(粘膜, mucosa)의 점상 출혈

장막이나 점막 밑에 점상출혈이 관찰되는 경우가 많다. 폐에서는 엽끼리 접하는 부위, 심장에서는 관상동맥 부근이나 대동맥 기시부위 뒷면, 가슴샘(thymus) 들에서 흔히 볼 수 있다. 그 밖에도 신우(신장깔때기, renal pelvis), 방광, 인두, 성대문아래공간(infraglottic cavity) 점막에 잘 생긴다. 흉부 장막에 비해 복부 장막에서는 잘 나타나지 않는다. 점상출혈은 일반적으로 정맥 내 혈압이 갑자기 증가하면서 발생한다. ① 에피네프린(epinephrine)의 과다한 분비에 의한 혈압 상승, ② 저산소증에 따른 작은 혈관벽 손상에 따른 투과성 증가, ③ 작은 혈관들이 연축(攣縮, twitch) 등도 기여하는 것으로 생각하는데, 이들 효과는 그렇게 크지 않은 것으로 이해되고 있다. 가슴 장기에서 보이는 출혈은 흉막강내압이 급격히 떨어지는(음압) 것도 영향을 주는 것으로 알려져 있다. 질식사 말고도 인, 뱀독, 비소, 알코올의 급성 중독이나 패혈증에서도 볼 수 있다.

3) 현미경적 소견

산소결핍에 가장 민감한 것은 신경세포로서, 5분 안에 퇴행성 변화를 보일 수 있다. 신경세포의 호산성과 더불어, 핵농축(pyknosis)이나 핵용해(karyolysis)가 관찰된다. 폐에서는 모세혈관과 정맥이 확장되어 울혈을 보이며, 폐포사이중격이 터지고(폐기종, emphysema), 출혈이 보일 수 있다. 심장에서는 근육층 간질에 부종과 울혈, 국소적인 근육섬유괴사를 볼 수도 있다.

그러나 조직학적으로 질식사를 진단하려는 여러 노력들이 있었음에도 불구하고 아직 확정적으로 진단적인 가치를 가진 특징적인 소견들이 뚜렷하지는 않다. 이러한 상황에는 질식에 대한 개념이 명확하지 않고 서로 구분되지 않는다는 점들도 기여한 바 있다. 따라서 질식의 개념을 좀 더 구체적으로 규명하고 세포학적인 수준으로의 연구를 진행하여 형태학적인 변화를 좀 더 체계적으로 규명하면 발전의 여지들이 없지 않기는 하다. 다만 저산소증에 대한 효과가 형태학적으로 나타나기 위해서는 어느 정도의 시간이 소요될 것으로 보이고 이러한 변화들이 법의학 실무에서 어떻게 이용될 수 있을 것인지는 좀 더 연구가 필요해 보인다. 그리고 사전기(死戰期) 변화와의 구별은 항상 유의하여야 한다.

Ⅲ. 경부압박질식사

경부압박질식사는 압박의 도구나 방법에 따라 목을 매달아 사망에 이르는 의사, 끈을 이용하여 목을 졸라 사망에 이르는 교사, 끈 이외의 것으로, 주로는 손을 이용하여 목을 졸라 사망에 이르는 액사 등으로 나눌 수 있다. 이들은 상황에 따라 사망의 종류에 차이를 보일 수 있어 법의학적으로 이들을 구분하는 것이 종종 문제가 된다.

1. 경부압박에서 사망에 이르는 기전

1) 공기 흐름의 장애

경부를 압박하게 되면 기도나 기관의 직접적인 폐쇄뿐만 아니라 기도를 위쪽으로 들게 되어 후두가 혀뿌리에 의해 눌려 닫히게 된다. 보고에 따르면 기관지가 폐쇄되기 위해서는 약 15kg 정도의 힘이 가해져야 하는데, 이는 경부혈관 폐쇄에 필요한 외력의 것보다 크다. 기도가 막히는 경우에는 "air hunger"와 같이 격렬한 반응을 유발한다. 다음에 설명하는 전형적 의사에서는 끈이 혀뿌리(root of tongue)를 뒤-위쪽(인두 뒷벽)으로 압박하여 기관을 완전히 막는다. 경우에 따라서 비전형적 의사에서도 후두나 기관이 막힐 수는 있다. 그렇지만 기관절개술(tracheostomy)을 받은 사람이 기관절개구멍보다 낮게 목을 매 자살하거나, 흔히 기도 속에서 위 내용물이 관찰되는 것으로 보아 기도막힘은 보조 역할인 것으로 생각된다.

2) 경부정맥의 폐쇄

약 2kg 정도의 힘이 가해지면 경부정맥이 막힌다고 하였다. 이와 관련하여 얼굴 울혈, 점상출혈, 청색증 등이 나타난다. 그러나 어느 정도 오랫동안 압박이 유지되면 울혈 등의 소견이 나타날 것인지에 관한 보고는 확인할 수 없었다.

척추정맥은 목 근육들 사이에 깊이 있거나(external vertebral plexus) 척추 속에 들어 있어(internal vertebral plexus) 막히는 일이 드물다. 인후 주변이나 척추 주변에 있는 근육과 조직에 생긴 출혈은 외력에 의한 직접적인 결과라기보다는 정맥얼기(venous plexus)가 심하게 늘어나거나 터져 생긴 출혈인 경우가 많다.

경부정맥은 매우 적은 힘으로도 막힐 정도여서 누워 있는 상태에서 머리에 의한 무게만으로도 혈류에 지장이 있을 수 있다. 특히 어린아이의 경우 여러 다양한 상황에서 질식이 유발될 수 있고, 성인에서는 알코올이나 약제에 의해 진정된 상태에서 이런 상황이 발생할 수 있다.

3) 경부동맥의 폐쇄

동맥의 경우 정맥에 비해 깊은 부위에 위치하며 혈관벽이 두텁고 탄력이 있기 때문에 정맥에 비해 막히기 어렵다. 목동맥(carotid artery)은 약 5kg, 척추동맥(vertebral artery)은 약 30kg의 힘으로 막힌다. 만약 양쪽 혈관이 막히게 되면 곧바로 의식소실이 발생하게 되며, 경부동맥 폐쇄가 4분 이상 지속된다면 대뇌 저산소손상이 유발된다. 어느 정도 시간이 지속되면 손상이 발생할 것인지와 관련하여 폐쇄의 정도 등 사건 상황이나 개인에 따라 다소간의 차이가 있을 수는 있다.

4) 신경자극

압수용체(baroreceptor)를 자극하는 경우 심장박동이 느려지거나 심한 경우에는 심정지가 발생할 수 있다. 이 기전은 미주신경과는 구별되는 신경반사궁을 따라 발생하게 된다. 그러나 어느 정도의 힘이 가해지면 신경자극에 의한 사망이 유발될 것인지 객관화한 자료는 알려지지 않았다. 한편 뚜렷한 객관적인 증거는 확인하기 어렵지만 흔히 공포, 심한 몸싸움 그리고 알코올 등의 약물과 관련하여 이와 같은 기전의 민감도가 증가한다고도 한다. 그리고 이러한 과정에서 분비된 카테콜아민은 자극에 대한 심근의 민감도를 증가시킨다고 한다. 이러한 과정이 진행하면 매우 빠른 시간 안에 사망에 이를 수 있다.

경부를 직접 가격하게 되면 이와 같은 반사성 심장억제기전이 작용하게 된다. 한편 하인두(下咽頭, hypopharynx)나 후두는 특히 예민한데, 음식물이 끼인 경우나 갑자기 찬물과 접촉하게 되어도 사망할 수 있다. 정소나 자궁경부 역시 유사한 기전으로 심장억제에 의한 사망을 유발할 수 있다. 경부압박에서 각각의 기전이 어느 정도로 발생하는가와 관련하여 정확한 통계를 확인하기는 쉽지 않다. 한 보고에 따르면 반수 약간 넘는 수치에서 울혈 등의 전형적인 소견이 관찰되지 않았고, 아마도 신경자극과 관련하여 사망할 것이라고 하였다.

2. 의사(縊死, Hanging)

목에 두른 끈을 체중 또는 그 일부의 힘으로 졸라 목이 압박되어 사망에 이르는 것을 말한다.

1) 끈(삭상물, ligature)과 고리(올가미, loop)

목을 매는 끈으로는 빨래줄, 포장끈, 허리띠, 구두끈, 넥타이, 밧줄, 철사, 전기 코드, 새끼줄처럼 목에 걸기 쉽게 부드럽고, 적당히 길며, 체중이 걸려도 끊어지지 않을 정도로 질긴 것을 사용한다. 일상생활에서 쉽게 구할 수 있는 것을 고르는 경우가 많다. 경우에 따라서는 천을 길게 찢어서 사용하거나 다른 끈을 이어서 쓰기도 하며, 벌어진 나뭇가지 사이에 목을 걸기도 한다. 목을 맨 끈에 매듭을 만들지 않고 목을 건 것을 열린고리(open loop)라 하고, 매듭을 만든 것을 매듭고리(knotted loop, 혹은 닫힌고리, closed loop)라고 한다. 매듭고리로는 한 쪽이 미끄러지도록(slip knot, hangman's knot, 활강계제) 만든 것이 많은데, 경우에 따라서는 고리의 크기가 고정된 것(고정계제)이 사용되기도 한다.

목에는 끈과의 접촉에 의한 표피박탈(삭흔)이 생기게 되고, 의사의 경우에는 이를 의흔이라고 한다. 일반적으로 열린고리의 경우에는 끈이 목과 접촉하지 않는 부분이 생기게 되며, 고정계제의 경우에는 현수점을 중심으로 들리는 부위를 쉽게 관찰할 수 있다. 이에 비해 활강계제의 경우에는 체중이 걸림에 따라 끈이 목과 바로 접촉하게 되므로 이러한 변화가 뚜렷하지 않을 수 있다.

2) 종류

(1) 매단 점(懸垂點)에 따라 전형적 의사와 비전형적 의사로 구분

현수점 또는 매듭이 목뒤쪽 중앙에 위치하는 경우를

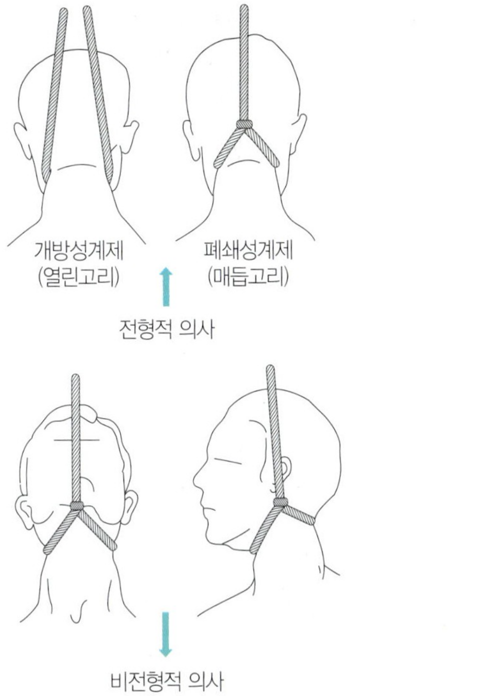

그림 10-4 의사의 구분

전형적 의사(typical hanging)라 하며, 그 이외의 경우를 모두 비전형적 의사(atypical hanging)라고 한다(그림 10-4). 비전형적 의사의 경우 동맥혈류의 차단이 불완전한 반면 정맥혈류가 막히게 되어 얼굴 등에 울혈이 유발되는 경우가 많다. 이에 비해 전형적인 의사에서 양쪽 대뇌로의 혈류가 갑자기 중단되는 경우, 얼굴은 창백해질 수 있다. 이때 얼굴의 울혈이나 결막의 일혈점 등은 관찰되지 않는다. 매단 점은 목옆이 가장 많고 그 다음이 목뒤, 목앞 순서이다(그림 10-5, 10-6, 10-7).

(2) 신체의 일부분이 땅 등과 접촉하였는지의 여부에 따라 완전의사와 불완전의사로 구분

완전의사(complete hanging)는 몸 전체가 공중에 떠 있

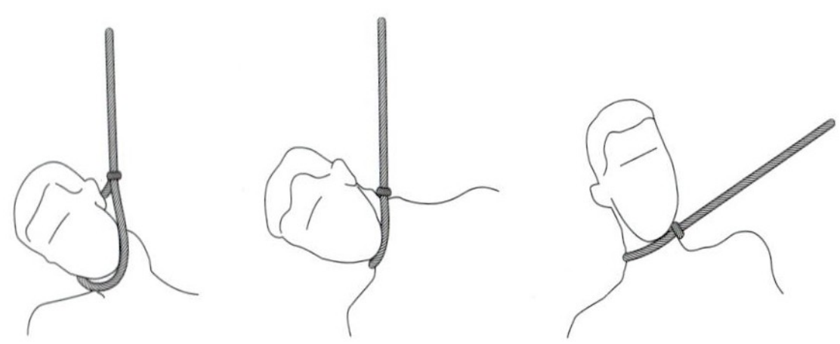

그림 10-5 비전형적 의사

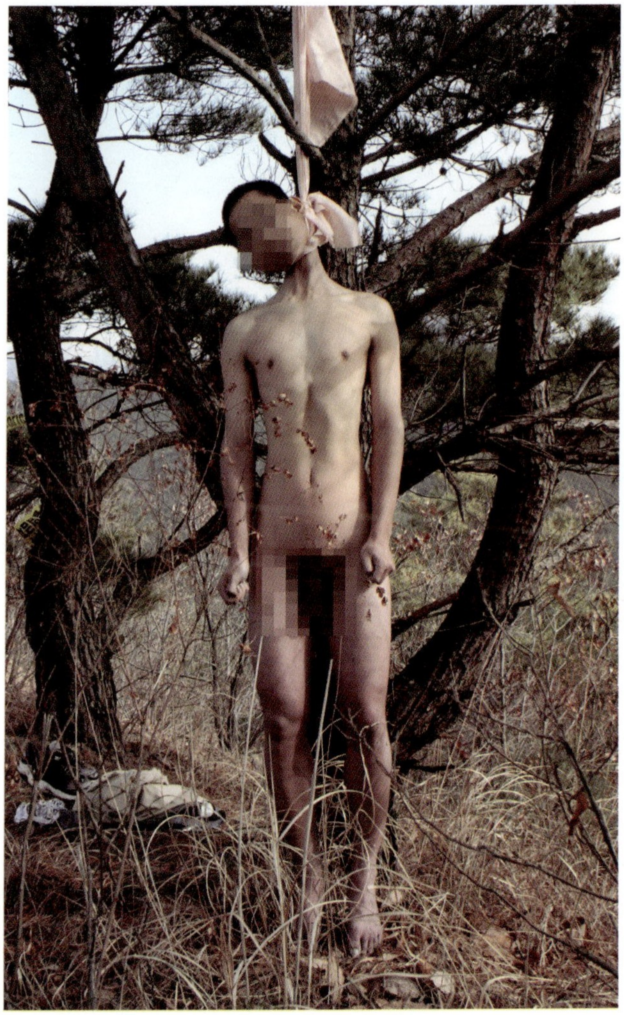

그림 10-6 목옆의 매단 점

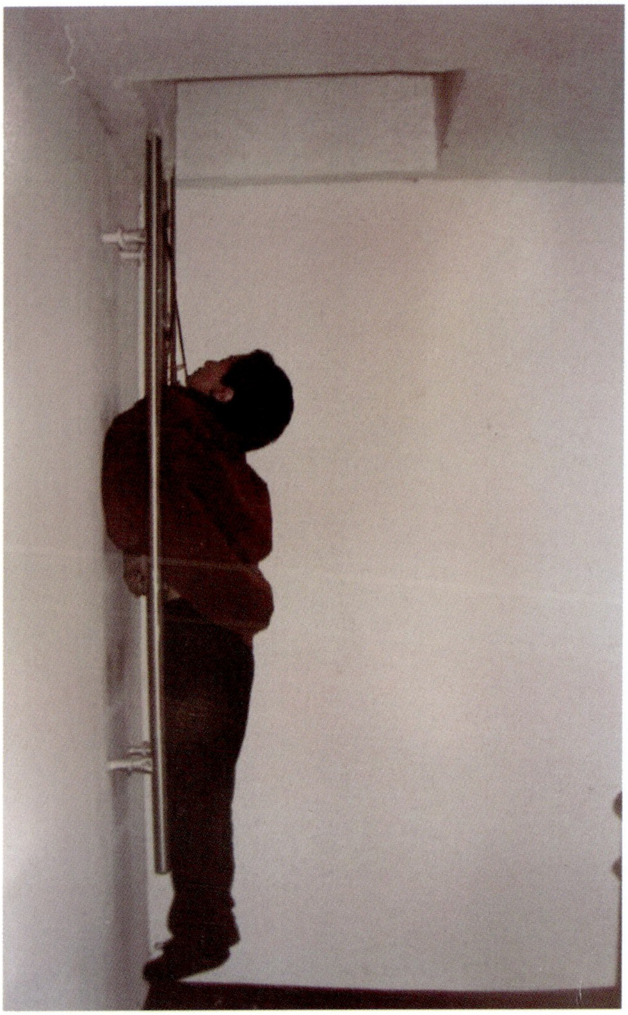

그림 10-7 목앞의 매단 점

어 목에 체중이 모두 걸리는 경우로, 경부혈관 등에 가해지는 압력이 커 혈류가 완전히 차단되어 창백하게 관찰된다. 이에 비해 불완전의사(incomplete hanging)의 경우에는 경부동맥혈류를 완전히 차단할 정도의 힘이 걸리지 않으므로 얼굴에서 울혈을 관찰할 수 있는 경우들이 있다. 이때 눈 주위 조직에 부종, 울혈이 유발되어 단단하게 만져지고 약간 돌출될 수도 있다. 약 50%의 자살예에서 일혈점, 얼굴 울혈이 관찰된다고 한다. 무릎이 지면에 닿아도 몸무게의 20%가 걸리고 머리 무게만도 5kg 정도이므로 서서, 앉아서, 심지어 엎드린 자세에서도 사망에 이를 수 있다. 완전의사에서는 높이 올라서야 하므로 주변에 발판, 의자, 사다리처럼 밟고 올라선 물체가 있는 경우가 많다.

(3) 사망기전–교수형

의사에서는 일반적으로 목 혈관의 압박이나 목신경에 대한 자극으로 사망하는 경우가 많다. 의사는 액사와 많은 소견을 공유하지만 울혈보다는 창백하게 관찰되는 경우가 흔하고, 이는 사망에 이르는 기전이 다름을 나타낸다. 즉, 신경 반응이 좀 더 중요하게 작용함을 시사한다. 목에 압박이 가해진 지 10초 정도가 지나면 의식을 잃고, 수 분 이내에 사망한다고 한다. 그러나 특정 사례에서 어떠한 기전이 중요하게 작용하였는지를 구별하여 판단하기는 어렵다.

교수형은 갑작스럽게 사람의 몸이 떨어지다가 멈춤으로 인해 경추골절이 유발되어 경수손상으로 인해 곧 사망하도록 고안되었다. 경수손상은 신체가 떨어지는 거리에

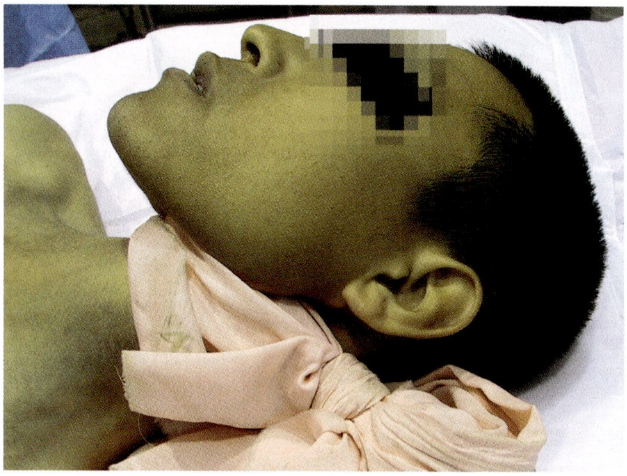

그림 10-8 의흔(끈 제거 전)

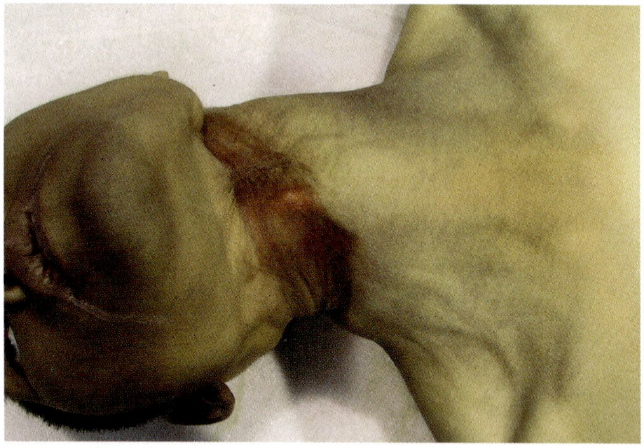

그림 10-9 의흔(끈 제거 후)

비례한다. 실제 교수형을 당한 사람들이 묻힌 곳을 발굴한 결과 경추에서 다양한 형태의 골절이 발견되었다. 경수손상이 유발되면 대뇌의 기능은 곧 멈추게 되나 심장박동은 저산소증에 의한 효과가 나타날 때까지 20여 분 정도까지 지속할 수 있다고 한다. 자살에 의해서는 교수형과 같은 경추손상이 발생하는 경우가 그렇게 많지 않다고 한다. 추락의 높이가 그렇게 높지 않기 때문이다.

(4) 외부 소견

의사를 포함하여 경부압박질식사의 경우에는 목에서 경부압박을 유발한 끈 등과의 접촉에 의한 표피박탈(索痕)이 생기게 되는데, 경부압박질식사를 구분하고 사망상황을 확인하기 위해 삭흔을 자세히 관찰하는 것은 매우 중요하다. 삭흔의 관찰은 사망상황을 고려하여 삭상

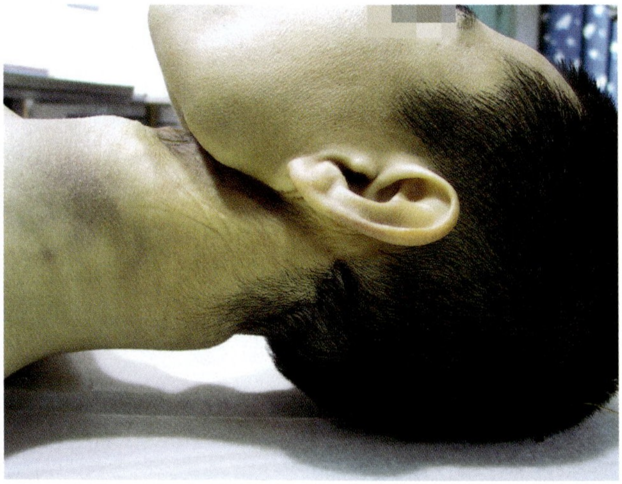

그림 10-10 의흔(끈 제거 후)

물과 비교 관찰하는 것이 중요하여 다른 상황에서 생긴 것이 아닌지를 확인하여야 한다. 예를 들어, 입고 있던 의복에 의해 혹은 피부가 국소적으로 끌려 올라가는 과정에서 자국이 생길 수 있고, 나아가 반항을 하는 과정에서 손 등에 의해 표피박탈, 피하출혈 등이 생길 수 있다. 두 줄의 삭상물을 사용한 경우에는 삭상물 사이에 끼여 선상 피하출혈이 생기는 경우도 있다.

한편 삭흔은 시간이 얼마 경과하지 않은 시점에서는 건조가 진행된 경우와는 달리 뚜렷하지 않을 수 있다. 그리고 매우 부드러운 물건을 사용한 경우에는 잘 나타나지 않을 수 있다. 이에 비해 매우 가는 끈을 사용한 경우에는 피부 안쪽으로 파고 들 수 있다.

가. 의흔(縊痕, 목맨자국, hanging mark)

일반적으로 의사에서 ① 끈자국은 현수 위치의 반대쪽에 가장 강하고, ② 목의 윗부분(설골과 갑상연골 사이)을 지나며, ③ 턱뼈각(下顎角)과 귀밑을 지나, ④ 비스듬히 위로 끌려 올라간 흔적(inverted "V")이 있고, 이러한 경향은 특히 활강계제를 사용하지 않은 경우에 뚜렷하다(그림 10-8, 10-9, 10-10). 그리고 매단 점 부근에서는 의흔이 없는 수가 많다. 그러나 의흔은 상황에 따라 일률적이지 않아 엎드리거나 앉아서 윗몸이 앞으로 기울어지고 매단 점이 뒤에 있으면 끈자국 전체가 수평일 수 있어 교사(絞死)와 감별이 필요하다.

의흔으로 끈의 구성, 방향, 위치, 매듭의 모양, 매단 위

치 등을 확인하고 이를 현장 자료들과 비교하는 것이 중요한데, 이를 위해 매듭을 풀지 않은 상태에서 끈을 보존하고, 끈을 제거하기 이전의 것과 이후에 각각 사진을 촬영하여 보관하여야 한다.

나. 표피박탈 또는 피하출혈

의사의 경우 일반적으로 삭흔 이외에 별다른 손상을 관찰하기 어렵다. 다만 체중이 걸리는 순간 끈이 이동하면 표피박탈이 생길 수 있고, 이 경우 표피박탈의 방향은 중력의 반대 방향이다. 혹은 주변 물체와 접촉하여 의흔이 둘로 보인다거나 삭흔과는 별개로 표피박탈 혹은 피하출혈 등의 손상이 관찰될 수 있다. 특히, 삭흔 주위의 손톱자국 등은 액흔과 감별하여야 하며, 타인에 의한 가해근거로 단정할 수 없다.

다. 얼굴의 창백 혹은 울혈

몸무게의 전부 또는 일부가 동맥과 정맥을 같이 막게 되면 얼굴로 가는 혈류가 차단되어 창백하게 보이고, 일반적으로 완전 전형적 의사에서 이러한 소견을 볼 수 있다. 만약 정맥만 막히게 되면 얼굴에 울혈이 유발되고 결막에 점상출혈 등을 관찰할 수 있다. 일혈점은 약 1/4의 경우에서 관찰된다고 하는데, 울혈이 없는 상태에서도 보일 수 있다고 한다. 한편 귀나 코 주위에서 혈성액체가 나올 수 있고, 심한 경우에는 고막이 파열될 수도 있다. 이는 직접적인 외력에 의한 것은 아니며, 주위 혈류가 몰려 발생한 것이다.

라. 시반

혈액침하에 의해 시반이 팔과 하반신에 생길 수 있고, 점상출혈의 형태로 나타날 수도 있다(Tardieu's spot). 시반은 수 시간이 지나면 다리에 생길 수 있는데, 시반이 고정되기 이전에 시체를 누이면 생겼던 시반의 상당 부분 혹은 모두가 다시 정상적인 위치로 이동할 수 있다.

마. 혀돌출

끈이 일반적으로 교사 때에 비해 높은 위치에 존재하고, 이때 삭상물이 혀뿌리 부위를 누르므로 이러한 압력이 지속적으로 진행되면 혀끝이 돌출할 수 있다. 다만 모든 의사에 있어 혀가 돌출하는 것은 아니며, 삭상물이 걸린 위치가 높지 않다거나 목을 매단 직후 삭상물이 제거되었다면 혀끝이 나오지 않을 수 있다. 한편 신체의 일부분이 지면에 닿은 경우에는 의흔이 낮은 위치에 형성될 수 있다.

바. 대소변이나 정액 배설

비특이적 소견으로 특정 사망원인이나 사망의 종류와는 무관하다.

10

(5) 내부 소견

별다른 소견이 관찰되지 않는 경우도 흔하다. 연부조직출혈은 약 20~30% 정도에서 관찰되고, 후두골절은 약 35~45% 정도에서 관찰된다고 한다.

가. 끈자국 부위의 피부출혈, 근육출혈

일반적으로 교사에 비해 약하거나 없다. 출혈은 생활 반응으로 살아 있을 당시 목을 맨 근거로써 매우 중요하다.

나. 설골큰뿔, 갑상연골의 위뿔골절

그리 흔하지는 않지만 의사에서도 가능하다. 한편 높은 곳에서 추락하면서 의사가 형성된 경우에는 안쪽 손상이 두드러질 수 있다. 갑상연골판이나 윤상연골(cricoid cartilage)의 골절은 매우 드물다.

다. 목동맥속막에 가로지른 얕은 열창

경동맥 안쪽 내막의 열창이, 종종 경동맥동 부위에서 관찰되기도 한다. 이와 같은 소견은 끈을 중심으로 동맥이 끌림으로 인해 발생하는 것으로 알려져 있는데, 다른 원인으로 사망에 이른 후 시체를 매달았을 때에는 나타나지 않으므로 의사 진단에 매우 유용하다. 의사예의 약 5% 정도에서 관찰된다고 한다(그림 10-11).

라. 빗장뼈 기시부 목빗근출혈

목에 강한 힘이 작용하는 경우 목빗근이 과도하게 당겨짐으로 인해 빗장뼈 기시부에 출혈이 나타날 수 있다. 생활 반응의 하나로 생전에 목을 맨 근거가 된다(그림 10-12).

마. 이외

위에서 설명한 질식사와 관련한 일반적 소견들을 흔히 볼 수 있다. 한편 생전에 끈에 의해 경부압박이 가해지면

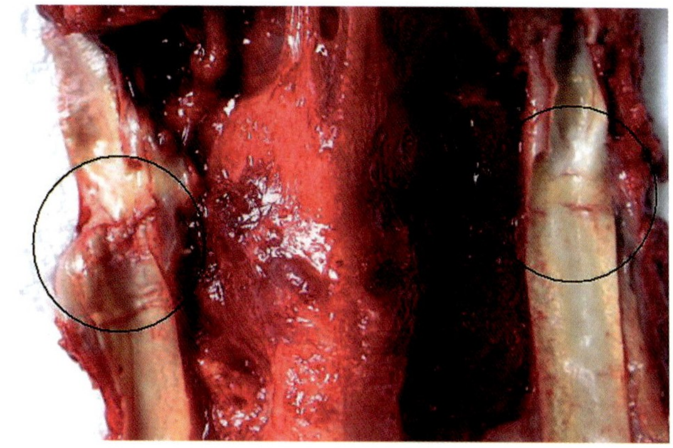

그림 10-11 목동맥속막열창

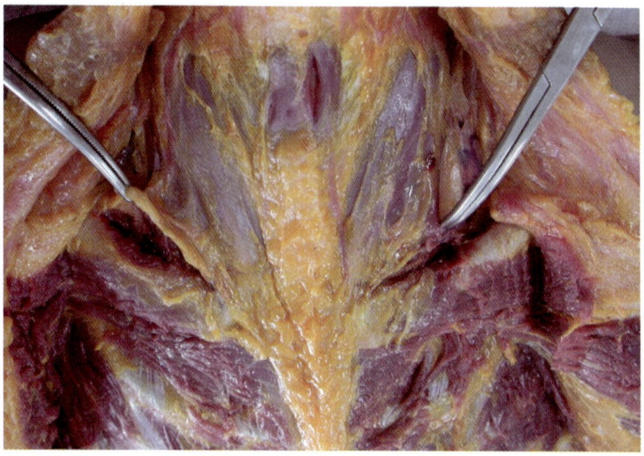

그림 10-12 빗장뼈 기시부 목빗근출혈

피부 아래쪽의 탄력섬유에 단열이 유발되어 나선형으로 달리는 등 주행이 불규칙해지고 배열이 어지럽게 된다. 이에 비해 사후 압박의 경우에는 단열이 뚜렷하지 않고 주행 및 배열이 비교적 규칙적이다. 이와 같은 압흔 반응은 흔히 Weigert 염색법을 이용하여 탄력섬유를 염색, 관찰한다.

(6) 사망의 종류

의사의 경우 대부분은 자살이다. 상황에 따라 손목에 주저흔이 있을 수 있고, 경우에 따라 스스로 손이나 다리를 묶을 수 있으며, 사망 직전에 손으로 끈을 풀거나 막으려다 손이나 목에 상처가 생기기도 한다.

드물게 사고사의 형태로 나타날 수 있다. 성적 행위가 개입되었다거나 공사 현장에서, 나아가 어린아이들의 경우에 우연히 옷이 걸림으로 인한 사고사의 형태로 나타날 수 있다. 실제 미끄럼틀을 타고 내려오다가 손잡이 사이에서 발생한 경우, 컴퓨터 책상 근처에서 놀다가 마우스 줄에 목이 감겨 의자 밑에 엎어져 있는 상태로 발견된 경우 등이 보고되었다.

아주 드물게 타살이 가능하다. 이때 가해자와 상대방의 크기나 힘의 차이가 현저해야 한다. 약한 피해자의 경우에는 소위 '돌부처 매기'의 형태로 가능하며, 약물이나 술의 중독 상태, 또는 손상 후 의식이 없는 상태의 경우에는 억압 등의 과정 이후 발생할 수 있다. 이런 경우에는 억압 등의 흔적을 확인할 수도 있다.

(7) 위장의사의 감별

실제 다른 원인으로 사망에 이르게 한 후 이를 감추기 위해서 목을 매다는 소위 '위장의사'의 경우는 그렇게 흔하지는 않다. 다만 이러한 상황이 발생할 수 있음을 유의하여 항상 조심해야 하며, 특히 교사와 같이 끈을 이용하여 경부를 압박한 경우에 구별이 중요하다. 다음과 같은 점들이 이를 판단하는 데 도움이 된다.

- 현장에서 스스로 목을 맬 수 있음을 확인하는 것이 중요하다. 일반적으로 집이나 직장 등 자기가 친숙한 환경을 흔히 선택하며, 위장의사의 경우에는 범죄를 은폐할 목적으로 현장을 과도하게 꾸미는 경향이라고 한다.
- 현수점을 면밀하게 관찰하는 것은 중요하다. 위장의사에 있어서 의사의 경우에서 보다 심한 흔적을 남기는 것이 일반적이다.
- 의사의 경우에서는 여러 다양한 체위에서 사망에 이를 수 있는데, 위장의사의 경우에는 완전의사의 형태를 띠는 경우가 흔하다고 한다. 한편 완전의사의 경우에는 목을 매기 위해 디딜 수 있는 받침대가 있는지 여부가 감별에 도움이 될 수 있다.
- 삭흔과 관련하여 끈과의 일치 여부를 확인하는 것은 중요하다. 스스로 목을 맨 경우에는 끈과 피부 사이에 이물을 보지 못함에 비해 위장의사의 경우에는 끈과 일치되지 않는 또 다른 삭흔을 보며, 이물을 보는 경우도 흔하다.
- 앞에서 설명한 압흔검사가 도움이 될 수 있다.

- 삭흔과 유사한 소견들이 여러 간섭 현상에 의해 유발될 수 있음을 주의하여야 한다. 비만한 사람이나 어린이의 경우에는 목피부가 서로 가깝게 밀착됨으로써 시반과 유사하게 관찰될 수 있다. 한편 목이 꽉 끼는 옷을 입었을 경우에는 옷에 의해 삭흔과 유사한 소견이 나타날 수 있다.
- 삭흔 주위 손상 여부를 관찰하는 것이 필요하다. 일반적으로 의사의 경우에는 삭흔 이외에 별다른 소견이 관찰되지 않음에 비해 다른 원인에 의한 사망의 경우에는 반항 등에 의한 손상이 관찰되는 경우가 흔하다.

3. 교사(絞死, Ligature Strangulation)

끈을 체중 이외의 힘으로 졸라 목을 압박하여 사망에 이름을 말한다. 교사에 의한 사망은 액사의 경우에서보다 전형적인 질식의 형태를 띠는 경우가 많다. 따라서 교흔 위쪽에서는 울혈, 부종 등의 소견이 두드러질 수 있다. 얼굴이나 결막에 일혈점이 나타나며, 코와 귀에서 출혈을 할 수 있다.

1) 끈

주변에서 구하기 쉬운 것을 이용한다. 옷깃이나 옷에 붙은 끈을 사용하기도 한다.

2) 소견

(1) 교흔(絞痕, strangulation mark)

일반적으로 의흔보다는 낮게 후두나 갑상연골 부위에서, 비슷한 강도의 삭흔이 목을 일주하며(encircling), 수평(horizontal)이며, 가해자가 끈을 위로 끌지 않는 한 의사의 경우에서와 같이 위로 끌려 올라가지 않아 현수점 부근에서 들리는 현상은 나타나지 않는다. 경우에 따라서는(예를 들어, 뒤쪽에서 압박이 가해진다면) U자 형태의 삭흔이 나타날 수 있고, 앞쪽으로 압박이 가해진다면 잘 구부러지지 않는 구조물에 의해서도 발생할 수 있다(그림 10-13).

일반적으로 의사에서 관찰되는 삭흔이 교사에서 관찰되는 삭흔과 유사하게 보일 수는 있으나 그 역의 경우는 거의 발생하지 않는다.

10

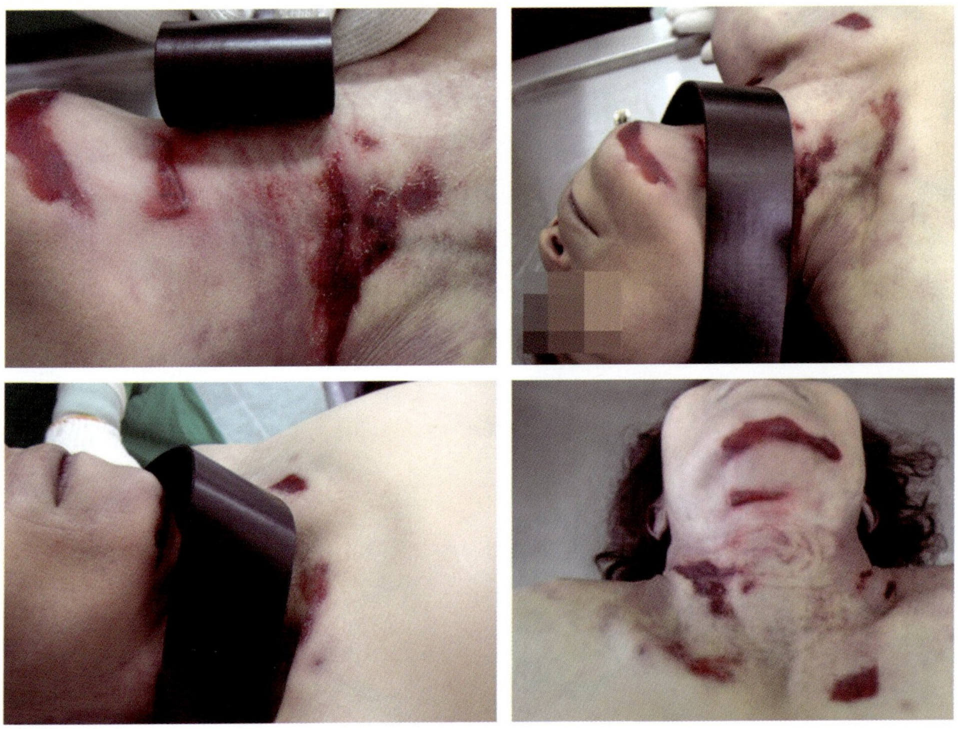

그림 10-13 교사. 교흔과 삭상물과의 대조

교흔은 사용한 삭상물에 따라 다를 수 있다. 스카프 등 부드러운 물체를 사용하는 경우에는 삭흔이 잘 나타나지 않을 수 있고, 넓은 스카프 등을 사용한 경우에도 한 줄의 흔적만이 나타날 수 있다. 타살의 경우에는 가해자가 삭상물을 제거하는 경우가 있는데, 경우에 따라 목에 특징적인 소견이 나타나면 원인물체를 확인하는 데 도움이 된다. 교흔은 의사에 비해 여러 줄을 사용하는 경우가 더 빈번하다. 한편 부패로 팽창하여 생긴 주름이나 옷깃에 눌린 흔적은 교흔과 비슷하게 나타나므로 부패가 진행된 경우에는 조심스럽게 관찰하여야 한다.

(2) 얼굴에 심한 울혈, 결막이나 눈꺼풀의 점상출혈

일반적으로 의사에서보다 이와 같은 소견이 더 흔히, 강하게 관찰된다.

(3) 교흔 주변의 표피박탈

방어하는 과정에서 생긴 표피박탈이 관찰될 수 있다. 일반적으로 삭흔보다 넓고 특히 삭흔과 떨어져 이러한 손상들이 관찰되는 경우에는 교사와 액사가 동시에 작용하였을 가능성을 고려해야 하는데, 액흔과 구별하지 못할 수도 있다. 한편 방어하는 과정에서 손목, 팔, 어깨 등에 손상을 받을 수 있다.

(4) 손톱 밑

손톱 밑에 피해자 또는 가해자의 피부조직이 남아 있을 수 있다.

(5) 목의 피하지방과 근육의 출혈

방어가 심할수록 현저하게 나타난다. 이와 같은 손상은 일반적으로 의사에 비해 심한데, 겹치는 부분이 있어 이들 손상의 심한 정도만을 근거로 의사, 교사를 구분할 정도는 아니다.

(6) 골절

설골큰뿔, 갑상연골의 위뿔, 연골판, 윤상연골에 골절이 생길 수 있다.

3) 사망의 종류

(1) 타살

교사의 대부분이 이에 해당하는데, 흔히 교살(絞殺)이라는 용어를 사용하기도 한다. 특히 어린이, 여자, 노인 또는 음주나 약물복용자 등 약한 피해자의 경우에서 흔하다.

(2) 사고사

어린이가 장난감, 전화줄, 목걸이 등에 걸리거나, 긴 머플러 등이 자동차나 기계에 끌려 사망하는 경우들이 있겠다. 한편 성과 관련한 사망(autoerotic asphyxia; 자기색정사)에서 교사의 형태로 나타날 수 있다.

(3) 자살

예를 들어, 끈을 목에 감고 막대기를 넣어 돌려서 끈을 조이는 등의 방법 등으로 자살이 가능하다. 이때 정신을 잃고 팔에 힘이 빠진 상태에서라도 지속적으로 목에 힘이 가해질 수 있는 상황임을 확인하는 것이 중요하다. 다만 형태학적인 소견만으로 자살과 타살을 구분하는 것이 어려우므로 유의하여야 한다. 일반적으로 자살의 경우에는 골절 등의 소견이 흔하지 않다고 한다.

4) 교사에서 자살의 판단

자살 여부를 판단함에 있어 다음과 같은 점들이 자 · 타살 감별에 도움을 줄 수 있다. 다만 이들이 절대적인 기준일 수는 없고, 주위 여러 사실들을 종합적으로 고려해야 한다.

- 자살이면 대개 목에 끈이 남아 있다. 발견 당시에 이미 끈이 없었다면 타살일 가능성이 높고 적어도 사후에 손을 댄 것이다.
- 매듭을 짓지 않아도 끈을 얽어 놓으면(반매듭) 느슨해지지 않을 수 있으므로 매듭이 없어도 자살일 수는 있다.
- 자살이라도 매듭을 만드는 수가 있는데, 스스로 매듭 짓기 쉬운 부위에 만든다. 타살이라면 어느 부위에나 매듭을 만든다.

- 자살이라면 처음 매듭은 강하지만 점점 약해진다. 타살이면 매듭이 처음부터 끝까지 매우 단단하다.
- 매듭을 짓는 방법에 직업이나 개인적 특징을 보일 수 있다. 가해자나 자살한 사람이 매는 방법을 알 수 있으면 도움이 된다.
- 끈을 두 번 이상 돌려 맨 경우에 자살이라면 끈이 평행일 때가 많으나 타살이면 평행이기보다는 도중에 합쳐지거나 엇갈리는 수가 많다. 또 자살에서는 처음에 느슨하다가 마지막 한 번이 강하게 조인 경우가 많다.
- 끈으로 고리를 만들고 안에다 막대기를 넣고 돌려 조인 자살에서는 꼬인 끈이 도로 풀리지 않게 신경을 쓴 흔적이 있다.
- 자살에서는 옷깃이나 머리카락이 끈 속으로 끼지 않도록 하는 경향이 있으며, 수건 등 비교적 부드러운 천으로 피부와의 접촉부위를 감싸기도 한다.
- 타살인 경우에 가해자의 공격이나 피해자의 저항으로 생긴 손상이 있다.

5) 성 관련 질식사(sexual asphyxia 혹은 autoerotic death)

남성에서 흔하고 여성에서 보고된 사례들은 흔하지 않다. 한편 남자의 경우에는 기구들을 흔히 사용하는 경향이며, 여성의 경우에는 나체로 발견되는 경우가 흔하다고 한다.

대부분의 경우 경부압박의 방법으로 끈을 이용하는데, 정맥압박에 의해 대뇌 저산소증이 유발된다고 한다. 기도 폐쇄에 의한 질식의 경우에는 저산소증에 이르는 시간이 짧지 않고 상당한 외력이 작용해야 하므로 기여하는 바는 그렇게 크지 않을 것으로 보인다. 경우에 따라서는 마취제나 다른 약품 등을 이용하여 저산소증에 빠지기도 한다. 이와 같은 저산소증은 어떤 남성에서는 성적 환각을 유발한다고 한다.

원인이야 무엇이든 저산소증에 빠지면서 점차 자발적 움직임이 제한되고 도구 등에 가해진 힘이 약해짐에 따라 질식을 유발하였던 상황으로부터 정상으로 회복되는데, 이러한 과정에서 문제가 발생하여 정상적으로 회복하지 못하게 되면 사망한다. 신체 일정 부분, 특히 손을 묶는 경우는 흔한데, 이때 혼자 스스로 끈을 묶을 수 있는지를 확인하는 것이 중요하다. 경우에 따라 성적 파트너에 의해 행해졌을 가능성이 있기 때문이다.

사례들에서 복장이상자가 흔하며, 현장에서 도색잡지 등이 관찰되기도 한다. 경우에 따라 전기를 이용하여 성적 흥분을 얻도록 시도하는 경우도 있다. 현장에서 정액이 발견되기도 하는데, 사후 변화에 의해서도 유발될 수 있기 때문에 이런 경우 반드시 성적 행동이 있었다고 단정하기는 어렵다.

성 관련 질식사에서는 사망의 종류를 판단하는 데 논란이 있을 수 있는데, 특히 보험과 관련하여 더욱 그러하다. 가족에 따라서는 자살이라는 판단을 성적 느낌을 얻기 위한 과정에서 사고사한 것보다 좋아하는 경우가 있다고 한다. 상황에 따라 "회복할 수 없음이 명확한지 여부"가 중요하다.

4. 액사(扼死, Manual Strangulation)

손으로 목을 졸라 사망에 이르게 함을 말한다. 이는 가정에서 남편이 여성을 죽이는 경우, 성 관련 범죄 등에서 흔히 발생한다. 피해자가 어린아이인 경우도 흔하다. 한편 어린아이인 경우를 제외하고는 여성이 가해자가 되거나 가해자와 체격이 비슷한 정도의 성인이 이러한 기전으로 사망에 이르는 경우는 흔하지 않다.

1) 발생 상황

액사의 경우에는 성적 요인이 개입하였을 가능성을 항상 고려해야 한다. 따라서 관련된 증거물이 있는지를 확인하기 위하여 피해자의 성기 주위를 조심스럽게 관찰하여야 한다. 깨문 상처가 있는지 주의해야 하며, 음모나 손톱 등의 증거물을 조심스럽게 채취하여야 한다.

2) 소견

- 액흔(扼痕, throttling mark): 손톱 등에 의해 자국(fingernail mark)이 생길 수 있다(그림 10-14). 이는 초승달 모양의 짧고 각진 표피박탈이나 좌상의 형태로 나타나는데, 사망에 이르는 경과가 비교적 짧기 때문에 이들 상처는 매우 신선하여 암적색이나 보라색조를 띠

10

게 된다(그림 10-14). 엄지손가락과 다른 손가락들에 의한 것은 서로 차이가 있을 수 있다. 심한 경우에는 혈종을 형성하기도 한다. 상황에 따라 다양한 형태로 변형되어 나타날 수 있고, 표피가 젖은 경우에는 이와 같은 변화가 잘 관찰되지 않을 수 있다. 이러한 손상들은 손목이나 앞팔에 나타날 수 있고, 피해자의 경우 턱을 낮추어 방어하는 행동을 하는 경우에는 턱에서 이와 같은 변화가 나타나기도 한다.

- 반항이 약한 피해자에서는 액흔이 거의 없을 수 있다. 한편 액흔으로 가해자의 잘 쓰는 손(왼 혹은 오른 손잡이) 구별이 가능한 경우도 없지 않다. 다만 반드시 일치하지는 않으며, 반복적으로 잡은 경우, 혹은 피해자의 몸 뒤쪽에서 가해행위가 이루어진 경우 등에서는 특히 이러하다.
- 액사의 경우에는 가해지는 힘의 크기가 그렇게 크지 않고 방어 등으로 인해 외력이 지속적으로 가해지는 것이 아니므로 얼굴이나 결막의 울혈과 점상출혈이 현저한 것이 특징적이다(그림 10-15, 10-16).
- 방어에 의한 좌상이나 표피박탈: 경부 아래쪽 근육의 출혈은 반드시 외부적으로 보이는 것과 일치하지는 않는다(그림 10-17). 흔히 머리에 대한 부검을 실시하고 나서 마지막으로 경부를 확인하는 것이 효과적이다.
- 손톱 밑에 가해자의 피부조직이나 손에 머리카락 등 증거물이 있을 수 있다. 이를 확인하기 위해 피해자의 손톱은 서로 구분하여 채취하여야 한다. 가해자도 마찬가지이다.
- 후두덮개나 성대문에서 점상출혈이 관찰되기도 한다.
- 설골 또는 갑상연골의 골절이 의사나 교사의 경우에

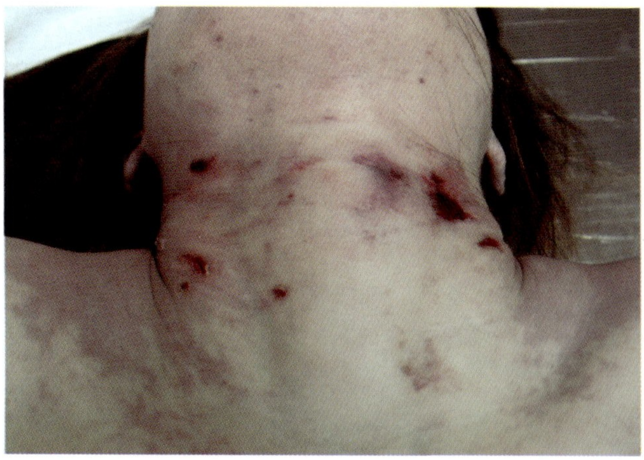

그림 10-14 액흔

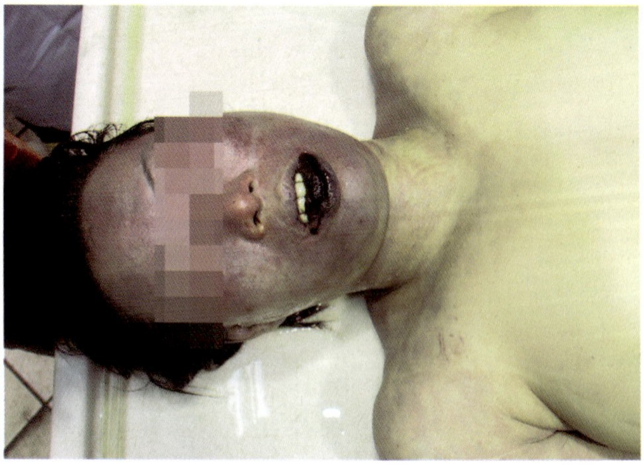

그림 10-15 액사의 안면부 울혈

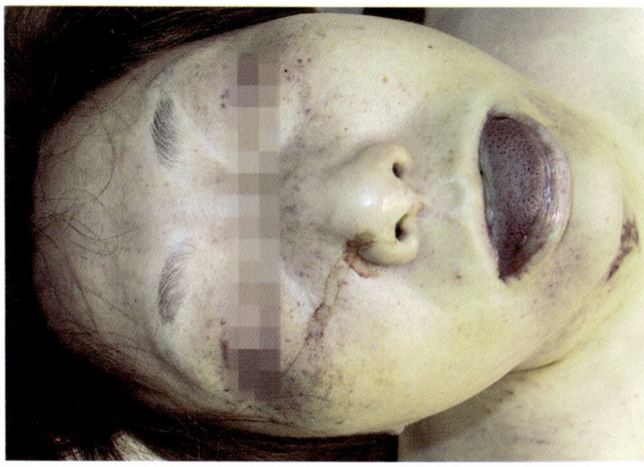

그림 10-16 액사에서의 점상출혈

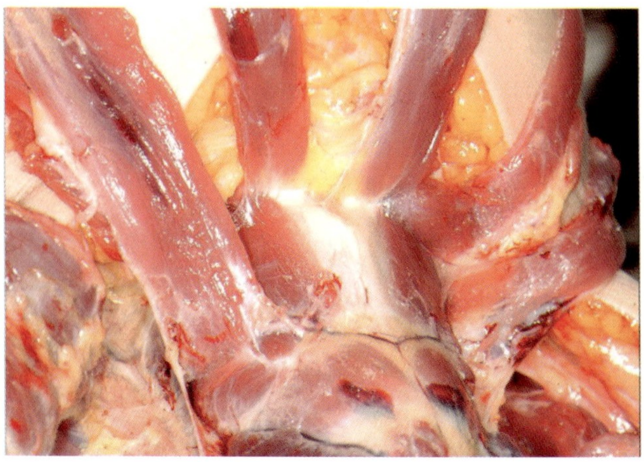

그림 10-17 액사. 목근육 박리 후 관찰되는 근육 간 출혈

서보다 뚜렷하다. 경부압박이 가해지는 동안 다양한 형태의 손상이 발생할 수 있다(그림 10-18). 특히 설골과 갑상연골에 석회화가 진행한 경우에는 이런 손상이 더 흔히 발생할 수 있다. 따라서 부검을 할 때 석회화의 정도를 유심히 관찰하여야 한다. 일반적으로 30~35세 정도가 지나면 석회화가 관찰되고 시간이 경과함에 따라 진행한다.

- 설골의 경우에는 정상적인 관절을 골절로 잘못 판단하지 않도록 주의해야 하며, 이를 위해 골절 위에서 관찰되는 출혈 등의 생활 반응을 조심스럽게 확인하여야 한다. 피부나 연부조직, 근육이나 후두 등 다른 부위에 손상의 흔적이 없는 상태에서 발견되는 골절은 그러허게 큰 의미를 가지지는 않는다. 경우에 따라서는 골절을 확인하기 위해 방사선 검사를 시행할 수도 있다.
- 경우에 따라서는 경동맥 안쪽에 열창이나 출혈 등의 소견이 관찰될 수 있다. 이러한 소견들은 의사의 경우에서와 같이 외력이 국소적으로 작용하면 생길 수 있다.

3) 사망의 종류

거의 전부가 타살[대개는 고살(故殺)]이며, 드물게 사고사가 가능하다. 영아, 어린이, 여자, 노인, 주취, 약물의 영향에 있는 경우 등 피해자가 약한 대상인 경우에 흔하며, 성범죄와 관련하여 여성이 피해자인 경우도 있다.

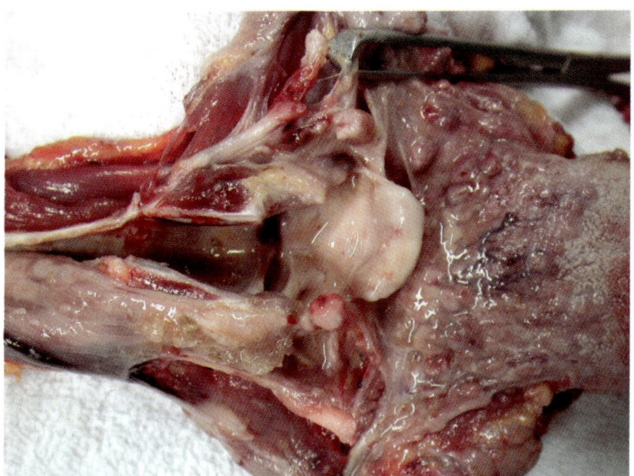

그림 10-18 갑상연골골절

한편 스스로에 의한 액사는 저산소증이 진행함에 따라 지속적으로 경부를 압박할 수 없으므로 가능하지 않다.

4) 경부압박과 반사성 심정지

당수 등으로 목을 가격하는 경우에는 연부조직종창을 유발하거나 즉각적인 반사성 심정지를 유발하여 치명적일 수 있다. 경부압박의 경우 반사성 심정지로 갑작스럽게 사망할 수 있음을 근거로 고의성이 없었다고 주장할 수도 있다. 다음과 같은 점들을 고려해야 하겠다.

- 우선 반사성 심정지에 의한 사망은 매우 드물다.
- 반사성 심정지는 나이가 들고 동맥경화가 심한 경우에 흔하다.
- 어지럽고 두통, 위약감, 갑작스럽게 쓰러지는 등의 증상이 있는 사람들에서 반사성 심정지가 흔하다.
- 손상이 있는 경우, 특히 손톱자국이 있는 경우에는 이와 같은 기전으로 사망하는 가능성은 배제할 수 있다.
- 경부 연부조직손상이 경동맥동 주위에 국한하여 발생해야만 한다.
- 일혈점 등 질식에 의해 사망하였음을 시사하는 소견이 없어야 한다.

5) 기타 경부압박질식사

(1) 완교(腕絞, 팔조름)

팔로 목을 조르며 머리를 비틈을 말한다. 외표에는 별다른 소견이 거의 없으나 내부에는 출혈과 심하면 경추손상이 발생할 수 있고, 나아가 이러한 과정에서 질식이나 반사성 심정지가 유발될 수 있다. 경찰이 체포를 하는 과정에서 이러한 방법을 사용하면서 사고가 발생하기도 한다.

(2) Yoking

갈라진 나무 틈, 자동차 옆유리, 욕조의 턱 등에 목이 끼어 사망할 수 있다.

Ⅳ. 외호흡질식사 Suffocation

호흡의 과정 가운데 외기나 폐에 이르는 통로에 문제가 발생한 경우, 즉 외호흡에 문제가 발생하여 사망에 이르는 경우를 의미한다.

1. 산소결핍(Environmental Asphyxia, Exclusion of Oxygen, Entrapment)

호흡이 원활하기 위해서는 체내로 흡입되는 대기 중에 적절한 양의 산소가 포함되어 있어야 한다. 산소분압이 15% 이하로 감소하면 위험하고, 5% 정도면 수 분 내 사망에 이를 수 있다. 이러한 상황은 실내에서 난로 등을 켠 상태에서 발생할 수 있다. 이외에 버린 냉장고, 쇼케이스, 동굴 등 밀폐된 장소에서 그리고 맨홀, 우물, 사일로, 다락처럼 질식가스가 생성되는 곳에서도 발생할 수 있다.

산소결핍의 상황은 헬륨 등의 불활성기체를 흡입하는 상황에서도 발생할 수 있다. 흔히 비닐봉지를 쓴 상태에서 흡인하여 사망에 이르곤 한다. 이때 사망원인으로 산소결핍성 질식사, 헬륨가스에 의한 질식사(혹은 중독사) 등의 여러 표현을 사용하기도 한다.

이산화탄소(carbon dioxide)나 메탄가스가 산소를 대체한 상태에서는 저산소증에 의한 효과가 나타나기 이전에 매우 급격하게 사망에 이를 수 있다. 아마도 화학수용체에 대한 과자극에 의해 반사성 심정지가 발생한 것이 아닌가 생각된다. 이와 같은 상황에서는 마스크 등의 장비는 소용없고, 산소가 필요하다. 한편 연소가 문제가 되는 상황에서는 연소 도중에 발생한 여러 유독가스에 의한 사망과 구별하여야 하며, 이 가운데 특히 일산화탄소가 중요하다.

산소결핍에 의한 사망은 대부분이 사고사의 경우이다. 이때 질식사의 일반적인 소견들이 명확하게 나타나지 않을 수 있고, 따라서 사고 발생 상황이 중요하다. 특징적인 부검 소견이 없으므로 공기 분석이 도움된다.

2. 코 · 입막음(鼻口閉塞, Smothering)

손바닥, 베개, 이불, 플라스틱 주머니 등으로 코와 입 주위를 막으면 사망에 이를 수 있다. 소아나 영아의 경우 사고사의 형태로 발생하기도 하고, 영아나 힘이 약한 피해자에서 타살의 형태로도 나타난다.

한편 플라스틱 백을 뒤집어쓰고 죽는 경우에는 매우 빨리 사망에 이를 수 있고 별다른 소견을 관찰할 수 없다. 아마도 단순히 저산소증에 의한 사망뿐만 아니라 심장에 대한 억제기전이 작용하지 않았나 생각한다. 이때 앞에서 설명한 바와 같이 불활성기체를 이용하거나 본드 등을 흡입하기도 한다. 약제를 사용하면, 약제에 의해 졸리움 등이 유발되고 저산소증이 진행되며, 수분 증가에 따라 비닐백이 코와 입 주위에 밀착하게 된다.

부검에서는 특징적 소견이 없으므로 상황 정보가 매우 중요하다. 뺨이나 입 주위, 입술에 출혈이나 표피박탈 등을 확인하는 것이 중요하고, 입술주름띠와 같은 입안 점막의 손상을 확인하는 것이 중요한데, 특히 영아나 노인의 경우에는 치아가 없기 때문에 손상이 잘 발생하지 않을 수 있다. 한편 영아돌연사증후군(SIDS)의 경우에도 이와 유사한 소견을 나타내므로 일정 부분이 코 · 입막음에 의해 사망하지 않았나 생각하기도 한다.

3. 기도막힘(氣道閉塞, Choking)

후두에서 기도분기점까지 안쪽 기도가 막힌 경우를 말한다. 공기의 흐름이 원활하지 않아 유발된 저산소증이 중요하게 작용한다. 일반적으로 피해자가 상당한 기간 동안 호흡하기 위해 노력하게 되고, 따라서 울혈, 일혈점 등이 잘 관찰된다. 경우에 따라서는 신경인성 심정지가 발생할 수도 있다.

대개는 사고사로, 노인에서 음식물이나 의치(cafe coronary syndrome)가 흡입되는 경우가 있고, 어린이의 경우에는 풍선, 동전, 씨앗, 구슬 등의 이물질이 흡입되기도 한다(그림 10-19). 한편 구토물이 흡입되어 기도를 막을 수 있는데, 이때에는 사전기손상으로 나타나는 것과 구별하는 것이 중요하다. 한 보고에 따르면 약 1/4의

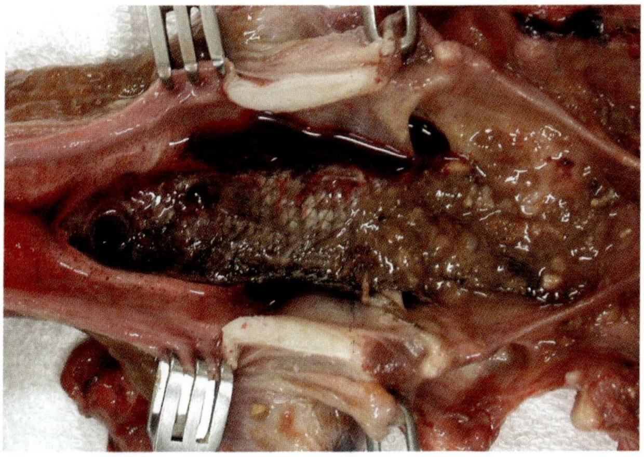

그림 10-19 이물에 의한 기도막힘

경우에서 이와 유사한 사전기손상이 관찰되었다고 하는데, 작은 기관지 안에까지 흡입된 위 내용물을 확인하는 것이 중요하다. 화재의 경우 증기나 화염 흡입으로 기도에 손상을 받은 경우에는 곧 점막부종이 유발되어 기도 흐름이 원활하지 않을 수 있다. 각혈이나 토혈, 두개골바닥골절, 입속이나 목손상으로 생긴 출혈로 혈액을 흡인하여 질식할 수도 있다. 경우에 따라서 기관절개술 부위에 생긴 육아조직에서 생긴 출혈을 흡입하여 의료사고를 일으키기도 한다. 혈액을 흡입하면 폐에 특이한 소견으로 호랑이가죽 모양(tigroid) 얼룩이 생긴다. 이는 혈액이 흡인된 구역은 검붉게, 그렇지 않은 구역은 폐기종으로 거의 희게 보이기 때문이다. 이물질이 기도를 완전히 폐색하지 않으면 폐는 매우 크게 부풀어 심한 폐기종을 만든다.

드물게 타살의 형태로 나타날 수 있다. 외상에 의해 상기도 부종이 유발될 수 있고, 재갈을 물려 사망에 이를 수 있다. 천을 이용하여 재갈을 덮은 경우 초기에는 통기가 가능하지만 침 등에 의해 통기가 점차 어려워질 수 있다. 이러한 상황은 강도에 의해서 혹은 검거 과정 중 제압단계에서 목 등이 심각하게 눌림으로써 발생하기도 한다.

후두부종이나 디프테리아, 후두경련(laryngospasm)의 형태라면 병사로도 가능하다. 약제에 의한 과민 반응의 경우, 벌레에 물린 경우에도 발생할 수 있다.

4. 체위에 의한 질식(Postural Asphyxia)

약물이나 술중독으로 의식을 잃은 채 목이 꺾여 기도가 막힘으로 인해 사망할 수 있다. 약물중독에 의해 앉은 상태에서 사망한 사례가 있었고, 신체의 움직임이 원활하지 않았던 사람이 넘어져 주위 물체에 끼여 사망한 사례들이 있다.

10

5. 흉부압박(Traumatic Asphyxia)과 복부압박 (Compression Asphyxia, 압착성 질식사)

외상성이라는 용어가 잘못 오해를 유발할 수 있는데, 흉·복부에 압박이 있었다는 의미로 이해하여야 하겠다. 건물이 붕괴하여 혹은 모래, 흙, 눈에 파묻히거나 자동차 밑이나 군중에 깔려(壓死) 호흡운동이 원활하지 못하게 되어 사망하는 경우를 말한다(그림 10-20).

질식에 있어 가장 특징적인 소견이 발견되기도 하는데, 얼굴, 목, 윗가슴에 현저한 울혈, 결막의 출혈, 경우에 따라서는 늑골사이근육의 출혈이 확인된다. 늑골골절이 흔히 수반되기도 한다.

한편 이런 상황은 성교가 진행하는 도중 상당히 오랫동안 한 사람의 체중이 다른 사람에 가해지는 상황에서

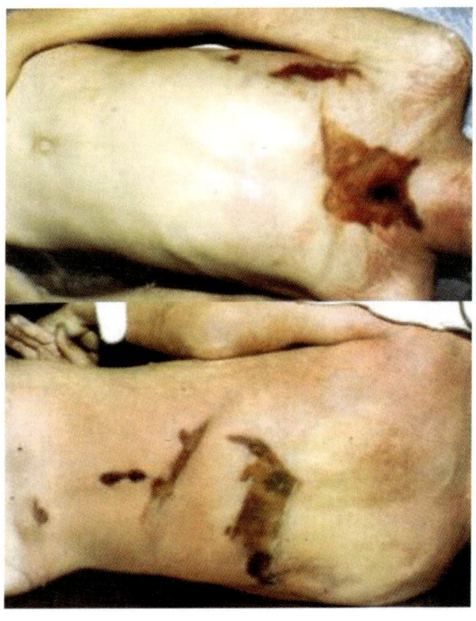

그림 10-20 승강기 오작동에 의해 층과 승강기 사이에 몸통이 끼어 형성된 압박흔

발생할 수도 있고, 범인을 체포하는 과정에서도 발생할 수 있다. 특히 술이나 약물에 의한 영향을 받은 상태에서는 더욱 잘 발생할 수 있다.

그 외 병적이든 외상성이든 기흉이 생기면 흉막강에 공기가 차서 폐가 확장할 수 없으므로 질식한다. 혈흉이나 농흉도 마찬가지다. 혈흉은 외상때문에 한 쪽이나 양쪽에 생기며, 농흉도 외상을 받고 나서 이차 감염으로 생기는 수가 있다. 사망원인은 원인 질병이나 외상으로 한다.

호흡운동장애는 외부압박 이외 호흡근육마비 때문에 생길 수도 있다. 척수마비를 일으킨 파상풍, 광견병, 길랭-바레증후군(Guillain-Barre syndrome), 테트로도톡신(tetrodotoxin, 복어독) 중독, 스트리키닌(strychinine)중독일 때에도 호흡근육이 마비하여 질식할 수 있다. 비록 사망기전은 질식일지라도 사망원인은 각각 원인이 되는 중독이나 질병으로 하여야 한다.

V. 익사 溺死, Drowning

물속에서 물과의 접촉에 의해 사망하는 것을 말한다. 일반적으로 물속에서 건진 시체들은 다음과 같은 경우들이다.

① 물에 빠지기 이전에 내인성 원인에 의해 사망한 경우
② 물속에 있는 상태에서 자연적인 질병에 의해 사망한 경우
③ 물속에 빠지기 이전에 손상을 받은 경우
④ 물속에 빠짐으로 인해 익사 이외의 경과로 사망한 경우
⑤ 익사로 빠진 경우

이와 관련하여 '물속에서 발견된 시체'에 대한 지침을 명확히 할 필요가 있다. 사망의 종류나 사망원인이 아직 밝혀지지 않은 단계에서는 익사체가 아닌 '수중시체(水中屍體)'라고 함이 옳다. 목욕탕 안에서의 사망, 욕조 안에서 손목을 자해하여 사망을 시도하는 경우, 욕조 안에서 전기에 의해 사망하는 경우, 넘어져서 사망하는 경우, 물을 데우기 위해 가스를 사용하는 경우에 발생한 일산화탄소중독 등은 일반적인 익사와는 구별되는 상황이다. 따라서 법의학적으로 다음과 같은 사황이 중요하다.

① 사전(死前) 혹은 사후(死後) 입수(入水) 여부
② 손상의 사전 혹은 사후 생성 여부
③ 질병이나 중독 수반 여부

1. 사망기전

1) 액체 흡입

공기 대신 액체를 흡입하면 필요한 산소를 얻을 수 없으므로 사망에 이를 수 있다. 이러한 상황은 반드시 온몸이 잠길 정도의 물에서만 발생하는 것은 아니며, 세면기나 고인 물에도 가능하고, 특수한 경우로는 추락산(墜落産)이 있다.

2) 전해질이상

사망기전과 관련하여 과거에는 산소결핍 상태가 중요하게 여겨졌는데, 동물을 대상으로 한 여러 연구 결과 수액 및 전해질이상이 중요하며, 오히려 산소결핍은 이차적인 것으로 이해되고 있다. 실제 물속에서 10여 분 동안 호흡을 하지 않은 상태로 견딜 수 있는 사람이 적지 않음을 고려한다면 산소결핍이 기여하는 정도는 낮다고 생각할 수 있겠다. 그러나 실험동물에 의한 결과가 반드시 사람의 것과 일치하지는 않으며, 특히 사람의 경우에는 항상 물속에 있는 상태라기보다는 단속적으로 있으므로 결과를 그대로 적용하기에는 한계가 있을 수 있다.

동물실험에 따르면 처음 3분 이내에 혈액의 70% 정도가 되는 물이 유입될 수 있고, 이에 따라 혈액 희석이 일어날 수 있다. 또한 상대적인 빈혈과 혈류량 증가 등의 문제점이 발생할 수 있다. 한편 세포 파괴에 의해 전해질이상, 특히 칼륨 증가가 유발되고, 이는 심장에 치명적일 수 있다. 다만 이런 경과는 사람에서 그렇게 흔하지는 않다고 한다.

한편 바닷물에 빠지면 혈액 농축이 일어나고, 이는 희

석의 경우에서보다 덜 위험한 것으로 알려져 있다. 이는 바닷물에서 사람이 더욱 오래 생존함을 설명한다. 이때 바닷물의 찬 온도에서 산소의 요구량이 감소하는 것도 기여한다고 한다. 한 보고에 따르면 40분 넘는 정도 물속에서 있었던 사례도 있다고 한다.

3) 혈류이상

음식을 많이 먹은 후 물에 들어가게 되면 혈류가 갑자기 내장으로 쏠리는 등 혈류에 변화가 생기는데, 이와 같은 과정에서 갑작스럽게 심장 이상이 발생할 수 있어 위험하다.

4) 건성 익사(dry drowning)

갑작스럽게 찬물에 들어가면 미주신경억제 등의 기전으로 사망할 수 있고, 알코올을 섭취하면 혈관이 이완되어 이러한 변화가 촉진될 수 있다. 나아가 기도와 후두가 자극되면 방어적으로 인후가 폐쇄됨(laryngeal spasm)에 따라 사망할 수 있다. 이와 같은 기전으로 사망하는 경우에는 물을 들이마심으로 인해 나타나는 여러 형태학적 변화들이 관찰되지 않고, 따라서 이들을 구분하여 건성(乾性)익사라고 한다. 이에 비해 물을 들이마시는 전형적인 익사는 수흡성(水吸性) 익사(wet drowning)라고 한다. 전체 익사의 약 10~20%가 건성 익사에 해당한다고 한다.

5) 지연성 익사(deferred death from drowning)

물속에 빠진 이후 구조되어 소생하였으나 다시 의식을 잃고 수 시간 이내에 사망할 수 있다. 대개 폐부종이나 용혈로 사망한다. 또는 흡입된 물로 인한 폐렴으로 사망할 수 있다.

2. 익사의 과정

1) 전구기, 무증상기

물에 빠져 경악호흡(suprising respiration) 후에 호흡을 멈추는 기간을 말한다. 일반적으로 1~5분 정도 지속한다.

2) 호흡곤란, 경련기

호흡이 멈춤에 따라 혈중이산화탄소농도는 증가하고(hypercarpnea), 이는 곧 호흡중추를 자극하여 다시 호흡운동이 일어난다. 이때 익수가 흡인되고, 이에 따라 기침, 구토, 경련, 동공산대, 반사기능소실 등의 증상이 나타나게 된다.

3) 호흡정지기(breath holding)

호흡곤란 상태가 지속됨에 따라 호흡을 멈추고 가사상태로 약 1분 정도 지속한다.

4) 종말호흡기

이후 발작성, 흡기성 호흡을 하면서 사망에 이른다. 이때 심장운동은 어느 정도 지속될 수 있다.

3. 소견

익사의 경우 관찰될 수 있는 소견들은 크게, 살아 있을 때 물에 있음으로 인해 나타날 수 있는 소견과 생존 여부를 불문하고 단지 물에 있음으로 인해 나타날 수 있는 소견으로 구분할 수 있다. 결국 익사를 진단함에 있어 관찰되는 소견들 가운데 익사에 특징적인 것들을 확인하는 것이 중요한데, 이들은 언제 관찰하였느냐에 따라 적지 않게 차이가 있다. 즉, 시간이 경과함에 따라 진단에 유용한 소견들은 급격하게 감소하여 부패가 진행된 상태에서는 유의한 소견을 얻기가 매우 어려워진다. 한편 부패가 진행하지 않은 상태라도 시간이 지체되면 소견이 없어지는 경우도 적지 않다. 예를 들어, 백색 포말은 시간이 지나면 관찰되지 않는다. 한편 건성 익사의 경우에는 다음에서 설명하는 특징적인 소견들이 관찰되지 않는다.

1) 익사에 특징적인 소견

(1) 코와 입의 잘고 흰 거품(froth)

흡입된 물이 기도점막에서 분비된 점액과 만나고, 호흡운동으로 인해 발작적으로 유입된 공기로 인해 거품이 생기게 되는데, 이는 마치 단백뇨의 환자가 거품오줌을

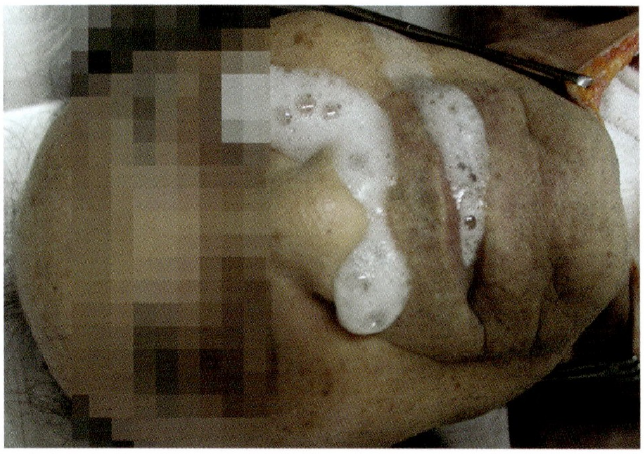

그림 10-21 코와 입의 거품

보는 것과 유사하다. 경우에 따라 붉은 색조를 띠는 경우도 있다. 비교적 신선한 익사체의 약 1/2 가량에서 이러한 소견을 관찰할 수 있다. 마약중독이나 심근경색증처럼 다른 원인에 의한 급성 폐부종의 경우에도 볼 수 있다(그림 10-21).

(2) 기도나 기관지에 점액성 거품, 진흙, 모래

물을 들이마심과 함께 진흙, 모래 등의 이물질도 함께 마실 수 있고, 이들이 호흡기 안쪽에서 관찰된다(그림 10-22). 다만 호흡기는 사후에도 물과 접촉할 수 있으므로 흡입된 이물질의 양과 흡입 범위를 고려하여 사전에 발생하였는지 여부를 판단하여야 한다. 일반적으로 종말기 모세기관지 이후에까지 유입된 이물질이어야 의미 있다.

한편 이물질 흡입은 부패가 진행함에 따라 광범위하게 진행할 수 있어 이것만을 근거로 생전에 물에 들어갔음을 판단하기는 곤란하다. 자료에 따르면 안와나 두개강 안쪽 공간에서 이물질을 확인하였던 사례들도 있었다고 한다.

(3) 긴장성 사후강직(cadaveric spasm)

옛 속담에 물에 빠진 사람은 지푸라기라도 잡으려고 한다는 말이 있다. 사람에 따라 긴장성 사후강직으로 여러 이물질을 잡고 발견되는 경우들이 있고, 이러한 소견은 간접적으로 생전에 물에 들어갔음을 시사한다.

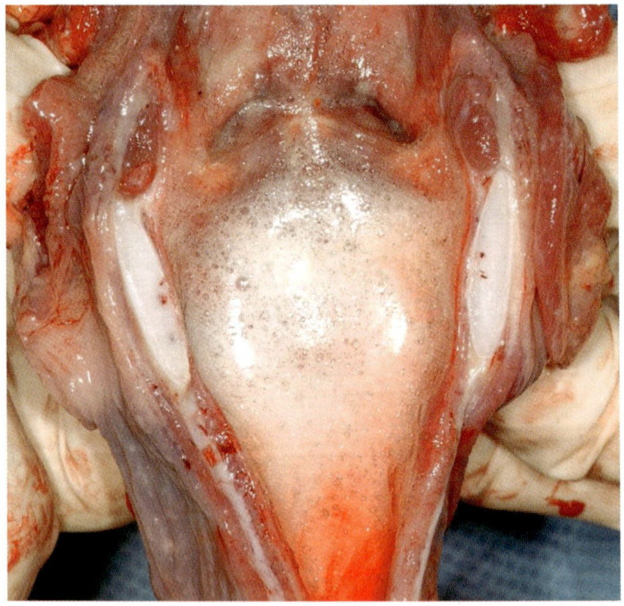

그림 10-22 기도 내 포말

(4) 폐(익사폐, 溺死肺, ballooning)

물을 들이마시게 되면 폐는 매우 팽창하여 커지며, 무게도 800~1,200gm으로 무거워진다. 팽창하였으므로 양쪽 폐는 서로 만나 심장을 덮게 되고, 표면에는 늑골이 닿은 부위가 움푹 들어가게 된다. 이를 익사폐라 한다(그림 10-23). 물을 흡입하면서 폐 안에 있던 공기는 밀려 폐의 변연부는 기종처럼 나타나며(emphysema aquosum), 변연부 이외에는 물이 차 수종이 생긴다. 변연부에서는 폐포벽이 터져 출혈이 생길 수 있고, 폐 표면에서 출혈에 의해 얼룩덜룩하게 보이는 것을 Paltauf 반점이라 한다.

(5) 위나 십이지장의 익수

물속에서 들이마신 물을 관찰할 수 있다. 일반적으로 익수가 사후에 수압으로 위까지는 가능하나 십이지장까지 들어가는 경우는 드물다고 한다.

(6) 측두골 암석 부위(petromastoid) 속 출혈

호흡운동과 수압으로 중이관(auditory tube)으로 물이 들어오고 암석부분에 압력이 가해지면 울혈과 출혈이 생기는 것으로 생각된다(그림 10-24). 이 출혈로 운동실조, 평형소실이 생기고, 따라서 익사가 일어나는 원인으로도

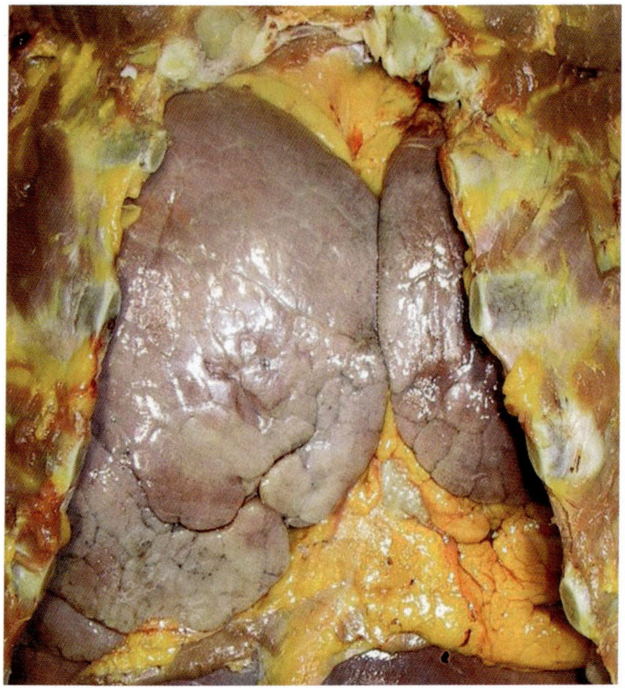

그림 10-23 익사폐 중첩

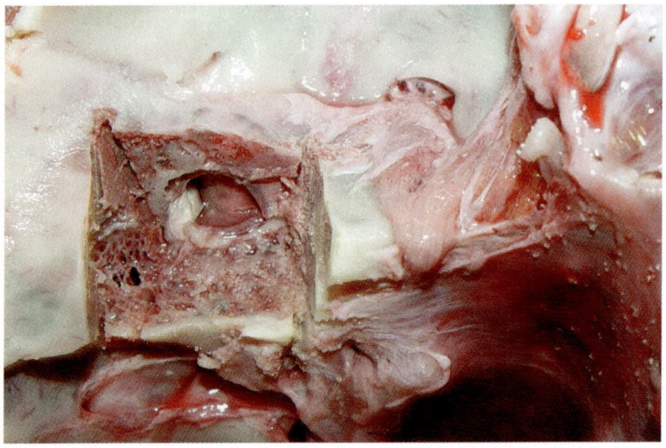

그림 10-24 측두골 암석 부위 속 출혈

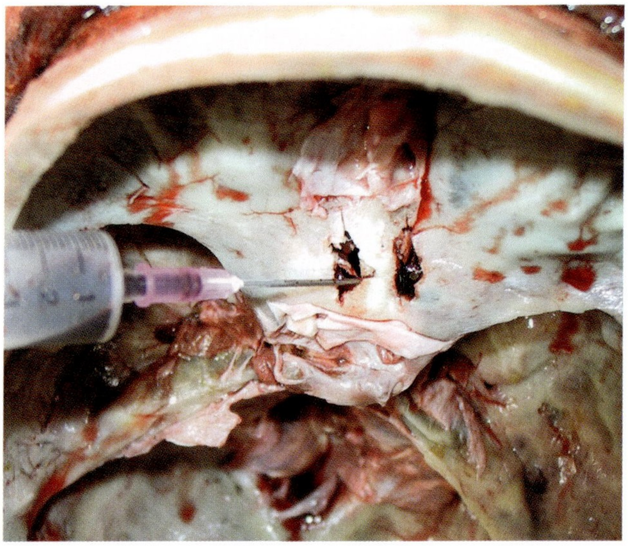

그림 10-25 나비뼈 곁굴 내 익수 채취

생각되며, 경우에 따라서 수영 중에 익사하는 경우에 볼 수 있다. 고막은 터지지 않는 것이 일반적이다. 한편 심하지 않은 정도의 울혈은 질식사나 심부전 등의 사례에서도 관찰된다.

(7) 기타

이외에 호흡근의 출혈이나 나비뼈곁굴(sphenoid sinus) 안에서 익수가 관찰되는 등의 소견들이 있다(그림 10–25).

한 보고에 의하면 익사 사례의 83%에서 나비굴 내에서 액체가 관찰되었다고 하였다.

2) 물속에 있음으로 인해 생기는 소견

이러한 소견들은 사망원인이나 종류를 구분하지 않고 물속에 있었음을 의미할 뿐이다.

(1) 체위

익사체의 경우에는 물속에서 비중이 상대적으로 높은 머리와 팔다리를 밑으로 늘어뜨린 채 엎드린 자세인 경우가 많다.

(2) 시반

물의 흐름에 따른 체위의 변화와 수중의 고른 압력으로 형성되지 않거나 약하게 관찰된다. 한편 피부가 부으면서 투명성을 잃어 관찰하기도 어렵고 물때가 끼기도 한다. 그러나 내부장기의 경우에는 보통과 같이 혈액침하 현상(hypostasis)이 나타난다. 한편 시체 냉각이 공기 중에서보다 20배 정도 빠르게 나타나므로 체온의 저하와 수중 산소의 침투로 인해 시반의 색깔은 밝은 적색으로 나타난다.

(3) 닭살(아피, 鵝皮, cutis anserina) 형성

한냉 자극으로 털세움근(arrector pili muscle)이 수축해서 닭살처럼 보이게 된다. 찬물에서 심하다.

(4) 표모피(漂母皮, bleached wrinkled skin, washer woman's hand) 형성

오래 목욕하거나 빨래를 하면 손바닥, 발바닥, 손가락 끝, 무릎, 팔꿈치 등이 허옇고 쪼글쪼글해지는 것처럼 된다(그림 10-26). 일반적으로 의복과 접촉한 부위에서는 그렇지 않은 부위에서보다 더욱 빨리 발생하며, 발에서는 손에 비해 늦게 발생한다. 따뜻한 물속에서는 수분이 지나면 발생할 수 있고, 찬 물속에서는 4~5시간 정도가 지나야 한다. 몇 시간이 지나면 손가락 끝에 나타나고, 차차 손바닥, 손등으로 넓어지며, 오래되면 자가용해(autolysis), 부패 현상으로 손발의 피부가 손톱, 발톱과 함께 장갑이나 덧신처럼 벗겨진다. 민물에서 더 잘생기며, 여름에는 5~10일, 겨울에는 2~3주 지난 시체에서 볼 수 있다. 벗겨진 피부는 지문을 유지하므로 신원확인에 유용하다. 표모피 형성은 시체가 물속에 있었다는 의미일 뿐이다.

(5) 부패

물속에서는 대기중에서보다 부패의 속도가 늦다(Casper 법칙). 그러나 자가용해는 여전히 진행되므로 수중시체를 건져 대기 중에 두면 대기의 부패균이 관여하고 체내 부패균이 다시 활성을 띠므로 부패가 급속히 진행한다. 이러한 과정은 시체를 냉장보관하는 것만으로 멈추기 쉽지 않다. 따라서 여름철에 익사체를 검시하려면 부패가 진행하기 전에 서둘러 시행하여야 한다. 부패가 진행하면 손상의 흔적을 확인하기가 쉽지 않다.

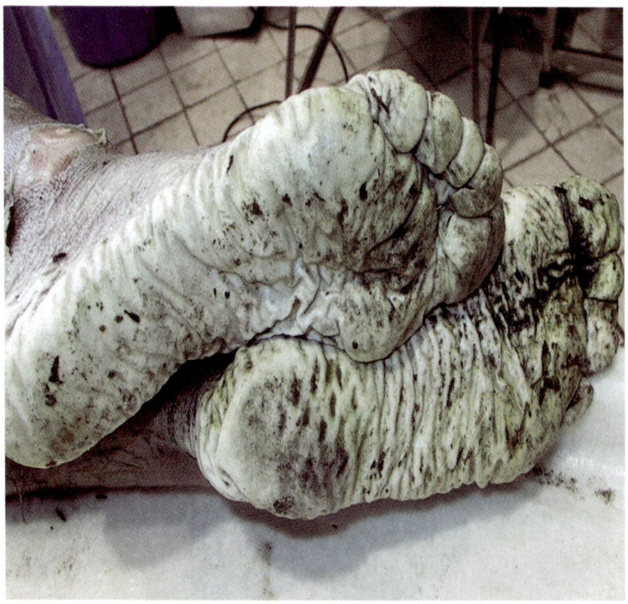

그림 10-26 표모피 형성

머리, 얼굴, 목에 혈액침강으로 인한 심한 울혈이 생기고 이곳부터 부패가 시작하여 심하다. 부패로 팽만하면 옷깃이 목을 파고들어 교흔으로 오인할 수도 있다. 부패가 진행하여 가스가 많이 발생하면 거인상(巨人狀)이 된다.

해수에서 염분에 의한 시체의 탈수 현상은 발생하지 않는 것으로 알려져 있다. 한 실험에 의하면 30%의 염분을 포함한 물에 뇌를 20년 동안 보관하였음에도 위축이 발생하지 않았다고 하였다. 한편 한 달 이상이 지나 시랍이 형성되면 일부 형태학적인 관찰이 가능할 수도 있으나 사후경과시간을 정확히 판단할 수 없다.

(6) 수중 손괴

수중시체는 파도나 물 흐름에 따라 움직이다가 돌, 바위, 다리, 배, 선박의 스크류 등에 부딪쳐 표피박탈, 열창, 골절 등이 생긴다. 또한 물고기나 물속 생물에 의한 손괴도 생길 수 있다. 당연히 생활 반응은 없다. 부패가 진행하면 손상의 흔적을 확인하기가 쉽지 않다. 엎드린 자세에서 사후 손상은 얼굴이나 손, 무릎 등에서 발생하기 쉽다.

다만 손상에서 유출되는 혈액의 양이 많고, 나아가 사후 응고가 잘 이루어지지 않기 때문에 생전 손상과 사후 손상을 구별하는 것이 어렵고, 나아가 불가능할 수도 있다. 경우에 따라 물속에서 손상을 받을 가능성이 없지 않다.

그러나 사망을 전후하여 발생한 손상은 생존 기간이 짧기 때문에 별다른 형태학적인 변화를 나타내지 않을 수 있다. 다만 물속에서 발생할 수 없는 손상인지를 확인하는 것은 중요하다. 화상, 발사체손상, 폭발에 의한 손상, 본뜬손상 등은 물에서 생기기 어렵다.

3) 익사의 진단

위에서 설명한 익사의 특징적인 소견들은 진단에 매우 유용하다. 다만 상황에 따라 나타나는 소견에 적지 않게 차이가 있다. 특히 사후 어느 정도 시간이 경과한 이후 발견된 때에는 이와 같은 소견들이 관찰되지 않는 경우가 흔하고, 이때에는 특징적인 소견을 보고 진단을 하기보다는 손상이나 중독, 혹은 사망에 이를만한 질병이 없다는 사실이 더욱 중요하게 고려될 수도 있다. 이때 부검에서 관찰되는 형태학적 소견들의 의미는 그렇게 높지 않다. 한편 물에 빠진 이후 병적 요인에 의해 사망한 경우를 구별하기는 매우 어렵고, 목격자가 없는 상태에서는 더욱 그러하다. 사망의 종류는 다른 원인을 배제하여 판정하며, 불가능한 경우가 많다.

형태학적인 소견들 이외 실험실에서 시행할 수 있는 검사들에 대한 설명은 다음과 같다.

(1) 플랑크톤검사

플랑크톤은 폐로 익수와 함께 유입되고, 세포벽을 뚫고 혈관 안으로 들어와 혈액을 따라 전신에 퍼지게 된다. 만약 죽은 이후 유입되었다면 혈액을 타고 다른 기관으로 이동하는 일은 발생하지 않고, 따라서 폐 이외의 장기에서 플랑크톤이 검출되었음은 심장박동이 있음을 의미하는 근거가 된다. 아울러 장소에 특이한 플랑크톤이 있다면 경우에 따라 익사의 장소도 확인할 수 있는 장점이 있다. 이를 위해서는 주위 이물질에 오염되지 않도록 주의 깊게 검사하여야 한다. 플랑크톤은 강산이나 강알칼리에 녹지 않는 규조류(diatom)를 검출함으로써 확인할 수 있다(그림 10−27).

그런데 플랑크톤검사의 효용성에 대해 논란이 매우 많았고, 현 시점에서도 이와 관련하여 통일된 의견이 있는 것은 아니다. 다음과 같은 논점들이 검사의 효용성을 판단하는 데 도움이 되겠다.

① 규조류는 물뿐만이 아니라 흙이나 공기 등에서도 존재한다. 한편 칠판이나 칫솔을 포함한 여러 물체에서도 발견된다. 병원 필터에서도 발견되었다고 한다.

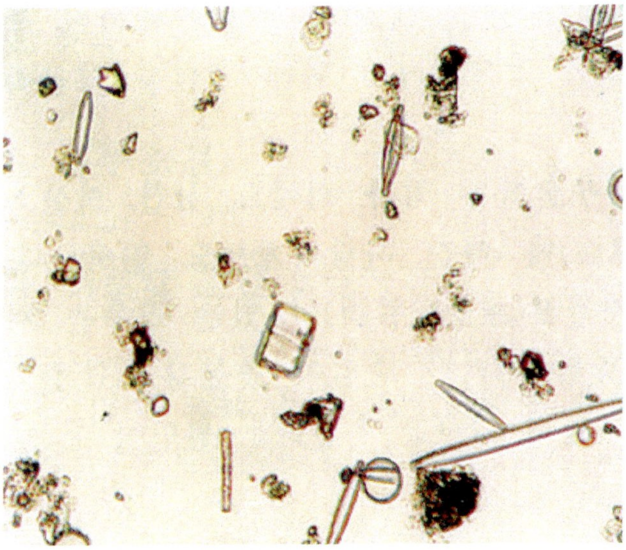

그림 10-27 익사에서 확인된 다양한 종류의 플랑크톤

② 일반적으로 폐를 통해 침입하는 것으로 알려져 있는데, 장점막을 통해 침입할 가능성에 대해 논란이 있다.

③ 특정 음식, 예를 들어 조개류 등은 많은 양의 규조를 포함하고, 이는 혈류를 통해 유입될 수 있다.

④ 익사가 아닌 경우에도 동물이나 사람의 조직을 검사하면 규조류를 확인할 수 있는 경우들이 있다. 보고자에 따라 다른데 15~16%의 경우에서 발견하였다고 보고한 경우도 있다. 또 다른 보고에 따르면 34건의 예 가운데 33건에서 발견할 수 없었다고 하였다.

결국 연구자에 따라 다른 의견을 가지고 있는데, 양적 개념을 추가하면 결과를 이용하는 데 도움이 되지 않을까 생각한다. 즉, 익사의 경우 양적 차이가 있어 확인 가능한 규조류의 수나 종류가 매우 많은 경향이다. 결국 익사에서 플랑크톤검사 결과는 단정적인 증거라기보다는 보조적이고 간접적인 증거로 보는 것이 타당하다. 일본의 경우에는 검사의 특이성을 높이기 위해 강산을 이용하기보다는 다른 물질로 대체하여 실험하고 있다.

(2) 혈액에서 전해질의 변화

전해질검사의 경우 비교적 빠른 시간 안에 검사할 수 있다는 장점이 있고, 예로부터 다음과 같은 주장들이 있었다. 즉, 민물(淡水, 염도: 0.5% 이하) 익사의 경우에는 농도가 낮은 익수가 폐혈관으로 이동함에 따라 희석, 과용량 등의 증상이 나타나고, 이와 함께 좌심실 혈액의 Cl^-, Mg^{++}, Na^+ 농도가 떨어질 것이라고 하였다. 한편 바닷물(海水, 염도: 3.0% 이상) 익사의 경우에는 혈장 성분이 폐포 안쪽으로 이동하여 폐부종과 같은 현상이 나타나며, 혈액 농축, 저용량, 저단백증 등의 증상이 나타나고, 좌심실 혈액의 Cl^-, Mg^{++}, Na^+ 농도가 높아질 것이라고 하였다. 그런데 최근 자료들에 따르면 사후 용혈 등으로 인해 전해질검사 자체의 신빙성이나 실무에서의 효용성에 대해 의문이 제기되기도 한다.

4. 기타 익사와 관련한 여러 사실

1) 수중에 있었던 시간의 판단

물의 온도가 가장 중요한데, 이는 부패에 영향을 줄 수 있기 때문이다. 물의 오염 정도는 그렇게 큰 영향은 없는 것으로 보인다. 부패에 중요한 것은 인체 내부의 균이므로 일률적이지는 않으나 다음과 같은 대략적인 기준이 도움이 된다.

- 손에 우글거림이 뚜렷하지 않으면 수 시간이 채 지나지 않은 것이다.
- 손에 우글거림이 생기고 손, 손가락, 발 등에 나타나면 1/2~3일 정도가 지난 것이다.
- 초기 부패가 진행되면 4~10일 정도가 지난 것이다. 초기에는 중력을 받는 부위의 머리, 목, 복부 등에서 관찰된다.
- 신체가 팽창하기 시작하고 부패망이 생기기 시작하여 표피가 벗겨지기 시작하면 2~4주 정도가 지난 것이다.
- 육안적으로 피부나 근육의 소실이 뚜렷해지면 1~2달 정도가 지난 것이다. 다만 이와 같은 수치는 주위 상황에 따라 적지 않게 변하므로 일률적으로 적용하지 않도록 주의하여야 한다.

2) 수중시체의 부양(浮揚, 수면에 떠오름)과 사후경과 시간

수중시체의 약 20~30%는 익사 직후에 떠오른다. 인체의 비중은 0.967~1.057 정도인데, 옷이나 부착물 등에 의하여 비중이 크게 달라진다. 수중시체가 떠오르는 시기는 물과 몸의 비중에 의하여 결정되므로 부패가스의 형성이 중요하고, 결국 수온, 물의 흐름, 물 깊이, 옷 입은 상태에 따라 다르다. 여름의 경우에는 2~3일, 겨울의 경우에는 수 주~수개월 정도 지나 떠오른다고 한다.

3) 잠수 중 사망

스킨 다이빙의 경우에는 수영의 연장성상에서 이해될 수 있는데, 스쿠버 다이빙은 장비를 이용하여 오랫동안 물에 머무를 수 있는 것을 말하므로, 깊은 곳에 들어가기 때문에 압력 변화가 문제가 될 수 있다. 다음과 같은 여러 기전으로 손상을 받고, 사망에 이를 수 있다.

- 잠수병(the bends, caisson's disease, decompression sickness), 감압병이라고도 한다. 잠수 시 압력 증가로 인해 체내에 과량 용해되었던 질소가 부상속도가 분압차에 의한 질소가스 배출속도를 초과하는 경우 기화되어 체외로 배출되지 않고 혈액이나 조직 내에서 기포를 형성하여 혈류를 막음으로써 발생하는 장애를 말한다. 피로, 현기증, 흉통에서부터 의식소실, 쇼크, 사망에까지 이를 수 있다.
- 고압에 의한 질소마취, 산소중독 등
- 공기통 내 오염 공기(일산화탄소) 중독
- 급격한 압력 변화로 인한 동맥공기 색전증
- 저체온증
- 순환기계통 질환, 호흡기계통 질환, 당뇨, 간질 등 내재된 질환의 악화 등

최근 해양환경의 자원화, 해저건설이나 석유 탐사 등과 관련된 상업적인 움직임, 생활환경 개선으로 인한 다양한 레저 활동 증가 등의 영향으로 잠수 중 사망은 증가될 것으로 예상되고 있다. 이 경우 장비의 이상이나 공기부족, 약물중독이나 신체의 이상에 의한 자구력 상실, 질소마취 등 다양한 요인들이 관여되었을 수 있다. 부검 소

견 이외에도 사건의 전체적인 내용, 수중의 환경적인 요인이나 사고의 선행인자들에 대한 고려가 중요하며, 이를 해결하기 위해 관련 분야의 전문가들과 함께 조사를 진행할 필요가 있다.

4) 찬물에서의 사망

찬물에 빠져 생존할 수 있는 기간은 수온이 0℃ 이하이면 대개 즉시 사망하지만 최대 30분까지 생존할 수 있으며, 0~5℃에서는 대개 5분 이내에 사망하고 최대 1.5시간, 5~10℃에서는 3시간 이내, 10~15℃에서는 6시간 이내, 15~20℃에서는 12시간 이내, 그리고 20℃ 이상이면 체력의 한계까지는 생존할 수 있는 것으로 되어 있다.

참고문헌

1. 四方一郎, 永野耐造. 現代의 法醫學. 동경. 金原出版株式會社.
2. 경찰수사보안연구소. 과학수사. 2002
3. 김윤신, 이호, 박종신, 이한영. 양수기 배기가스에 의한 옥외 일산화탄소 질식사. 대한법의학회지, 28(1): 63-71
4. 김윤신. 잠수 관련 사망의 법의학적 고찰. 대한법의학회지, 26(1): 17-26
5. 김장희, 전석훈, 이호, 이상용, 이봉우, 서중석. 경부압박질식사의 고찰. 대한법의학회지, 27(2): 10-16
6. 김형중, 김유훈, 이승덕, 유성호. Analysis of clavicular periosteal hemorrhages at the sternocleidomastoid muscle origin in hanging. 대한법의학회지, 29(3), 116-121
7. 문국진. 최신법의학 개정판. 서울: 일조각, 1994
8. 윤중진. 법의학 제1판. 서울: 고려의학, 1993
9. 이상령, 박소형, 하홍일, 김형중, 양경무, 이한영. 소아에서 발생한 사고성 목맴. 대한법의학회지, 34, 143-146
10. 이상한, 류광우. 익사체에서 나비굴 내 액체 확인의 중요성. 대한법의학회지, 37, 129-133
11. 임형수, 함경원,강현욱. 헬륨가스 흡입에 의한 질식. 대한법의학회지, 37, 78-83
12. 전석훈, 강효정, 김장희, 이상용, 박찬성, 김진표, 서중석. 산소결핍에 의한 질식사 2예 보고. 대한법의학회지, 28(2): 47-51
13. 한기환, 조갑래, 박성환, 김광훈. 노인의 자기색정사 1예. 대한법의학회지, 26(2): 33-35
14. Pekka Saukko and Bernard Knight. Knight's Forensic Pathology, 3rd Ed. London, UK. Arnold: 2004
15. Werner U. Spitz. Medicolegal Investigation of Death, 3rd Ed. Springfield, Illinois, USA. Thomas Books: 1993.

채종민 • 경북대학교 의과대학 법의학교실 명예교수

11

성범죄와 아동학대
Sexual Assault and Child Abuse

I. 성폭력 Sexual Violence

2005년도 우리나라에서 강간 발생은 11,757건으로 매년 증가 추세에 있다. 성범죄는 여성에게 육체적, 정신적 건강에 막대한 영향을 끼치고 있다. 그동안 경찰수사, 의료기관의 응급처치, 법의학적 증거 확보, 정신적 피해 대책 등이 협조적으로 이루어지지 못하였다. 성폭력에 대한 수사와 성폭력에 대응하는 의료진의 전문성이 결여된 관계로 성폭력 범죄에서 법적 증거의 확보가 어려웠고, 성폭력 피해자에게 수치심을 유발케 하는 등 인권침해와 성폭력 피해자의 사후 대책도 미흡하였다.

미국의 경우에도 각 의료기관들이 성폭력 피해자들을 돕기 위해 별도로 교육받은 인원을 양성할 책임을 느끼기 시작한 것은 1992년부터이다. 성폭력 피해자에게 상처를 치료하는 것만으로는 부족하다. 2000년에 미국 뉴욕의 어느 병원에서 성폭력 피해자를 3시간 이상 응급실에 방치하였고 임신예방약을 투여하지도 않았으며, 법의학적 증거 학보도 실패한 사건이 발생하였다. 그 결과 강간범을 처벌하지 못한 사태가 벌어지자 주 정부 당국에서 이 사건을 조사하고 성폭행 피해자를 제대로 처치하지 못한 책임을 물어 그 병원에 4만6천 달러의 벌금을 부과하였다. 이 사건을 계기로 성폭력법이 개정되었고, 모든 병원에서 성폭력 범죄 증거물 확보 프로그램을 갖추도록 하였다.

1. 성폭력의 정의

성폭력(sexual violence)은 강간은 물론, 성적희롱, 성추행, 성기노출, 강도강간, 음란전화, 음란통신 등 성을 매개로 하여 가해지는 모든 신체적, 정신적, 언어적 폭력을 말한다. 즉, 상대방의 의사에 반하여 행한 성적인 신체접촉, 성기노출, 성적농담 등도 성폭력에 포함된다. '상대방의 의사에 반한다'함은 원치 않거나 거부하는 행위를 상대방에게 계속하거나 강요한다는 말이다. 따라서 상대방으로 하여금 성폭력에 대한 막연한 불안감이나 공포감을 조성할 뿐만 아니라 그것으로 인한 행동제약을 유발시키는 것도 간접적인 성폭력이라 할 수 있다.

2. 성폭력의 법적인 개념

1) 강간

폭행 · 협박에 의하여 상대방의 반항을 곤란하게 하고 사람을 간음하는 것을 말한다. 폭행 · 협박의 정도는 상대방의 반항을 불가능하게 하는 경우뿐만 아니라 그것을 현저히 곤란하게 하는 것도 포함한다. 마취제 또는 수면제 등의 약물을 사용하는 것도 폭행에 해당한다고 본다(형법 297조).

2) 특수강간

흉기나 그 밖의 위험한 물건을 지닌 채 또는 2명 이상이 합동하여 강간의 죄를 범한 경우를 말한다(성폭력범죄의 처벌 등에 관한 특례법, 약칭은 '성폭력처벌법' 제4조).

3) 강제추행

강제추행죄는 폭행 또는 협박으로 사람을 추행한 죄를 말한다.(형법 298조) 이때 '추행'이라 함은 상대방의 성적 자유를 침해하는 음란한 행위로서 성적 수치심 · 혐오감을 불러일으키는 행위를 의미하는데, 행위는 육체적 접촉이 있어야 한다. 여자도 주체가 될 수 있다. 종전에는 친고죄였으나, 얼마전 친고죄 규정이 폐지되어 피해자의 고소 없이도 처벌할 수 있게 되었다.

4) 성희롱

성에 관계된 말과 행동으로 상대방에게 불쾌감, 굴욕감 등을 주거나 고용 등에서 불이익을 주는 등 피해를 입히는 행위를 말한다. 육체적, 언어적, 시각적 유형으로 구분해 볼 수 있다. 음담패설, 외모에 대한 성적인 비유나 평가도 포함하며, 외설적인 사진 · 음란출판물 등을 게시하거나 보여주는 행위, 나아가 컴퓨터 등을 통하여 이를 보내는 행위도 포함한다. '성발전기본법', '국가인권위원회법' 등에 성희롱 방지를 위한 조항이 포함되어 있다.

3. 성폭력대응팀 (Sexual Abuse Response Teams, SART)

성폭력대응팀은 최소한 검찰, 경찰, 변호사, 형법학자, 범죄학자, 법의학자(Forensic Examiner) 등 전문가로 구성된 팀 접근이 이루어져야 한다. 그리고 피해자가 어린이인 경우 정신적인 충격을 해소하고, 어린이의 진술 능력이 떨어지기 때문에 정신의학을 통한 유아진술 확보를 하기 위하여 소아정신과 의사가 대응팀에 포함되어야 한다. 성폭력 피해자에 대한 성폭력 피해 사실 확인(사건조사), 의학적 치료, 법의학적 증거 채취, 정신과적 심리 상담, 법률적 상담 및 지원에 이르기까지 협조적 접근 체계(Team approach & one-step service)를 구축하여야 한다(그림 11-1). 의료기관, 수사기관, 상담소, 보호시설 등과의 통합된 연계체계를 구축하여 후유증을 최소화하여 피해자의 완벽한 사회로의 복귀(complete rehabilitation)를 돕는다. 각 관련기관에서 협조적 접근 체계로 성폭력 피해자가 발생할 경우 초기에 신속한 대응을 함으로써 위급한 생명보존과 피해자의 인권보호를 유지하게 된다. 협조적 접근 체계는 초기에 신속한 법의학적 검사를 시행하여 증거 수집을 함으로써 재판 과정에서 충분한 증거 확보와 법적 증언을 가능케 한다. 이로써 가해자에 대한 응징을 가능하게 하며, 성범죄의 억지력을 증대시킴으로써 국민의 생명과 미래를 보호하고, 정의와 자유를 지킬 수 있게 된다.

4. 법의학적 증거 확보 (Medical-Legal Examination)

성폭력에 대하여 특별히 훈련된 의료진이 성폭력 피해자에 대한 법의학적 증거 확보를 맡음으로써 피해자가 조사를 받기 위한 대기시간이 줄어들게 된다. 또한 한 지역에서 성폭력 피해자에 대한 의학적 검사를 전적으로 맡음으로써 법의학적 검사원칙과 지식을 습득하고 숙련하게 되어 더 나은 법의학적 증거 확보율을 보이게 된다. 또한 피해자에게 상담과 법률적인 지원 방법 등을 설명함으로써 성범죄신고율도 높아지며, 경찰과의 협력 그리고 법정 기소에도 훨씬 용이하다.

1) 성폭력 피해자에 대한 법의학적 증거 확보의 주의사항

의료진은 범죄 피해자를 치료하는 중에도 증거물의 확인, 보관 등에 세심한 관심을 기울여야 한다.

- 범죄와 관련이 있을 것으로 판단되는 환자의 경우에는 신속히 사건 내용을 관할 경찰서나 파출소에 신고한다.

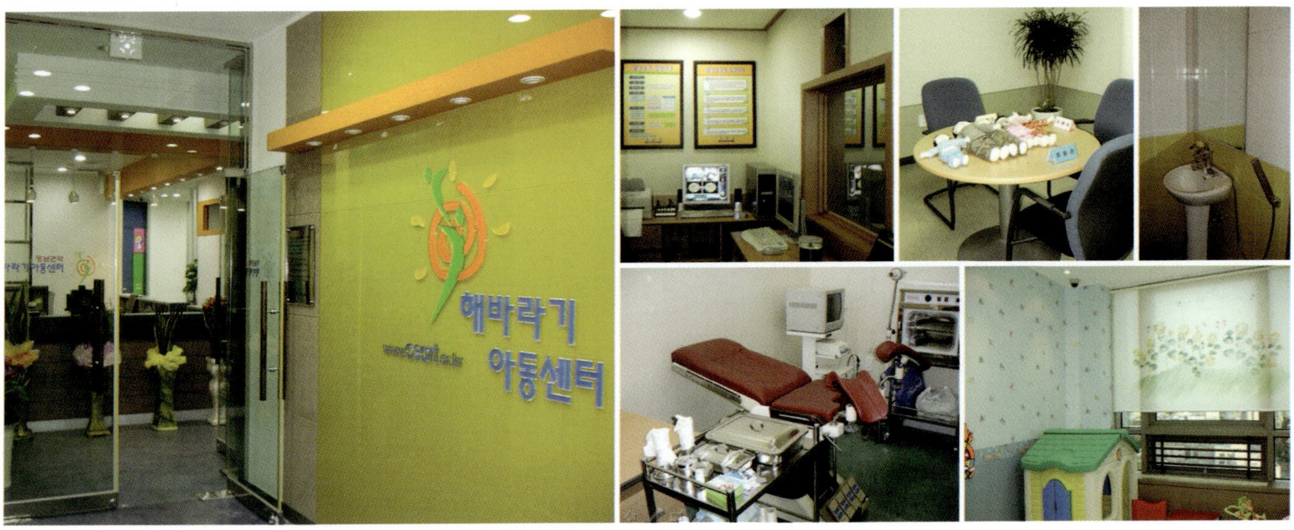

그림 11-1 여성가족부에서 지원하는 성폭력전담센터. 성폭력 피해자에 대한 사건 조사, 치료, 법의학적 증거 채취, 정신과적 심리 상담, 법률적 상담 및 지원에 이르기까지 협조적 접근 체계(Team approach & one-step service)를 구축하고 있음

- 의복을 벗길 때에는 반드시 2명 이상이 참여하여 소지품을 검사하고, 주머니마다 무엇이, 얼마나 들어 있었는지 확인하고 기록해 둔다. 소지품을 되돌려 줄 때에는 서명날인을 받고 진료기록부에 첨부해 둔다.
- 각종 의복, 신발 등을 별도의 종이봉투에 넣어 밀봉하여 보관하고, 진료기록부에 기록해 둔다. 경찰에게 증거물로 주었는지 아니면 가족에게 되돌려 주었는지 등 언제, 누가, 어떻게 처리하였는지를 서명날인받고 그 기록을 진료기록부에 첨부해 둔다.
- 가능하면 의복을 원 상태로 훼손하지 않도록 주의하며, 의복에 난 손상(예를 들면, 칼에 의한 자창 혹은 절창, 총기에 의한 사입구 및 사출구 등)을 칼이나 가위로 자르지 않는다.
- 치료 과정 중에는 신체에 난 상처들은 가능하면 훼손시키지 않도록 수술 범위를 정하여야 하며, 만일 훼손이 불가피하다면 그 부위에 대한 상처를 상세히 기록 혹은 사진으로 찍어 둔다.
- 범죄와 관련이 있을 것으로 판단되는 경우에는 검체의 채취일시를 정확하게 기록해 두고, 채취된 검체(특히 혈액이나 소변)에 별도의 표시를 하여 최소 5일 이상 혹은 더 오래 보관해 둘 것을 권장한다.
- 법의학적 지식을 바탕으로 이학적 검사(physical examination) 때에 각종 표피박탈(찰과상), 좌상(피하출혈), 열창 등의 다른 손상의 분포, 양상, 크기 등을 기록하고, 사진으로 찍어 보관해 둘 것을 권장한다.

2) 성폭력 피해자에 대한 법의학적 증거 확보 순서

(1) 전반적인 환자 평가

피해자와 인사하며 신체적 접촉을 시도하여 체온을 체크하고, 친밀감을 가진다. 같이 걸으면서 키, 몸무게 등 계측한다. 법의학적 검사를 하는 동안 피해자의 성격, 행동 등을 관찰하여 기록하여 두고 나중에 경찰에 진술할 수 있도록 한다.

(2) 피해자 인터뷰

격한 감정이나 정서적 불안 등을 잘 진정시키면서, 신체검사, 치료, 증거수집, 사진촬영 등을 종합적으로 시행하는 것을 목표로 한다.

(3) 문 진

성폭력 피해자에 대하여 다음 사항을 상세하게 질문하여 기록해 둔다.

- 의학적 · 산부인과적 과거력, 성폭력 이전 최근에 성기 손상, 수술이나 처치의 유무, 다른 기질적인 질환의 자세히 과거력을 청취
- 성폭력 이후에 목욕, 세척 등의 유무(72시간 이내)
- 성폭력과 관련된 의학적 상황(증상, 소견): 손상, 의식소실, 동통, 출혈 등
- 가해자의 위협행위: 흉기, 폭력, 손상, 감금, 협박, 약물복용 등
- 피해자가 반항 등을 하는 중 가해자에 대해 입힌 손상의 유무
- 가해자가 입힌 성적 행위: 횟수, 순서, 미수, 불확실 등
  - * 질내 삽입한 경우: 성기, 손가락, 기타
  - * 항문내 삽입한 경우: 성기, 손가락, 기타 물체
  - * 입으로 성기에 성교, 입으로 항문 물기, 빨기, 키스, 사정 유무(위치)
- 성폭력 행위 중의 자세 등
- 성행위의 순차적인 행동(순서)

(4) 착의검사 및 의복 수집(그림 11-2)

옷을 비롯하여 모든 소지품을 검사한다. 옷에서는 정액, 혈흔, 모발을 검색하고 떨어진 단추나 찢어진 부위, 먼지, 진흙, 모래, 낙엽, 풀잎, 성상이 다른 섬유 등의 이물을 찾는다. 의류나 종이에 건조된 정액반은 수년이 지나도 정자가 검출될 수 있다.

- 정액 부착, 타액 부착, 의복 섬유검사
- 모발 및 체모 부착
- 옷의 찢어짐, 터짐, 착색(염색), 이물 부착
- 주름 글로브를 착용하고, 옷을 흔들지 않으면서 따로 따로 팩에 보관
- 옷을 갈아입으면서 가슴 및 성기 사진촬영

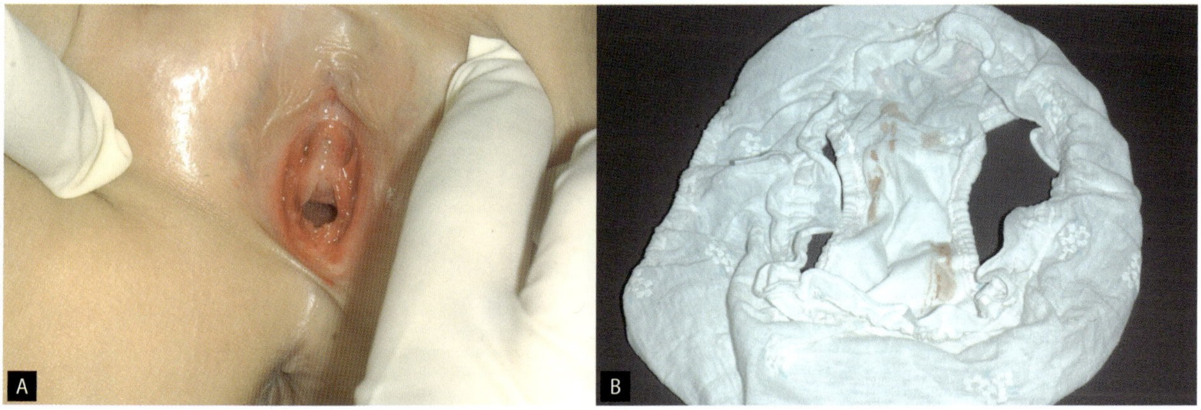

그림 11-2 성추행 피해자. 6세 여아. A. 손가락에 의한 성추행 피해자의 성기. 처녀막과 소음순 주위로 발적이 일어나 있음. B. 피해자의 속옷. 혈흔이 묻어 있음

(5) 신체검사(그림 11–3)

- 두부 및 경부: 모발의 강제탈락 유무, 두피손상, 부착 모발 수집, 피해자 모발 수집
- 경부에 손톱 등에 의한 손상 유무
- 눈 결막에 출혈(일혈점), 망막출혈 등
- 구강: 구강 내 점막하출혈, 치아검사, 치열검사, 구강 내 타액, 점막에서 유전자 검체 채취
- 상지검사: 할퀸 상처, 멍, 교흔, 열창, 문신, 흉터 등
  * 손은 저항의 수단으로 쓰이기 때문에 가해자의 흔적을 찾을 수 있는 때가 있다. 따라서 손을 함부로 다루어서는 안 되며, 검사할 때까지 반드시 종이주머니로 싸서 증거의 유실을 방지하여야 한다. 손에서는 손바닥에 머리카락을 쥐고 있을 때가 있으며, 손톱 밑에는 가해자의 살점이나 혈액이, 손끝에는 옷의 섬유가 묻어 있을 수 있다.
- 상체, 가슴, 등, 유방 부위 등에 교흔, 빨기에 의한 손상
- 성기검사: 생체 염색 후 손상검사, 유전자검사
- 항문, 직장검사: 손상 및 유전자검사

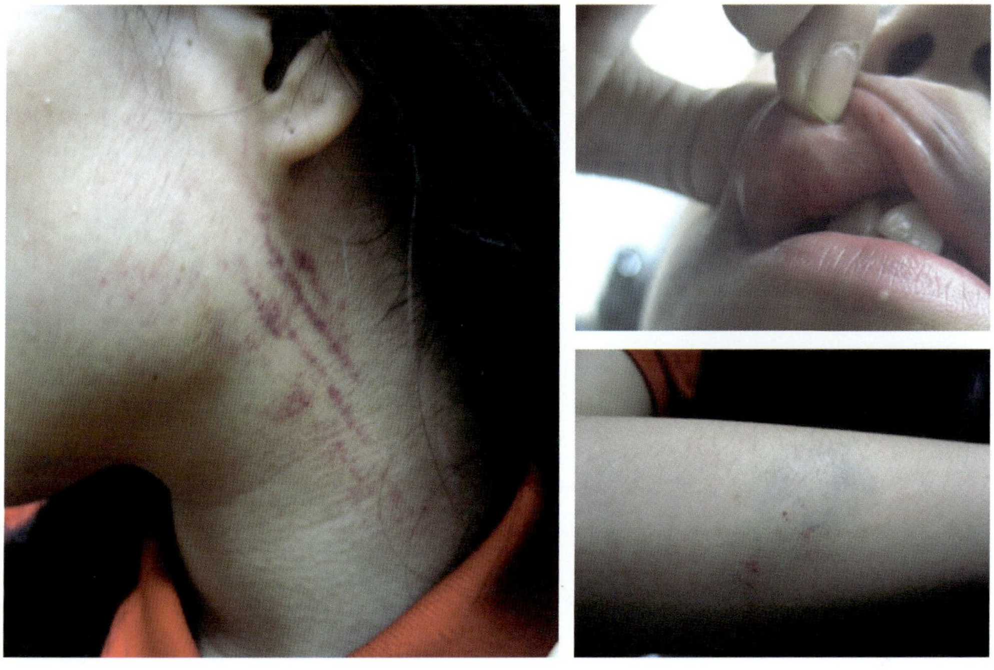

그림 11-3 성폭력 피해자의 손상들. 목 손톱자국, 입술아래 타박상, 팔에 멍

가. 음모

가해자의 음모가 섞일 수 있다. 사건현장 주변에 이미 탈락되어 있는 모발도 주의 깊게 채취한 후 대조군으로 피해자에게서 20올 정도의 음모를 뽑는다.

나. 외부생식기의 손상(그림 11-4)

ㄱ. 기존 성경험이 없는 경우

보통 첫 성교로 처녀막은 파열된다. 처녀막(hymen)은 질벽의 점막에서 돌출되어 질입구를 일부 막고 있는 두께 1mm 정도의 결합조직으로 된 막이다. 처녀막의 형태, 신전성 또는 강인성은 개인에 따라 다르다. 형태적으로는 대개 둥근 모양 처녀막(hymen anularis)으로, 그 중앙에 원형 또는 타원형의 구멍이 있어 어른에서는 손가락 하나가 통과할 정도이다. 그 외에 처녀막구멍(foramen hymenalis)의 형태에 따라 반달 모양(h. semilunaris), 입술 모양(h. labiformis), 술 모양(h. fimbriatus), 잎 모양(h. lobatus), 중격 모양(h. septus), 체 모양(h. cribriformis), 톱니 모양(h. dentatus) 등이 있으며, 구멍이 없는 막힌처녀막(hymen imperforatus)도 있다.

처녀막은 성교에 의하여 손상이 생긴다. 이를 파화(defloration)라고도 하며, 처녀막구멍을 중심으로 하나 또는 여러 개의 열창이 생긴다. 찢어진 길이는 성기의 크기에 따라 다르며, 어린이에서는 바닥까지 찢어지는 경우도 있다. 손상을 받은지 짧은 시간에는 발적, 종창, 출혈 또는 응혈이 관찰되지만 감염이 생기지 않으면 약 1주일 이내에 치유된다. 열창이 다시 붙는 수는 없으며, 반흔을 남기므로 다른 원인에 의한 손상(예컨대 수음에 의한)과 구별하기 어려워진다. 처녀막은 성교에 의해서만 찢어지는 것이 아니며, 월경의 처치(탐폰 삽입), 수음, 과격한 운동 등으로도 손상을 받을 수 있다. 거꾸로 신전성이 좋아 성교로도 손상을 받지 않는 경우도 있다.

ㄴ. 기존 성경험이 있는 경우

이미 성교의 경험이 있거나 특히 경산부에서는 처녀막이 흔적으로만 남아 있다. 이런 경우에는 처녀막의 소견으로 성교가 있었는지를 판단하기 곤란하다.

강간사건에서는 소음순이나 질전정에도 작은 열창이나 점막밑출혈이 있고, 경우에 따라서는 질벽과 회음에 열창이 생길 수 있다. 이러한 손상은 특히 어린이 강간에서 현저하다(그림 11-5).

다. 정액의 증명

피해자의 질 안에서 정액이나 정자의 존재를 증명하는 것은 단시간 전에 성교가 있었음을 증명하는 것이다.

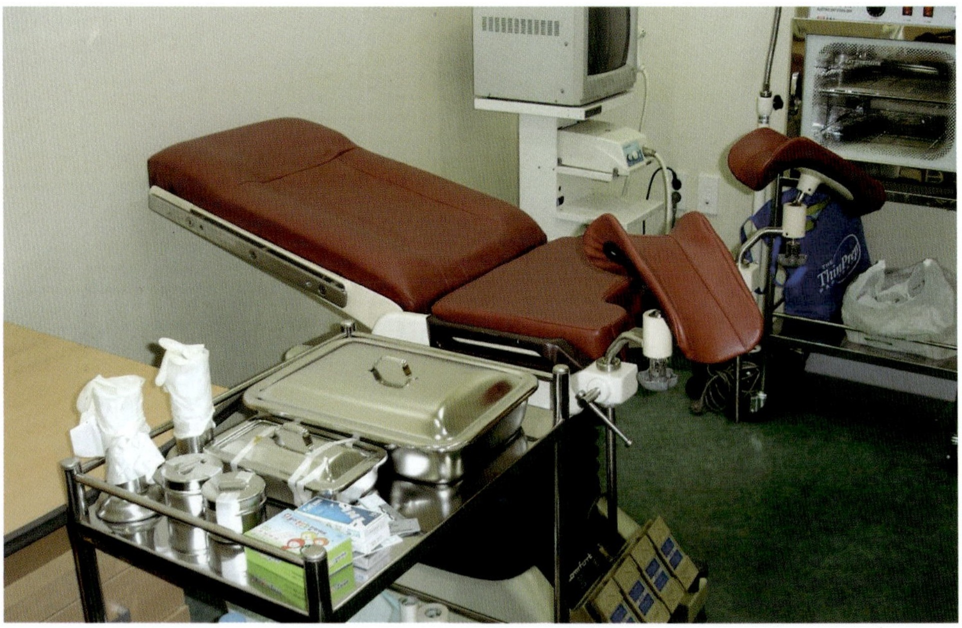

그림 11-4 성폭력 피해자 진료실. 외부생식기 손상검사와 질내 분비물검사를 함

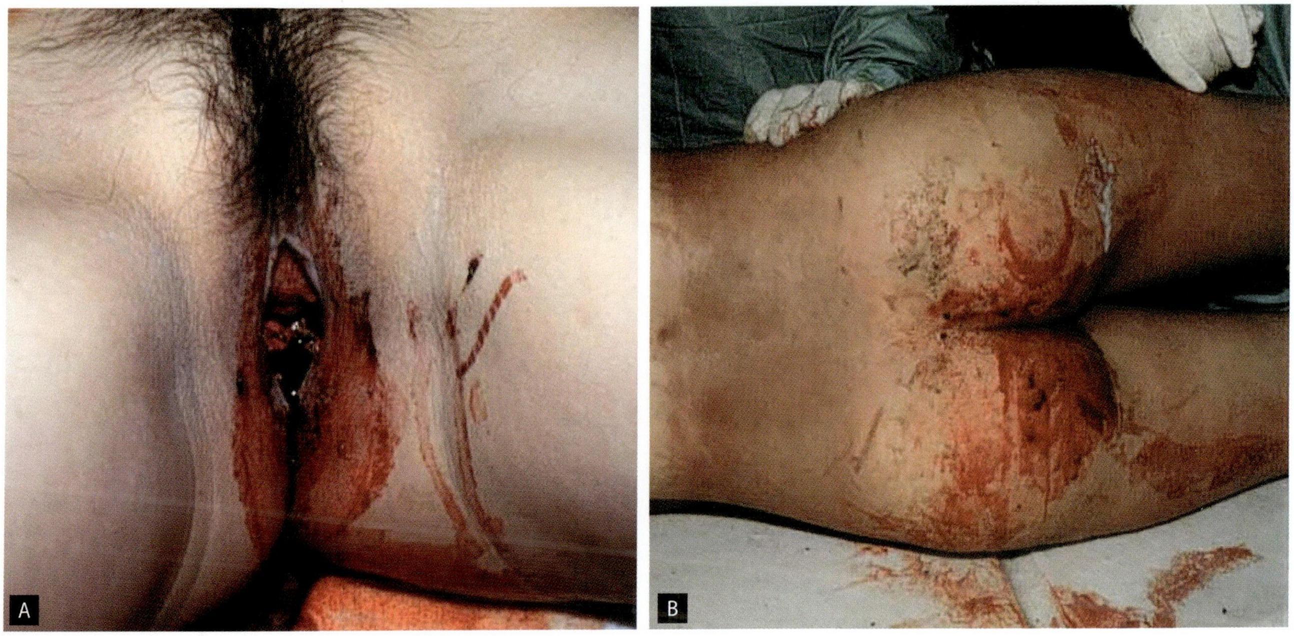

그림 11-5 강간살인. A. 외부성기에 심한 손상으로 출혈이 심하게 일어나 있음. B. 저항으로 인하여 둔부에 다발성의 찰과상이 있고 흙이 묻어 있음

질 안에 사정된 정액은 시체와는 달리 생체에서는 서 있거나 걸어다니므로 대부분 질 밖으로 흘러나오지만 검사에 필요한 양은 남아 있다. 실제에는 질이나 자궁목의 내용물(시체에서는 자궁강까지)뿐 아니라 회음 주변, 하복부, 대퇴부위 안쪽에도 정액이 묻어 있는가를 조사한다. 생체에서 사정 후에 질 안에서 20시간, 자궁목관(uterine cervical canal)에서는 3~4일까지 정자를 검출할 수 있다. 따라서 신속하게 검사할 필요가 있다. 한편 시체에서는 피해자가 걸어다니거나 씻어내는 일이 없으므로 질이나 자궁 속에서 더 오랫동안 정자가 남아 있을 수 있다. 산성 포스파타아제(acid phosphatase)의 검출은 전립선 액이 있음을 의미하며, 그 자체가 강간의 증거가 될 수는 없더라도 성교가 있었음을 의미한다. 그 농도가 10~30 BU(Bodansky Unit) 이상이면 사망하기 5~10시간 이내에 성교가 있었음을 의미한다. 정액 검출은 차가운 환경에 있던 시체에서는 오래 가능하지만 부패한 시체에서는 어렵다. 경우에 따라서 말라버린 정액흔에서 정충이 관찰되는 일도 드물지 않다. 검출된 정액에서 DNA 지문을 알아낼 수 있다면 가해자를 확인하는 데에 좋은 실마리가 된다.

라. 성병의 감염

강간 당하기 전에 성병에 걸리지 않았고 강간 후에 용의자와 같은 성병에 걸리면 강간의 가능성은 거의 틀림없다.

5. 성범죄에 있어서 증거물 채취

1) 증거물은 전문가에 의해 채취해야 한다.

사건현장의 혈흔, 타액, 모발 등에 대한 증거물의 채취는 전문적인 훈련을 받은 과학수사 전문가에 의해 이루어져야 한다. 피해자의 신체에서 인체분비액 채취는 의료전문가에 의해서 이루어져야 한다.

2) 현장 및 피해자로부터 증거물 채취

현장 증거물을 채취하기에 앞서 증거물이 놓여 있는 위치, 증거물 상태(색, 냄새, 오염, 부패, 젖어 있는지 여부 등)를 상세하게 기록하고, 사진을 반드시 찍어 놓아야 한다. 우리나라의 여성가족부에서 제작 공급하는 성폭력 응급 키트를 이용한다. 성폭력 응급 키트를 이용하여 증거물을 채취하고 밀봉한 다음 포장하여 다음 사항을 명기한다(그림 11-6).

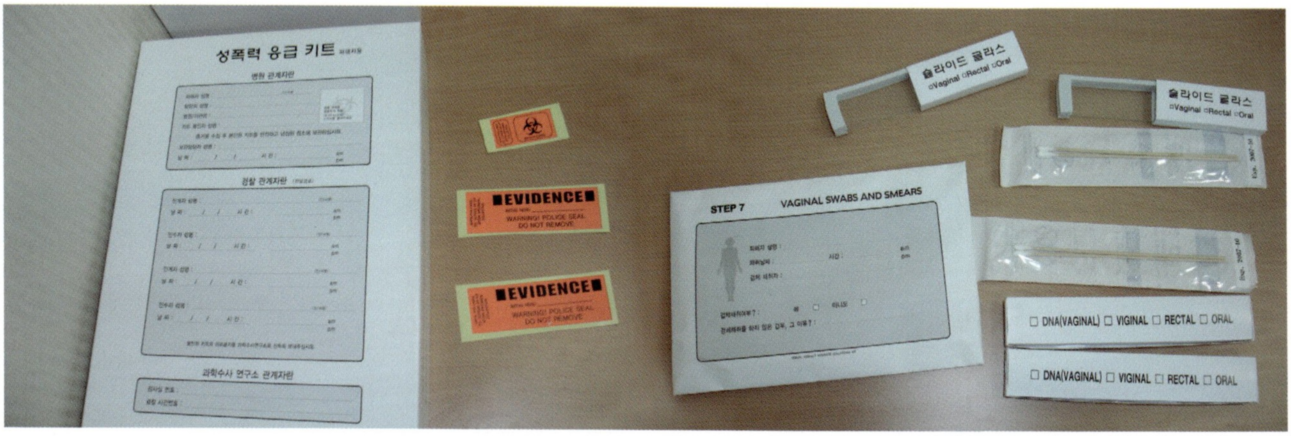

그림 11-6 성폭력 응급키트. 성폭력 피해자의 법의학적 증거 채취를 위하여 의복, 모발, 질분비물 등 각 순서대로 검사하여 포장하도록 구비되어 있음. 증거물 채취 후에는 반드시 검사자가 밀봉한 후 서명날인하여야 함

- 검체의 종류 및 품명
- 채취 년, 월, 일, 시 및 장소
- 피해자/피의자 성명, 연령, 직업(특수업의 경우 해당)
- 감정표본 채취방법
- 관련사건명
- 사건개요
- 검체구분번호
- 사건취급자

3) 성범죄 피해자로부터 채취해야 할 증거물

- 의복(Clothing)
- 머리를 빗어 수집한 머리카락(Head hair combing/brushing)
- 뽑은 머리카락(Known head hair)
- 빗질한 음모(Pubic hair combing/brushing)
- 뽑은 음모(Known pubic hair)
- 머리카락 및 음모를 제외한 빗질한 체모(Combing/brushing of body hair regions other than head and pubic)
- 질 면봉채취(Vaginal swabbings)
- 구강 면봉채취(Oral swabbings)
- 항문 면봉채취(Anal swabbings)
- 질, 구강, 항문에서 채취한 내용물을 도말한 현미경 슬라이드
- 음경 입구에서 도말(Penile swabbings)
- 질 흡입(Vaginal aspirate)
- 구강 세척(Oral rinse)
- 비강점액 채취(Nasal mucus sample)
- 손톱 아래 채취(Fingernail scraping)
- 기타 분비물 채취(Miscellaneous debris collection)
- 혈액 채취(Known blood)
- 타액 채취(Known saliva)
- 탈의시 탈락물 모집(Catch paper/cloth)
- 시트(Sheets/body bags)

4) 혈흔 채취 요령

- **현장혈흔:** 혈흔이 묻은 증거물은 혈흔 부위를 손상시키지 않고 온전한 상태로 감정의뢰한다. 그러나 건물의 벽이나 도로 등과 같이 증거물을 움직일 수 없어 부득이 사건현장에서 혈흔을 채취해야만 할 경우 혈흔으로 의심되는 부위를 자르거나 긁어서 증거물 용기에 담는 것이 바람직하다. 만약 이것이 불가능할 경우에는 면봉으로 닦아 냉암소에서 건조시킨다.

5) 정액반 채취 요령

- **범행현장 증거물 채취:** 강간사건 등 성범죄사건에 관련된 증거물 채취는 주의를 요해야 한다. 정액은 미황색 얼룩의 형태로 존재하기 때문에 식별이 어렵다. 정액이 검출되는 현장 증거물은 범행현장의 방바닥, 이불, 담요, 관계자 팬티, 휴지, 화장실, 쓰레기통, 다른

주위에 버릴만한 곳 등이 주를 이룬다.

- 피해자(관계자)로부터 채취: 피해자의 신체 부위에서 정액을 채취해야 할 때는 전문의료기관에서 의료인에 의해서 채취가 이루어지도록 주의해야 한다. 채취해야 할 신체 부위는 질 내부, 질 외부의 정액이 흘러나와 묻은 부위이며, 채취 요령은 질 내부의 경우는 마른 면봉을 사용하고, 다른 신체 부위는 생리식염수를 적신 면봉을 사용해야 한다. 감정에 필요한 정액의 양은 면봉 3개 이상이며, 면봉은 냉암소에서 건조시켜 의뢰해야 한다. 정액은 유동물질이기 때문에 성관계 후 대부분의 정액은 질 외로 흘러나오기 때문에 피해자의 팬티도 함께 수거해야 한다. 대조증거물은 피해자와 용의자, 사건관련자들의 혈액이나 타액이며, 감정에 필요한 양은 혈액의 경우 항응고제(EDTA)를 첨가한 용기에 약 3mL, 타액은 면봉 3개 정도가 적당하다. 피해자가 피의자 외에 다른 사람과 전, 후 성관계를 가진 경우 이들 모두의 혈액을 채취하여 함께 의뢰한다.

6) 타액반 채취 요령

- 사건현장에서 채취: 타액이 검출될 수 있는 증거물은 주로 담배꽁초이며, 그 외에 껌, 술병, 컵, 숟가락, 휴지 등 타액이 묻을 수 있는 모든 증거물이 대상이 된다.
- 피해자로부터 채취: 성폭력 과정 중에 가해자가 피해자의 신체 부위(유두 등)에 타액을 묻힐 가능성이 있다. 채취 요령은 생리식염수를 적신 면봉으로 타액이 묻은 부위를 닦아야 한다. 교흔(bite marks)이 나타나는 신체 부위의 경우도 상기와 동일한 방법으로 가해자의 타액을 채취한다.

7) 모발 채취 요령

- 사건현장에서 채취: 사건현장에서 모발을 채취할 때는 채취자의 모발이 탈락되지 않도록 주의해야 한다. 모발의 채취는 우선 사건현장을 면밀히 관찰하여 범죄현장에서 범인의 활동 영역을 파악하여 의심이 되는 곳의 모발을 채취해야 한다. 간혹 무작위로 모발을 채취하는 경우가 있는데, 이는 바람직하지 않다. 모발의 채취 요령은 모발채취용 핀셋을 이용하여 종이로 포장하며, 가능한 한 모발들이 서로 섞이지 않도록 각기 포장해야 한다.
- 피해자로부터 채취: 피해자의 의류에서 피의자의 모발이 검출될 수 있다. 먼저 의류를 면밀히 관찰하여 모발을 찾고, 다음에 백색의 전지를 바닥에 펴놓고 피해자의 의류를 조심스럽게 털어 모발을 채취한다. 또 다른 방법으로는 피해자의 의류를 펼쳐 놓고 스카치테이프 등을 사용하여 의류의 표면을 가볍게 누르면서 모발이 테이프에 달라붙도록 하는 방법도 있다. 하지만 이 경우는 모발이 테이프에 붙어 모근 부위가 손상될 염려가 있으므로 주의해야 한다.

6. 약물을 이용한 성범죄

약물을 이용하여 강간을 하는 새로운 형태의 범죄가 최근 늘고 있는데, 이 약물을 데이트 강간약물(date-rape drug), 간단히 강간약물(rape drug)이라고 한다. 이 약물은 피해자가 정신을 잃고 저항할 수 없게 만들어 후에 무슨 일이 일어났는지, 누가 무엇을 했는지 기억을 하지 못하게 된다. 남자와 여자 모두 이 약물의 피해자가 되고 있다.

1) 데이트 강간약물

이 약들은 처음에 나이트 클럽에서 즐기는 목적으로 이용이 되었으나 곧 성폭행을 하기 위하여 고의적으로 피해자를 무기력하게 만드는 데 이용되었다. 주로 무색무취의 알약 형태로, 피해자의 술잔에 쉽게 넣을 수 있도록 되어 있다. 일반적으로 범인은 피해자에게 아주 친절하게 음료수를 권하고 반시간도 안 되어 피해자는 술을 먹은 것과 같은 효과를 나타내게 된다. 피해자는 처음에는 아주 기분이 좋아지다가 곧 졸음이 오게 된다. 이 정도가 되면 범인은 쉽게 피해자를 호위해서 차나 혼자 있는 공간으로 옮기게 되며, 주위 사람에게는 그저 피해자가 술에 취하고 자기가 원해서 범인과 자리를 뜨는 것처럼 보이게 된다. 한 시간 내로 피해자는 거의 의식을 잃게 되고, 성폭력이 일어나게 되며, 가해자는 한 사람이 또는 그 이상이 될 수 있다. 약물의 용량이 많은 경우 피해자는 혼수 상태에 이르거나 또는 죽음에 이를 수도 있다. 대부분의 경우에 있어 깨어난 후 피해자는 성행위를 한 뒤의 신체적 증상만 느낄 뿐 아무 것도 기억을 못하게 된다. 소수의 피해자는 성폭행 뒤 바로 깨어나 부분적으로 기억하게 된다. 어떤 경우는 그저 술을 너무 많이 마셔 의식이 끊어진 것으로 생각한다. 강간약물의 피해자는 다른 피해자보다 신고율이 적다. 신고를 한다고 하더라도 거의 기억하는 것이 없기 때문에 아주 혼란스러워한다. 더욱이 약물의 효과는 여러 날 계속되기 때문에 피해자가 선명하게 기억하는 것이 불가능하다. 피해자가 제정신을 차리고 신고를 할 때쯤이면 이미 약물 증거는 몸에서 다 빠져 나가버리기 때문에 수사가 매우 어려워진다. 약물이나 알코올을 이용한 성폭행 피해자는 다른 피해자보다 더 심한 심리적 충격을 받게 된다. 더 많이 자신을 책망하게 되고 그 당시의 기억을 전혀 못하거나 겨우 몇 부분만 기억을 해내게 된다. 피해자는 기억이 안 나는 부분을 훨씬 더 안 좋은 상상으로 채우는 경우가 있다. 누가 가해자인지 모른다는 것은 피해자가 누구를 믿을지 모르고 심지어 가장 가까운 친구에게조차도 두려움을 느끼게 된다. 강간약물의 효력이 나타나는 동안은 성행위에 대한 동의를 할 수 없게 된다. 미국에서는 1996년에 약물을 이용한 강간의 방지와 처벌에 관한 연방법(Federal Drug-Induced Rape Prevention and Punishment Act)을 통과시켜 성폭행이나 다른 폭력범죄를 하기 위하여 고의적으로 약물을 사용한 경우에 중죄를 가하도록 하였다. 약물을 이용한 강간으로 유죄가 확정되면 20년까지의 형을 받을 수 있고, 약물을 단순히 소지한 것만으로도 3년까지의 형을 선고받는다.

약물을 섭취한 성폭력 피해자는 혼미해서 자신이 약물에 취한 줄을 모른다. 따라서 경찰은 약물에 취한 줄 모르는 피해자에 나타나는 증상을 잘 알고 있어야 한다. 만약 피해자가 무엇이 일어났는지 기억을 못하고, 어떻게 집에 들어갔는지 기억을 못하고, 한 잔만 마셨는 데 술에 많이 취한 경우, 누구와 성교를 했는지 모르는 경우에 강간약물을 의심해 보아야 한다.

가. 로히프놀(Rohypnol)

이것은 플루니트라제팜의 상품명으로, 64개국 이상에서 심한 수면장애를 가진 사람에게 의사가 처방하는 약이다. 무색무취로, 알코올이나 다른 음료에 쉽게 녹는다. 로히프놀이 의심되면 소변을 가능한 빨리, 섭취 후 24~35시간 내에 채취해야 한다. 72시간이 지나면 소변에서 검출하기 힘들어진다. 로히프놀은 혈액에서 24시간 내에 사라지기 때문에 혈액검사는 큰 의의가 없다.

나. GHB(Gamma Hydroxybutyrate)

일명 'fantasy', 물뽕으로 알려진 이 약은 중추신경억제제이다. 무색무취로 약간 짭짤한 맛이 나지만 알코올성 음료에 쉽게 가려진다. 로히프놀처럼 물에 빨리 완전히 녹는다. GHB가 의심되면 소변을 가능한 한 빨리 채취한다.

다. 케타민(Ketamin)

동물마취제로 주로 사용된다. 2006년부터 향정신성의약품으로 분류하여 취급에 제한을 두고 있다. 양에 따라 효과가 달라진다. 소량은 각성, 환각을 나타내고, 양이 많아지면 잠들게 된다. 분말을 코로 흡입한다.

2) 일단 약물의 의심이 들면 지체 없이 증거를 수집해야 한다.

- 피해자의 소변을 채취하여 깨끗한 통에 담는다. 만일 피해자가 법의학적 검사와 성폭력 증거 수집이 끝날 때까지 참을 수 있으면 좋지만 아니어도 상관없다. 소변의 양은 최소 30cc는 되어야 한다. 미국 텍사스의 경우 소변을 채취하는 것을 관찰해야 하지만 이미 충격을 받은 피해자의 인권침해 소지가 있다는 것을 염두에 두어야 한다. 같은 성별인 성폭력전문간호사(sexual assault nurse examiner, SANE)가 검사 · 관찰하는 것이 권장된다. 채취된 소변은 증거력이 훼손되지 않도록 밀봉해야 하며, 냉장보관한다.
- 주변에 약병이 있으면 수집한다.

7. 정신의학을 통한 유아 진술 확보

어린이의 경우 진술 능력이 떨어지고, 단순한 기억력

이 성인에 비하여 떨어지기 때문에 일반적인 경찰수사방법으로는 범죄의 입증이 매우 어렵다. 아동성폭행 피해자 조사에서 정신적인 충격으로부터 보호, 아동의 인권보호조치 및 후유증을 최소화하여 피해자의 완벽한 사회로의 복귀를 위한 정신의학적 치료를 함께 고려해야 하기 때문에 소아정신과 전문의의 감독하여 신중하게 접근하여야 한다.

Ⅱ. 아동학대

유엔아동권리협약 제19조에서는 모든 형태의 신체적, 정신적 폭력, 상해나 유기 또는 성적 학대를 포함하는 착취로부터 아동을 보호하기 위하여 협약을 비준한 당사국들은 입법적, 행정적, 사회적 및 교육적 조치를 취하도록 규정하고 있다. 우리나라에서는 국제적인 약속인 이 조항에 근거하여 2000년에 아동복지법이 개정되면서 아동에 대한 학대와 방임에 대응하는 국가적인 보호체계가 갖추어지는 근거조항들이 11개 조항에 걸쳐서 마련되었다. 아동학대의 형태는 크게 육체적 학대, 정신적 학대, 성적 학대, 방임, 유기 등으로 분류할 수 있다. 학대는 거의 대부분 부모, 계부모, 양부모, 친족 등 가정 내에서 발생한다. 연령별로는 대부분 6세~11세 사이가 가장 많으며, 성에 따른 차이는 없다. 아동학대로부터 아동보호를 적극적으로 수행하기 위하여 친권 개입의 기준, 구체적인 근거, 절차 및 친권 제한 후의 아동보호를 위한 후속조치 등이 필요하다.

1. 아동학대의 정의

'아동학대'라 함은 보호자를 포함한 성인에 의하여 아동의 건강·복지를 해치거나 정상적 발달을 저해할 수 있는 신체적·정신적·성적 폭력 또는 가혹행위 및 아동의 보호자에 의하여 이루어지는 유기와 방임을 말한다(아동복지법 제2조 제4호).

2. 아동학대의 유형

1) 육체적 학대

육체적 학대란 보호자를 포함한 성인이 아동에게 신체적 손상을 입히거나 또는 신체손상을 입도록 허용한 모든 행위를 말한다. 12개월 이하의 영아에게 가해진 체벌은 어떠한 상황에서도 학대이다.

- 떠밀고 움켜잡는 행위
- 뺨을 때리는 행위
- 벨트 등 도구를 사용하여 때리는 행위
- 발로 차거나 물어뜯고 주먹으로 치는 행위
- 팔·다리 등을 심하게 비틀어 쥐어짜는 행위
- 뜨거운 물이나 물체, 담뱃불 등으로 화상을 입히는 행위

11

2) 정신적 학대

정신적 학대란 보호자나 양육자가 아동에게 언어적, 정서적 위협, 감금이나 억제, 기타 가학적인 행위를 하는 것을 말한다. 이는 언어적, 정신적, 심리적 학대라고도 한다. 정서학대는 눈에 두드러지게 보이는 것도 아니고 당장 그 결과가 심각하게 나타나지 않기 때문에 간과할 수 있다는 점에서 더욱 유의해야 한다.

- 아동에게 욕설을 퍼붓는 행위
- 감금행위
- 집밖으로 내쫓겠다고 하거나 원망적·거부적 언어를 사용하는 행위
- 아동발달 수준에 적절하지 않은 비현실적인 기대로 아동을 괴롭히는 행위
- 삭발시키는 행위
- 아동이 보는 앞에서 부부싸움을 하거나 다른 아동과 부정적으로 비교하는 행위

3) 성적 학대

성적 학대는 성인의 성적 만족을 위하여 아동의 신체에 접촉하는 행위를 말하며, 아동과 성인 사이의 부적절한 성적인 행동들을 모두 포함한다. 아동 성학대는 두려움이나 힘을 이용하여 이루어지기도 하지만, 놀이를 통

해 착각하게 하는 방법이 사용되기도 한다(그림 11-7).

- 성인이 아동에게 자신의 성기나 신체를 접촉하게 하거나 아동의 성기를 만짐
- 아동 앞에서 옷을 벗으며 자신의 성기를 만짐
- 포르노비디오를 아동에게 보여 주거나 포르노물을 판매함
- 아동 매춘이나 아동 매매를 함

4) 방임

방임이란 고의적, 반복적으로 아동양육과 보호를 소홀히 함으로써 정상적인 발달을 저해하는 모든 행위를 말한다.

- 물리적 방임: 아동에게 의식주를 제공하지 않거나 아동을 장시간 위험하고 불결한 주거환경에 그대로 방치함.
- 교육적 방임: 학교에 무단결석하여도 고의적으로 방치하거나 취학연령이 되어도 학교에 보내지 않음, 숙제 및 준비물을 챙겨주지 않음.
- 의료적 방임: 예방접종을 제때에 하지 않거나 필요한 의료적 처치를 소홀히 함.
- 정서적 방임: 아동과 대화를 하지 않거나 안아주는 등 아동이 필요로 하는 애정 표현과 적절한 정서적 지지를 제공하지 않음, 신체적 접촉을 피함, 아동과의 약속에 무관심함 등 정서적 결핍을 제공함.

5) 유기

유기란 아동을 돌보지 않고 버리는 행위를 말한다. 부모 또는 보호자에게서 버림받았다는 사실은 아동에게 가장 큰 상처가 되며, 분노와 두려움, 대인관계에서의 신뢰감 상실 등 많은 후유증을 남기게 된다. 특히, 생후 며칠 되지 않은 아동을 유기하는 것은 생명을 위협하는 범죄 행위이다.

3. 아동학대의 징후

신체학대의 경우 골절, 타박상, 담뱃불이나 뜨거운 물에 의한 화상, 머리 및 중추신경계 외상, 복부 외상, 안면부 외상을 당할 수 있으며, 주로 머리와 복부의 외상으로 인한 뇌출혈, 장출혈 등으로 사망한다.

1) 외표 소견

얼굴, 팔, 엉덩이 등 신체 여러 곳에 시기가 다양한 멍이 있는 경우 구타에 의한 신체 학대를 의심해 볼 수 있다(그림 11-8, 11-9). 손목이나 발목을 따라 일직선으로 멍이 든 경우, 양쪽 입가에 멍이 든 경우, 목에 선상의 자국이 남은 경우 등에서 도구의 모양이 그대로 나타

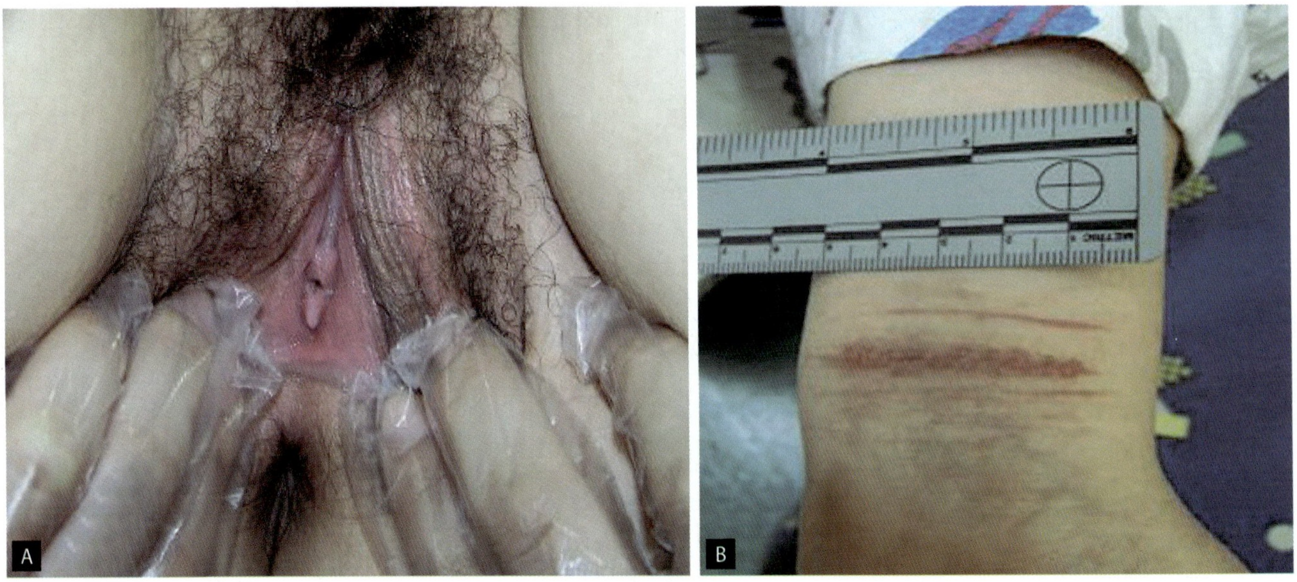

그림 11-7 친부에 의한 성학대. 여자 16세. A. 처녀막 파열(3시 및 9시 방향)이 있음. B. 성폭력을 당한 후 자살을 시도하였음. 좌측 손목에 나타난 주저흔

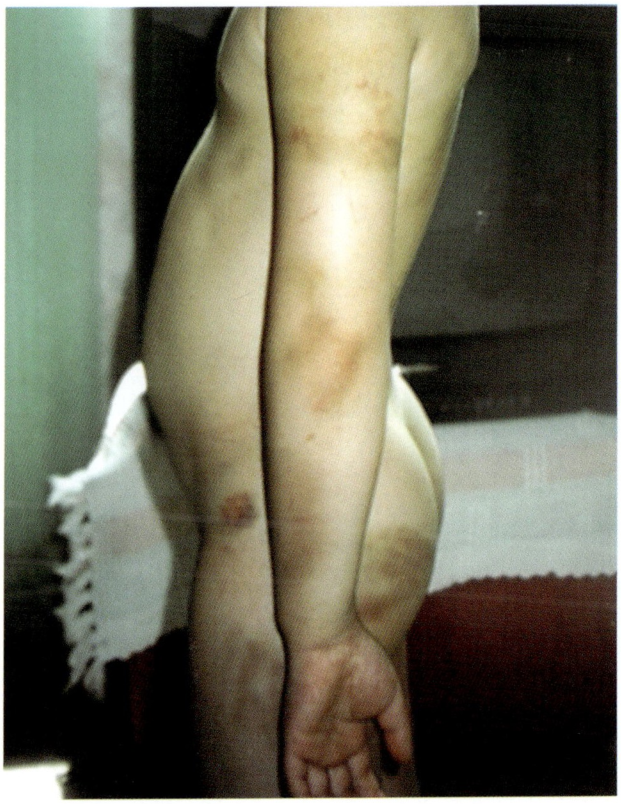

그림 11-8 아동학대-신체학대. 팔, 둔부, 허벅지 등에 여러 방향의 타박상이 있음 (중앙아동학대예방센터 제공)

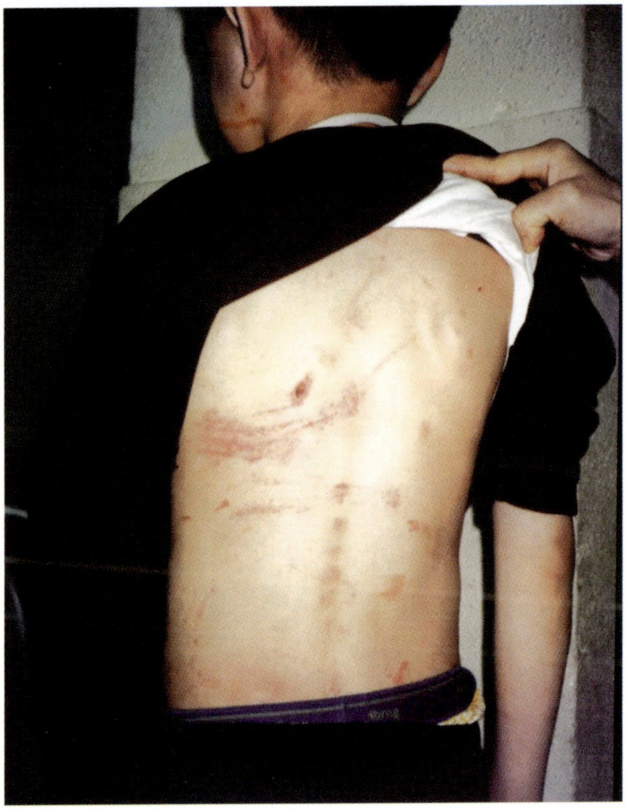

그림 11-9 아동학대-신체학대. 여러 방향의 맞은 흔적과 담뱃불에 의한 화상 흔적이 있음 (중앙아동학대예방센터 제공)

나는 경우, 끈으로 묶거나 재갈을 채운 경우 등을 고려해 볼 수 있다. 또한 구타로 코뼈가 부러지거나 귀에 가해지는 반복적인 외상으로 귀 모양이 양배추 모양으로 변형되거나 고막천공 등이 생길 수 있다. 눈은 외상에 취약한 부위이기 때문에 눈 주위의 부종, 수정체탈구, 망막박리 및 출혈, 결막하출혈, 안와골절이 나타날 수 있다.

화상은 아동들에게 흔히 볼 수 있는 사고이며, 특히 18개월에서 5세 사이의 아동에게 많다. 화상을 당한 아동을 치료할 때에는 아동의 나이와 화상의 부위를 고려하는 것이 반드시 필요하다. 예를 들면, 허벅지 안쪽 부위에 담뱃불에 의한 화상의 흔적이 있다면 이것은 거의 의심할 여지없이 학대에 의한 것으로 판단할 수 있다. 그러나 다른 부위의 화상의 경우 양육자가 고의적으로 아동에게 화상을 입혔거나 아니면 방임함으로써 화상을 입게 된 경우, 대부분 가학자는 학대나 방임 사실을 숨기는 것이 보통이다(그림 11-10).

아동의 몸에 있는 교흔은 다른 사실이 밝혀지기 전

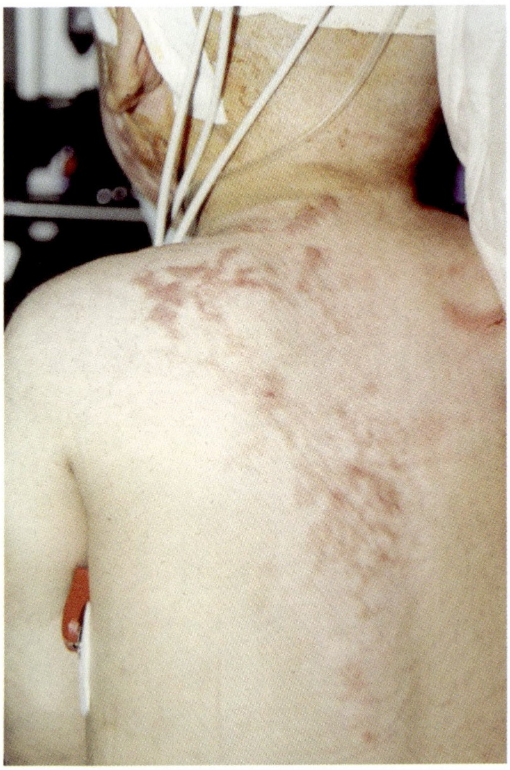

그림 11-10 아동학대-신체학대. 광범위한 화상 소견이 있음

11

까지는 의도적인 아동학대이며, 성학대로 간주되어야 한다. 구강내 소견으로 입술 주위, 잇몸, 혀에 오래된 손상과 새로운 손상이 혼재하는 경우, 입술주름띠(구순소대)가 찢어져 있거나 반흔이 있는 경우, 치아가 부러진 경우도 볼 수 있으며, 다른 소견과 종합하여 아동학대에 대한 조사를 할 필요가 있다.

2) 내부 소견

아동을 붙잡고 심하게 흔드는 경우 경막하출혈이 생길 수 있으며, 이때에는 두개골골절이나 다른 외상 없이 경막하출혈만 생길 수 있다. 영아의 경우는 다른 이상 없이 의식불명이 되거나 경기를 하는 증상을 보일 수 있다. 그 외에 늑골골절이 생길 수 있으며, 복부에 구타가 가해지는 경우 내부장기의 파열이나 출혈이 생길 수 있다. 간은 특히 손상을 받기 쉬운 장기이며, 이 경우에도 잘 설명되지 않는 여러 차례의 출혈이나 장관의 천공이 있는 경우가 많다.

- **사지골절**: 어린 연령에서 골절의 경우는 학대와 연관지어 의심하여야 한다. 상지나 하지를 억지로 비튼다면 나선형 골절이 생길 수 있으며, 걸음을 걷지 못하는 영아의 경우 나선형 골절은 거의 생기지 않기 때문에 학대를 의심해 볼 수 있다. 사지를 갑자기 강하게 잡아당기는 경우는 장골의 골간단부(metaphysis)의 골절이 올 수 있다.

4. 의사에 의한 아동학대 피해자의 법의학적 증거 확보와 예방

의사 및 치과의사는 학대아동과 방임아동을 검사하여 판단할 수 있는 전문가에 속한다. 아동 신체에 나타난 정형손상을 검사하고 교흔 여부를 판단하고 감정서를 작성하기 위하여 아동학대와 방임에 대한 이해가 필요하다. 아동학대는 긴 역사를 지니고 있다. 고대 그리스, 로마 시대에 불구아동이나 원치 않은 여아는 방치하여 죽도록 법이 허용하고 있었던 것을 알 수 있다. 미국의 경우 1874년 뉴욕시 한 교회 단체가 메이 알렌이라는 학대받는 아동을 가정으로부터 격리해 보호한 사건으로 거슬러 갈 수 있다. 이 아동의 사건은 법정까지 갔고, 동물학대방지협회(Society for the Prevention of Cruelty to Animals, SPCA)의 도움으로 학대받는 동물과 같은 정도의 보호를 받을 수 있도록 허락되었다. 이 사건은 미국에서 첫 아동학대예방협회(Society for the Prevention of Cruelty to Children) 창단을 이끌었다.

우리나라에서는 1961년에 제정된 아동복리법을, 변화된 가정과 아동의 욕구에 부응하여 전문 개정해서 1981년 아동복지법을 제정하였고, 여러 차례의 개정을 거쳐 오늘에 이르고 있다.

1) 아동학대 인지

(1) 병력청취

보건관계자, 교사, 아동보호관계자, 의료인은 아동의 몸에 나타난 신체적 외상에 대하여 병력을 청취하고 보호자로부터 합당한 설명을 들어야 한다. 이때 아동학대의 경우 신체적 외상은 우연히 사고로 생긴 손상이 아니라 연속적으로 나타나며, 보호자는 손상의 성상과 맞지 않는 해명을 하며 치료기관을 찾는 시기가 늦기도 하고 손상을 입은 정황에 대하여 설명하기를 꺼려하기도 한다.

(2) 전반적인 신체검사와 의무기록 작성

학대가 의심되는 모든 아동에게 전반적인 신체검사를 실시하여야 한다. 검사의 목적은 의료검사를 요구하는 질환이나 상태를 파악하고 학대 증거를 문서화하며, 아동이나 부모에게 아동이 곧 괜찮아질 것이라는 사실을 확신시키기 위함이다. 만약 법정 증거가 필요한 경우 의사의 의무기록은 재판 과정에서 소모되는 시간을 줄여주고 아동학대의 구체적인 증거를 제공해 준다.

충분한 시간을 두고 아동에 대한 이학적 검사를 머리끝에서부터 발끝까지 시행한다. 특히 안구내 출혈이나 이경을 사용한 고막파열 여부를 검사하는 것도 반드시 포함되어야 한다. 의무기록에는 상처의 형태 · 수 · 크기, 치료 정도, 원인, 신체그림과 설명, 적절한 임상 결과와 결과지를 포함하며, 방사선 검사를 실시한다. 사진은 가능하면 의료처치가 시행되기 전에 찍는 것이 좋으며, 여러 각도에서 여러 장의 사진을 찍는다. 손상의 크기를 알기 쉽게 자나 동전 등 기준이 되는 물체와 함께 얼굴이 포함되게 찍는다. 과거 의료 상태와 사회적 과거력을 포함한 아동의 건강 상태, 관찰된 행동, 학대가 일어난 장소, 양육자가 상처를 적절하게 설명하고 있는지에 관한 의견도 포함시킨다.

2) 아동학대의 신고

아동복지법 제26조에서 누구든지 아동학대를 알게 된 때에는 아동보호전문기관(아동학대예방센터) 또는 수사기관에 신고할 수 있으며, 신고의무자들은 직무상 아동학대를 알게 된 때에는 즉시 아동보호전문기관 또는 수사기관에 신고하여야 한다고 규정하고 있다.

신고는 112, 국번 없이 1391, 중앙 또는 지방아동학대예방센터 홈페이지(www.korea1391.org)를 통해 할 수 있으며, 신고 시 의무기록, 작성한 문서, 사진, 아동과 양육자의 진술을 녹화한 비디오테이프 등을 증거로 제시할 수 있다.

아동복지법에 규정된 신고의무자로는 교원, 의료인, 아동복지시설의 종사자 및 그 시설 책임자, 장애인복지시설 종사자, 보육시설 종사자, 여성복지상담소 및 시설 종사자, 모자복지상담소 및 시설 종사자, 가정폭력관련 상담소 및 시설 종사자, 사회복지전담공무원 등이다. 이 신고의무규정은 학대행위자 처벌보다는 아동보호 및 건강한 가족 유지에 목적이 있다.

우리나라에서 아동학대 신고의무자에 의해 신고되는 아동학대 의심사례 비율은 30% 이하이며, 특히 신고의무자 중에서도 아동학대를 발견하기에 용이한 교사 또는 의료인에 의한 신고가 2~5% 수준에 불과한 것으로 나타났다. 신체학대, 정서학대, 방임, 유기에서 학대행위자는 대부분 부모로 가장 높은 비율을 차지하고 있으며, 또한 성학대도 부모에 의해 발생하는 경우가 31.2%를 차지하고 있어 부모로 인한 아동학대가 매우 심각한 상태에 이르렀다. 아동학대가 사회적 문제로 부각되는 이유는 학대하는 부모 자체가 어렸을 때 학대받은 경험을 가지고 있고 세대를 거쳐 반복적으로 지속되기 때문이다.

의사는 아동학대 행위에 대한 법적 신고의무자이다. 심각한 학대 징후가 나타난 경우 병 · 의원 등을 통해서 응급치료를 받기 때문에 의사는 학대아동을 접하기 쉽고, 학대 사실을 발견할 수 있는 중요한 인력이 된다. 따라서 의사, 치과의사를 포함한 의료인은 아동학대에 대하여 잘 이해함으로써 학대받는 아동을 인지하여 생명의 위협을 받는 극단적인 경우 생명을 구하는 것에서부터 아동이 정상적인 환경하에서 자랄 수 있도록 전문가의 도움을 줄 수 있어야 한다. 또한 학대의 개념을 가정폭력, 배우자폭력, 노인학대에까지 확장하고 전문가적 도움을 줄 수 있도록 노력하는 것이 필요하다.

참고문헌

1. Aksu MN, Gobetti JP. The past and present legal weight of bite marks as evidence. Am J Forensic Med Pathol. 1996;17(2):136-140.
2. Bechtel K, Podrazik M. Evaluation of the adolescent rape victim. Pediatr Clin North Am. 1999;46(4):809-823.
3. Borja SE, Callahan JL, Long PJ. Positive and negative adjustment and social support of sexual assault survivors. J Trauma Stress. 2006;19(6):905-14.
4. Campbell R, Townsend SM, Long SM, Kinnison KE, Pulley EM, Adames SB, Wasco SM. Organizational characteristics of Sexual Assault Nurse Examiner programs: results from the national survey project. J Forensic Nurs. 2005;1(2):57-64.
5. Dolinak D, Matshes E, Child abuse In Dolinak D, Matshes E, Lew E.(Ed). Forensic pathology; Principles and practice. San Diego, 2005, Elsevier Academic Press.
6. Dziegelewski M, Simich JP, Rittenhouse-Olson K. Use of a Y chromosome probe as an aid in the forensic proof of sexual assault. J Forensic Sci. 2002;47(3):601-604.
7. Elian AA. A novel method for GHB detection in urine and its application in drug-facilitated sexual assaults. Forensic Sci Int. 2000;109(3):183-187.
8. ElSohly MA, Gul W, ElSohly KM, Avula B, Khan IA. LC-

MS-(TOF) analysis method for benzodiazepines in urine samples from alleged drug-facilitated sexual assault victims. J Anal Toxicol. 2006;30(8):524-538.

9. Finkelhor D, Asdigian NL. Risk factors for youth victimization: beyond a lifestyles/routine activities theory approach. Violence Vict. 1996;11(1):3-19.
10. Finkelhor D, Hamby SL, Ormrod R, Turner H. The Juvenile Victimization Questionnaire: reliability, validity, and national norms. Child Abuse Negl. 2005;29(4):383-412.
11. Geberth VJ. Sex-related homicide and death investigation; Practical and clinical perspectives. Boca Raton, 2003, CRC Press.
12. Grossin C, Sibille I, Lorin de la Grandmaison G, Banasr A, Brion F, Durigon M. Analysis of 418 cases of sexual assault. Forensic Sci Int. 2003;131(2-3):125-130.
13. Heger A, Emans SJ, Muram D. Evaluation of the sexually abused child. 2nd ed. Oxford, 2000, Oxford University Press.
14. Howitt J, Rogers D. Adult sexual offences and related matters. In McLay WDS.(Ed). 2nd ed. Clinical forensic medicine, London, 1996, Cambridge University Press.
15. Hussey JM, Chang JJ, Kotch JB. Child maltreatment in the United States: prevalence, risk factors, and adolescent health consequences. Pediatrics. 2006;118(3):933-942.
16. Knight B. Lawyer's guide to forensic medicine. 2nd ed. London, 1998, Cavendish Publishing Ltd.
17. Lang AJ, Rodgers CS, Laffaye C, Satz LE, Dresselhaus TR, Stein MB. Sexual trauma, posttraumatic stress disorder, and health behavior. Behav Med. 2003;28(4):150-8.
18. Lebeau LA, Mozayani A. Drug-facilitated sexual assault. San Diego, 2001, Elsevier Academic Press.
19. LeBeau M, Andollo W, Hearn WL, Baselt R, Cone E, Finkle B, Fraser D, Jenkins A, Logan TK, Cole J, Capillo A. Program and sexual assault survivor characteristics for one SANE program. J Forensic Nurs. 2006;2(2):66-74.
20. Lubit R, Rovine D, DeFrancisci L, Eth S. Impact of trauma on children. J Psychiatr Pract. 2003;9(2):128-138.
21. Mayer J, Negrusz A, Poklis A, Walls HC, Raymon L, Robertson M, Saady J. Recommendations for toxicological investigations of drug-facilitated sexual assaults. J Forensic Sci. 1999;44(1): 227-230.
22. Myers WC. Juvenile sexual homicide. San Diego, 2002, Academic Press.
23. Norfolk GA, White C. Interpreting evidence in court-the dangers and pitfalls. J Clin Forensic Med. 2006 May;13(4):160-161.
24. Odem ME, Clay-Warner J. Confronting rape and sexual assault. Washington D.C., 1998, Scholarly Resources Inc.
25. Olshker JS, Jackson MC, Smock WS. Forensic emergency medicine. Philadelphia, 2001, Lippincott William & Wilkins.
26. Payne-James J, Crane J, Hinchliffe JA. Injury assessment, documentation, and interpretation. In Stark MM.(Ed). Clinical forensic medicine: A physician's guide. 2nd ed. Totowa, 2005, Humana Press Inc. pp 127-177.
27. Peterson GF, Clark SC; National Association of Medical Examiners. Forensic autopsy performance standards. Am J Forensic Med Pathol. 2006;27(3):200-225.
28. Pollanen MS, Smith CR, Chiasson DA, Cairns JT, Young J. Fatal child abuse-maltreatment syndrome. A retrospective study in Ontario, Canada, 1990-1995. Forensic Sci Int. 2002;126(2):101-104.
29. Ressler RK. Burgess AW, Douglas JE. Sexual homicide; Patterns and motives. New York, 1992, The Free Press.
30. Rogers D, Newton M. Sexual assault examination. In Stark MM.(Ed). Clinical forensic medicine: A physician's guide. 2nd ed. Totowa, 2005, Humana Press Inc. pp 61-126.
31. Sauko P, Knights B. Knight's forensic pathology. 3rd ed. London, 2004, Arnold.
32. Spitz WU, Spitz DJ, Fisher RS. Spitz And Fisher's Medicolegal investigation of death: Guidelines for the application of pathology to crime investigation. 4th ed, Springfield, 2006, Charles C. Thomas Publisher.
33. Stillwell ME. Drug-facilitated sexual assault involving gamma-hydroxybutyric acid.J Forensic Sci. 2002;47(5):1133-1134.
34. Stirpe T, Abracen J, Stermac L, Wilson R. Sexual offenders' state-of-mind regarding childhood attachment: a controlled investigation. Sex Abuse. 2006;18(3):289-302.
35. Templeton DJ, Williams A. Current issues in the use of colposcopy for examination of sexual assault victims. Sex Health. 2006;3(1):5-10.
36. Watkins B, Bentovim A. The sexual abuse of male children and adolescents: a review of current research. J Child Psychol Psychiatry. 1992;33(1):197-248.

김형석 • 전남대학교 의과대학 법의학교실

12

임신, 분만, 낙태 및 영아살
Pregnancy, Delivery, Criminal Abortion, and Infanticide

I. 임신과 분만
Pregnancy and Delivery

임신과 분만이 법의학적으로 문제가 되는 것은 임신, 낙태, 유산, 분만 및 분만된 신생아가 사망하였을 때 사산의 여부 등이다. 혼인외 임신의 경우 아버지의 확인 문제, 낙태나 유산을 했을 때 합법성 여부, 분만된 신생아가 죽었을 때 사산인지 아닌지 영아살인지, 혹은 의료사고인지 등이 실제로 겪게 되는 법의학적 문제들이다.

1. 임신(Pregnancy)

임신은 성교나 인공수정으로 이루어지는데, 임신 지속일 수는 280일±14일, 즉 38주에서 42주까지가 정상이다. 이 기간을 벗어나면 조산이나 만기후분만(만산, postterm birth)이라 한다. 임신을 하면 산모의 신체적 변화가 일어나서 임신 여부를 확인할 수 있는 징후가 된다.

1) 확징(positive signs)

임신을 확인하는 징후로서 태아의 심음, 태동, 태아의 촉지, 초음파검사나 X-선촬영에 의한 태아 확인, 융모성성선자극호르몬의 증명 등이 있다.

2) 반확징(probable signs)

(1) 무월경

가임 연령의 여성이 월경이 없으면 임신의 가능성이 높다. 두 번째 월경조차 없다면 임신 가능성은 매우 높다. 다른 병적인 이유로 월경이 없을 수도 있고 태아가 착상한 후에도 정상적으로 자궁출혈이 있기 때문에 무월경은 반확징에 해당한다.

(2) 자궁의 변화

임신 초기에는 4~6주가 되면 전후 길이가 증가하고 12주가 지나면 자궁은 구형이 되고 직경이 8cm 정도가 된다. 이때 자궁경부는 단단해지고 체부는 연해진다. 이를 헤갈징후(Hegar's sign)라 한다. 임신이 더 진행하면 경부는 오히려 연해진다. 여성 호르몬제제의 피임약 복용 시에도 자궁경부가 연해진다. 자궁경부의 점액을 건조시켜 현미경으로 보면 염주 모양을 나타낸다.

(3) 유방의 변화

임신 초기에는 동통이 있고, 2개월 후부터는 유방이 커지고 피하정맥이 파랗게 드러난다. 유두와 유륜이 커지고 색깔이 짙어진다. 젖을 짜면 노란색의 끈적한 초유가 나온다.

(4) 질점막의 착색

임신 중에는 질점막이 암청색 혹은 자주색으로 충혈이 되는데, 이를 체드윅 징후(Chadwick's sign)라 한다.

3) 불확징(presumptive signs)

(1) 피부의 변화

임신 후기에 복부 피부에 붉은 빛의 약간 함몰된 선이 나타나는데, 이를 임신선이라 한다. 임신선은 허벅지나 유방에도 나타날 수 있다. 복부의 정중앙에 원래 있던 백선(linea alba)은 흑갈색으로 변하는데, 이를 흑선(linea nigra)이라 한다(그림 12-1). 얼굴과 목에 갈색의 반점이 나타나는데, 이를 기미(chloasma 혹은 melasma gravidarum)라 한다. 유륜과 외음부의 색깔도 진해진다. 이런 현상은 분만 후 사라지며, 피임약을 복용한 경우에도 생길 수 있다.

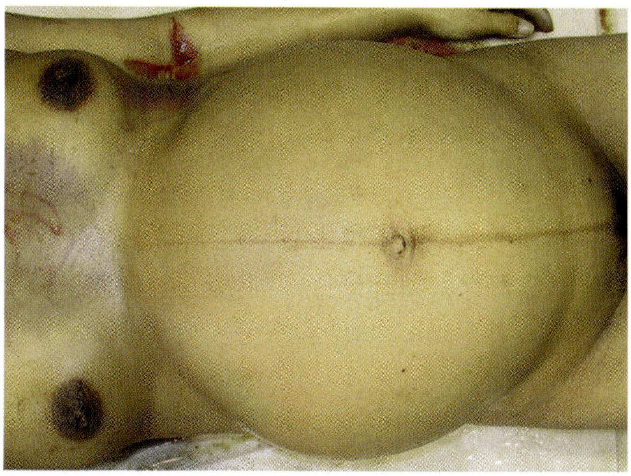

그림 12-1 임신 후기(38주)의 복부. 복부 중앙에 흑갈색의 선이 보임

(2) 혈관 변화

얼굴, 목, 가슴, 팔 등에 있던 붉은 반점, 즉 모반이 임신하면 소실된다.

(3) 기타

오심 및 구토, 식성의 변화, 기초체온의 상승 등이 일어난다.

2. 분만 후의 변화

1) 복부

임신 자궁으로 복부 피부의 탄력섬유가 터져 복벽이 부드럽고 힘이 없는데, 분만 후 수 주가 지나야 회복된다. 그리고 분만선은 은빛선(silvery striae)을 제외하고는 소실된다.

2) 유방

분만 후 유방은 진한 레몬 색깔의 액체인 초유(colostrum)를 이틀 정도 분비하다가 4주 정도 지나면 완전히 정상적인 젖을 분비한다.

3) 외음부

분만 후 질은 확장되어 있고 질벽은 평탄한데, 시간이 지나면서 천천히 회복된다. 그러나 임신 전의 상태까지 회복되는 것은 드물다. 3주 정도 지나면 질벽의 주름도 다시 생긴다. 분만 중 질구가 늘어나고 회음부의 파열이 생길 수도 있다.

4) 자궁

분만 중에 자궁경부는 현저히 확장되고 흔히 파열되기도 하는데, 분만 후 2주 정도 지나면 좁아진다. 그러나 임신 전의 상태로는 회복되지 않는다. 자궁경부의 입구는 임신 전의 작은 입구가 가로로 긴 모양을 하게 되는데, 이는 경산부 자궁경관의 특징이다. 자궁체부는 분만 후 2일부터 수축되어 2주 정도 지나면 골반 내에 위치할 정도로 작아지고, 4주가 지나야 임신 전 자궁의 크기로 회복한다. 분만 직후에는 자궁의 무게는 1,000g 정도이며, 1주가 지나면 500g, 2주 말쯤에는 300g 정도, 그 뒤에는 100g 혹은 그 이하가 된다.

분만 후 초기에는 탈락막이 떨어져 배출되는 자궁의 분비물이 나오는데, 이를 오로(lochia)라 한다. 수일이 경과하면 혈액이 섞여서 산후질분비물이 나오는데, 이를 적색 오로(lochia rubra)라 하며, 10일 쯤에는 액체 성분이 감소하고 백혈구가 섞여 황백색의 분비물이 나오는데, 이를 백색 오로(lochia alba)라 한다. 오로는 분만 후 4주까지 지속하다가 8주 쯤에는 중지된다. 그리고 오로의 분비는 산모의 나이, 임신 횟수, 신생아의 체중, 모유수유 등에 영향을 받지 않는다.

3. 이상 임신(Abnormal Pregnancy)

정상적으로 자궁 내에 한 명의 태아를 임신하는데, 이것 이외의 임신 상태를 말한다.

1) 자궁외임신

자궁 외의 부분, 즉 나팔관, 난소, 골반, 복강 등에 착상하여 태아가 성장하는 경우이다.

2) 다태임신

자궁 내에 둘 이상의 태아를 임신한 경우를 말한다. 일란성일 수도 있고 다란성일 수도 있다. 시험관 내 수정, 즉 체외수정에 의한 임신일 때는 다태임신이 정상임신보다 많다.

3) 기태임신

포도상 기태라고도 하며, 태아의 임신이 아니라 양성의 융모상피세포종양이다. 시간이 지남에 따라 자궁이 커지기 때문에 임신으로 오인하는 수도 있다.

4) 상상임신

임신이 아닌데 임신 징후를 겪고 꼭 임신한 것처럼 생각하는 경우이다. 임신을 갈망하거나 두려워하는 여인에서 본다.

5) 사칭임신

임신을 하고도 감추거나 반대로 임신이 아닌데 임신한 것처럼 행세를 하는 경우이다.

4. 임신 월수의 진단

1) 형태학적 방법

- 자궁의 크기, 자궁저의 높이를 기준으로 하는 방법
- 태아의 크기로 진단하는 방법

2) 산과학적 방법

분만 예정일에서 역산하여 정하는 방법이다.

5. 유산, 인공임신중절 및 낙태

12

유산(abortion)은 태아가 분만 후 생존 가능한 상태까지 성장하기 전에 임신이 정지되는 것으로, 나라마다 정의의 차이는 있지만 보통 임신 20주, 체중 500g이 되기 전에 임신이 정지되는 것이다. 의학적, 기계적 방법에 의하지 않고 유산된 경우를 자연 유산이라 한다.

인공임신중절(artificial interruption of pregnancy)이란 모자보건법에 규정된 합법적 행위로, 태아가 모체 외에서 생존할 수 없는 시기에 인공적으로 태아와 그 부속물, 태반 등을 모체 외로 배출시키는 행위이다.

모자보건법에 규정된 인공임신중절의 허용범위는 다음과 같다.

○ 모자보건법 제14조(인공임신중절수술의 허용 한계) (2016. 6. 23. 시행)

① 의사는 다음 각 호의 1에 해당하는 경우에 한하여 본인과 배우자(사실상의 혼인관계에 있는 자를 포함한다. 이하 같다)의 동의를 얻어 인공임신중절을 할 수 있다.

1. 본인 또는 배우자가 대통령령이 정하는 우생학적 또는 유전학적 정신장애나 신체질환이 있는 경우
2. 본인 또는 배우자가 대통령령이 정하는 전염성 질환이 있는 경우
3. 강간 또는 준강간에 의하여 임신된 경우
4. 법률상 혼인할 수 없는 혈족 또는 인척간에 임신한 경우
5. 임신의 지속이 보건의학적 이유로 모체의 건강을 심각하게 해치고 있거나 해칠 우려가 있는 경우

② 제1항의 경우에 배우자의 사망, 실종, 행방불명, 기타 부득이한 사유로 인하여 동의를 얻을 수 없을 경우에는 본인의 동의만으로 그 수술을 행할 수 있다.

③ 제1항의 경우에 본인 또는 배우자가 심신장애로 의사를 표시할 수 없을 경우에는 그 친권자 또는 후견인의 동의로, 친권자 또는 후견인이 없을 때에는 부양의무자의 동의로 각각 그 동의에 갈음할 수 있다.

○ 모자보건법 시행령 제15조(인공임신중절수술의 허용 한계) (2016년 6월 21일 일부개정)

① 법 제14조의 규정에 의한 인공임신중절수술은 임신 24주일 이내인 사람만 할 수 있다.

② 법 제14조 제1항 제1호에 따라 인공임신중절수술을 할 수 있는 우생학적 또는 유전학적 정신장애나 신체질환은 연골무형성증, 낭성섬유증 및 그 밖의 유전성 질환으로서 그 질환이 태아에 미치는 위험성이 높은 질환으로 한다.

1. 유전성 정신분열증
2. 유전성 조울증
3. 유전성 간질증
4. 유전성 정신박약
5. 유전성 운동신경원 질환
6. 혈우병
7. 현저한 범죄경향이 있는 유전성 정신장애
8. 기타 유전성 질환으로서 그 질환이 태아에 미치는 위험성이 현저한 질환

③ 법 제14조 제1항 제2호에 따라 인공임신중절수술을 할 수 있는 전염성 질환은 풍진, 톡소플라즈마증 및 그 밖에 의학적으로 태아에 미치는 위험성이 높은 전염성 질환으로 한다.

의학적으로 임신의 지속이 산모의 생명에 위협을 줄 때 산모의 생명을 보호하기 위한 유산은 치료적 유산

이다. 심각한 심장질환, 고혈압성 혈관질환, 침윤성 자궁경부암, 임신중독증 등이 대표적인 예이다. 그러나 이에 대한 판단은 특정질환을 지정한 것이 아니라 의사가 판단할 사항이다.

인공임신중절에 의해 합병증이 생길 수가 있는데, 자궁천공, 복강내손상, 감염, 출혈, 전신성 혈관내응고증, 불임, 색전증 등이다.

낙태(criminal abortion)는 위에 기술한 유산, 인공임신중절에 해당하지 않은 범법적인 인공임신중절을 말한다. 형법 제269조 및 제270조에 불법임이 명시되어 있다. 의사, 한의사, 조산사, 약제사 또는 약종상이 부녀의 동의를 받아 낙태를 해도 처벌을 받으며, 동의 없이 낙태하면 죄가 더 무겁다. 낙태죄의 대상은 임신월수와 관계가 없다. 즉, 임신 1개월이라도 낙태죄는 성립한다. 낙태 후 태아가 모체 밖에서 살아 있더라도 낙태죄는 성립하며, 이 태아를 죽이는 경우에는 낙태 및 영아살해죄가 성립된다.

유산 및 낙태의 확인은 자궁에서의 만출물에서 태아와 그 부속조직을 증명해야 한다. 임신 3개월 정도까지는 만출물은 혈액의 덩어리 형태로 나오나 그 이후에는 태아와 태반이 만출된다. 만약 태아가 나온 경우는 태아의 이상 유무를 검사하여 자연 유산 여부를 확인하여야 한다. 아울러 임부도 유산을 일으킬 상태인지를 검사해야 한다. 낙태의 방법은 의사에 의한 경우는 소파수술에 의해 이루어지나 민간인이나 임산부가 스스로 할 때는 약물을 먹거나 질 속으로 주입하기도 하며, 복부에 심한 충격을 주어 낙태를 유발하기도 한다.

6. 산모의 사망

산모에 대한 사망 통계로 2003~2009년의 자료를 살펴보면 산부인과와 관계 없는 간접적 원인으로 인한 사망자는 27.5%이고, 산부인과의 직접적인 원인으로 인한 사망자는 72.5%이었다. 산부인과적 직접 원인으로는 출혈(27.1%), 고혈압(14.0%), 폐혈증(10.7%), 낙태(7.9%), 색전증(3.2%), 기타 및 불명(9.6%) 등이다. 이 중 색전증은 산모가 사망하여 부검하게 되는 대부분을 차지하는데, 중요한 것으로는 두 가지가 있다.

① 양수색전증(amniotic fluid embolism): 태반막이 찢어진 곳이나 자궁정맥의 터진 곳을 통해 양수나 태아의 조직이 산모의 혈류 속으로 들어가는 것을 말한다. 산모 5만 명당 1명꼴로 생기는 드문 분만의 합병증이지만, 치사율이 20~40%나 되어 분만에 의한 모성사망의 중요한 원인이다. 분만 중 혹은 분만 후 갑자기 호흡곤란, 청색증, 쇼크, 발작, 혼수 등이 일어나 사망한다. 환자가 생존한 경우에도 폐부종이나 전신성 혈관내응고증이 생길 수 있다. 병리조직검사에서 폐의 모세혈관 내에 태아로부터 떨어진 편평상피세포, 태아의 솜털, 태지, 즉 태아의 피

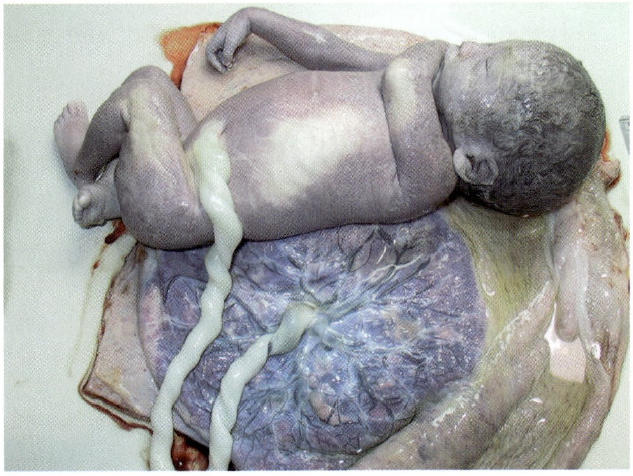

그림 12-2 양수색전증으로 사망한 모체 자궁 내의 사산아. 무게 1,260g. 임신 7~8개월 정도 추정

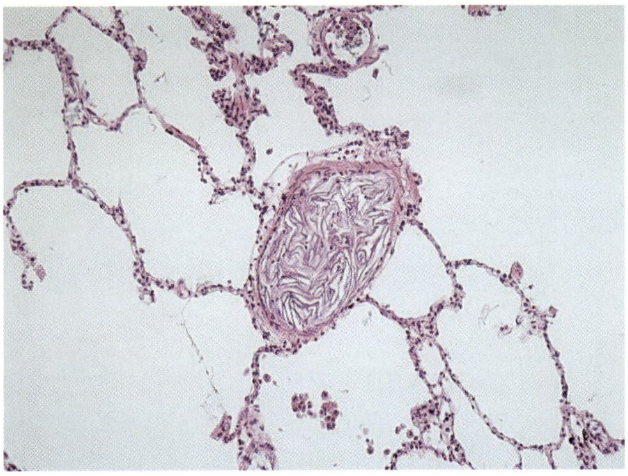

그림 12-3 양수색전증. 폐의 모세혈관 내에 태아로부터 떨어진 편평상피세포의 덩어리가 들어 있음

12

부에 있는 지방으로부터 유래된 기름, 폐나 장으로부터 나온 점액 등이 발견된다(그림 12-2, 12-3).

② 폐색전증(pulmonary embolism): 대부분은 심부정맥에서 유래된 혈전에 의해 색전증이 생기는데, 빈도는 임신부 1,000명당 1명 정도이다. 임신한 자궁이 커져 골반정맥과 하대정맥을 압박하면 하지의 정맥에 혈액이 고이게 되는데, 이런 상태에서는 혈전이 잘 형성된다. 증상은 호흡곤란, 흉통, 기침, 졸도, 각혈 등이며 호흡이 가빠지거나 맥박이 빨라지기도 한다. 하지 정맥에서 형성된 혈전이 떨어져 오른쪽 심장으로 들어가고 다시 폐동맥으로 들어가는데, 큰 혈전은 폐동맥을 폐쇄하여 급사를 초래하는 수가 있다. 임산부가 분만 후 혹은 제왕절개수술을 받은 후 회복기에 급사하여 부검하게 되는 것이 보통이다. 부검 소견은 폐동맥에서 각종 크기의 혈전색전을 확인할 수가 있다. 그러나 미세한 색전은 현미경검사로 폐혈관에서 혈전 색전을 확인할 수가 있다.

12

그리고 산모에서의 출혈은 분만 중 산도의 파열로 생길 수 있으나 치명적인 것은 전신성 혈관내응고증(disseminated intravascular coagulation)이다. 이 증후군은 각종 질환에 의해 초래되는 이차적 증후군으로 전신의 모세혈관 내에 미세혈전이 형성되는 것이 형태학적 특징이다. 대량의 미세혈전이 형성됨으로써 혈액응고인자가 모두 소모되어 그 결과 출혈이 일어나고 응고되지 않기 때문에 대량 출혈을 일으킨다(그림 12-4). 임산부에서 분만 후 대량 출혈이 일어나는 것은 대부분 여기에 해당한다. 특히 양수색전증이 일어나면 양수의 성분이 이 증후군을 유발한다고 알려져 있다. 증상은 대량 출혈이며, 부검 소견은 혈액응고부전이다. 병리조직학적 검사에서 각종 장기의 모세혈관내에 섬유소에 의한 미세혈전이 발견되며, 특히 폐의 모세혈관에서 잘 보인다.

7. 신생아의 사망

태아 및 신생아의 사망은 태아의 병적 상태(25~40%), 태아의 이상(25~35%), 산모의 이상 혹은 병적 상태(5~10%)에 의해 초래되고 원인불명(25~35%)도 많다. 이 중에서 흔히 부검을 하게 되는 신생아의 경우는 양수흡인증(amniotic fluid aspiration)이다.

양수흡인증은 신생아가 자궁 내에서 혹은 분만 중에 양수를 흡인하여 기관지를 막아 호흡곤란이나 사망을 초래한다. 태아가 자궁 내에서 양수를 흡인하는 것은 정상적이며, 분만 후 모두 흡수되기 때문에 생존에는 지장이 없다. 그러나 만산에서 다량의 양수를 흡인하는 경우가

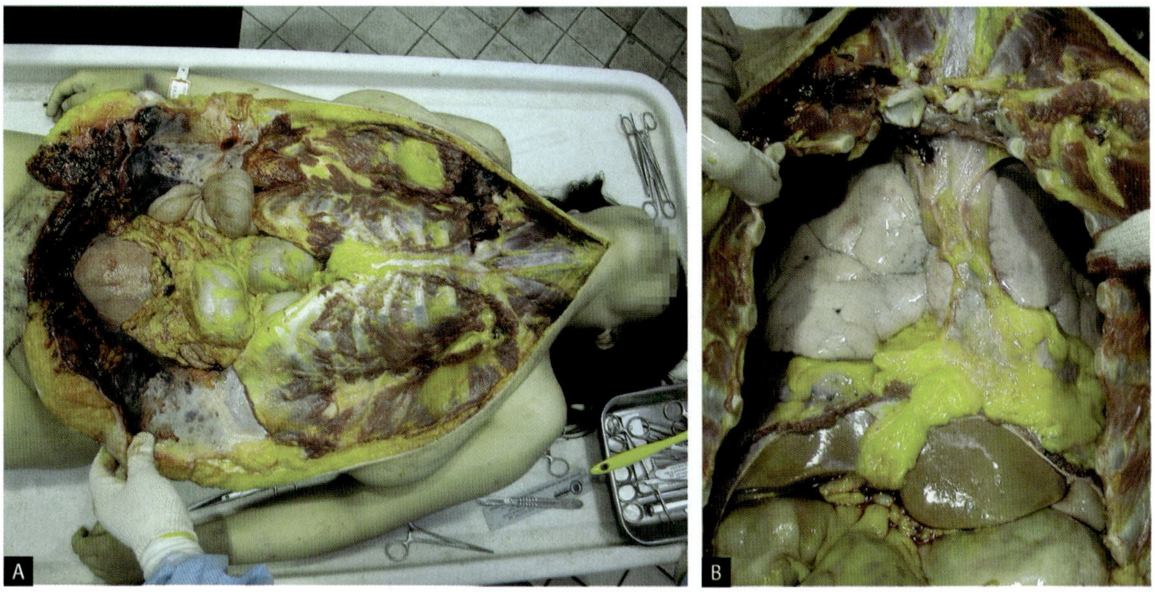

그림 12-4 제왕절개 수술 중 사망한 산모. 파종성 혈관내응고증. A. 하복강 내에 제왕절개 후 복벽에 대량의 출혈이 일어나 있음. B. 폐장 및 간의 빈혈상

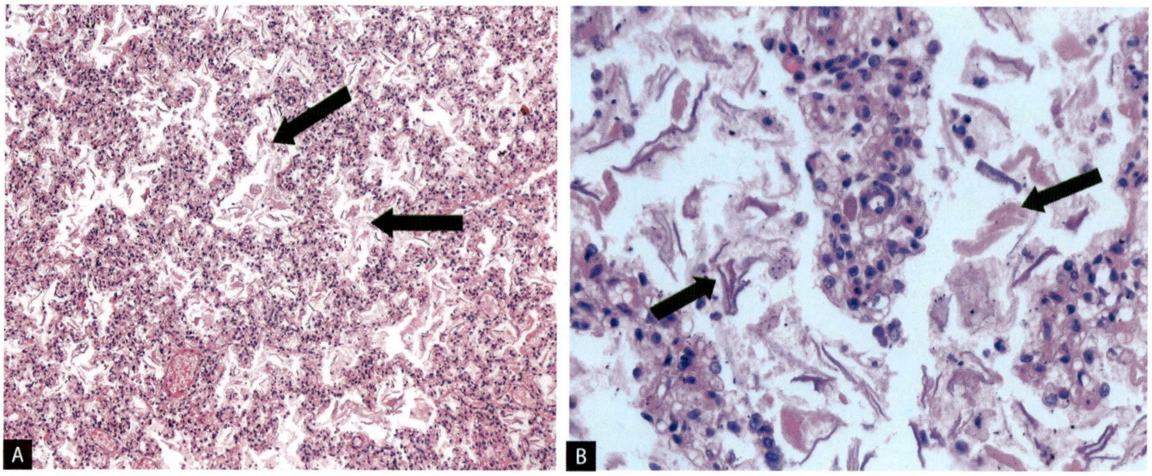

그림 12-5 신생아 사망. 양수흡인증. A. 폐포나 폐포관 내에 태아로부터 떨어져 나온 편평상피세포가 대량 들어 있음(화살표). B. 확대한 사진. 폐포 내의 변형된 편평상피세포(화살표)

있다. 육안적으로 폐는 단단하고 커져 있다. 현미경으로 보면 폐포나 폐포관 내에 태아로부터 떨어져 나온 편평상피세포가 있다(그림 12-5).

신생아의 일부에서는 드물지만 태변이 있는 양수를 흡인하는 수가 있다. 이를 태변흡인증후군(meconium aspiration syndrome, MAS: 남녀 성비는 같으며, 사망률은 미국의경전체 MAS로 진단받은 경우 약 1.2%로 알려져 있다)이라 한다. 남자아이에게 많고, 약 4% 정도는 사망한다. 태변은 태아의 장으로부터 나오는 찌꺼기로서 일종의 대변이다. 태변이 섞인 양수를 태아가 흡인하면 기관, 기관지, 기관세지 등을 막아 호흡곤란이 오고 심하면 사망한다. 부검 소견은 폐의 절단면에서 기관지나 기관세지 내에 끈적한 녹황색의 태변이 있고 현미경으로도 확인된다.

II. 영아살 Neonaticide, Infanticide

분만 중이거나 분만 직후의 신생아를 살해하는 행위를 말한다. 영아살이라도 당연히 살인죄(형법 제250조 제1항)가 적용된다. 그러나 가해자가 직계존속, 특히 모친인 경우가 많다. 직계존속이 임신과 분만 때문에 심신의 균형이 상실된 비정상적인 정신 상태로 말미암아 치욕을 은폐하거나 양육할 수 없음을 예상하거나 기타 참작할 동기가 있을 때 이러한 행위를 한 자의 책임을 경감하는 것이다(영아살해죄: 형법 제251조).

1. 살해 행위

1) 적극적 살해

신생아도 어른의 살해 수단과 같다. 그러나 영아살의 대부분은 분만 직후에 발작적으로 실행되므로 그 장소에 있던 물건이나 산모의 손을 이용하는 경우가 많아 질식이 가장 흔하다. 그 외에 신생아를 던지거나 밟고 또는 두부를 압박하거나 구타하여 타살하는 수도 있다. 질식의 방법에는 액사, 교사, 비구 폐색, 흉부압박, 익사 등이 있다. 손으로 목을 조르면 어른의 손에 비해 목이 가늘어 손톱자국이나 손가락 자국이 일정 부위에 나타나지 않고 복잡하다. 포대기나 끈으로 목을 조르면 신생아 목에 있는 주름 때문에 교흔이 구별되지 않는 수가 있으므로 주의하여야 한다. 경우에 따라서 탯줄로 목을 조를 수도 있다. 거의 저항이 없는 신생아를 손가락이나 손바닥 또는 베개나 포대기, 젖은 수건이나 종이로 코와 입을 막으면 건조흔이 있는 정도 외에 거의 흔적이 없다. 구강점막의 손상이 있을 수 있다. 무거운 이불을 올려 놓거나 산모가 깔고 앉으면 질식하여 사망한다. 고의로 변소에서 분만하거나 분만 후에 변소에 빠뜨리면 급산과의 구별이 문제되고, 경우에 따라서는 욕조에 익사케 하는 수도 있다(그림 12-6, 12-7). 두부 손상의 소견으로는 두피, 두개골, 뇌막, 혈관, 뇌 등에 다양한 손상이 있다. 다만 분만중의 손상과 감별하여야 할 경우가 있다. 예기 손상은 성인에서처럼 각종의 손상이 있을 수 있으나 무척 드물다.

2) 소극적 살해

고의로 신생아를 따뜻하게 하지 않거나 젖을 먹이지

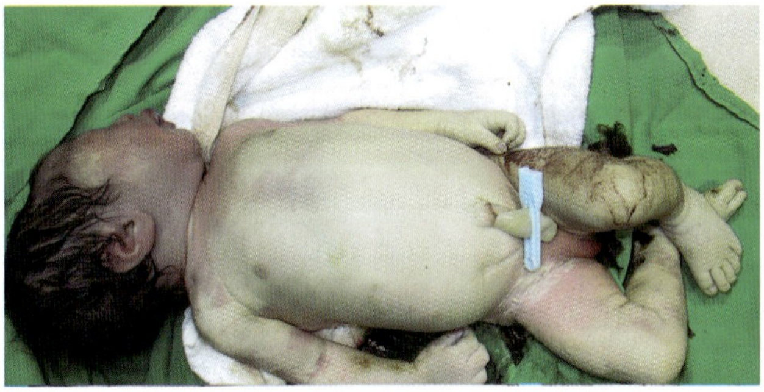

그림 12-6 **영아살.** 미혼모가 화장실에서 변기에 분만한 후 방치하여 살해

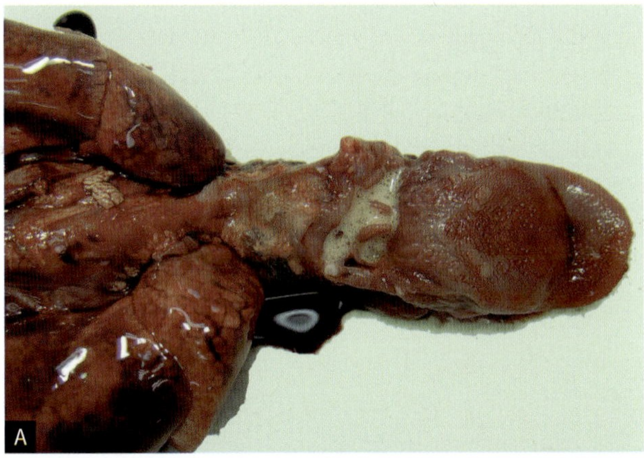

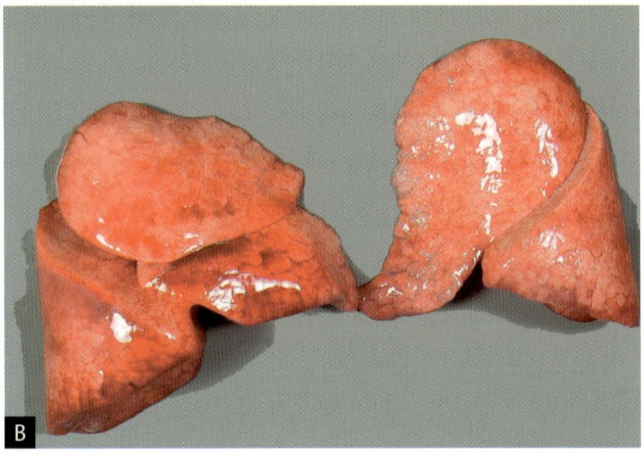

그림 12-7 **영아살.** 화장실 변기 내에서 익사. A. 기도 입구에 기포가 포함된 백색의 포말이 형성되어 있음. B. 과팽창된 양측 폐(익사폐)

12

않는 등 분만 후의 처치를 하지 않아 사망하게 하는 것으로 실제에서는 판단하기 어렵다.

영아가 사망한 경우는 생산과 사산을 구별해야 하며, 영아의 생존능력도 아울러 규명해야 한다. 그리고 가능하면 사인을 찾아야 한다. 영아를 유기했을 때는 사인의 규명이 어려울 수도 있으나 자세에 의한 질식이나 저체온사에 의해 죽는 수가 많다.

미숙아인 경우라도 분만 후 생존할 수가 있기 때문에 임신일수의 규명이 중요하다. 태아의 성장 정도와 임신일수의 관계는 신장을 기준으로 할 때 임신 1개월부터 4개월까지는 임신월수의 제곱이 태아의 신장이며, 그 이후는 임신 개월수의 5배가 신장이 된다. 그리고 체중을 기준으로 할 때는 임신 1개월에서 5개월까지는 임신월수의 세제곱의 두 배가 되며, 그 이후는 임신월수의 세제곱의 세배가 된다. 따라서 태아의 신장과 체중을 정확히 측정하여 이를 기준으로 역산하면 태아의 임신일수를 알 수가 있다.

2. 생산아와 사산아의 구분

태아가 분만 후 생존능력 유무에 대한 검사는 태아의 질병 혹은 기형 유무, 자궁내 혹은 분만 중 제대에 의한 스트레스 유무, 태반의 이상 유무를 검사해야 한다. 생산의 증거는 폐호흡, 제대의 생활 반응, 위 내용물에서 양수나 수유 흔적을 입증하면 된다. 폐호흡의 증명은 폐부유시험이 가장 간편하다. 폐, 기관, 기관지 및 심장을 한꺼번에 적출하여 물이나 포르말린에 띄워보는데, 뜨게 되면 양성으로, 호흡을 했다는 증거가 된다(그림 12-8, 12-9). 뜨는 것이 불분명할 때는 폐만 적출하여 띄워보거나 각 엽을 잘라서 띄워보는 것이 도움이 된다. 그러나 인공호흡을 했거나 부패가 심하면 의미가 없다. 그 외에 폐나 소화기계의 X-선 검사로 공기의 유무를 검사하는 것도 도움이 되지만 결정적인 것은 아니다. 그 외 고실(mesotympanum)의 '기화폐부종'의 소견이 있으면 생산을 입증하는 데 도움이 된다. 폐의 현미경검사로 폐포가 팽창되어 있으면 역시 생산을 증명하는 데 도움이 된다.

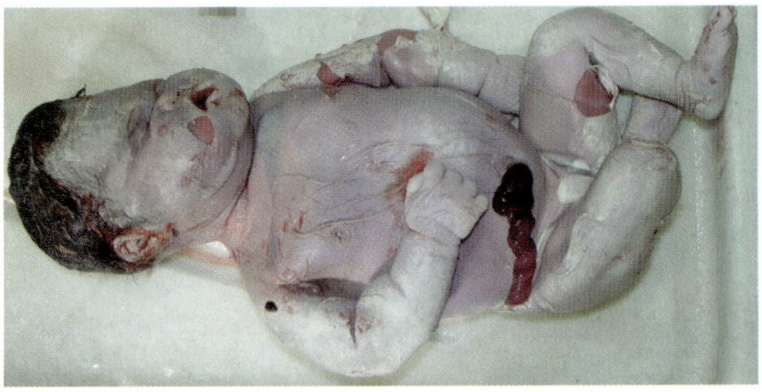

그림 12-8 임신 38주의 사산아

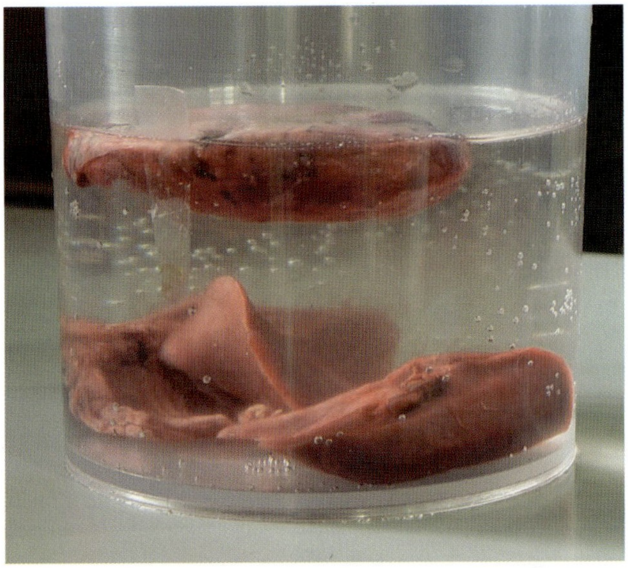

그림 12-9 **폐부유시험.** 사산아의 폐는 물에 가라앉음. 산모의 폐는 물에 뜸

12

참고문헌

1. American Academy of Pediatrics. Distinguishing sudden infant death syndrome from child abuse fatalities. Pediatrics. 2001;107:437–441.
2. Balazic J, Rott T, Jancigaj T, Popovic M, Zajfert–Slabe M, Svigelj V. Amniotic fluid embolism with involvement of the brain, lungs, adrenal glands, and heart. Int J Legal Med. 2003;117(3):165–169.
3. Christiansen LR, Collins KA. Pregnancy–associated deaths: a 15–year retrospective study and overall review of maternal pathophysiology. Am J Forensic Med Pathol. 2006;27(1):11–19.
4. DiMaio VJ, DiMaio D. Forensic pathology. 2nd ed. Boca Raton, 2000, CRC Press.
5. Dolinak D. Pregnancy. In, Dolinak D, Matshes E, Lew E(Ed). Forensic pathology; Principles and practice. San Diego, 2005, Elsevier Academic Press. pp 509–526.
6. Gold LH. Clinical and forensic aspects of postpartum disorders. J Am Acad Psychiatry Law. 2001;29(3):344–347.
7. Kellett RJ. Infanticide and child destruction––the historical, legal and pathological aspects. Forensic Sci Int. 1992;53(1):1–28.
8. Kramer MS, Rouleau J, Baskett TF, Joseph KS; Maternal Health Study Group of the Canadian Perinatal Surveillance System. Amniotic–fluid embolism and medical induction of labour: a retrospective, population–based cohort study. Lancet. 2006;368(9545):1444–1448.
9. Krous HF, Nadeau JM, Silva PD, Blackbourne BD. A comparison of respiratory symptoms and inflammation in sudden infant death syndrome and in accidental or inflicted infant death. Am J Forensic Med Pathol. 2003;24(1):1–8.
10. Lau G. Amniotic fluid embolism as a cause of sudden maternal death. Med Sci Law. 1994;34(3):213–220.
11. Levene S, Bacon CJ. Sudden unexpected death and covert homicide in infancy. Arch Dis Child. 2004;89(5):443–447.
12. Marcus BJ, Collins KA, Harley RA. Ancillary studies in amniotic fluid embolism: a case report and review of the literature. Am J Forensic Med Pathol. 2005;26(1):92–95.
13. Milroy CM. Munchausen syndrome by proxy and intra–alveolar haemosiderin. Int J Legal Med. 1999;112(5):309–312.
14. Oberman M. Mothers who kill: cross–cultural patterns in and perspectives on contemporary maternal filicide. Int J Law Psychiatry. 2003;26(5):493–514.
15. Sauko P, Knights B. Knight's forensic pathology. 3rd ed. London, 2004, Arnold.
16. Sharma BR. Historical and medico–legal aspects of infanticide: an overview. Med Sci Law. 2006;46(2):152–156.
17. Silva JA, Leong GB, Dassori A, Ferrari MM, Weinstock R, Yamamoto J. A comprehensive typology for the bio–psychosociocultural evaluation of child–killing behavior. J Forensic Sci. 1998;43(6):1112–1118.
18. Singh BS, Clark RH, Powers RJ, Spitzer AR. Meconium aspiration syndrome remains a significant problem in the NICU: outcomes and treatment patterns in term neonates admitted for

intensive care during a ten-year period. J Perinatol. 2009 Jul. 29(7):497-503.

19. Spinelli MG. A systematic investigation of 16 cases of neonaticide. Am J Psychiatry. 2001;158(5):811-813.
20. Tabata N, Morita M, Azumi J. A frozen newborn infant: froth in the air-passage after thawing. Forensic Sci Int. 2000;108(1):67-74.
21. Towner D, Castro MA, Eby-Wilkens E, Gilbert WM. Effect of mode of delivery in nulliparous women on neonatal intracranial injury. N Engl J Med. 1999;341(23):1709-1714.
22. Wilkey I, Pearn J, Petrie G, Nixon J. Neonaticide, infanticide and child homicide. Med Sci Law. 1982;22(1):31-34.
23. Yamauchi M, Usami S, Ikeda R, Echizen N, Yoshioka N. Medico-legal studies on infanticide: statistics and a case of repeated neonaticide. Forensic Sci Int. 2000;113(1-3):205-208.

박희경 • 서울대학교 치의학전문대학원 구강내과진단학교실
채종민 • 경북대학교 의과대학 법의학교실 명예교수

13

대량재난과 법의학
Mass Disaster and Forensic Medicine

I. 개론

1. 정의

일반적으로 대량재난(mass disaster)이란 동일 사고에서 지역의 치안책임, 화재구조, 의료체계, 행정당국의 일상업무 수준을 넘는 다수의 사상자가 발생하여 이에 따른 치안, 구조, 의료, 행정업무 등의 급격한 변화가 발생되는 경우로, 관계기관의 긴밀한 협조뿐 아니라 외부 및 중앙부처의 협력이 필요한 경우로 정의할 수 있다. 따라서 몇 명 이상의 사상자와 피해를 대량재난으로 볼 것인가는 그 지역사회가 수용할 수 있는 능력에 따라 달라질 수 있다. 대량재난의 원인별로 태풍, 홍수, 호우, 폭풍, 해일, 폭설, 가뭄 또는 지진 등 기상, 지변, 생물 등의 급격한 변화로 인한 자연재해, 인간에 의한 인재(人災), 두 원인이 복합되어 나타나는 경우로 나눌 수 있다. 20세기에 들어서면서 대량생산체제의 산업화가 진행되고 항공기, 열차 등의 대량운송기관의 발달로 인하여 인재가 차지하는 비율이 점차 커지고 있다.

경찰, 응급의료, 소방, 행정 등 관계기관은 대량재난에 대한 대응 규정을 두고 이에 대한 준비를 하여야 한다. 지역 치안을 책임지는 기관은 다음과 같은 경우에 대한 대응계획을 가지고 있어야 한다.

- 다수 부상자의 응급처치, 구조와 후송이 필요한 경우
- 많은 사람들이 직 · 간접적으로 관여된 경우
- 뉴스 매체나 대중의 질문에 대한 대응이 필요한 경우
- 두 개 이상의 복합적 응급의료서비스가 필요한 경우
- 다수 사람의 사망 · 중상으로 인한 응급처치기관과 지원기관(지역 당국)의 동원과 구성이 필요한 경우

사고지역의 치안과 보안을 유지하고 갇힌 사람을 구조하고 화재나 다른 위험을 제거하여 피해 확산을 막는 계획이 필요하며, 재난이 급격한 날씨 변화나 다른 자연 현상에 의한 것이 아닌 이상 범죄사건현장을 다루는 방식으로 현장을 처리해야만 한다. 응급의료담당기관은 응급의료체계를 가동하여 중 · 경상자를 응급치료하여 병원으로 후송하는 역할을 하여야 하고, 이를 위해서 등록된 각각의 병원들은 응급의료체계가 필요한 대량재난에 대해 숙지해야만 하고, 정상적 상황의 처리 한계를 벗어나 처리할 수 있는 사상자의 수를 인지하고 병원 의료관계자를 구성하여 대기시키는 계획을 가져야 한다. 지방자치단체는 그들 본연의 업무를 유지하면서 사건에 관련된 사람을 돕고 여러 기관의 활동을 통합 · 조정하는 역할을 할 수 있도록 계획을 세워야 한다.

2. 대량재난 대응의 계획 요소

대량재난의 처리 단계는 예방, 준비, 대응, 복구의 과정을 거친다.

- **예방**: 사고를 미리 예방하고 심각성을 최소화하는 데 중점을 둔다.
- **준비**: 계획, 경고, 대량비축의 준비 등을 포함하며, 관련된 위험성을 평가하여 사람들을 훈련시키고 연습시키는 것이 필요하다.
- **대응**: 지역의 응급담당기관이 제일 먼저 나서야 하며, 해당 당국과 자원자들이 나서게 된다. 기본 목적은 생명을 구하고, 부상자를 후송하며, 응급 사태가 확산되지 않도록 하고, 재산을 보호하며, 추후 필요할 때에 범죄조사가 가능하도록 하며, 회복이 빨리 진행되도록 돕는다.
- **복구**: 사고를 당한 사람이나 대책 관련 사람들이 정상 생활로 가능한 빨리 돌아갈 수 있도록 하는 것을 말한다.

대량재난을 대비한 계획을 세울 때 어떤 사고도 똑같은 형태를 지니는 것이 아니기 때문에 재난의 원인보다 미치는 파급효과에 중점을 두고 계획을 세워야만 하며, 이 계획은 사고가 예측 가능하거나 불가능하거나 간에 여러 경우에 대처할 수 있도록 유연하여야 한다. 대량재난의 대응에서 기본적이며 필수적인 사항은 여러 관계기관, 즉 경찰, 소방, 응급의료서비스, 검찰의 협조와 역할 분담이며, 기관 내 또는 기관끼리의 의사소통은 대응 계

획, 운영, 종결에 이르는 모든 과정에서 가장 중요한 부분이다.

3. 대량재난 대응에 관한 규정

사전적으로 재난(災難, disaster)은 태풍, 홍수, 해일, 폭설 등의 자연현상의 변화, 또는 인위적인 사고로 인한 인명이나 재산의 피해를 말한다. 환경 오염사고, 전염병 확산에 의한 피해도 포함한다. 우리나라에서의 관련 규정을 보면, '풍수해대책법'으로 거슬러 올라간다. 즉 자연적인 현상에 의한 것에 중점을 두고 있었음을 알 수 있다. 위 법은 1995년 '자연재해대책법'으로 개정된다. 이 법 제1조에 따르면 "태풍, 홍수 등 자연현상으로 인한 재난으로부터 국토를 보존하고 국민의 생명 · 신체 및 재산과 주요 기간시설(기간시설)을 보호하기 위하여 (후략)" 법을 만들었다고 하였다. 즉, 인적 재난에 대한 규정은 마련되어 있지 않았다.

1995년 7월 18일 재난관리법이 제정되었다. 이후 이 법은 '재난 및 안전관리기본법'으로 발전하게 된다.

2003년 2월 18일 대구 지하철 화재사고를 계기로 재난, 재해 관련 개별 법령의 통합 필요성이 또다시 제기되었고 국가재난관리시스템을 강화하고자 2004년 6월 1일 소방방재청을 설립하였다. 재난에 대해 '재난 및 안전관리기본법'에서는 제3조에서 다음과 같이 정의하고 있다. 즉, 재난이란 국민의 생명 · 신체 · 재산과 국가에 피해를 주거나 줄 수 있는 것으로서 자연재난과 사회재난이 있다고 하였다. 자연재난은 "태풍, 홍수, 호우(호우), 강풍, 풍랑, 해일(해일), 대설, 낙뢰, 가뭄, 지진, 황사(황사), 조류(조류) 대발생, 조수(조수), 화산활동, 소행성 · 유성체 등 자연우주물체의 추락 · 충돌, 그 밖에 이에 준하는 자연현상으로 인하여 발생하는 재해"라고 하였고, 사회재난은 "화재 · 붕괴 · 폭발 · 교통사고(항공사고 및 해상사고를 포함한다) · 화생방사고 · 환경오염사고 등으로 인하여 발생하는 대통령령으로 정하는 규모 이상의 피해와 에너지 · 통신 · 교통 · 금융 · 의료 · 수도 등 국가기반체계의 마비, '감염병의 예방 및 관리에 관한 법률'에 따른 감염병 또는 '가축전염병예방법'에 따른 가축전염병의 확산 등으로 인한 피해"라고 하였다.

그러나 여전히 특수 분야인 응급의료체계와 전염병 관리에 대한 건은 보건복지부에 일임하게 되어 있고 소방, 경찰, 행정 간의 유기적 관계를 설정하지 못하고 있으며, 모든 인명사고의 종착점인 사망자의 신원확인 부분에 대해서도 규정이 미비한 상태이다.

Ⅱ. 대량재난에서의 법의학

대부분의 선진국에서는 의료, 경찰, 소방을 포함한 지역의 대량재난 사상자에 대한 대응 계획을 가지고 있다. 수혈, 약, 부상자 이송, 응급수술, 마취에 관한 모든 측면에서 자세히 기술되어 있다. 그러나 이런 계획은 임상 측면만 강조하다 보면 사망자에 대한 준비는 소홀한 경우가 있고, 최종적으로 영안실 시설이 필요하다는 짧은 규정만 있어서 수백 명의 사망자를 어떻게 보존하고 검사하는지, 신원확인은 어떻게 이루어져야 하는지에 관해서는 아무런 언급이 없는 경우가 있다. 부상자를 살리는 임상 계획이 우선하더라도 생존자가 드문 사고에도 대비하여 다수의 사망자에 대한 계획도 설립을 해야 한다.

따라서 법의학자는 지역에서 다수의 사망자가 발생할 경우에 대비하여 시신을 안치하고 검사할 수 있게 준비하도록 미리 계획을 세워두어야 한다. 일반적으로 병원의 병리의사는 이런 일을 할 위치에 있지 않지만 전문적인 지식으로 경찰, 보건당국 등 여러 기관이 관여하는 전체 계획 과정에 사망자에 대한 계획이 포함될 수 있도록 노력해야 한다.

1. 대량재난에서 신원확인

사망자의 정확하고 철저한 신원확인과 유가족에게 가능한 많은 정보를 제공하고 시신을 인도하는 일은 대량사상 사고처리에서 매우 중요한 일이며, 여러 이유가 있다.

1) 사망자에 대한 존엄성의 유지와 인도주의적 배려

사망자의 시신을 찾아 격식을 갖추어 장례를 치름으로써 인간의 존엄성을 유지할 수 있도록 도와준다.

2) 사망사실의 증명

시체 또는 시체의 일부를 확인할 수 없으면 사망의 증명을 할 수 없고, 따라서 「실종(失踪)의 선고」(민법 제27조)를 받아 일정한 기간이 지난 뒤에야 사망과 같은 효과(민법 제28조)를 갖는다. 따라서 사망에 의한 법률적 처리는 그만큼 늦어지게 된다. 신원확인을 함으로써 사망사실을 증명하게 되고 사망진단서를 발부하여 상속, 보험, 배상 등 법적 절차가 진행되게 한다.

3) 유족에 대한 배려

빠르고 정확한 신원확인을 통하여 빨리 유족에게 인계하여 장례의식을 진행할 수 있도록 함으로써 가족을 잃은 슬픔과 고통을 줄일 수 있게 하여야 한다. 법률적인 사망의 확인 이외에도 문화적, 사회적 측면에서 유가족이 원하는 방식으로 장례 절차를 진행할 수 있도록 배려하여야 한다.

13

4) 사고조사와 예방 활용

사망자의 정확한 신원확인은 사고조사나 예방의학측면에서 활용될 수 있다. 신원확인과 사고조사는 각각의 분리된 작업이 아니라 신원과 사고원인과의 관련성을 증명하고, 사상자의 손상과 사망 형태를 조사하는 측면에서 상호보완관계에 있다.

(1) 신원확인과 사고원인과의 관련성 증명

버스나 자가용 차량, 기차 운전자를 확인하는 것은 사고의 원인을 밝혀내고 사고를 재현하는 데 아주 중요한 의미를 지닌다. 왜냐하면 운전자가 기존의 질병(심장병 등)을 가지고 있을 수도 있으며 약독물(특히 알코올과 일산화탄소)에 노출되었을 수도 있기 때문이다. 통계상으로 볼 때 버스나 기차 운전자가 기존 질병을 가질 확률은 다른 직업을 가진 일반인과 비슷하다. 그러나 대형사고의 심각성에 비추어 볼 때 이들 질병은 건강검진을 하여 미리 찾아야만 하고, 약물치료나 특히 운전 중 음주 등은 철저히 통제되어야만 한다.

(2) 사상자의 손상 형태와 사망원인과의 관계 조사와 분석

사고조사의 가장 중요한 부분으로 향후의 안전과 사고 예방을 위하여 사상자의 손상의 형태와 사망의 원인을 알아내고 해석하는 것이 필요하다. 그러기 위해선 사상자는 반드시 신원확인이 되어야 하고 사고 위치에 재배치되어야 한다. 이러한 조사 방법은 교통사고뿐 아니라 비행기사고, 선박사고 등에서도 똑같이 사용될 수 있다.

예1 대형버스사고에서 사망자를 사고 좌석에 재배치한 사고 재구성

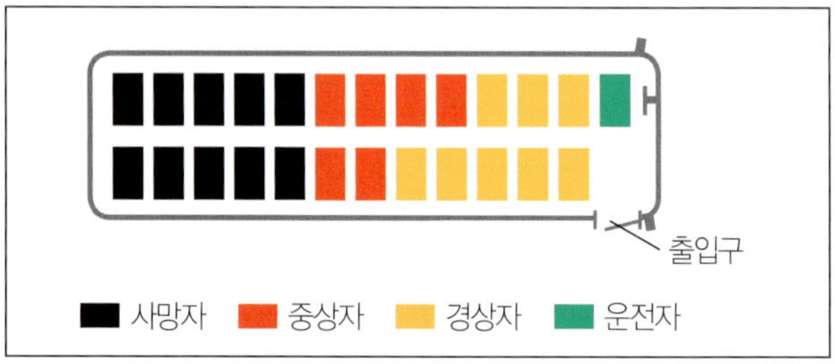

사망자를 부검하여 사고 충격으로 인한 손상, 화염에 의한 손상, 질식 등의 사망원인을 파악하고 사망자를 사고 좌석에 재배치하여 사고를 재구성하면 좌석에서 빠져나오지 못한 경우, 출입구가 확보되지 않은 경우, 내장재의 안전성 유무 등에 대한 여러 원인을 도출할 수 있으며, 이는 같은 사고가 재발할 경우 피해를 최소화하기 위한 자료로 활용할 수 있다.

예2

1990년 4월 7일 북유럽의 노르웨이와 덴마크를 오가는 유람선인 스칸디나비아 스타호의 화재로 482명의 승선객 중 158명이 45분 만에 사망하는 사건이 발생했다. 어떻게 화재가 일어났으며, 어떤 이유로 한 곳에서 많은 사람들이 사망하였는지에 대하여 전문가들이 모여서 사고재현실험을 하였다. 승객의 사망원인과 사고재현실험 결과 장식용으로 사용한 벽마감재가 일산화탄소와 시안화수소의 맹독성 가스를 분출하여 158명의 사망자 중 10명을 제외한 나머지

승객은 화재보다는 중독으로 사망하였고, 화재경보음이 통풍음과 엔진 소음으로 상쇄될 만큼 작아 승객들이 듣지 못했다는 것을 발견하였다. 또한 비상시 승객의 안전을 책임질 선원들의 비상훈련을 확인한 결과 선원들 대다수는 10일 간의 짧은 훈련 뒤 성급히 투입되어 훈련이 부족하고 언어소통에 문제가 있는 것으로 밝혀졌다. 운항사와 선장에게 사고의 공식적 책임을 물어 직무유기로 6개월 형이 내려졌다. 이 참사는 승객의 안전한 운행을 최우선으로 해야 한다는 교훈과 함께 선박 소유주와 운행자에게 선원을 훈련시켜 비상사태에 대비시킬 책임을 지우고 안전을 방해하는 내장재, 선실의 내부구조, 비상경보장치, 방화벽에 대한 근본적인 개선이 이루어지는 계기가 되었다.

2. 대량재난 대응 계획

1) 병리의사와 기타 인적자원의 확보

사고 규모에 따라 도움을 요청할 병리의사 수가 달라진다. 큰 규모의 재난일 경우 일을 해야 하는 시간이 수주일이 걸릴 수도 있다. 자발적으로 참여한 의사와 직원들의 열성이 있을지라도 육체적, 심리적인 스트레스가 심한 일이므로 반드시 제한된 일정 기간 동안 일을 할 수 있도록 배려해야 하지만 말처럼 쉬운 일은 아니다. 적절한 시설과 음식, 휴식 공간을 확보하도록 하여야 하며, 인적자원을 확보하고 사전연습 계획이 필수적이다. 또한 경찰, 병리의사, 영안실 직원, 방사선기사, 치과의사, 장제사 등과도 정기적으로 모임을 갖고 계획하는 것이 필요하다.

2) 임시영안시설에 대한 준비

대부분의 병원은 영안실이 있지만 이용 수의 제한이 있고, 부검을 할 때는 통상적 업무를 수행하는 데 방해를 받지 않아야 하는데, 영안실에서는 수행하기 어려운 경우가 많다. 많은 수의 사망자가 있을 경우 일부의 시신은 신원이 빨리 확보되지 않은 경우에 오랫동안 영안실을 이용해야만 한다는 사실을 인지해야 한다. 경우에 따라서 사망자의 처리와 신원확인을 위한 임시시체안치소를 설치해야 한다(그림 13-1).

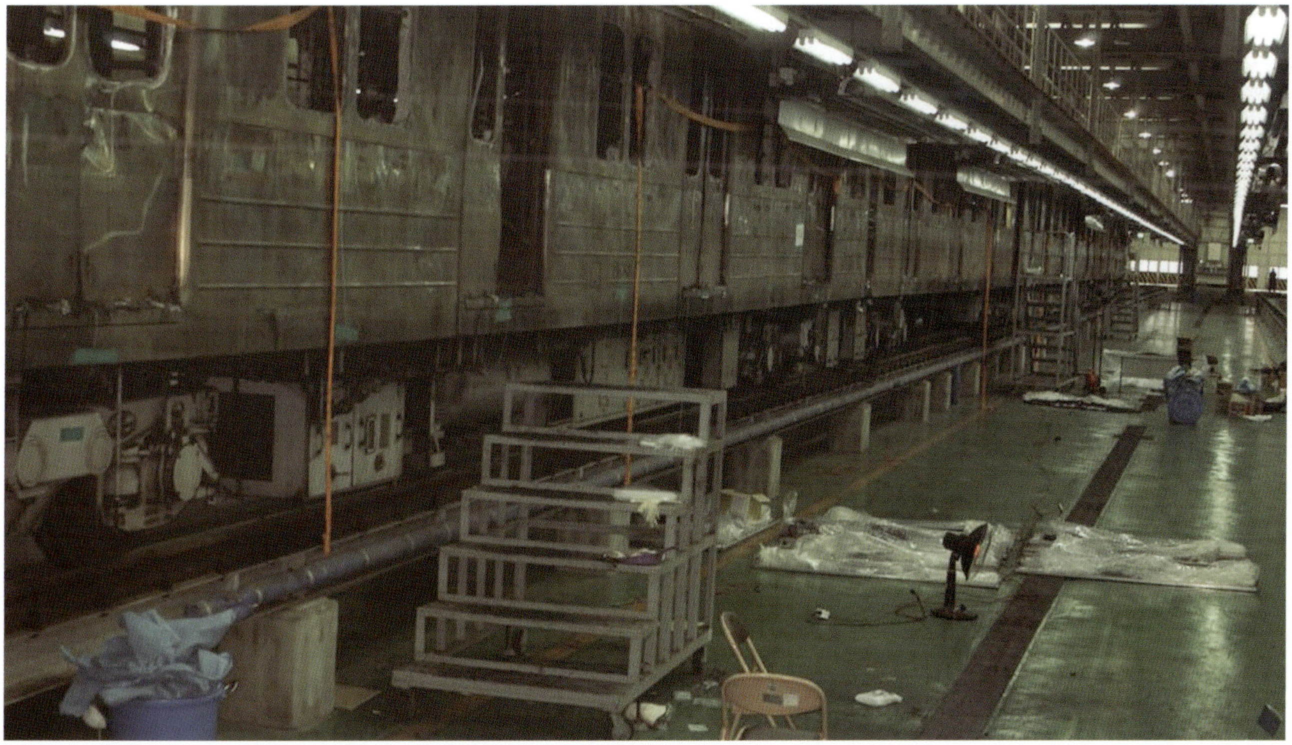

그림 13-1 사망자 처리와 신원확인을 위한 임시영안시설 설치. 대구 지하철 화재사건

• **장소선정**: 임시영안시설은 공간이 충분히 커서 시신을 검사하고 부검하는 데 비좁지 않아야 한다. 대형 트레일러나 폐공장, 공공건물 창고 등에 임시영안소를 설치할 수도 있는데, 이 또한 사전 계획이 필요하다.
• **보안**: 실제 업무와 관련이 없는 사람은 지위여하를 막론하고 출입이 봉쇄되어야 하고, 보안도 철저히 유지해야 한다.
• **접근성**: 사고 장소가 일반 영안실과 거리가 멀고 교통이 불편하다면 사고현장 근처에서 시신을 검사할 수 있도록 임시영안실을 만들어야 한다. 사고현장이 오지라면 도시지역으로 시신을 옮기는 것도 고려해야 한다.
• **사무시설**: 서류작업을 위한 복사기 등 사무기기들이 갖추어져야 하며, 전화, 인터넷, 팩스가 연결이 되어야 한다.
• **기반시설**: 전기, 수도 시설이 잘 갖추어져야 하며, 더운 날씨의 경우에는 냉방설비가 되어야 한다.
• **편의시설**: 화장실, 탈의실, 샤워실, 휴식 공간이 마련되어야 한다.
• **보관시설**: 피해자의 옷이나 유류품을 보관할 수 있는 장소가 필요하다.
• **냉동**: 시신이 썩지 않도록 하고 신원확인을 위해 확보한 장기조직이 상하지 않도록 냉장 보관해야 한다.
• **주차**: 임시영안시설에서 일하는 직원과 유가족을 위한 주차시설이 완비되어야 한다.
• **유가족지원센터**: 신원확인에 필요한 정보를 수집하기 위하여 유가족지원센터를 영안시설 가까운 곳에 설치하도록 하여야 한다.

3) 필요한 장비와 재료의 준비

시신을 옮기는 가방, 현장의 위치, 시신, 유류품을 표시하는 라벨, 개인방호복, 서류, 마커펜, 부검에 필요한 장비와 재료 등 여러 장비와 재료를 짧은 시간 내에 다량 확보할 수 있도록 계획하는 것이 필요하다.

3. 대량재난에서 대응 순서

1) 현장평가(그림 13-2)

• 현장평가팀은 최소한의 지역 치안책임자, 재난대책팀, 법의학 전문가로 구성되며, 평가팀이 들어가기 전 현장의 안전이 보장되어야 한다.
• 평가

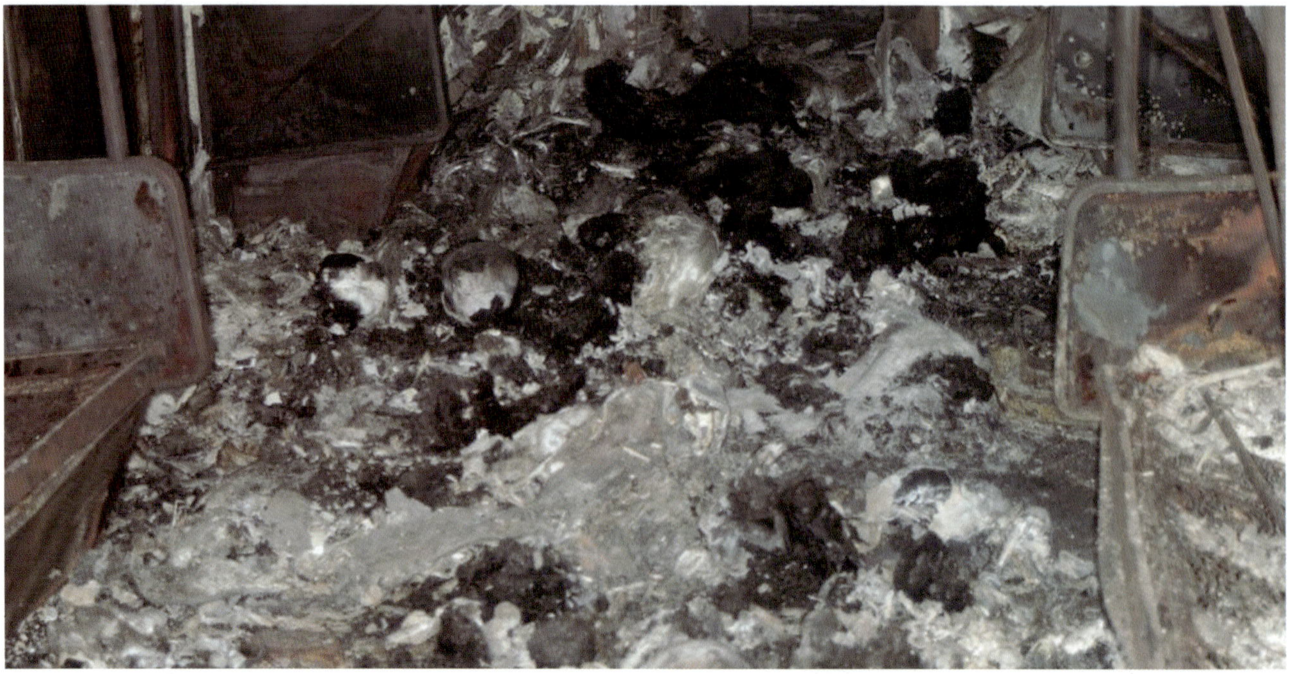

그림 13-2 대구 지하철 화재사건의 현장평가

  * 추정 사상자 수
  * 시체의 상태
  * 현장의 시신과 증거물 수습의 난이도: 필요한 사람과 장비의 수와 타입
  * 현장접근성
  * 생물학적, 화학적, 물리적, 방사선학적 위험도 평가
- 문서화, 시신 발굴, 운반에 대한 계획
- 임시영안시설 장소 결정: 필요한 인력을 추정한다. 이 영안시설은 신원확인을 위한 검사센터에서 추가로 시신을 인도받을 수 있을 때까지 시신을 보존한다.
- 영안시설 장소 결정: 필요한 인력을 추정한다.
- 유족지원센터 장소 결정: 필요한 인력을 추정한다.

2) 사고현장에서의 대응

중요하고 시급한 일은 현장을 보존하고, 관계된 사람 이외의 접근을 막는 일이다. 현장에는 실제로 필요한 인원 외에도 많은 사람들이 모여든다. 유족을 비롯하여 개인적인 호기심으로 찾아오는 사람, 신문이나 방송 기자, 그 외에 관련된 사람들이 찾아오는데, 이들은 반드시 현장 밖에 있어야 한다.

현장에서 의사가 사망을 확인하는 것이 필수적 단계이며, 응급의학 전문의는 부상자를 구조하고 사망자를 확인하는 것이 첫 번째 임무이지만 우리나라에서는 현실적인 제약이 많다. 사고현장에서 시신과 증거물을 수습하는 것은 주로 경찰, 군이 담당하게 되는데, 범죄사건의 감식을 하는 것처럼 수행되어야 한다. 시신이나 조각난 부분은 중복되지 않게 번호 순서대로 표시기를 세워 현장에서 사진을 찍어야 한다(그림 13-3). 신원확인에 중요한 단서가 될 옷과 유류품을 모으고 기록해야 한다. 한 시신에서 나온 옷, 지갑, 반지, 치아, 보석 등은 같은 번호를 붙인다. 사건현장에는 많은 물건들이 흩어져 있는데 각 물건마다 번호표를 붙인다.

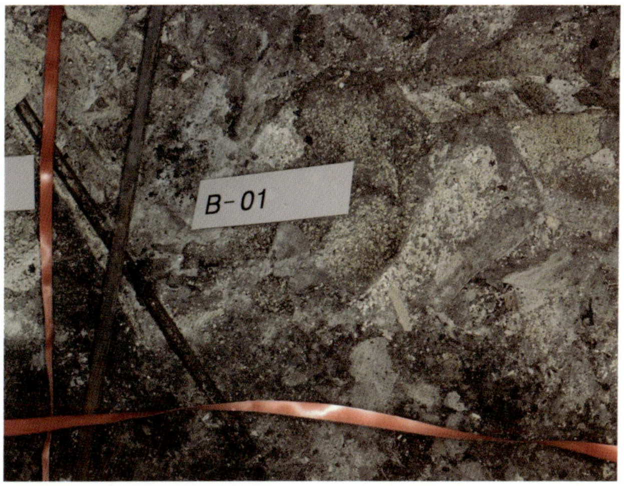

그림 13-3 사건현장의 구획화와 평가

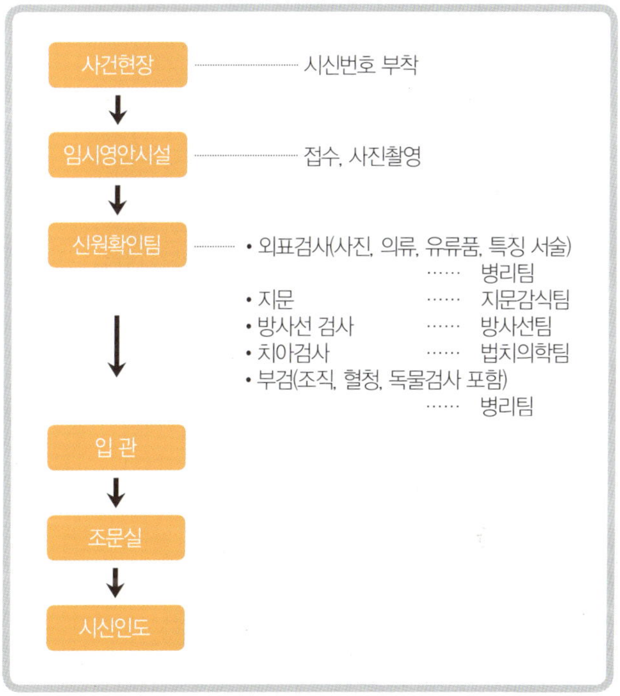

표 13-4 대량재난 시 사망자대응 업무흐름도

3) 신원확인검사 과정(그림 13-4)

(1) 접수와 서류준비

임시영안실로 옮겨진 시신은 접수를 하고 사후검사를 진행한다.

(2) 사진촬영과 외표검사

얼굴 사진을 촬영하고 탈의 전과 후의 사진을 촬영한다. 또한 신원을 파악하는 데 도움이 되는 특징은 자세히 기술하고 사진을 찍어둔다. 그러나 화재, 폭발, 추락 등의 경우는 훼손이 많이 되거나 탄화된 경우가 많다(그림 13-5).

(3) 유류품

신원확인에 도움이 될 수 있는 옷, 반지, 시계, 휴대폰 등의 유류품을 모으고, 기록하고, 사진을 찍는다(그림 13-6).

(4) 지문채취

지문을 채취할 수 있을 정도로 시신의 상태가 양호하면, 우리나라에서는 17세 이상 국민의 지문을 보유하고 있으므로 신원확인의 가장 빠른 방법이 될 수 있다.

(5) 방사선학적 검사

대량재난의 모든 피해자에 대한 방사선 사진촬영을 하는 것이 일반적 원칙이며, 특히 재난이 폭발과 관련된 경우 방사선 검사는 아주 중요하다. 폭발물로부터 나온 파편이 일부 피해자의 신체에 박혀 있는 경우 위치와 사입구를 확인할 수 있다. 신체내에 있는 파편의 위치를 확인함으로써 용이하게 제거하여 법과학적 검사를 의뢰할 수 있다. 방사선 사진을 촬영하여 치유된 골절, 변형, 보철물을 확인함으로써 피해자의 신원확인에 도움을 줄 수도

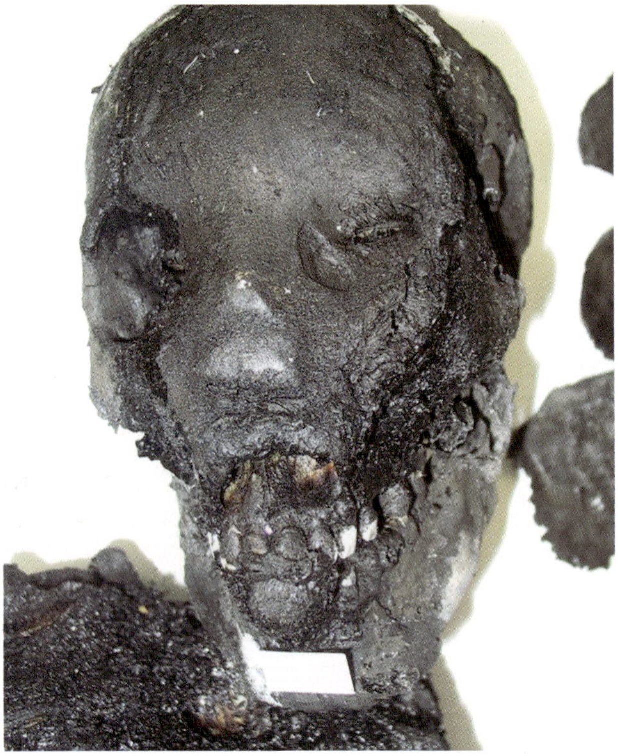

그림 13-5 화재로 인하여 탄화된 소견

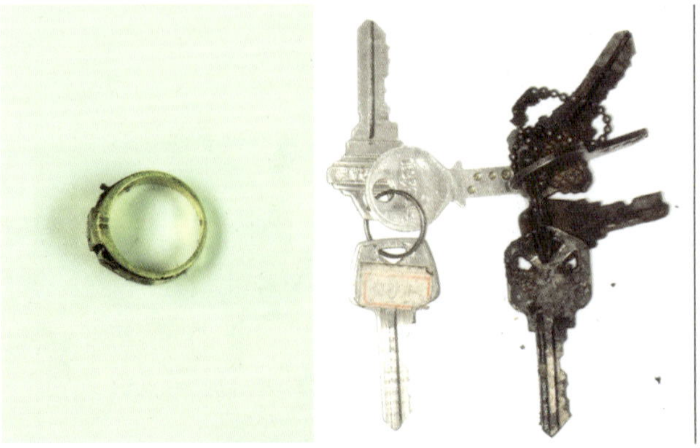

그림 13-6 반지, 열쇠 등의 유류품

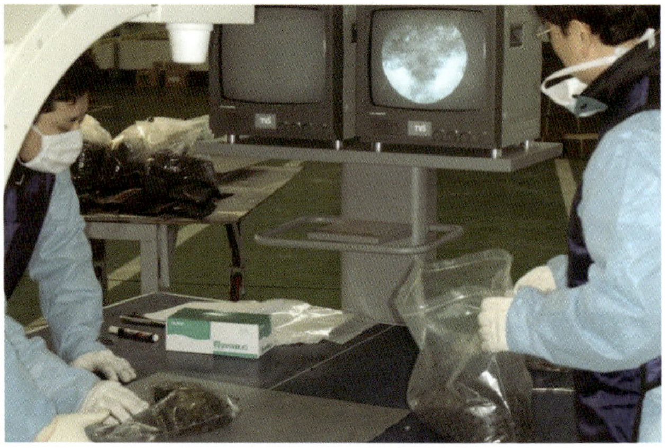

그림 13-7 C-arm 방사선 기기를 이용하여 촬영하는 모습

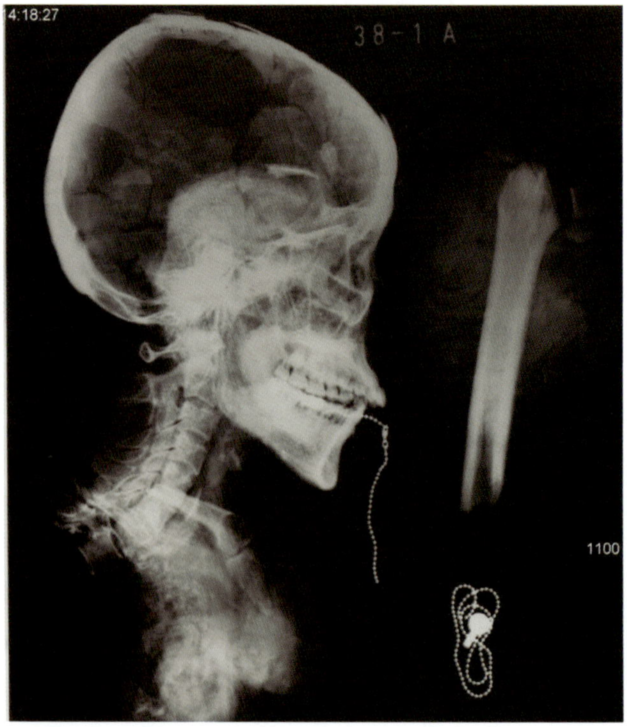

그림 13-8 방사선 사진 소견

있다(그림 13-7, 13-8). 또한 손상을 확인하는 데도 아주 유용한데, 예를 들면 육안검사상 쉽게 확인되지 않는 척추의 압박골절 등도 확인이 가능하다.

그러나 방사선학적 검사는 시간이 더 소요되며 비용이 증가되고, 방사선촬영에 필요한 촬영시설과 암실 등의 장비와 방사선기사 등 인적자원이 더 요구된다. 따라서 방사선학적 검사를 시행하는 것은 조사에 걸리는 시간과 경비가 분명히 증가하지만, 모든 경우에서 진지하게 고려되어야 한다.

(6) 법치의학적 검사

피해자의 신원확인을 위하여 법치의학적 검사를 이용하는 것이 필요하다. 특히 화재, 부패, 분해로 인해 심하게 훼손된 경우에 치아와 악골조직은 다른 신체의 연조직보다 보존될 가능성이 높기 때문에 법치의학적 검사의 유용성이 높다(그림 13-9). 법치의사가 치아를 검사하여 충전물이나 보철물, 치아 소견을 기록하고, 치아 방사선

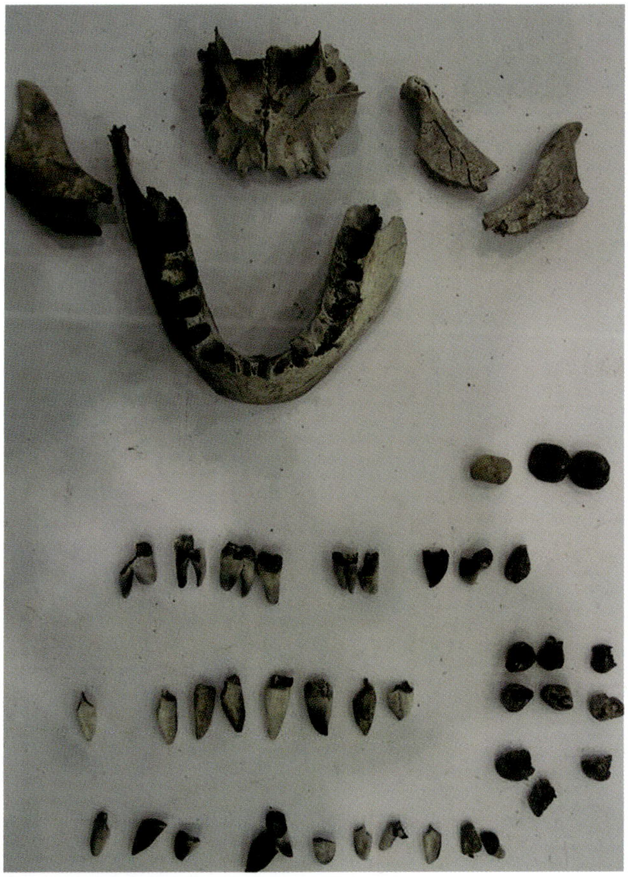

그림 13-9 형태를 보존하고 있는 치아와 악골

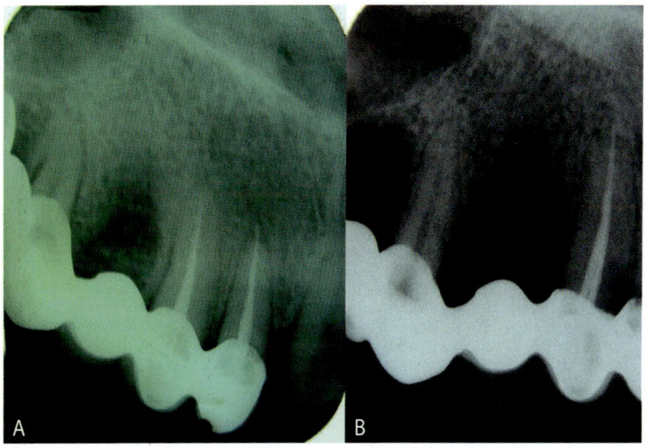

그림 13-10 생존 시와 사후 치아 방사선 사진 비교하여 신원이 확인된 예. A. 생존 시 치아 방사선 사진 B. 사후 치아 방사선 사진

사진을 촬영한 후 피해자의 생존 시 치아 사진과 비교하여 신원확인을 할 수 있다(그림 13-10). 시강 때문에 입을 벌리기가 힘든 경우, 사고로 구강영역이 훼손되어 취급이 힘든 경우에는 구강부검을 실시하여 상·하악골을 절제한 후 검사를 하기도 한다.

(7) 부검(그림 13-11)

자연재해를 제외한 다른 재난은 우선적으로 범죄에 기인하는 것으로 추정하여 다루어야 한다. 모든 시신은 살인 피해자처럼 여겨 아주 세밀하게 검사해야 하며, 모든 과정에서 증거는 후에 법정에 제출될 때를 가정하여 수집하여야 한다.

대량재난에서 일부 또는 전체 시신에 대해 부검을 실시한다. 내부장기의 손상과 이전 수술의 소견, 보철물의 유무 등을 확인하여 신원확인에 도움을 줄 수 있다. 중요한 손상은 모두 기록해야 하는데, 이는 사고 당시에 얼마나 빨리 사망하였는지를 알기 위해서이다. 한 가족이 모두 사망한 경우에 누가 먼저 사망하였는지에 따라 유산분배가 달라질 수 있기 때문이다. 부검을 해서 폭발에 의한 사고일 때 시체에 박힌 기폭 장치 등을 발견함으로써 사고의 원인에 대한 증거를 찾을 수 있다. 또한 채취한 혈액에서 독극물검사, 혈중알코올검사 등을 실시하여 사고원인과의 연관성을 유추할 수도 있으며, 일산화탄소헤모글로빈의 농도를 측정하면 화재사고 당시에 생존하였는지를 알 수 있다.

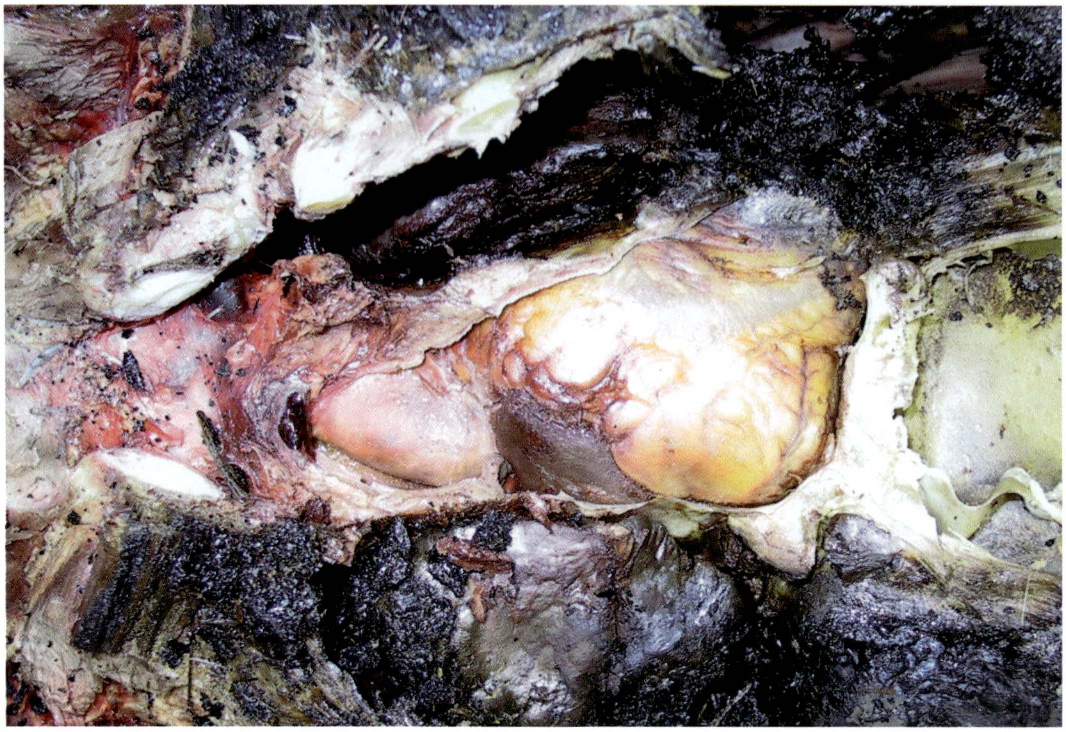

그림 13-11 내부장기를 보여 주는 부검 소견

대량재난의 대응에서 법의학자의 역할은 다양하며, 이를 다시 서술하면 다음과 같다.

가. 사상자의 신원확인

다른 관계기관과 협조하고 연락을 취하며 정보를 공유하여 사망자의 정확한 신원을 밝힌다.

나. 사망의 원인과 손상의 양상 확인

시신과 일부 시신을 모으고 재구성하며 부검을 실시하여 각 사망자의 사망원인과 손상의 양상을 확인한다.

다. 대량재난의 원인을 확인할 수 있는 병리학적 증거의 수집

특정 재난의 원인을 파악하여 자연재해인지 인재인지 또는 범죄와 연관되어 있는지, 업무 태만과 관련성 유무의 결정, 법정에서 필요한 병리학적 증거를 수집한다.

라. 시신인도에 필요한 서류 완성

유족에게 시신을 인도할 때 필요한 관련 서류를 작성한다.

마. 손상의 분석과 연구

추후에 비슷한 사고가 발생하더라도 손상을 최소화하거나 막을 수 있도록 사고예방과 안전 측면에서 사고와 관련된 외상의 병리학적 특징을 분석하고 연구한다.

바. 유족에 대한 배려

항상 유족에 대하여 세심한 배려를 하여야 하고, 병리학적 소견에 대한 의문을 해소하기 위한 요구나 질문이 있을 경우 자세히 설명하고 사려 깊게 대처한다.

(8) 검체의 수집

약독물검사, 혈중알코올농도검사, 조직학적 검사, 유전자검사를 위한 검체를 채취하며, 모든 검체는 정확히 이름표를 붙여 실험실로 운반한다.

(9) 법인류학적 검사

시신의 훼손이 심하고 뼈만 남은 경우 법의인류학적 검사를 통하여 시신의 조각을 재구성하고, 연령대를 추정하고, 손상의 유무를 확인하여 신원확인에 도움을 준다(그림 13-12).

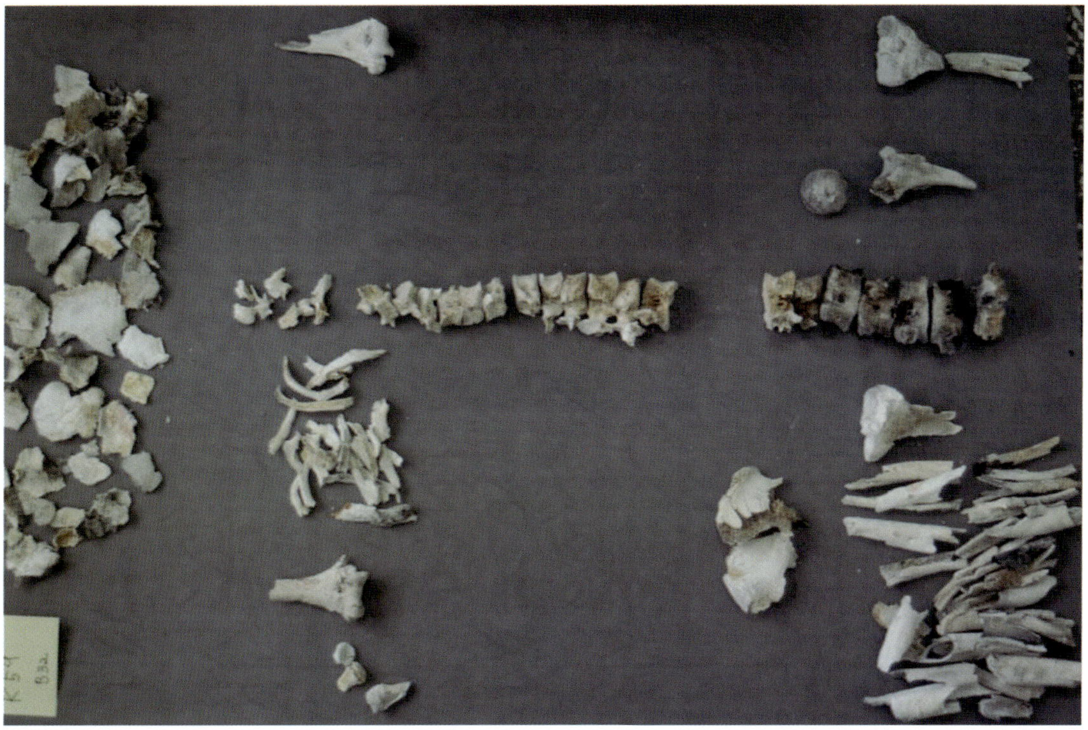

그림 13-12 남은 뼈를 재구성한 경우

4. 신원확인 판정

신원확인은 생존 시 자료와 사후 자료를 수집해서 이 두 자료를 비교하여 판정할 수 있다. 신원확인을 하는 과정 중에 개별적인 시신인도는 전체 업무의 지연과 오류를 가져올 수 있으므로 피해야 한다. 유가족이 육안으로 식별한 경우, 또는 주치의나 주치 치과의사를 동원하여 치료를 확인하여 시신의 인도를 요청하는 경우는 오류가 발생할 가능성이 크다. 특히 손상이 동반된 경우 육안식별은 피해야 하며, 유가족에게 신원확인 과정을 설명하고, 지문에 의한 결과가 나올 때까지 기다리도록 설득시켜야 한다.

신원확인을 총괄하는 전문가가 있어야 하며, 각 전문분야의 세부팀도 생존 시 자료 수집 및 분석팀, 사후 자료 분석 및 수집, 비교팀으로 구성하는 것이 좋고 세부팀장은 신원확인 총괄팀장에게 검사 결과를 보고할 수 있도록 한다. 신원확인의 업무가 잘 운영되도록 예산과 행정지원, 보안담당, 영안실 직원을 두어 업무를 지원하여야 하며, 방송과 언론을 전담하는 직원도 두어서 정확하고 빠른 정보가 전달될 수 있도록 한다(그림 13-13).

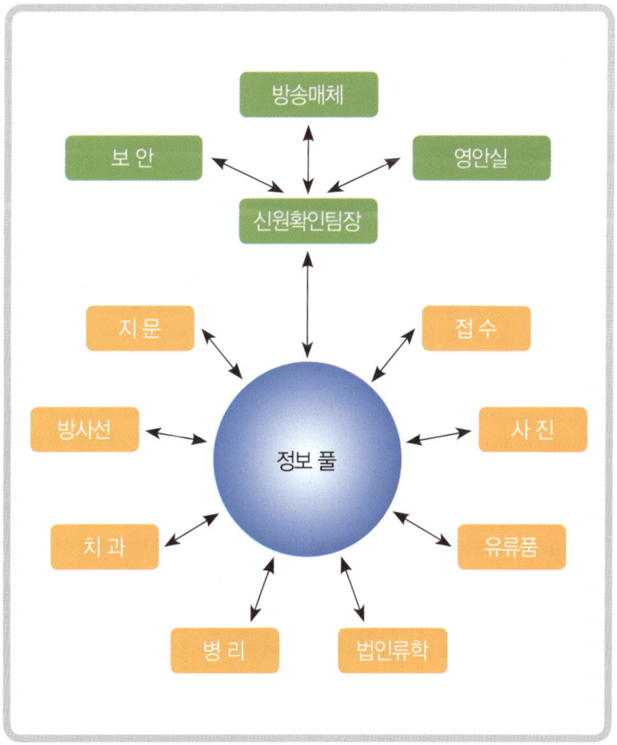

그림 13-13 신원확인팀 구성도

13

1) 사망자의 생존 시 자료를 수집, 분석하는 팀

유가족지원센터의 유가족지원팀은 유가족과 면담하여 사망자의 신원을 확인하는 데 필요한 생존 시 자료를 수집, 분석하는 일을 하게 된다. 중요한 신체적 특징을 알아내고 병원치료와 치과병원치료의 유무를 확인하여 자료를 확보할 수 있도록 하고 유전자검사를 실시하기 위해서 사망자가 쓰던 칫솔이나 옷가지 및 가족들의 유전자를 얻기 위한 검체를 채취한다. 예전에는 채혈을 했으나 최근에 간편하게 구강점막세포를 채취하는 키트가 상용화되어 나와 있다. 비행기처럼 탑승객의 수와 규모가 정해진 경우 사망자의 범위를 확정할 수 있지만 공공장소에서 일어난 사고는 사망자의 범위와 규모를 알 수 없기 때문에 신원확인이 매우 어려운 점이 많다.

유가족지원센터는 생존 시 자료 획득 이외에도 유가족 치료, 언론에 정보 제공, 신원이 확인된 사망자의 공고에 대한 역할도 하게 된다.

2) 시신에서 사후자료를 수집하는 팀

시신을 수습해 임시영안실로 옮긴 후 접수를 하고 사후검사를 진행한다.

13

3) 생전자료와 사후자료를 비교하는 팀

지문, 방사선 사진, 치과 기록, 부검, 사진, 유류품, 법의인류학의 각 자료는 정보 풀에 보내어 생존 시 자료와 사후자료를 비교하여 신원확인을 한다. 이 과정은 컴퓨터를 이용함으로써 빠르게 진행될 수 있다. 먼저 지문, 방사선 사진, 치과 소견으로 확실히 신원이 확인이 되는 경우 신원확인을 위해 유전자검사를 중복되게 진행할 필요는 없으나 나머지 조각난 부분까지도 찾아준다는 개념에서 유전자검사를 실시할 수 있고, 이때는 예산의 범위를 고려하여야 한다. 유전자검사를 통해 신원을 확인할 때 사망자 본인의 물건으로 비교하는 경우가 아니라면 가족간의 혈연관계가 성립하지 않는 경우도 있으므로 판정에 주의를 기울여야 한다.

5. 미국의 대량재난 사망자대응팀 (Disaster Mortuary Operational Response Team, DMORT)

미국의 경우 대량재난 시 Disaster Medical Assistance Teams(DMAT), Veterinary Medical Assistance Teams(V-MAT), National Medical Response Teams(NMRT), Management Support Teams(MST), the Centers for Disease Control(CDC), the Commissioned Corps Readiness Force(CCRF), the Department of Veteran's Affairs(VA), the US military 등과 같은 여러 조직의 협조가 이루어지고 있다.

보건복지부(Department of Human and Health Service, HHS)에서는 재난 응급의료체계(National Disaster Medical System, NDMS)를 두고 그 산하에 다시 재난 사망자대응팀(Disaster Mortuary Operational Response Team, DMORT)을 두어 운영하고 있다(그림 13-14).

1) 역할

이 팀은 재난 응급의료체계의 총책임자인 보건복지부 장관이 요청하는 경우에만 형성되는 팀으로, 각 분야의 전문가인 민간인으로 된 비상설기구이다. 이 팀은 재난이 일어난 장소로 배치되어 사건 발생 지역의 사망조사 법적 책임자(Medical examiner/Coroner)의 임무를 도와주는 기능을 하며, 사망자가 발생 시에 신원확인, 유족지원, 장례절차, 행정지원 등의 임무를 수행한다. 신원이 확인되면 신원확인 책임자(주로 그 지역 법의관이 책임자가 되며, 재난 사망자대응팀(DMORT)의 지휘책임자는 법의관에게 협조하여야 한다)가 사망확인을 하고 사망진단서를 발부하면 신원이 확인된 시신은 장례지원팀에 통보되고 장제사는 유가족과 협의하여 사망자가 유언을 따르고 유가족이 원하는 방식으로 장례를 치를 수 있도록 돕는다.

2) 구성 인력

DMORT을 구성하는 인력은 법의관, 검시관, 병리의사, 법치의사, 치과 보조인력, 장제사, 의무기록기사, 속

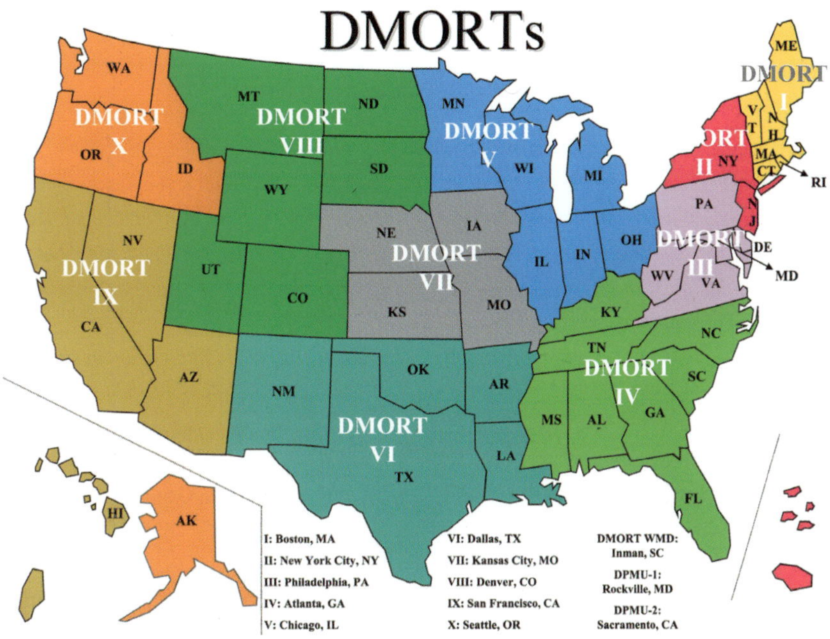

그림 13-14 미국 각 주의 재난사망 대응팀(DMORT) 편성도

기사, 지문전문가, 법의인류학자, 방사선기사, 심리상담사, 컴퓨터 전문가, 행정지원 직원, 보안 및 조사 요원 등으로 구성된다. DMORT 대원의 자격은 각각의 분야에서 필요한 증명서와 자격증을 가져야 하며, 이 팀이 발동되었을 때 이 면허증과 증명서는 모든 주에서 통용된다. DMORT 대원은 연방정부의 임시직에 해당하는 보수를 받는데, 대부분의 경우에 이 비상직무를 위해서 그들의 직장에 무급휴가를 신청하게 된다. 현재 전국적으로 활동 중인 DMORT 대원은 약 1,500명에 이르며, 대량재난이 발생하여 신원확인이 필요한 경우에만 발동되어 필요한 수만큼의 인원이 해당지역으로 파견된다.

3) 활동 상황

각 지역에는 지역별로 재난대책팀이 있고 여기에서 신원확인팀이 활동하게 된다. 1998년 시카고에서 스위스 항공 F1 111의 추락사고 시 229명이 사망한 경우에 육안확인 1명, 지문 33명, 방사선 사진 4명, 치과적 방법 102명의 신원이 확인되었고, 105일간 50명의 연구원이 2,499건의 잔해에 대해서 DNA 검사를 실시하여 89명의 신원이 확인되었다. 이 사고의 복구 비용과 조사에 5천4백8십만 달러가 소요되었다.

2001년 9월 11일 테러리스트 공격은 최근 미국 역사상 응급 사망자 대책 업무에 있어서 가장 대규모의 사건이었다. DMORT는 2001. 9.11. 테러에 의한 재난에서도 희생자의 신원확인 작업에서 많은 역할을 담당하였다. 뉴욕, 워싱턴 디시, 소머셋 카운티의 테러리스트 공격 사건에서 총 236명의 DMORT 대원이 소집되었다. 최종적으로 4개의 팀(201명)은 뉴욕으로, 다른 한 팀(35명)은 소머셋 카운티의 비행기 추락 지점으로 배치되었다. 미 국방성에 대한 공격과 관련한 사망자 대책은 육군에서 담당하였다. 뉴욕 지역 담당 법의관의 지원 요청에 의하여 뉴욕으로 파견된 DMORT 대원들은 법의관 본부의 활동 업무에 투입되거나 유가족지원센터에서 희생자의 가족을 위한 업무 등에 적절히 배치되었다. 펜실베니아의 경우는 FBI의 요청에 의하여 DMORT가 파견되었다. 9.11. 테러사건에서 DMORT 5팀 236명이 소집되어 활동하였다.

참고문헌

1. Adini B, Goldberg A, Laor D, Cohen R, Zadok R, Bar-Dayan Y. Assessing levels of hospital emergency preparedness. Prehosp Disaster Med. 2006;21(6):451-457.
2. Blau S, Hill A, Briggs CA, Cordner SM. Missing persons-missing data: the need to collect antemortem dental records of missing persons. J Forensic Sci. 2006;51(2):386-389.
3. Bowers CM, Bell GL(Ed). Manual of forensic odontology, 3rd ed, Colorado Springs, 1997. American Society of Forensic Odontology.
4. Bowers CM. Forensic dental evidence: An investigator's handbook. London, 2004, Elsevier Academic Press.
5. Brannon RB, Morlang WM. The crash of LOT flight 007: dental identification. Forensic Sci. 2002;47(6):1323-1325.
6. Busuttil A. Dealing with a major disaster. In McLay WDS.(Ed). 2nd ed. Clinical forensic medicine, London, 1996, Cambridge University Press.
7. Campobasso CP, Falamingo R, Vinci F. Investigation of Italy's deadliest building collapse: forensic aspects of a mass disaster. J Forensic Sci. 2003;48(3):635-639.
8. Clark DH. An analysis of the value of forensic odontology in ten mass disasters. Int Dent J. 1994;44(3):241-250.
9. Clark DH. Practical forensic odontology, London, 1992, Butterworth-Heinemann Ltd.
10. Dolinak D, Lew E, Matshes E, Aviation. In Dolinak D, Matshes E, Lew E(Ed). Forensic pathology; Principles and practice. San Diego, 2005, Elsevier Academic Press, pp 289-296.
11. Eckert WG. The medicolegal and forensic aspects of fires. Am J Forensic Med Pathol. 1981;2(4):347-357.
12. Hampl P. Forensic dentistry. Beyond recognition. J Okla Dent Assoc. 1997;88(2):18-20.
13. James H. Thai tsunami victim identification overview to date. J Forensic Odontostomatol. 2005;23(1):1-18.
14. Kahana T, Hiss J. Identification of human remains: forensic radiology. J Clin Forensic Med. 1997;4(1):7-15.
15. Kahana T, Ravioli JA, Urroz CL, Hiss J. Radiographic identification of fragmentary human remains from a mass disaster. Am J Forensic Med Pathol. 1997;18(1):40-44.
16. Kieser JA, Laing W, Herbison P. Lessons learned from large-scale comparative dental analysis following the South Asian tsunami of 2004. J Forensic Sci. 2006;51(1):109-12.
17. Kvaal SI. Collection of post mortem data: DVI protocols and quality assurance. Forensic Sci Int. 200615;159 Suppl 1:S12-14.
18. Mason JK. Death and disaster. Forensic Sci Int. 1989;40(1):1-2.
19. Mason JK. The importance of autopsy examination in major disasters. Ann Acad Med Singapore. 1984;13(1):12-15.
20. Morlang WM. Dentistry's vital role in disaster preparedness. 1996;24(5):63-6.
21. Morlang WM. Mass disaster management update. J Calif Dent Assoc. 1986;14(3):49-57.
22. Mulligan ME, McCarthy MJ, Wippold FJ, Lichtenstein JE, Wagner GN. Radiologic evaluation of mass casualty victims: lessons from the Gander, Newfoundland, accident. Radiology. 1988;168(1):229-233.
23. Pretty IA, Webb DA, Sweet D. Dental participants in mass disasters-a retrospective study with future implications. J Forensic Sci. 2002;47(1):117-120.
24. Pretty IA, Webb DA, Sweet D. The design and assessment of mock mass disasters for dental personnel. J Forensic Sci. 2001;46(1):74-79.
25. Reals WJ, Cowan WR. Forensic pathology and mass casualties. Hum Pathol. 1979 Mar;10(2):133-136.
26. Rose DE, Williams JM. Walking humbly. Minnesota's DMORT team members remember 9-11. Northwest Dent. 2002;81(5):29-32.
27. Sauko P, Knights B. Knight's forensic pathology. 3rd ed. London, 2004, Arnold.
28. Solheim T, Lorentsen M, Sundnes PK, Bang G, Bremnes L. The "Scandinavian Star" ferry disaster 1990-a challenge to forensic odontology. Int J Legal Med. 1992;104(6):339-345.
29. Valenzuela A, Marques T, Exposito N, Martin-De Las Heras S, Garcia G. Comparative study of efficiency of dental methods for identification of burn victims in two bus accidents in Spain. Am J Forensic Med Pathol. 2002;23(4):390-393.
30. Valenzuela A, Martin-de las Heras S, Marques T, Exposito N, Bohoyo JM. The application of dental methods of identification to human burn victims in a mass disaster. Int J Legal Med. 2000;113(4):236-239.
31. Whittaker DK, MacDonald DG. A colour atlas of forensic dentistry, London, 1989, Wolfe Medical Publications Ltd.

신경진 • 연세대학교 의과대학 법의학과
이숭덕 • 서울대학교 의과대학 법의학교실

14

개인식별
Individual Identification

살아 있는 혹은 죽은 사람을 대상으로 신원(身元)을 확인해야만 하는 경우들이 적지 않다. 신원을 확인할 수 있는 신분증을 소지하지 않은 익사체나 부패가 진행되어 형태학적으로 많이 훼손된 시체, 여러 조각으로 토막난 시체 등에서는 변사체의 신원을 확인해야만 비로서 체계적인 수사가 시작될 수 있다. 한편 비행기나 기차 등의 교통사고나 건물 붕괴사고 등 여러 사람이 동시에 사망한 대량재해의 경우에는 사고의 경위와 관련된 정보를 얻기 위해서 뿐만 아니라 "누가 죽었는지"를 확인하여야만 관련자들에 대한 여러 법적, 행정적인 절차를 진행할 수 있으므로 신원확인은 매우 중요하다. 범죄나 사건과 관련해서만 개인식별이 문제가 되는 것은 아니다. 사회 여러 분야에서 개인식별과 관련한 문제들을 흔히 접할 수 있는데, 친자확인 등 가족관계를 확인하는 경우가 그 예이다.

개인식별을 위해서는 법의학뿐만 아니라 여러 분야에 걸친 다양한 지식들을 필요로 한다. 체계적인 접근을 위해 법의학자 이외에 법치의학자, 지문이나 증거물을 다루는 전문가, 법인류학자, 법곤충학자들의 도움이 필요할 수도 있다. 나아가 여러 사례에서 접근하는 방법이 서로 같지 않을 수 있다.

I. 개인식별의 범위와 쓰임새

14

개인식별은 그 범주에 따라 크게 혈연관계를 확인하는 경우와 신원을 특정(特定)하는 경우로 구분할 수 있다. 다만 이는 접근 방법에 따른 개념적 구분이며, 두 범주가 구체적인 방법에 따라 완전히 구분되는 별개의 것은 아니다.

1. 혈연관계 확인하기

사람은 아버지, 어머니로부터 유전자를 물려받는다. 이때 유전자는 멘델의 유전법칙을 따라 전해진다. 이런 점을 이용하면 부모나 형제들의 유전자와 비교하여 특정인과의 관련성을 확인할 수 있다. 나아가 부계(父系)나 모계(母系)로 연결되었는지도 알 수 있다. 친자감정이 가장 흔한 예이며, 얼마 전 있었던 '훈할머니'의 가족관계 확인이 그러하다. 최근 우리나라에서 여러 차례 발생하였던 다양한 대량재해사건들에서도 실종자를 확인하기 위해 부모나 형제, 자매 등의 가족 유전자를 채취하여 변사자의 것과 비교하였다.

2. 동일인 확인하기

유전적 관계를 확인하는 것은 특정인이 대상 가족들과 유전적으로 관련되었는지를 알아보는 일종의 간접적인 비교 방법이다. 이에 비해 문제가 되는 시료와 특정인을 직접 비교할 수도 있다. 주검에서 확인할 수 있는 여러 특징들을 알려진 실종자의 것과 직접 비교하거나 범죄현장, 흉기 또는 피해자에서 얻은 시료를 용의자의 것과 직접 비교하는 방법 등이 이에 해당한다. 만약 범죄현장에서 발견된 여러 증거물들에 대해 범죄의 가능성이 높은 사람들을 대상으로 미리 DNA 검사 결과를 갖추어 놓고 증거물과 비교한다면 용의자를 확인하지 않은 상황에서도 효과적으로 강력범죄에 대처할 수 있다. 최근 강력범죄를 대상으로 구축된 유전자 데이터베이스(criminal DNA database)는 이러한 의미에서 매우 유망하다.

3. 개인식별의 쓰임새

대부분의 미확인 신원들은 변사(變死)인 경우이다. 신원확인은 수사에 매우 중요한 첫걸음이라 할 수 있는데, 개인식별은 현장에서부터 시작해야만 한다. 이때 주검 이외 주위 여러 상황에도 관심을 기울여야 한다. 예를 들어, 탈구된 치아라도 중요한 정보를 제공할 수 있고, 시체 주위에서 발견된 금속은 아주 유용하다. 따라서 체 등을 이용하여 작은 물체라도 잃어버리지 않도록 주의하여야 한다. 아울러 이러한 물체들이 어디에서 발견되었는지를 확인해야만 한다. 예를 들어, 총을 맞은 경우에는 시체 아래쪽에서 탄환을 흔히 관찰할 수 있다. 한편 신원을 확인해야만 보험이나 상속 등 여러 법적 절차를 진행할 수 있고, 법적인 행위자로서 사람의 활동을 종료할 수 있다.

그리고 인도주의의 차원에서도 개인식별은 중요하다. 군인이나 소방직원 등 위험한 업무에 종사하는 사람들의 경우에는 사회적 노고에 보답하는 의미에서도 주검에 대해 신원을 확인하고 이에 합당한 예우를 해 주는 것은 당연하다. 일반인들의 경우에도 이와 같은 점을 무시할 수는 없어, 죽은 사람뿐만 아니라 친지의 입장에서도 신원 확인은 매우 중요하다. 최근 우리나라 군인들을 해외로 파병하는 현실을 고려한다면 개인식별과 관련된 사건들이 발생할 가능성을 배제할 수 없다.

Ⅱ. 개인식별 방법

개인식별을 위해서는 사람마다 서로 구별되는 특성을 확인하해만 하는데, 이에는 여러 가지가 있다. 이들 가운데에는 의학적인 방법이 있는가 하면 비의학적인 과정들도 포함되어 있다. 한편 접근 방법에 따라 일차와 이차 증거(혹은 방법)로 나눌 수 있다. 일차증거는 변사체에서 확인할 수 있는 부분을 채취하여 기존에 갖추어진 자료와 비교하여 일치하는지 여부를 확인하는 경우를 말하며, 이차증거는 특정인의 것과 비교하는 방법을 말한다. 이차적인 방법은 대상이 특정될 수 있는 경우에 한정하여 사용될 수 있다. 그러나 단지 한 가지 방법만으로 개인을 확인할 수 없는 경우들이 있고, 이때에는 여러 결과를 종합하여 판단해야만 한다. 한편 상황에 따라 접근 방법은 달라지는데, 예를 들어 신선한 시체 혹은 부패가 진행된 경우, 토막난 시체의 경우, 나아가 백골화가 진행된 시체의 경우들에서는 접근이 동일하지 않다.

1. 의복, 소지품, 외부 모습 등을 이용한 식별

1) 의복이나 소지품

특히 의복이나 소지품 등은 대량재해 희생자에 적지 않게 도움될 수 있다. 다만 의복을 바꾸어 입음으로 인해 혼동스러웠던 경우가 있었으므로 주의하여야 한다. 한편 의복 등을 통해 사회수준을 가늠하여 볼 수도 있다. 그리고 자창이나 총알에 의해 손상을 받은 경우에는 의복에 이와 관련한 변화들이 관찰될 수도 있으므로 주의 깊게 보아야 한다.

2) 신체 외부 특징

사람이 죽으면 시반이 생기면서 주위 물체와의 접촉에 의해 편평(扁平)화가 진행되고, 부종이 생기고, 근육이 이완되며, 창백해짐으로 인해 얼굴 모습이 달라 보일 수 있다. 따라서 얼굴 모습만으로 신원을 확인하면 잘못될 가능성이 있다. 특히 외부 형태적인 방법은 사람의 기억에 의존하므로 확인하는 사람이 심리적으로 정상이지 않은 상태에서는 신뢰성이 떨어진다. 실제 가족들이 죽은 사람을 부정하는 경우들도 있었다고 한다. 이와 같이 육안적인 방법은 특정 상황에서 지문이나 치과기록, 방사선 검사 등의 방법들에 비해 객관성이 떨어질 수 있다. 따라서 실종되고 시일이 경과하였거나 형태학적으로 변화가 예상되는 경우에서는 외부적인 소견만으로 신원을 확인하는 데 어려움이 있고, 형태학적인 소견을 뒷받침할 수 있는 다른 증거들을 확인하여야 한다.

2. 형태학적인 특징을 이용한 식별

부검을 통해 여러 정보를 얻을 수 있다. 따라서 신원이 확인되지 않은 경우에는 반드시 부검을 거쳐야만 한다. 외부적으로 상처가 있는지 여부, 선천기형이 있는지 여부, 이전에 손상을 받은 적이 있는지 여부, 문신, 특정 직업과 관련된 변화가 있는지 여부 등을 확인한다. 내부적으로는 특정 장기가 없는 것은 아닌지, 특정 질병이 있는지, 있다면 어느 정도인지 등을 확인한다. 사후 독극물 검사를 시행할 수도 있다. 간질약이나 우울제 등을 확인할 수 있고, 향정신성 약제가 검출되기도 한다. 경우에 따라 시체 주위에서 관찰되는 곤충들에 대해 약물검사를 시행한 사례들도 있다. 한편 사망원인을 확인하고 사망종류를 구분하기 위해서도 부검이 필요하다.

발견 당시 조건이 가장 좋으므로 즉시 사진을 찍고 외부 소견을 자세하게 기술한다. 방사선 검사를 시행하면 골절 등의 손상을 확인할 수 있고 나아가 금속 물체가 있는지 여부 등을 쉽게 알 수 있다.

1) 수술자국 등의 신체 특징

오랜 시간이 경과하면 흉터(반흔)가 육안적으로 뚜렷하지 않을 수도 있다. 이때 외부 상처에 대한 조직검사를 통해 콜라겐 증가를 확인할 수도 있다. 일반적으로 흉터는 모낭 등의 피부 부속물을 포함하지 않는다. 한편 피부에서 콜라겐이나 탄력섬유에 대한 염색은 피부의 연속성을 확인하는 데 도움된다.

흉터가 언제 생겼는지 문제가 되는 경우들이 있는데, 흉터의 경과시간을 판단하는 것은 그렇게 쉽지 않다. 그리고 흉터는 한 번 성숙하면 변화가 이루어지지 않기 때문에 구별하기 어렵다. 다만 시간 경과에 따른 흉터의 일반적인 진행 과정을 설명하면 다음과 같다. 칼 등에 의해 손상을 받은 후 약 1주일 정도가 지나면 상처는 피부의 연속성을 유지할 만한 물리적인 힘을 얻게 된다. 이 상태에서 흉터는 갈-적색조를 띠게 되며, 혈관이 충만하게 된다. 이후 점차 혈관에 의한 적색조가 감소하면서 4~6개월 정도가 지나면 백색으로 된다. 이후 무혈관성 콜라겐은 일 년 혹은 그 이상에 걸쳐 축소하게 되며, 이후에는 계속 밝은 백색으로 남게 된다. 이러한 경과는 상처의 양상이나 부위 등에 따라 적지 않게 차이가 있다.

한편 문신의 경우 개인적 성향이 나타날 수도 있다. 해군과 관련된 문신, 모터사이클을 타는 사람 등이 흔한 예이다. 한 번 새긴 문신을 지울 수도 있는데, 이때 피부에서 비교적 넓고 불규칙한 흉터를 볼 수 있다.

2) 성(性), 키 등의 인류학적 특징

남성, 여성을 구별하면 신원확인에 있어 적지 않게 도움이 된다. 일반적으로 신체 외부적으로 관찰되는 형태학적인 소견들이 도움되는데, 경우에 따라 조직검사를 통해 확인할 수도 있다. 즉, 점막 안쪽 조직에 대한 검사에서 바소체(barr body)를 확인하면 성을 구별하는 데 도움이 된다.

골격은 여러 정보를 제공하여 줄 수 있는데, 흔히 다음과 같이 접근한다.

① 과연 골격 조각인가?

② 골격 조각이라면 사람의 것인가? 일반적으로 사람에 특징적인 형태가 관찰되는지 여부로 판단하게 되는데, 두개골이나 치아가 발견되면 사람의 것인지를 확인하는 것이 그렇게 어렵지 않지만 일부분의 뼈조각만으로는 사람의 것인지를 판단하기 쉽지 않다. 한편 뼈에 대한 현미경검사는 그렇게 많은 정보를 제공하지는 않는다. 기본적으로 모든 포유동물에서는 비슷한 구조를 하고 있고 단지 크기나 형태에서 다소간의 차이가 있을 뿐인데, 그 차이가 뼈의 종을 특정할 정도는 아니다.

③ 성의 구별이 가능한가?(표 14-1, 표 14-2) 이와 관련하여 연부조직 없이 신체골격만이 남은 경우에는 남성, 여성의 구별이 중요하다. 일반적으로 두개골, 골반골이 흔히 사용되며, 장골의 경우에도 다양한 정보를 제공할 수 있다. 다만 형태학적인 소견들만으로 성(性)을 명확하게 구분하기에는 한계가 있고, 특히 어린이의 경우에는 더욱 어렵다. 최근 들어 뼈에 대한 유전자검사를 이용하여 성을 구별하는 법이 소개됨에 따라 단지 골격에 대한 형태학적인 소견만으로 성을 구분하려는 경향은 줄어들고 있다. 다만 아직도 현장에서 형태학적인 소견만으로 정보를 얻을 수 있음에 유용하다.

④ 키는 어떠한가?(표 14-3)

⑤ 종족 구별이 가능한가?

⑥ 나이는 어느 정도인가? 일반적으로 치아를 이용하는 것이 가장 효과적인데, 이외 여러 뼈의 골화 정도나 성장판의 형태, 두개골 봉합선의 형태 등을 이용하기도 한다. 늑골에서의 골화 정도 등에 대한 보고도 있다.

⑦ 사망 시기는 언제쯤인가? 언제 묻히게 되었는지, 이를 위해 경우에 따라 탄소 동위원소를 이용할 수도 있는데, 1650년 이전의 것, 1650년부터 1950년에 이르는 것, 1950년 이후의 것들은 정확하게 판단할 수 있다고 한다.

⑧ 사망원인은 무엇인가?

표 14-1 남성과 여성에 있어서 머리뼈 특징의 비교(민음사 발행, 박선주 지음, 체질인류학에서 요약함)

부위	특징	남성	여성
얼굴	눈두덩(supraorbit) 눈굼(orbit)의 위 가장자리 입천장뼈 이빨	여성에 비해 튀어나왔다. 둔하다. 여성에 비해 크다. 크다.	날카롭다. 작다. 작다.
머리통	전체 구조 뒷머리뼈(occiput) 광대뼈 솟기 젖꼭지뼈(mastoid) 앞머리뼈 속 공간	 근육 닿는 마루가 발달되었다. 여성에 비해 발달되었다. 여성에 비해 크다. 앞빈굼이 여성에 비해 크다.	작고 선이 부드럽다. 어린아이처럼 솟아 있다. 남성에 비해 덜 발달되었다. 덜 발달되었다. 작다. 작다.
아래턱	전체 모양 치아	각이 져 있다. 크다.	턱 끝이 뾰족하고 둥글다 . 작다.

표 14-2 남성과 여성에 있어서 엉덩이뼈 특징의 비교(민음사 발행, 박선주 지음, 체질인류학에서 요약함)

부위	특징	남성	여성
엉치뼈(sacrum)	모양 엉치뼈 날개	여성의 것보다 휘어 있다. 날개가 몸체보다 작다.	 날개가 몸체와 같은 크기다.
엉덩뼈	감춤뼈(pubis) 앉음뼈-감춤뼈가지	감춤뼈 아래각이 작다. 이음새가 각이 져 있다. 옆면이 거칠다.	아래각이 크다. 이음새가 둥글고 부드럽다. 부드럽다.
	이외 여성에 있어 골반통의 공간이 남성보다 넓으며, 앉음뼈 큰활훔(incisura ischiadica major)이 여성에서 넓으며, 엉치뼈-받침뼈 닿는 면(sacro-iliac articulation)이 두드러진다. 한편 남성에서는 엉덩뼈가 굳세 보이고 근육 닿는 면이 두드러진다. 엉덩뼈구멍(foramen obturatum)이 크고 달걀형이며 엉덩뼈굼(acetabulum)이 여성에 비해 크다.		

표 14-3 여러 긴 뼈들을 이용하여 키를 예측하는 식
(민음사 발행, 박선주 지음, 체질인류학에서 요약함)

대상 뼈(A)	Trotter & Glesser(동북아시아)
허벅지뼈+종아리뼈	A×1.22 +70.24 ± 3.18
허벅지뼈+정강뼈	A×1.22 +70.30 ± 3.24
종아리뼈	A×2.40 +80.56 ± 3.24
정강뼈	A×2.39 +81.45 ± 3.27
허벅지뼈	A×2.15 +72.57 ± 3.80
위팔뼈+뒤팔뼈	A×1.68 +71.18 ± 4.14
위팔뼈+앞팔뼈	A×1.67 +74.83 ± 4.16
위팔뼈	A×2.68 +83.19 ± 4.25
앞팔뼈	A×3.54 +82.00 ± 4.60
뒤팔뼈	A×3.48 +77.45 ± 4.66

3. 지문(指紋, fingerprint), 장문, 족문 등

피부에는 표피융선(epidermal ridge)이라 하여 튀어나온 부위와 피부소구(sulci cutis)라 하여 융선 사이의 들어간 부위가 있는데, 이들은 평행하게 만곡하면서 미세한 무늬를 형성한다. 표피융선은 촉각을 예민하게 하기 위함이라는 설과 손으로 물건을 잡았을 때 미끄러지지 않게 하기 위함이라는 설 등이 있다. 융선은 하나의 선으로 된 것처럼 보이지만 실제는 여러 개의 선이 조합을 이루어 외형상 하나의 선으로 보일 뿐이다. 융선은 영장류 이상의 동물에서만 발견된다고 하는데, 원숭이, 침팬지와 같은 동물에서는 사람의 지문(指紋)과 유사한 형태의 융선이 발견될 뿐만 아니라 분류까지도 가능하여 사람과 구별이 어려운 경우도 있다고 한다. 태생기의 피부를 관찰하면 태생 4개월이 되면 표피에서 융기를 만들고 기저부에도 변화가 진행하기 시작하는데, 5개월 정도가 되면 개인에게 특유한 피부 모양이 형성된다고 한다. 여러 피부 무늬 가운데 지문이 중요하고, 이외 장문(掌紋), 족문(足紋) 등이 참고적으로 이용된다.

1) 지문의 특징

(1) 만인부동(萬人不同)

결국 여러 피부융선들이 만나고(접합, 맞붙임) 갈라지고(분기) 끊어지는(중단) 모양이 각 사람마다 특이한 형태를 구성하게 되는데, 이러한 문형은 개인마다 특이해서로 같은 형태를 갖는 사람은 없다고 한다. 참고로 1977년 강원도에서 일란성 네쌍둥이가 출생하였는데, 이들의 지문은 모두 달랐다고 한다. 다만 범죄현장에서 얻어지는 지문의 경우에는 완전하지 않고 일부분만 얻을 수 있는 경우들이 흔해 모든 개인을 구별하기 위할 정도로 충분히 특이하지 않은 경우들도 있다.

(2) 종생불변(終生不變)

사람이 이 세상에 태어날 때 생긴 지문은 일생을 통해 변화하지 않는다. 다만 심한 피부손상이 있어 하부조직에 영향을 미친 경우에는 예외인데, 대부분 피부상처를 확인할 수 있으므로 태어난 이후 변화가 생겼음을 쉽게 알 수 있다.

2) 지문의 역사

지문은 비교적 쉽고 간단하며 유용성 또한 상당히 오랜 기간 동안에 걸쳐 확인되었다. 중국에서는 8~9세기경부터 상거래의 목적으로 계약자를 확인하기 위해 지문이 사용되었다고 하며, 교회 관련 기록에 따르면 서명과 함께 지문을 사용한 흔적을 확인할 수 있다고 한다. 범죄자를 확인하기 위해 지문을 사용한 것은 1800년대 후반이라고 한다.

14

영국인 Sir Edward Richard Henry는 헨리식 지문법을 창안하여 1901년 7월 영국에서 처음 채택하였고, 이후 영국, 미국 등지에서 사용하고 있다. 한편 독일 함부르크의 Roscher 박사는 1903년 롯셀식 지문을 완성하였고, 이는 독일, 일본 등에서 사용하고 있고, 우리나라에서도 이를 채택하고 있다.

3) 우리나라에서 지문의 역사

우리나라에서는 1910년 11월 당시 조선총독부 법무국 행형과에서 각 형무소에서 채취한 지문을 관리하기 시작하였고, 그 후 경찰에서는 1931년 6월 경기도경찰국 형사과에 지문계를 신설하여 지문을 관리하기 시작하였다.

1945년 해방과 함께 법무국에 보관 중인 지문원지 약 40만 개와 경기도경찰국에 보관 중인 지문원지 약 50만 개를 통합하여 1946년 미군정청 수사국 감식과로 통합하였고, 현재는 경찰청 수사국 과학수사과에서 주민원지를 포함 약 4,000만 매 정도를 보관·관리하고 있다. 한편 지문채취와 관련한 법률로 1968년 주민등록법이 제정되어 18세 이상 등록자의 지문을 수집 활용하게 되었고, 1975년 개정되어 17세 이상으로 등록자가 확대되었다.

4) 지문감식의 실제

일반적으로 지문은 그 모양에 따라 궁상문(弓狀紋, arch), 제상문(蹄狀紋, loop), 와상문(渦狀紋, whirl), 변태문(變態紋, accidental) 등으로 나누고, 각각의 특징을 감안하여 다시 세분한다. 궁상문의 경우에는 보통궁상문과 돌기궁상문으로, 제상문의 경우에는 갑종제상문과 을종제상문으로, 와상문의 경우에는 순와상문, 환상문, 이중제형와상문, 유태제형와상문, 혼합문 등으로 나눈다. 변태문이라 함은 궁상문, 제상문, 와상문에 속하지 않는 지문을 말한다.

지문감식은 지문을 분류·보관하고 있다가 비교가 필요한 지문이 발생하면 각각의 특징을 고려하여 비교한다. 일반적으로 지문의 특징점은 60~180개 정도이며, 일지(一指)지문당 평균적으로 약 100개의 특징점이 있는 것으로 알려져 있다. 이러한 지문의 특징점이 서로 비교될 수 있어야 하는데, 상처도 융선의 특징으로 사용될 수 있다. 얼마 전까지만 하여도 지문대조는 수(手)작업에 의해 이루어졌기 때문에 단시간 내에 많은 양의 지문을 대조하기에는 한계가 있었다. 최근에는 지문을 자동적으로 비교할 수 있는 시스템이 개발되어 사용되고 있는데, 이를 AFIS(Automated Fingerprint Identification System)라고 한다. 이는 지문의 문형과 특징점을 사전에 컴퓨터로 전산 입력해 놓았다가 문제가 되는 지문과 자동으로 비교검색하여 단시간 내에 용의자의 신원을 확인하는 장비로, 범죄 해결에 큰 기여를 하고 있다.

5) 지문채취와 법의학자의 역할

지문은 오래된 시체에서도 가능할 수 있다. 예를 들어, 미라화가 진행된 경우에도 손가락을 물에 넣어 수화(水化)시킨 후에 피부 밑으로 물이나 글리세롤을 넣어 지문을 재생할 수 있다. 한편 물에 빠진 시체의 경우에는 손 피부 전체가 탈락되는 경우가 있는데, 안쪽에서 지문에 상응하는 부분을 확인할 수 있다. 표피가 완전히 탈락된 경우에는 덜 뚜렷하기는 하지만 진피 부분에서 지문을 얻을 수도 있다. 신원확인을 어렵게 하기 위해 지문을 손상시키는 경우들이 있는데, 원하는 목적을 달성하지 못하는 경우들이 많다.

지문채취나 비교는 법의학자의 영역이라기보다는 관련 전문가들이 담당하여야 하는 부분이다. 다만 법의학자는 지문을 용이하게 채취할 수 있도록 하여야 한다. 아울러 현장에서는 자신의 지문을 남기지 않도록 조심하여야 한다. 지문을 오랫동안 확인하기 위해 부패 진행을 방지하해만 하는 경우들도 있다. 이때에는 포르말린, 알코올, 글리세린 용액에 벗겨진 피부를 담그거나 20% 초산 용액에 2~8시간 정도 담그기도 한다.

6) 지문 이외의 문형

지문과 같이 손바닥의 문형(장문, 掌紋, palm print)이나 발바닥 문형(족문, 足紋, foot print), 나아가 입술 문형(구순문, 口脣紋, lip print) 등은 사람마다 다르므로 개인식별에 사용될 수 있다. 손등의 정맥 분포도 개인별 차이가 있다.

4. 방사선 검사를 통한 골격검사

골격의 여러 형태는 사람마다 다를 수 있는데, 이러한 점들을 개인식별에 이용할 수 있다. 두개골의 뼈짜임(봉합선, suture)은 사람마다 같지 않으며, 코곁굴(부비동, paranasal sinus)의 형태 또한 사람마다 특이한 형태를 가진다.

5. 치아검사(법치의학, 法齒醫學, Forensic Odontology)

치아는 인체 여러 조직 중에서 가장 단단하고, 다수의 치아가 가지는 해부학적인 다양성과 치과치료에 의한 다양성이 있어 신원불상자의 개인식별에 매우 유용하다. 이와 관련한 자세한 것은 법치의학 부분에서 다루기로 한다.

6. 머리뼈를 이용한 식별(Superimposition, Facial reconstruction)

슈퍼임포즈법(Superimpose)은 발견된 두개골과 생전 사진을 해부학적인 주요 위치를 중심으로 중첩하여 보는 것으로 동일인 확인보다는 배제 여부를 알아 방법으로 사용될 수 있다.

다른 방법으로 두개골로부터 소위 '몽타쥬'를 작성하는 것이다. 두개골의 각 부위에 연조직에 해당되는 부위를 직접 찰흙 등을 이용하여 붙여 생전 얼굴 모양을 재구성(facial reconstruction)하는 것으로, 최근에는 이를 수월하게 시행할 수 있는 기기나 컴퓨터 프로그램들이 제작되었다고 한다. 이와 관련한 자세한 것은 법치의학 부분에서 다루기로 한다.

Ⅲ. 혈청학적 검사

Karl Landsteiner는 어느 개인의 혈청에 의해 다른 사람의 적혈구가 응집된다는 사실을 처음 보고하였고, 이후 여러 보고들에 의해 새로운 혈형(血型)이 밝혀지고 나아가 이러한 혈형이 유전된다는 사실이 알려지기 시작하였다. 혈형을 구분하기 위해서는 결국 혈청에 존재하는 항원, 항체들의 응집 반응을 이용하게 되는데, 이러한 연구를 시행하는 분야를 흔히 법의혈청학(血淸學)이라고 한다. 그런데 혈청학적 방법들은 개인 특이성이 떨어지고 검사를 위해 적지 않은 양의 시료가 필요하다는 등의 단점이 있다. 이와 함께 유전학적 방법들이 도입되어 기존의 혈청학적 검사들을 대체하면서 혈청학적 검사의 효용성은 적지 않게 제한되는 양상이다. 다만 유전학적 방법들이 보편화된 현재에서도 ABO검사 등의 혈형검사는 간편한 선별검사로서 매우 유용하고, 기존의 자료들과 연계성을 가지고 있다는 점에서 효용성은 꾸준하다. 어느 부분에서 다형성이 나타나는지 여부에 따라 다음과 같이 나눌 수 있다.

1. 혈형

1) ABO 혈형

ABO 혈형은 1901년 Landsteiner에 의해 밝혀진 혈형으로, 사람이 가지고 있는 가장 중요한 혈형 중 하나이다. ABO 혈형은 9번염색체(9q34)에 위치하는 공우성 대립유전자군(codominant allelic genes group)에 의해 유전된다. 각 유전자는 적혈구막에 대응되는 항원의 형성을 유도하는데, O형 유전자는 고유의 형질을 표현하지 않는다. 최종적인 항원 구조는 두 개 유전자의 결합에 의해 결정되기 때문에 각 개인은 특정 혈형인자에 대해 동형접합(homozygote) 혹은 이형접합(heterozygote)의 상태로 있게 된다. 한편 항원의 생화학적 특성이 자세하게 밝혀졌고, 최근 들어서는 다양한 아형들이 새로이 밝혀지고 있다. 한편 최근에는 ABO 혈형의 다형성을 유전자 수준에서 확인하려는 노력들이 있기도 하다.

항원은 대부분의 인체조직에서 발견되는데, 뇌척수액, 수정체조직, 연골 및 임파조직 등에서는 확인되지 않고 모발, 손톱, 발톱에서는 약하게 존재한다고 한다. ABO 항체는 모든 건강한 사람에서 증명되는데, 생후 약 3~6 개월경부터 확인할 수 있다. 항체는 자신의 적혈구에 존재하지 않는 항원에 대응하는 것이 생성된다. 이러한 분포 양상이 혈형을 확인하는 원칙이 된다.

2) 분비형(分泌型, secretor) 검사

인체조직이나 체액 중에는 많은 혈형물질이 함유되어 있다. 그런데 체액에 혈형물질을 분비하지 않는 사람이 있고 이를 비분비형이라고 하여 혈형물질을 분비하는 분비형과 구분한다. 따라서 세포를 포함하지 않은 체액만이 검사의 대상일 때 검사 결과 해석에 주의하여야 한다. 분비형의 체액에 함유되어 있는 혈형물질의 양은 현저하게 많으며, 경우에 따라 적혈구보다도 많은 경우도 있다고 한다.

비분비형의 양친으로부터는 분비형의 자식이 생기지 않는다. 이를 이용하면 친자감정에 도움이 될 수 있는데, 실제 여러 사람들의 타액을 검사하면 분비형 혹은 비분비형의 어디에 포함되는지 판단하기 어려운 경우들이 있다. 통계적으로는 분비형과 비분비형 집단이 구분되지만 이러한 분포는 연속적이므로 어느 수준을 기준으로 특정인을 구별하는 것이 어려울 수 있기 때문이다.

3) 이외의 항원

ABO 혈형 이외 특정의 어느 항원과 응집하느냐에 따라 다양하게 세분화할 수 있는데, Lewis식 혈형, Cl식 혈형, MNSs식 혈형, RhHr식 혈형, Kelly식 혈형, Duffy식 혈형, Kiddy식 혈형 등이 대표적이다. 이전에는 혈형이 갖는 낮은 특이성을 극복하기 위해 다양한 항원을 사용하여 사람들의 혈형을 세분화하려는 노력들이 있어 왔고, 그 결과 새로운 분류의 혈형들이 많이 알려졌다. 특히 친자감정 분야에서 이들 결과는 매우 유용하게 이용되었는데, 여러 번 반복적인 검사를 위해서는 다량의 시료가 필요하기 때문에 증거물검사에 대해 시행할 수 없다는 제한점이 있었다. 최근에는 혈형보다 여러 장점을 가지고 있는 DNA 검사가 도입됨으로써 현재 다른 혈형들의 활용성은 그렇게 높지 않다.

2. 혈청단백질형

혈청에 존재하는 여러 혈청단백질들 가운에 사람마다 성상에 있어 동일하지 않은 것들이 있는데, 예전에 이러한 점들을 특히 친자감정에 사용하여 왔다. 가장 대표적인 것이 haptoglobin(Hp), transferrin(Tf), 면역글로블린, Gc형(Group specific component), lipoprotein형 등이 있다. 이들을 구분하기 위해 주로 젤전기영동, 한천전기영동, 면역전기영동, 여지전기영동, 면역확산법 등 다양한 방법이 사용되어 왔다. 증거물검사에의 활용성은 그렇게 높지 않았고, DNA 검사가 도입됨으로써 현재 이들의 활용성은 감소하는 경향이다.

3. 효소형

전기영동이나 면역화학검사의 발달에 따라 인체내에 존재하는 여러 효소들이 여러 종류로 구분 가능하고, 이들이 독자적으로 유전됨이 알려졌다. 이러한 점들을 이용하면 개인식별을 할 수 있다. 이러한 효소형(isozyme)은 공우성(codominant) 양식으로 유전되며, 대부분이 상염색체에 존재한다. 적혈구산성 Phosphatase, Phosphoglucomutase(PGM), Adenylate Kinase(AK), Adenosin Deaminase(ADA), 6-Phosphogluconate Dehydrogenase(6-PGD), Gluconate-Pyruvate-transaminase 등이 흔히 사용되었는데, DNA 검사가 도입됨으로써 현재 이들의 활용성은 그렇게 높지 않다.

4. HLA형

조직적합항원(histocompatibility antigen)은 보통 고등 척추동물의 세포표면에 있고, 면역학적 자기를 결정하는 항원이며, 장기조직을 이식할 경우에 일어나는 면역거부 반응의 원인이 된다. 사람에 있어서의 조직접합항원이 바로 사람백혈구항원(human leukocyte antigen, HLA)이다. HLA항원은 사람의 장기와 순환기내의 세포를 포함한 유핵세포의 막 표면에 대부분 있지만 혈액세포에서는 백혈구 혈소판의 막 표면에 항원결정기가 확인되어 일반적으로 임파구가 항원 결정에 쓰이고 있다.

HLA에는 중요한 여러 유전학적 특징이 있는데, 이들을 적절하게 이용하면 법의학적 개인식별에 이용할 수 있다. 우선 HLA는 다형성이 매우 심하다. HLA에는 HLA-A, B, C, D 등 여러 유전자가 있는데, 이들 유전자에는 각각 여러 개의 대립유전자가 있어 다형성의 정는 다른 일반 유전자에서는 관찰할 수 없는 정도이다. 지금까지 알려진 바에 따르면 HLA-B의 경우에는 40여 개 이상의 대립유전자가 확인되었고, 계속 더 많은 수의 새로운 대립유전자들이 각 부위에서 밝혀지고 있다. 다른 특징의 하나는 연관불균형(linkage disequilibrium)이 있다는 점이다. 즉, HLA-A, B, C, D 각각의 유전자들은 서로 독립적으로 유전되지 않고 하나의 쌍을 형성하여 유전되며, 이를 일배체형(haplotype)이라고 한다. 이런 개념은 성염색체에 있어 길이다형성을 나타내는 유전자쌍들에게도 적용될 수 있는 개념이다. 이와 함께 HLA는 인종별 유전자 빈도의 차가 매우 심하다. 이런 유전적 특징은 법의학에서 개인식별의 표식자로서 사용될 때 요구 또는 사용되는 여러 특성과 다름이 없어 법의학적에서 흔히 이용되어 왔었다. 실제 DNA 검사가 도입되기 이전에 단일 검사로서 가장 특이성이 높은 검사가 바로 HLA 검사였다. 다만 DNA 검사가 도입됨과 함께 상대적인 효용성이 떨어져 법의학 실무에서는 점차 사용 빈도가 감소하게 되었다.

Ⅳ. 유전자의 다형성을 이용한 개인식별

Identification using DNA polymorphism

이전의 여러 혈청학적인 검사 방법들이 증거물검사에 기여한 바는 매우 크다. 다만 이러한 방법들은 다음과 같은 제한점들이 있었다. 우선 개인 특이성이 낮다. ABO 혈액형의 경우에는 동일한 민족 안에서 같은 혈형을 갖는 사람의 수는 매우 많아 용의자와 혈형이 다른 경우에는 매우 유용하나 동일한 혈형을 갖는 경우에는 배제할 수 없는 단점이 있다. 이를 극복하기 위해서는 새로운 혈형을 반복적으로 검사하는 등 다른 방법에 의존하여야 하는데, 시료가 제한되는 경우에는 결국 검사의 효용성이 제한될 수밖에 없었다. 다른 큰 제한점은 단백질의 성질이 유지될 수 있을 정도로 시료의 질이 담보되어야만 결과를 얻을 수 있다는 점이다. 항원-항체 반응을 이용하였으므로 항원성이 유지되어야만 하기 때문이다. 따라서 시료가 오래된 경우에는 검사할 수 없는 경우들이 흔하였다. 한편 검사에 요구되는 시료의 양이 적지 않아 미량의 시료에 대해서는 검사를 할 수 없는 단점들이 있었다. 1980년대 DNA 검사가 도입되면서 이러한 제한점들을 극복할 수 있는 계기가 마련되어 증거물검사에는 혁신적인 변화가 생기게 되었다.

1. 유전자지문의 도입 및 역사적인 사건들

1) 유전자지문(遺傳子指紋, DNA fingerprint)

DNA 검사가 가장 먼저 실제 사례에 적용되기 시작한 곳은 영국이다. 1986년 여름 한 소녀가 강간당한 후 살해되었고, 피해자의 몸에서 가해자 남자의 것으로 보이는 정액이 검출되었다. 경찰은 남자 주민 5,500여 명 전체의 혈액을 확보하여 범인을 잡으려고 노력하였다. 주민의 약 40%가 기존의 혈형 등의 여러 검사로 제외될 수 없었고, 이들에 대해 유전자지문검사를 시행하였다. 당시 범인과 일치되는 사람을 확인할 수 없었는데, 나중에 밝혀진 바에 따르면 주민 가운데 한 사람이 친구를 위해 시료를 대신 제공하였기 때문이었다. 결국 이 사실이 밝혀져 혈액을 제공하지 않은 사람은 소환되었고, 다시 DNA 검사가 시행되어 범인임이 확인되게 되었다. 그는 이어 자백을 하였고, 무기징역을 살게 되었다.

당시 DNA 검사에 중요한 기여를 한 학자는 영국의 Alec Jeffreys였는데, 유전자가 사람마다 달라 특이성이 높고 이러한 점이 마치 지문과 유사하다고 하여 유전자지문이라는 용어를 사용하기 시작하였다. 그는 이후 개인식별이 문제가 되는 상황에서 이 방법을 사용하여 사건을 해결하였고, 결국 법의학 분야에서 증거물검사에 새로운 장을 열었다. 현재 유전자지문이라 함은 넓은 의미로는 '유전자의 다형성을 이용한 개인식별'이라는 의미로, 좁은 의미로는 그가 사용하였던 방법에 국한하여 '다좌위 탐침을 이용한 RFLP 방법'이라는 의미에 한정하여 사용하기도 한다.

2) DNA 검사를 이용한 역사적인 사건들

이후 DNA 검사를 이용하여 사건을 해결한 사례들이 많이 보고 되었는데, 이들 가운데 여러 사람에 알려진 사건으로는 미식축구 선수인 O.J. Simpson이 관련되었던 사건, 러시아의 황제 Nicholas II의 신원을 확인한 사건, 미국 국립묘지의 무명용사의 무덤을 파 신원을 확인한 사건, 미국 대통령이었던 Bill Clinton이 관련되었던 Clinton–Lewinsky 사건 등이 있다. 비교적 초기에 시행되었던 O.J. Simpson의 경우에는 방법론적으로 논란이 없지는 않았는데, 활발한 연구와 함께 새로운 검사 방법이 도입되고 관련 경험이 축적됨으로써 현재에는 검사의 기술적 문제와 관련하여 대부분의 문제들이 해결된 상태이다.

2. 유전자의 다형성(多型性, Polymorphism)

유전자를 검사하여 사람을 서로 구분할 수 있는 것은 유전자가 모든 사람마다 다르기 때문이다. 유전자가 다형성을 나타내는 기전에 따라 다음 두 가지로 나눌 수 있다.

1) 길이다형성(length polymorphism)

인체 DNA 가운데 일정 부분에서는 특정 염기서열(이를 흔히 중심서열이라고 한다)이 직렬로 반복되는(tandem repeat) 부위가 있다. 그런데 사람에 따라 이들 염기서열이 반복되는 횟수가 서로 달라 결국 사람마다 이들 유전자에서 길이가 다르게 된다. 이렇게 길이다형성을 나타내는 유전자들은 주로 단백질로 전사되는 부위가 아닌 인트론(intron) 부위에서 존재하는데, 유전자지문을 처음 도입한 Alec Jeffreys가 사용한 부위도 이러한 형태의 길이다형성이었다.

길이다형성을 나타내는 부위는 반복되는 중심서열의 특징에 따라 다양하게 부르는데, 길이가 수십 염기쌍(base pair, bp) 이상인 반복서열, 수 bp에서 수십 bp에 이르는 VNTR(variable number of tandem repeat, 다르게 minisatellite라고도 한다) 유전자, 2~6bp 정도인 STR(Short tandem repeat, 다르게 microsatellite라고도 한다) 유전자 등으로 구분할 수 있다. VNTR의 경우에는 한 유전자에서 수십여 개의 대립유전자가 확인되기도 하였고, STR 유전자의 경우에는 유전자마다 대략 10여 개 안팎의 대립유전자가 관찰된다. 유전자지문이 처음 도입된 당시에는 VNTR 유전자가 흔히 사용되었는데, 최근 들어서는 STR 유전자로 검사 대상이 바뀌어 가고 있다.

STR 유전자의 경우 VNTR 유전자에 비해 다형성이 떨어지는 단점이 있으나 전체 유전자의 크기가 작아 쉽게 증폭할 수 있고, 따라서 어느 정도 변형된 시료에서도 결과를 얻을 수 있으며, 자동화가 가능하다는 등의 장점이 있어 활용성이 높다. 한편 다형성이 낮음은 여러 STR 유전자들을 함께 검사하여 해결하고자 한다. 최근에는 상염색체에 존재하는 여러 STR 유전자들을 동시에 증폭, 검사하는 방법들이 표준화된 방법으로 자리잡았다.

2) 단일염기다형성 (single nucleotide polymorphism, SNP)

길이다형성과 비교하여, 인체유전자들은 특정 부위에서 사람마다 다른 서열을 보이는 부위들이 있다. 이러한 변이는 과거 돌연변이의 개념에 근거하여 질병과 연관지어 사용하는 경향이 강하였고, 다형성의 개념으로 이해되지는 않았다. 최근 유전자에 대한 염기서열 결과가 폭넓게 알려지기 시작하면서 이러한 다형성이 좀 더 빈번하게 분포함이 알려지게 되었고, 이러한 점들을 이용하여 개인식별에 응용할 수 있지 않을까 하는 의견들이 제시되었다. 이러한 다형성을 흔히 SNP라고 한다. 길이다형성의 경우에는 한 유전자에서 여러 다양한 길이를 갖는 대립유전자들이 존재함에 비해 단일염기다형성의 경우에는 특정 부위에서 다형성이 있는지 없는지의 결과만 존재할 뿐이고, 따라서 한 유전자에서의 다형성의 정도는 현저히 낮아 법의학적 유용성은 길이다형성에 비해 떨어진다.

한편 Y 유전자의 경우에는 일배체형(haplotype)으로 유전되므로 길이다형성의 특이성이 상염색체에 비해 현저하게 떨어진다. 이때 단일염기다형성은 길이다형성에 보조적인 방법으로 유용하다. 한편 단일염기다형성이 길이다형성에 비해 그 정도가 높지 않아도 매우 많은 수의 유전자를 함께 검사할 수 있다면 낮은 수준의 다형성이 갖는 제한점을 극복할 수도 있다. 최근 들어 DNA chip과 차세대염기서열분석법(next generation sequencing) 같이 매우 많은 수의 유전자를 동시에 분석할 수 있는 방법들에 대해 연구가 활발히 진행되고 있고, 이러한 연구가 결실을 맺으면 단일염기다형성의 활용성 또한 매우 높아질 것으로 본다. 특히 길이다형성이 주로 인트론(intron)에 존재하므로 다른 여러 유전체 관련 연구와의 연결성이 결여됨에 비해 많은 단일염기다형성은 엑손(exon)에 존재하고, 이들 다형성은 곧 단백질 다형성, 나아가 특정 형질의 다형성과 관련되어 있을 가능성이 높으므로 다른 연구들과의 연결성에 있어 유용하다. 향후 변화가 주목된다.

3. 여러 DNA 검사 방법

1) 서든흡입–RFLP 방법(Southern blotting–RFLP)

제한효소(restriction enzyme, RE)라는 것이 있다. 이는 특정 부위에서 유전자를 절단하는 효소인데, 유전자에 제한효소를 처리하면 커다랗던 유전자는 작은 조각들로 잘리게 된다. 제한효소가 작용하는 부위는 유전자에 불규칙적으로 포함되어 있는데, 사람마다 혹은 사용하는 제한효소에 따라 유전자가 잘리는 패턴에 차이가 있다. 일반적으로 전기영동을 통해 이러한 패턴을 분석하게 되는데, 젤상에 있는 유전자를 가지고 실험하는 데에는 여러 제한점들이 있다. 이를 극복할 수 있는 방법이 바로 서든흡입법(Southern blotting)이다. 즉, 전기영동이 끝나 크기에 따라 분리된 유전자 조각들을(분리된 상태를 유지하면 서) 나일론 같은 막에 옮기는 방법을 서든흡입법이라고 한다. 일반적으로 막으로 옮겨진 유전자 조각들은 알칼리 등의 처리 후에 막에 고정된 후 다양한 검사에 이용될 수 있다.

한편 유전자가 고정된 막에 유전자의 특정 부위와 결합하는 탐침(probe)을 반응하게 되면 찾고자 하는 유전자가 위치하는 부위를 확인할 수 있다. 법의학적으로 관심있는 유전자는 길이다형성이 있는 유전자들인데, 서든흡입법이 끝난 막과 특정 탐침을 반응시키면 각 유전자가 나타내는 부위는 위치에 있어 다른 사람과 다른 형태를 나타내게 된다. 이렇게 제한효소 처리 후 특정 탐침과 반응시켰을 때 반응하는 부위에 차이가 있는 현상을 RFLP(restriction fragment length polymorphism)이라고 한다. 결국 제한효소가 인지하는 부위가 사람마다 다르게 분포하고, 또 이들 유전자가 길이다형성이 있음으로 인해 RFLP 현상이 나타나게 된다.

RFLP에서 어느 부위를 검사할 것인지를 결정하는 것

은 결국 어떤 탐침을 사용하느냐에 달려 있는데, 특정한 한 유전자만을 검사하는 단좌위(單座位, single locus) 탐침과 한꺼번에 여러 유전자를 확인할 수 있는 다좌위(多座位, multi locus) 탐침으로 구분한다. 처음 유전자지문이 도입되었을 때 Alec Jeffreys가 사용하였던 탐침은 다좌위 탐침으로서 한 탐침을 사용하였을 때 우연히 서로 다른 두 사람이 같은 유전자형을 보일 확률은 3×10^{-11} 정도이며, 두 탐침을 사용하였을 경우에는 5×10^{-19} 정도였다고 하였다.

서든흡입-RFLP 방법은 다형성이 높다는 면에서는 현재 시행되고 있는 여러 검사 방법들도 가지지 못하는 장점이 있음에도 불구하고 변형되지 않은 다량의 시료가 필요하며, 시험 방법이 까다롭고 적지 않은 비용과 시간이 소모되고, 결과를 해석하기 쉽지 않고, 표준화하기 어렵다는 점 등의 문제점이 지적되었고, 증거물검사에서는 점차 사용되지 않으면서 다음의 PCR을 이용하는 방법으로 대체되기 시작하였다.

2) 중합효소연쇄반응(polymerase chain reaction, PCR)

유전자는 원칙적으로 생체 안에서만 복제가 가능하였다. 즉, 번식을 위해 세포가 분할하는 경우에만 세포분열 직전에 유전자가 늘어나 유전자의 양을 일정하게 유지하게 된다. 예전에 실험실에서 유전자의 양을 늘리기 위한 시도들이 없지는 않았으나 그렇게 효율적이지는 않아 활용성이 낮았다. 그런데 PCR이 도입되고 생체 밖에서도 유전자를 증폭할 수 있게 되어 유전자 연구에 새로운 계기가 되었다.

PCR은 주형 유전자와 함께 적절한 중합효소, 복제 지점을 지정하는 시발체(primer), 유전자 합성의 재료인 뉴클레오티드(nucleotide, dNTP)를 넣어 적절하게 온도를 변화시켜 유전자의 특정 부위를 증폭하는 기술이다.

높은 온도에서도 유전자 합성 능력을 가지는 효소의 발견과 자동적으로 튜브의 온도 변화를 가능케 한 기계의 개발은 PCR을 발전시킨 두 요소라고 하겠다. 이렇게 실험실에서 유전자의 특정 부위를 증폭할 수 있게 됨에 따라 여러 분야의 유전자 연구에서 혁신적인 발전이 시작되었다. 특히 법의학적으로는 미량의 시료를 다루는 경우가 많은데, 시료의 양적 제한점을 극복할 수 있게 되어 이전에는 검사 결과를 얻지 못하였던 시료의 경우에도 검사가 가능하게 되었다.

3) Amp-FLP(Amplified fragment length polymorphism)

법의학적으로 개인식별을 위해서는 물론 다형성이 높은 유전자가 유용하다. 그러나 방법론적인 효율성 또한 무시할 수 없다. 초기 개인식별에 사용되었던 서든흡입-RFLP 방법은 매우 높은 식별력을 보이고 있으나 방법론적으로 여러 어려움들이 있어 점차 PCR 방법으로 대체되기 시작하였다. 특히 법의학적으로 흔히 이용되는 VNTR 혹은 STR 유전자들의 경우에는 길이다형성을 보이므로 PCR 증폭 후 단순히 전기영동을 하면 대립유전자들이 길이에 의해 구분되어 검사가 매우 쉬워진다. 이러한 방법을 Amp-FLP 방법이라고 하여 최근 표준화된 방법으로 사용된다.

길이다형성을 보이는 유전자 가운데 특히 STR 유전자는 VNTR 유전자에 비해 다형성이 떨어지는 단점이 있으나 전체 유전자의 크기가 작아 쉽게 증폭할 수 있고, 따라서 어느 정도 변형된 시료에서도 결과를 얻을 수 있으며, 자동화가 가능하다는 등의 장점이 있어 활용성이 높다. 한편 다형성이 낮음은 여러 STR 유전자들을 함께 검사하여 해결하고자 하는데, 최근 들어서는 20개 이상의 유전자까지 한 번에 검사할 수 있는 키트들이 사용되고 있다.

4) 염기서열 결정(sequencing) 등

미토콘드리아의 다형성을 확인하기 위해 혹은 경우에 따라 단일염기다형성을 검색하기 위해서는 기존의 STR에 대해 사용하는 방법으로는 다형성을 검색하기 어렵고, 결국 관심있는 부분의 염기서열을 확인하는 과정이 필요하다. 얼마 전까지만 하여도 염기서열을 결정하는 것이 그렇게 쉬운 방법은 아니었으나 점차 자동화된 기기의 보급과 다양한 상업용 키트의 도입으로 비교적 쉽게 염기서열을 결정할 수 있게 되었다.

한편 최근 들어 단일염기다형성에 대한 연구가 활발해지면서 이를 검색하기 위한 새로운 방법들이 다양하게 시도되고 있고, 소위 DNA chip도 그 가운데 하나이다. 한편 STR 검색을 위해서도 좀 더 빠르고 효율적으로 검사를 시행할 수 있는 방법들에 대한 연구가 활발히 진행되고 있는데, 가스크로마토그래피기기(MALDI-TOF)와 차세대염기서열분석기를 이용한 연구가 그 예이다.

4. 검사 대상 유전자

1) 상염색체(autosome)에 존재하는 STR 유전자

현재 법의학 분야에서는 상염색체에 존재하는 STR 유전자를 PCR 증폭하여 전기영동을 통해 길이다형성을 검색하는 방법이 가장 널리 사용되고 있다. 이때 STR 유전자가 갖는 낮은 다형성을 극복하기 위해 여러 STR 유전자들을 증폭하는데, 기술의 발달에 의해 이들 유전자들을 한 번에 증폭하는 multiplex PCR이 일반화되어 있다.

한편 법의학적으로 결과를 적절하게 해석하기 위해서는 통계학적인 뒷받침이 필요하다. 서로 다른 두 사람이 우연히 같은 유전자형을 공유할 가능성이 있는데, 그 정도를 정확한 계산을 통해 수치화할 수 있어야만 검사의 증거 능력을 가늠할 수 있기 때문이다. 꾸준한 통계학적 연구를 통해 법의학 실무에 사용되는 방법들의 효용성은 이미 검증된 상태이다. 한편 통계학적인 편의를 위해 증폭의 대상이 되는 여러 유전자들을 선택할 때 각각의 유전자들은 서로 무관하게 독립적으로 유전됨이 전제되어야 하고, 이를 위해 각 염색체에서 하나 혹은 둘 정도를 선택하여 검사하게 된다. 미국에서는 국가 유전자 데이

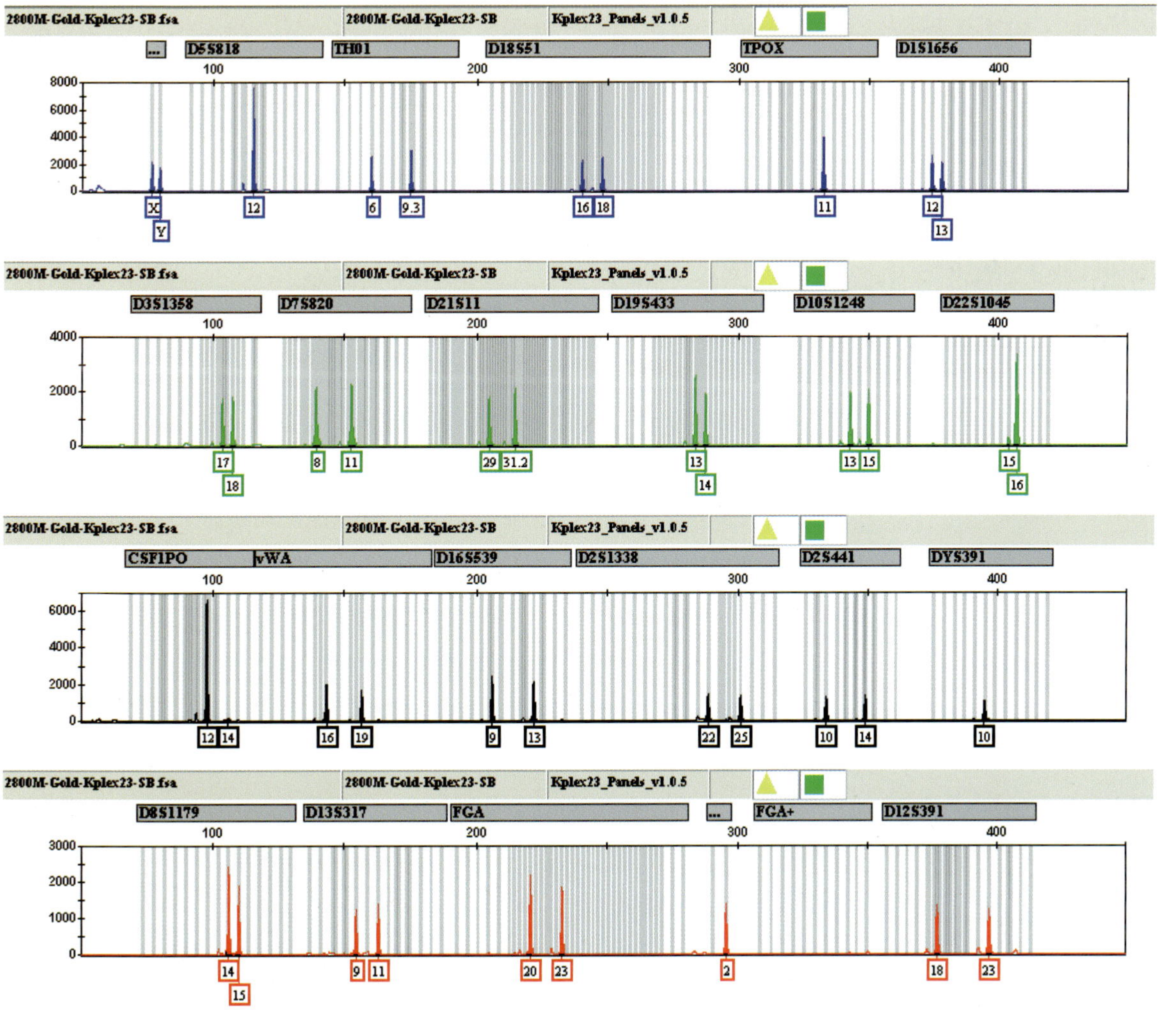

그림 14-1 국내 기술로 개발한 22개 상염색체 STR과 아멜로제닌을 동시에 분석할 수 있는 Kplex-23 PCR kit으로 분석한 2800M 표준 DNA의 유전자형

터베이스를 운영하면서 성을 구별할 수 있는 유전자와 13개의 상염색체 STR을 검사해 왔고, 2017년부터는 20개 상염색체 STR을 검사하게 된다.

분석 대상이 되는 STR 수를 확장하는 세계적인 추세에 따라 우리나라에서도 국내 기술로 20개 이상의 상염색체 STR을 동시에 분석하는 키트를 개발하여 사용하고 있다(그림 14-1).

2) 성염색체(sex chromosome)에 존재하는 STR 유전자

성염색체상에 존재하는 유전자들이 상염색체상의 유전자들에 비해 특별한 장점이 있는 것은 아니다. 나아가 성염색체의 수 또한 제한되어 있으므로 일반적인 개인식별의 목적이라면 굳이 성염색체를 활용할 필요성은 없다. 다만 성염색체의 경우에는 유전적으로 구별되는 특징이 있으므로 다음과 같은 특정 상황에서는 매우 유용하다.

Y 염색체는 남성에게만 존재하고 여성의 경우에는 검사를 하여도 결과를 얻을 수 없다. 이러한 점은 남성과 여성의 시료가 섞여 있는 경우에 유용하게 이용될 수 있다. 강간사건의 피해자 여성에서 얻은 질도말 시료의 경우에는 남성과 여성의 유전자형이 섞여 관찰된다. 과거 가해자 남성의 유전자형만을 얻기 위해 여성과 남성 시료를 구분하고자 하는 노력을 하였는데, 과정이 단순하지만은 않고 시료의 양이 적은 경우에는 결과를 얻기 쉽지 않았다. 이때 시료의 구분 없이 Y 염색체상의 유전자검사를 하면 손쉽게 가해자의 것을 얻을 수 있다. 한편 Y 염색체는 아버지에서 아들로 유전되므로 부계(父系)를 확인하는 데 매우 유용하다. 즉, 동일한 부계라면 모두 동일한 Y 염색체 유전자형을 갖는다. Y 염색체의 경우에도 여러 STR 유전자들을 검사할 수 있으나 이들 유전자들은 모두 밀접하게 관련되어 유전되므로 일배체형(haplotype)의 개념을 적용하여 통계학적인 접근을 하여야 하고, 따라서 다형성이 상염색체에 비해 현저하게 떨어지는 단점이 있다.

한편 X 염색체에 존재하는 유전자의 활용성은 Y 염색체의 경우에 비해 더욱 떨어진다. 다만 검사 대상이 여자인 친자감정의 경우에는 상염색체와 유사한 정도의 효용성을 가질 수 있고, 아버지가 없는 경우에라도 할머니-손녀 관계를 확인할 수 있다는 등 다른 검사가 제한된 특수한 상황에서 매우 유용하게 사용될 수 있다.

3) 미토콘드리아 유전자

비록 유전자가 단백질에 비해 구조적으로 더 안정하고 따라서 인체에서 유리되어 오래 지난 시점에서도 검사가 가능하기는 하지만 부패가 진행하였다거나 매우 오래되어 유전자가 변형되면 검사 결과를 얻을 수 없게 된다. 이 경우 미토콘드리아 유전자가 유용하게 사용될 수 있다.

미토콘드리아는 세포질에 존재하는 소기관인데, 핵과는 별도로 독자적인 유전자를 가지고 있다. 미토콘드리아 유전자는 약 16kb 정도로 작고 원형 구조를 하고 있어 안정적이다. 나아가 한 세포 내에서도 적으면 수백 개 많으면 수만 개까지도 존재하여 수적으로도 다양한 변화에 살아남을 가능성이 높다. 한편 미토콘드리아 유전자는 사람마다 개인차이가 있음이 알려졌고, 이러한 점들이 결국 개인식별에 이용할 수 있는 근거가 된다. 최근 오래되었다거나 변질된 시료, 모근이 없는 머리카락이나 손톱 등 상염색체검사를 시행할 수 없는 시료 등의 분석에 유용하게 사용된다. 한편 미토콘드리아 유전자는 모계(母系)를 따라 유전하므로 이를 확인하는 데 유용하다. 다만 미토콘드리아 유전자는 상염색체를 이용한 검사에 비해 다형성이 떨어지고 이형세포질성(heteroplasmy, 한 사람 안에 여러 미토콘드리아 유전자형이 섞여 존재하는 현상) 등 특이한 점들이 있어 결과 해석에 유의하여야 한다. 미토콘드리아 유전자의 경우에는 단일염기다형성의 형태로 나타나므로 염기서열 결정을 통해 다형성을 확인하게 된다.

5. 검사 대상 증거물

유전자검사의 경우 혈흔이나 정액, 침 등 기존의 고전적인 증거물뿐만 아니라 특히 미토콘드리아 유전자검사가 도입되고 나서 뼈와 같이 상염색체검사가 어려운 시료나 모근이 없는 머리카락, 손톱이나 발톱 등 핵을 포함하지 않은 시료 등 거의 모든 인체 유래 시료에 대해서 가능하다고 보아 큰 무리는 없다. 최근 들어서는 아주 적은 양의 시료에 대해서도(예를 들면, 가볍게 접촉한 가방 손잡이에서도 표피세포를 얻어 유전자검사를 시도하고 있다) 결과를 얻을 수 있도록 노력하고 있어 향후 유전자 검사의 효용성은 가늠하기 쉽지 않다.

6. 유전자 데이터베이스

현재 우리나라에서도 유전자의 다형성을 이용한 증거물검사는 매우 활발하게 활용하고 있고 그 수준 또한 세계적이라고 하겠다. 최근 세계 각국에서는 범죄를 대상으로 유전자검사의 효율성을 높이기 위해 특정 대상자들을 상대로 이들의 시료를 채취하고 유전자형을 확인 · 보관하는 작업을 시행하고 있거나 추진 중이다. 이렇게 범죄 가능성이 높은 사람들을 대상으로 유전자형을 확보하고 있으면 향후 범죄가 발생하였을 때 대상자를 손쉽게 확인할 수 있으므로 수사에 유용하게 이용될 수 있다. 나아가 이렇게 자료를 갖춤으로 인해 범죄예방효과를 얻을 수도 있다. 이렇게 범죄와 관련하여 유전자 결과를 모으는 작업을(범죄 관련) 유전자 데이터베이스라고 하며, 영국이나 미국 나아가 유럽 각국에서는 이를 이미 시행하고 있거나 시행 준비 중에 있다.

우리나라에서도 2010년부터 유전자 데이터베이스를 운영하고 있는데, 이와 관련하여 '국민의 유전정보가 잘못 이용될 수 있음'에 적지 않은 오해가 있는 듯하다. 우선 개인식별을 위해 사용하는 STR 유전자들은 인트론에 존재하기 때문에 특정 유전형질과 관련이 없고, 따라서 유전자검사 결과를 근거로 차별을 받지는 않는다. 특정한 모양의 지문을 가졌다고 하여 차별받지는 않는 것과 같은 이치이다. 개인식별을 위한 유전자검사는 단지 신원을 확인하는 데에만 사용될 수 있다.

한편 유전자 데이터베이스는 국민 모두를 대상으로 하는 것이 아니며 범죄 발생 가능성이 높은 사람들만을 대상으로 한다는 것이다. 외국의 예를 보면 강간사건이나 강력범죄와 관련하여 유죄 판결을 받은 사람들이 주 대상이고, 우리나라의 경우에는 12개 주요 범죄자를 대상으로 하고 있다. 이들이 사회에 미치는 악영향의 정도가 위중하고 나아가 재범률이 매우 높기 때문이다. 따라서 일반 국민들은 유전자 데이터베이스의 대상이 아니다.

최근 사회가 다양, 복잡화되어 감에 따라 범죄의 양상이 변화하고 이에 대처하기 위해서는 새로운 과학적 접근이 필요하다. 이러한 목적의 유전자 데이터베이스를 어떻게 효율적으로 운영할 지가 현재로서는 중요하다.

참고문헌

1. 개인식별을 위한 한국인 ABO혈액형 유전자의 염기서열 분석. 신경진 등. 대한법의학회지 26(1), 55-67, 2002.
2. 디엔에이신원확인정보의 이용 및 보호에 관한 법률. 국가법령정보센터(http://www.law.go.kr/)
3. 문국진. 최신법의학 개정판. 일조각, 1994.
4. 박선주. 체질인류학. 민음사, 1991.
5. 윤중진. 법의학 제1판. 고려의학, 1993.
6. 일리엄 바스 지음, 황영일 옮김. 사람의 뼈대. 마르케, 2000.
7. 존 필리스포드 지음, 이경식 옮김. 유전자 인류학. Human & Books, 2003.
8. DNA 프로필연구회. 유전자 감식. 탐구당, 2001.
9. DNA typing for the identification of old skeletal remains from Korean War victims. HY Lee et al. J Forensic Sci. 55(6):1422-1429, 2010.
10. Heteroplasmy pattern within D-loop region of Mitochondrial DNA in koreans, CM choung et al. Kor J Leg Med 29(2), 189-195, 2005.
11. J.M. Butler, Forensic DNA Typing: Biology, Technology and Genetics of STR Markers, 2nd edition, Elsevier Academic Press, New York, 2005.
12. Pekka Saukko and Bernard Knight. Knight's Forensic Pathology, 3rd Ed. London, UK. Arnold: 2004.
13. State of Individual Identification Using genetic Polymorphism in Korea, CM choung et al. Kor J Leg Med 30(1), 24-37, 2006.
14. Werner U. Spitz. Medicolegal Investigation of Death, 3rd Ed. Springfield, Illinois, USA. Thomas Books: 1993.
15. 四方一郎. 永野耐造. 現代의 法醫學. 동경. 金原出版株式會社.

박희경 • 서울대학교 치의학전문대학원 구강내과진단학교실

15

법치의학
Forensic Dentistry

I. 서론

법치의학은 전문적인 치과 지식과 기술, 경험으로 법에 관련된 사항을 해결하는 학문으로 치의학의 특수한 한 분야이다. 법치의학에서 많이 다루는 영역은 법치의학적 개인식별(forensic dental identification), 치아를 이용한 연령감정(age estimation from teeth), 교흔 분석(bite marks analysis), 구강악안면 영역에서의 손상 분석, 아동학대, 치과 의료분쟁의 해결 등 광범위하다.

치아와 악골을 포함하여 두개골에 해당하는 사항에 관하여 부검 시나 사건 조사 초기에 법치의사의 도움이 필요하다. 그러나 모든 치과의사들이 법치의학이나 법의학에 관심이 있거나 전문적으로 훈련을 받은 것은 아니며, 법치의사의 수는 제한적이다. 전 세계의 많은 국가에서 법치의사가 1명도 없는 국가도 있으며, 개발도상국인 경우 대도시에서나 겨우 법의학자의 도움을 받을 수 있는 상황이다. 우리나라의 경우도 쉽게 청할 수 있는 숙련되고 경험 있는 법치의사의 수가 많지 않고, 사건의 중요성에 대한 인식 부족, 비용 등 여러 가지 사정에 의하여 법치의사가 사건 초기에 참여하는 것이 불가능하고, 경우에 따라서는 참여하지 못하는 경우도 있다. 법의학자는 법치의학적 증거를 잘 다루어 보존하는 것이 필요하며, 법치의사가 후에 검사를 할 수 있도록 '응급처치자'로서의 역할을 다하여야 한다. 특히 타살 등 중요한 사건의 경우 법치의사가 관여할 수 있도록 모든 노력을 기울여야 한다.

15

II. 법치의학적 개인식별 Forensic Dental Identification

1. 개인식별에서 치아의 중요성

치아가 개인식별에 유용하게 이용될 수 있는 이유는 치아 손상 시 원래 조직으로 회복이 불가능하고 부패에 의한 저항성이 커서 보존가능성이 높기 때문이다.

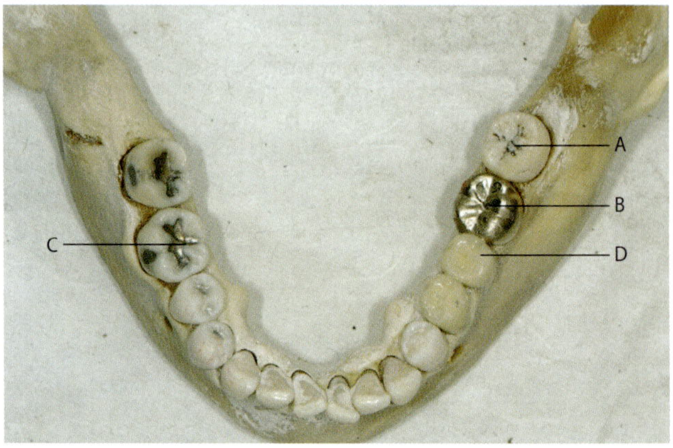

그림 15-1 치아의 충치 및 치료소견. A. 충치 B. 골드크라운 C. 아말감 D. 포셀린 크라운

치아를 이루고 있는 법랑질, 상아질 같은 조직은 손상 후 원래 조직으로 회복이 불가능하기 때문에 충치 등의 질병과 보존치료, 보철치료의 치료 소견이 그대로 남게 된다(그림 15-1). 치아 사이의 간격, 유치 잔존, 치아 배열 형태, 상 · 하악골의 교합 상태, 개개인의 악골 발육 특징 및 개인적 습관에 의한 특징과 합쳐지면 개인별 치아의 유일성이 커지기 때문에 지문이나 유전자 같이 개인 특이성이 높아지게 된다.

치아는 인체조직 중 가장 단단한 부분으로, 부패에 대한 저항성이 커서 다른 연조직보다 상대적으로 오랜 기간 보존될 수 있다. 부패되어 육안확인이 불가능하거나 백골화된 경우, 해양사고 및 항공기 추락, 화재 등의 사고로 탄화되거나 손상이 큰 경우에서도 치아가 보존될 가능성이 높아 개인식별에 유용하게 이용된다.

20세기 들어서 범죄사건의 재구성에서 피해자의 개인식별뿐 아니라 대량운송교통의 발달로 이동이 빈번해지고 대형사고의 빈도가 증가되면서 법치의학적 방법을 이용한 개인식별은 그 유용성과 중요성이 더욱 커지고 있다.

2. 치아를 이용한 개인식별의 역사

치아로 개인식별을 한 가장 오래된 역사 기록은 희랍 역사가인 Dio Cassius가 쓴 『로마의 역사』라는 책에 나타나 있다. Nero 황제의 어머니가 Nero를 황제로 만들기 위해 숙적을 암살한 후 머리를 가져왔을 때 부패로 얼굴은 잘 알아보지 못했으나 입을 벌려 색깔이 변한 1개의 치아 특징으로 신원을 확인했다고 한다.

치아를 이용하여 개인식별에 도움을 줄 수 있다는 생각이 학문적인 차원에서 다루어진 것은 1887년 Godon에 의한 것으로, 이 제안은 1887년 파리에서 열린 치과학회에서 채택되었다. 이후 유럽의 여러 국가에서는 지문에 의해서만 개인식별이 가능하다는 종전의 생각과 달리 점차 치아를 중요한 개인식별의 단서로 인식하게 되었다.

틀니 또한 개인식별의 중요한 단서가 되기도 하는데, 법정에서 개인식별의 중요한 의미를 가진 사건으로는 1849년 미국에서 발생한 하버드 의대 교수 Parkman의 살인사건을 들 수 있다. 실종수사 중 경찰은 시체는 발견하지 못하였으나 용의자인 화학과 교수 Webster의 실험실에서 틀니를 발견했고, 이 틀니는 주치 치과의사가 보존하고 있던 Parkman의 치아 모형에 정확히 맞음으로써 Parkman이 사망했다는 것을 간접적으로 증명하였다. 이 사건은 미국 재판 역사상 시체는 발견하지 못하였으나 물체인 틀니를 인체의 한 부분으로 인식하여 살인죄를 적용하여 재판한 첫 번째 사건이었다.

개인의 식별뿐 아니라 다수가 사망한 대량재난에서 치아로 개인식별을 한 역사적 사건은, 1897년 자선바자회에서 200명이 넘는 수가 화상을 입고 117명이 사망을 한 파리 대화재사건이다. 희생자의 대부분은 상류층 여자 귀족이어서 전 유럽의 관심과 애도를 불러일으켰다. 최후까지 남아 관람객을 대피시키고 자신은 입구에서 가장 멀리 떨어져 사망한 백작부인의 경우를 비롯하여 화재로 많이 소훼되어 신체적 특징으로 확인이 되지 않는 많은 사망자를 치과기록으로 신원을 확인함으로써 대량재난에서 치과적 개인식별의 유용성을 인식시킨 사건이었다. 우리나라에서는 삼풍백화점 붕괴사고 시 신원확인 과정에서 처음으로 치과기록이 의뢰되었고, 이후 2002년 김해 중국민항기 추락사고, 2003년 대구 지하철 화재사고 등의 사고에서 법치의학적 방법이 개인식별에서 큰 역할을 하였다.

3. 법치의학적 개인식별 과정

법치의학적 개인식별 과정은 개인이나 대량재난에서 방법상의 큰 차이가 없으며, 사후검사, 생존 시 자료 수집, 사후 자료와 생존 시 자료를 비교 · 검사하는 3단계로 크게 나눌 수 있다. 대량재난에서는 사망자의 수에 따라 참여하는 법치의사의 수가 달라지며, 각 단계에서 팀을 구성하여 활동하게 된다.

1) 사후검사(postmortem oral examination)

육안확인, 지문 비교의 방법으로 신원확인이 불가능한 상태로 부패가 진행된 경우 개인식별을 위해 치과적 검사를 시행할 수 있도록 법치의사에게 연락을 취하면 법치의사는 사후 구강검사를 실시하게 된다. 부검과 연관하여 사후 구강검사를 실시하는 시기는 법의학자와 서로 밀접하게 협의하여야 한다. 악골 부위가 심하게 골절되거나 손상되어 중요한 단서가 파괴될 가능성이 있는 경우는 부검 전에 실시할 수 있지만, 통상 신원확인을 위한 경우 부검이 끝나고 실시한다.

필요에 따라서 구강부검을 실시하고 수세 및 건조 후 치아 방사선 사진을 촬영하고, 치아모식도에 소견을 기록한다(그림 15-2).

(1) 구강부검(oral autopsy)

구강부검은 상 · 하악골을 절제해 내는 것으로, 시강에 의하여 악관절이 강직된 경우 입이 벌어지지 않아 구강 구조와 치아에 접근이 용이하지 않거나, 치과진료를 한 기록이 많아서 실험실에서 체계적으로 치아 및 구강조직을 검사할 필요가 있는 경우에 시행한다(그림 15-3). 절제된 상 · 하악골은 양호한 시야 아래서 광학사진촬영, 방사선 사진촬영, 인상채득 등 여러 검사를 시행할 수 있는 장점을 지닌다. 따라서 생존 시 자료가 확보되어 있는 경우에는 바로 개인식별이 가능하므로 타살사건의 경우 신속한 수사를 할 수 있는 장점이 있다.

구강부검은 법치의사가 시행하여야 하지만 우리나라의 경우 부검 시 또는 부검 후에 요청할 수 있는 법치의사에 제한이 있으므로 법의학자의 역할이 클 수 밖에

11			21
12			22
13			23
14			24
15			25
16			26
17			27
18			28

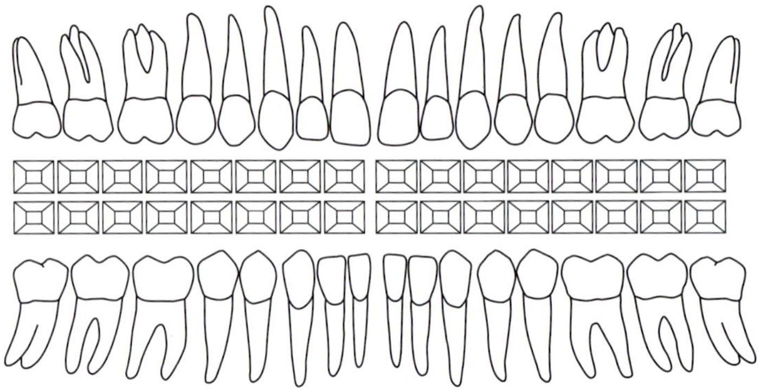

41			31
42			32
43			33
44			34
45			35
46			36
47			37
48			38

치과 진료

☐ 치과진료기록부 ☐ 방사선 사진 ☐ 치아인상 모형 ☐ 치아 사진

그림 15-2 치아모식도

없다. 법의학자는 신원이 밝혀지지 않은 사망자의 부검 시에 구강부검을 실시하여 추후 신원확인을 위한 상 · 하악골을 확보한 뒤 법치의사에게 의뢰하여야 한다. 신원불상 변사자의 신원을 확인하는 과정에서 추정인의 치아 방사선 사진 유무를 경찰이나 가족에게 확인하여 사진을 법치의사에게 인계할 수 있도록 조치를 취하여야 한다.

사망자의 신체 외형만으로는 지문을 등록하는 17세 이전과 이후 나이의 감별이 힘들므로 지문으로 당연히 신원이 나올 나이로 추정하여 필요한 검사를 간과하지 않도록 주의하여야 한다. 대략 25세 이전에는 치아를 이용한 연령 감정 시 치아 방사선 사진을 촬영하여 치아발육 정도를 측정하여야 하기 때문에 치아를 낱개로 한두 개

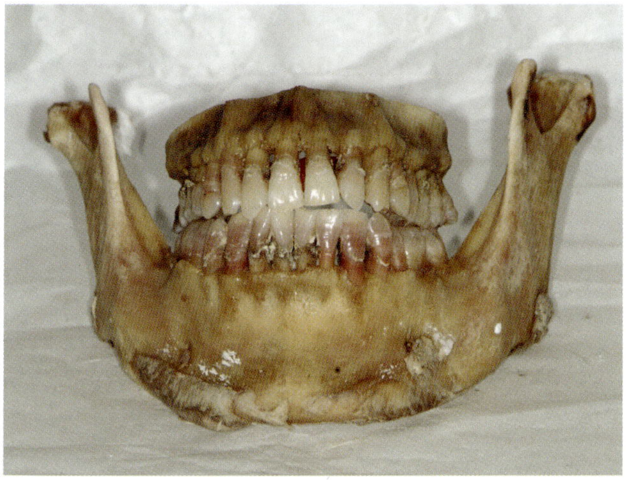

그림 15-3 구강부검을 하여 절제된 상 · 하악

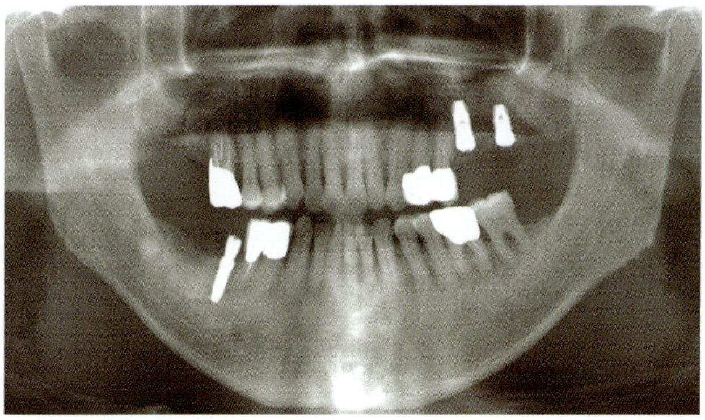

그림 15-4 임플란트를 비롯한 치료 소견이 보이는 파노라마 방사선 사진

뽑아서 연령을 의뢰하면 검사를 진행할 수 없게 된다.

(2) 구강부검 술식

방법은 안면 피부를 절개하여 하악을 노출시킨다. 상 · 하악골을 절제하기 위해서는 전동톱, 수동톱 또는 말렛과 치즐을 사용할 수 있으며, 말렛과 치즐을 사용하는 경우 상악에 'Le Fort' type I 골절을 만들어서 떼어 낸다. 하악은 이 방법으로는 불가능하기 때문에 탈구를 시키거나 톱을 이용하여 절제하는 경우 하악지 중간 부위에서 제3대구치가 손상받지 않도록 주의하여 절제해 낸다.

2) 생존 시 치과기록의 수집

추정인의 생존 시 치과진료기록부와 치과 방사선 사진(그림 15–4), 치아 인상 모형 등의 치과 자료를 수집해야 한다. 비교할 기본 자료가 미리 보존되어 있어야 하는 지문검사와 마찬가지로 치과적 방법으로 신원확인이 가능하기 위해서는 치과의료혜택이 보편화되고 법적 또는 행정적으로 치과치료병력이 잘 기록되고 보존된다는 것을 전제로 한다.

3) 생존 시 치과기록과 사후 소견의 비교

추정인의 생존 시 치과진료기록부와 치아 방사선 사진, 치아 모델 등에서 수집한 치과 자료와 사망자의 치아의 소견, 방사선 사진을 비교하여 '동일인 여부 확인', '동일인 추정', '동일인 배제', '불충분한 증거'의 결정을 내린다. 이 결정은 법치의학적 지식과 경험을 가진 법치의사에 의하여 판단되어야 하며, 섣불리 비전문가에 의하여 추정되어서는 안 된다.

법치의학적 신원확인의 장점은 비교 자료가 존재시에 빠른 결과를 얻을 수 있다는 것이다. 부패되고 백골화되더라도 치아는 보존될 가능성이 높아 지문의 사용이 제한된 경우라도 이용이 가능하다. 유전자검사에 비하여 고가의 특수한 장비가 필요 없으며, 유전정보 노출에 대한 우려를 최소화할 수 있다. 또한 자신의 기록과 직접 비교 · 검사함으로써 혈연관계를 이용하는 경우의 유전자검사 결과에 대한 단점을 극복할 수 있다.

신원확인 작업은 매우 도전적이면서도 보람 있는 일이다. 치과 방사선 사진이 없다고 하더라도 낙담하지 말고 병원에서 다른 목적으로 찍은 방사선 사진이 있는지를 확인해 볼 수 있다. 간혹 다른 목적으로 찍은 방사선 사진에 치아 및 구강구조가 보일 수 있기 때문이다. 단지 2개의 방사선 사진상의 치아를 비교하는 것 이상의 정보를 치과의사는 제공해 주어야만 한다. 법치의사는 단순한 치아 비교자가 아닌 것이다.

4. 치아를 이용한 연령감정 (age determination by teeth)

신원불상 사망자의 연령대를 알면 조사해야 할 대상자의 범위를 많이 줄일 수 있으므로 신원이 밝혀지지 않은 사망자의 경우 연령감정은 필수적으로 실시하여야 한다.

치아의 발육 정도를 검사하기 위해서는 치아 방사선 사진촬영이 필요하고, 나이의 증가에 따른 치아 변화를 알기 위해서 전체 악골 소견을 검사해야 하므로 법치의사의 참여를 요청하거나 부득이한 경우 구강부검을 시행하여 상 · 하악골의 절제를 의뢰하여 전문적인 검사가 가능하도록 한다.

치아를 이용한 연령감정법에는 치아의 발육 단계를 이용하는 방법, 치아가 노화될 때 나타나는 여러 가지 요소를 고려하는 방법, 치아의 교모도를 이용하는 등 여러 가지 방법이 있다. 치아는 유치와 영구치로 나눌 수 있다. 대략 20개의 유치와 32개의 영구치(제3대구치인 사랑니를 포함)는 나이에 따라 순서대로 성장, 발육을 하게 되는데, 25세 이전까지는 치아가 석회화되는 발육 단계를 치아 방사선 사진을 촬영해서 연령을 추정하게 된다(그림 15-5). 25세 이후가 되면 치아에도 증령에 따른 변화가 나타나는데, 치조골의 흡수, 이차 상아질 형성, 투명 상아질 변화, 교모도, 백악질 변화, 치근 흡수 등에 나타나는 변화를 이용한다. 따라서 대략 25세를 전후하여 치아를 이용한 연령감정의 검사 방법이 달라지므로 치아를 낱개로 한두 개 뽑아서 연령을 의뢰하지 말고 가능한 전반적인 검사가 될 수 있도록 조치하여야 한다. 특히 부검 시 신체발육상 성인으로 추정되더라도 지문채취 연령 이하인 경우가 있으므로 지문이 확보되지 않는 경우에 필요한 구강검사가 간과하지 않도록 주의를 요하여 신원확인을 할 수 있도록 대비하여야 한다.

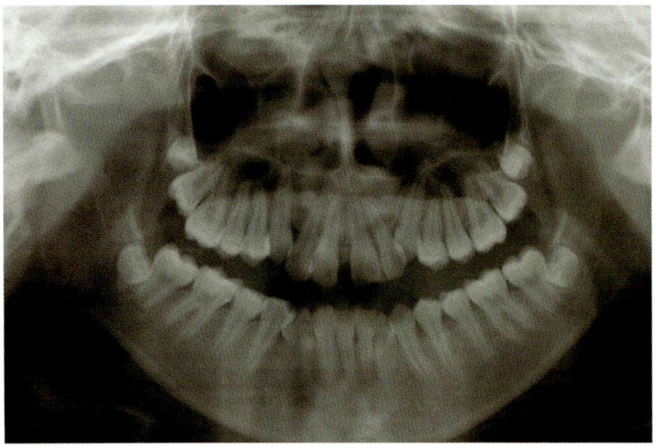

그림 15-5 치아의 발육 단계를 보여 주는 방사선 사진

III. 교흔 분석 Bite Marks Analysis

1. 정의 및 활용

교흔은 치아 단독 또는 주위 조직, 즉 입술, 혀에 의하여 인체의 피부, 물체, 음식 등에 남겨진 흔적이며, 교흔 분석이란 이 흔적을 분석하여 특징적 치아 소견이 남은 경우 가해자를 특정해 내는 과정을 말한다.

교흔 분석에 의한 동일성 판단을 위한 근거는 사람의 치열은 치아의 크기, 모양, 배열 등에서 어떤 사람과도 같지 않다는 유일성에 있다. 교흔이 생길 수 있는 물체는 사건현장의 과일, 치즈, 초콜릿 등 음식뿐 아니라 나무막대 같은 물체, 인체의 피부에 남을 수 있다. 교흔은 중상해, 강간, 살인사건뿐 아니라 아동학대와 연관된 사건에서 발견할 수 있다. 중상해사건에서 손, 손가락, 코, 귀 부위 등이 물리는 경우 이를 분석하여 관계자나 목격자의 말에 의존하기보다 좀 더 객관적으로 사건을 재현할 수 있다. 또한 치아는 저항할 수 있는 마지막 수단으로 힘이 약한 대상이 강한 상대방에게 남기는 경우가 많으므로 살인사건의 해결에 중요한 단서가 되기도 한다. 강간살인의 경우 유두, 목, 어깨, 허벅지, 서혜부 등에서 흔히 교흔을 볼 수 있지만, 신체 어느 부위에서도 관찰할 수 있다. 아동에게 남겨진 교흔을 분석하여 성인에 의하여 생겼는지 또는 같은 아동에 의하여 생겼는지에 따라 아동학대의 감별이 가능하다. 아동학대의 경우 교흔은 아동의 신체 어느 부위에나 발생할 수 있으며, 외국의 경우 일단 성인의 치아에 의한 것으로 판정이 되면 아동학대의 신체적 학대, 성학대 범주로 간주하여 가해자를 처벌하고 있다. 교흔의 모양으로 사람에 의하여 형성된 것인지 동물에 의해 형성된 것인지, 동물이라면 어떤 종류에 의한 것인지 감별이 가능하므로 여러 민사, 형사사건에서 활용된 바 있다.

교흔손상을 다루고 분석하는 일은 법의학자나 일반 의사의 감정 영역을 벗어난 것으로, 법치의학적 지식과 기술을 가진 훈련된 법치의사에게 의뢰해야 한다. 그러나 사건 초기에 법치의사가 참여하지 못하는 경우, 의사나 수사관은 우선 교흔처럼 보이는 손상에 대하여 인지하고 후에 전문적인 감정이 될 수 있게 증거를 잘 다루는 것이 필요하다.

2. 교흔의 성상

사람의 치아에 의하여 생긴 전형적인 교흔의 모양은 마주보는 아치형이다. 교흔은 주위 조직의 멍과 열창, 찰과상을 동반하기도 하며, 멍이 있는 경우를 교상(咬傷), 열창이 형성된 경우 교창(咬創)이라는 용어를 사용하기도 한다. 그러나 절창은 날카로운 도구에 의하여 생기는 손상에 사용하는 용어이므로 치아에 의한 손상에는 포함되지 않는다.

마주보는 아치 사이에 경우에 따라서 일혈점이 생성되는 경우가 있는데, 이는 입술과 혀가 피부에 밀착하여 음압이 형성되기 때문이며, 특히 성폭행 시 여성의 목이나 가슴 부위에서 많이 발견되므로 부검 시 관찰을 요한다. 교흔에 구치(어금니)를 포함한 전체 치열궁의 치아의 흔적이 모두 남는 것이 아니라 주로 전치부(앞니) 부분의 흔적이 남게 되는 경우도 많다. 또한 교흔이 생성된 위치에 따라 한 악궁의 치열만 나타나는 경우도 있고 한두 치아의 흔적만 남아 있는 경우도 있으므로 분석을 하기 전에 단지 모양만으로 교흔의 판단을 내리기가 쉽지는 않다.

3. 교흔 분석 과정

교흔 분석 과정은 교흔의 검사 및 분석, 치아인상 모형의 확보와 분석, 교흔과 치아인상 모형의 비교 단계로 이루어진다.

1) 교흔의 검사 및 분석 과정

다음과 같은 질문을 염두에 두고 손상의 사전검사를 실시한다.

- 이 손상이 교흔에 합당한가?
- 교흔이라면 사람의 치아에 의한 것인가, 동물에 의한 것인가?
- 교흔이라면 성인에 의한 것인가, 아동에 의한 것인가?
- 상처가 나타난 시기와 모양이 범죄 발생 시기와 종류에 합당한가?
- 교흔이 특징적이어서 가해자를 특정할 수 있는가?
- 교흔의 특징을 용의자의 치아와 비교할 수 있는가?

(1) 타액에서 미세증거 채취

교흔손상이 나타난 부위에서는 타액이 묻어 있으므로 타액을 채취하여 유전자검사를 할 수 있도록 조치해야 한다. 멸균된 면봉을 증류수나 식염수에 묻히고 여분의 수분을 제거한 후 흔적 부위를 가볍게 닦아낸다. 손상된 조직 부위로부터 혈액이나 이물질이 묻지 않도록 조심한다. 두 번째는 마른 면봉으로 가볍게 닦아내고 첫 번째 면봉과 따로 보관통에 담은 후 라벨을 붙인다. 대조 부위로 손상 부위와는 다른 곳을 선택하여 적신 면봉과 마른 면봉으로 위의 술식 대로 반복하여 채취한 후 건조 보관하여 유전자검사를 위한 실험실로 보낸다.

(2) 사진촬영(그림 15-6)

사진은 여러 각도에서 많이 촬영하여야 하며, 촬영면이 비스듬하게 찍히지 않도록 주의하여야 한다. 인체의

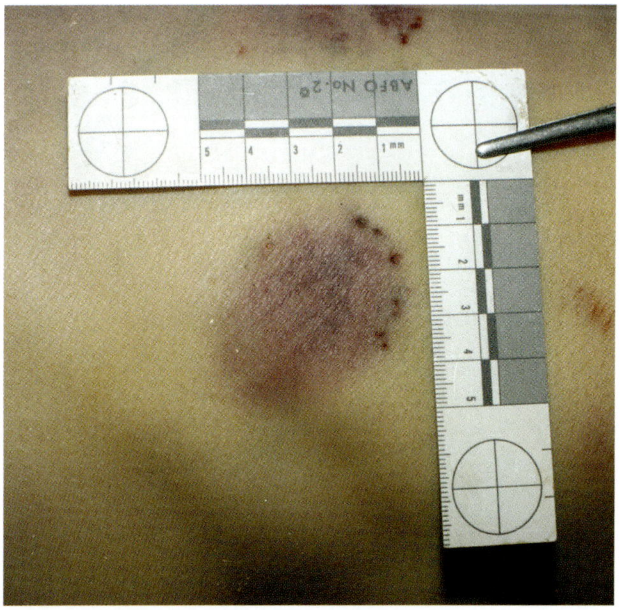

그림 15-6 직각자(ABFO #2 scale)를 두고 촬영한 교흔

15

곡면 부위, 즉 얼굴, 어깨, 가슴, 팔 등에 형성된 교흔을 촬영하는 경우 여러 각도에서 많은 사진을 찍어두어야 왜곡을 보정할 수가 있다. 렌즈 구경이 작거나 초점거리가 짧은 사진기를 사용하는 경우 초점면을 벗어나면 상이 흐려지고 왜곡이 심하므로 렌즈 구경이 90mm 이상되고 초점거리가 긴 사진기를 사용해야 한다.

먼저 해부학적 위치를 알 수 있도록 전체적인 면이 나오도록 사진을 찍는다. 직각자(ABFO #2 scale)를 손상 부위에 가능한 한 가까이 두고 촬영을 해야 하나 손상 부위를 가리지 않도록 조심하고 사진촬영 시 조명을 너무 가까이 해서 피부조직이 건조되지 않도록 주의한다.

(3) 교흔 인상채득

사진촬영과 타액 채취가 끝난 후 법치의사가 없는 경우 법의병리의사가 해야 할 또 한 가지 일은 교흔 부위의 인상을 채득하는 일이다. 실리콘 인상제를 경화제와 섞어 교흔 부위에 올려놓고 경화시킨 후 떼어내서 교흔 부위의 음형 본을 얻고, 이후 치과용 스톤을 이용하여 양형을 얻는다.

(4) 기록

피해자의 이름, 나이, 성별, 사건번호, 검사날짜, 의뢰기관, 검사자 이름 등 기초 사항을 잘 기록한다. 교흔의 해부학적 위치, 하부조직의 특성, 교흔의 모양, 색깔, 크기 및 동반한 손상의 종류, 기타 다른 부위의 피부손상 등을 기술한다. 특정 치아로 인해 생긴 흔적, 악궁의 형태, 치열 상태 등 법치의학적 개인식별 자료가 있으면 관찰하여 기록한다. 이와 같은 기술은 용의자의 치아 인상 모형에서도 똑같이 시행한다.

2) 치아 인상 모형 확보 및 분석(그림 15-7)

사건의 용의자를 확보한 경우 용의자로부터 교흔 분석을 위한 증거 수집을 해야 한다. 우선 교흔이 발생한 날짜에 근접하여 치과치료 여부를 확인하고 동의를 받아 치과에서 치아 인상을 채득하여 석고 모형을 제작하고 왁스로 상·하악 치아 중심교합도 획득한다.

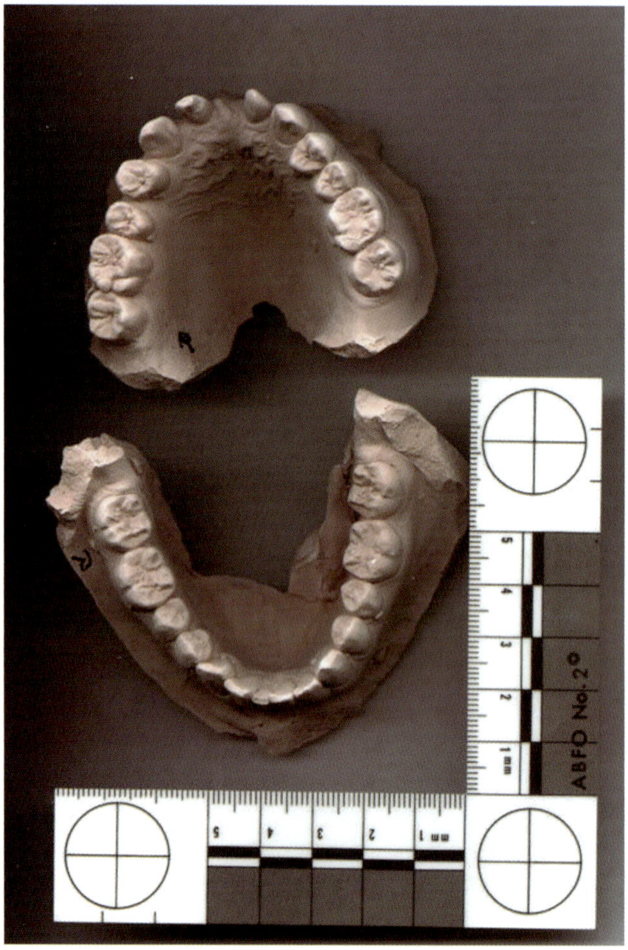

그림 15-7 교흔 분석을 위해 스캔한 치아 인상 모형

교흔의 위치가 피해자 스스로 야기시킬 수 있는 해부학적 위치에 있다면 피해자의 치아도 인상을 떠서 치아 모델을 확보하는 것이 필요하다. 또한 피해자가 용의자를 물어 용의자의 신체에 교흔손상이 남는 경우도 있으므로 피해자의 치아 모형을 확보하는 것이 매우 중요하다. 특히 강간살해의 경우 방어의 수단으로 용의자를 무는 경우가 많으므로 피해 사망자 부검 시 치아의 인상 채득도 고려하여야 한다.

3) 교흔과 치아 인상 모형의 비교 분석

교흔과 치아 인상 모형을 중첩하여 비교하는 방법은 여러 가지가 있다. 과거에 주로 사용하였던 방법은 교흔이나 치과용 스톤으로 채득한 양형에 나타난 손상을 투사종이에 직접 그린 후 용의자의 치아 모형에 투사하여 동일 여부를 결정하는 것이다. 최근에 이미지 그래픽 소프트웨어를 활용하여 여러 각도로 찍은 교흔 영상 수 개와 치아 모형을 스캔하여 얻은 영상을 중첩하여 동일성 여부를 결정하는 방법이 제안되고 있다.

교흔 분석 시 동일성의 신뢰도는 교흔의 변형 유무, 교흔 인상의 채득, 검사자의 법치의학적 경험과 지식에 달려 있다. 사람의 피부는 고정되고 딱딱한 것이 아니고 무는 과정은 동적인 과정이며, 인체에서 교흔의 위치가 손상 형태와 교흔 분석의 유용성에 영향을 미친다는 사실을 항상 염두에 두어야 한다.

Ⅳ. 사망자의 신원확인

1. 개인식별 원칙

대부분의 사망자 신원확인은 법치의사가 참여하기 이전에 더 간단한 방법으로 시도되고 해결된다. 사진, 목격자, 주변 정황, 문신이나 수술흔적 같은 신체 특징 확인으로 충분한 상황이라면 신원확인이 추정 · 종료된다. 그러나 외부에서 사망하거나 다수가 사망한 경우에 주위의 소지품이나 의복 등 정황적 증거와 육안확인에 의한 판단은 착오를 일으킬 수 있으므로 과학적 방법으로 개인식별이 시행되어야 한다. 가장 손쉬운 방법으로 지문을 이용한다. 그러나 부패가 많이 진행된 경우, 백골화가 진행된 경우, 범죄와 연관되어 의도적으로 신원을 감추기 위하여 훼손한 경우 등 지문확인이 불가능하므로 반드시 치과적 방법, 방사선 사진, 유전자검사의 비교를 통한 과학적 방법을 이용하여야 한다.

지문, 치과적 방법, 방사선 사진 비교, 유전자검사 방법은 비교할 자료가 있어야 신원확인이 가능하므로 기본자료를 얼마나 잘 수집하느냐에 따라 결과가 좌우된다. 자료가 일치하는 경우 신원을 확정할 수 있으며, 자료가 일치하지 않거나 없는 경우는 법인류학적 뼈 분석, 슈퍼임포지션(두개골사진중첩법), 안면복원 등을 이용하여 계속 추적해 나갈 수 있도록 조치하는 것이 필요하다(그림 15-8).

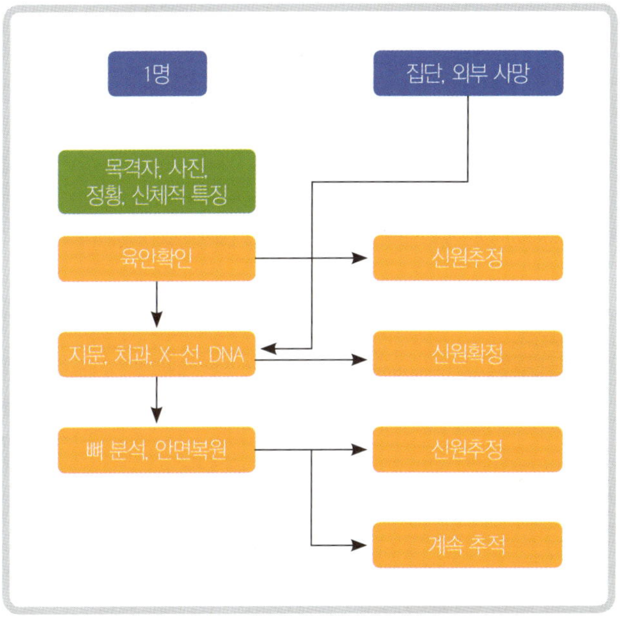

그림 15-8 사망자 신원확인 처리 순서도

우리나라에는 아직까지 변사자의 신원확인에 대한 규정과 절차가 미흡하여 불상으로 행정처리되는 변사자가 많으며, 유족에게 잘못된 변사체가 인계되는 경우도 언론을 통하여 보고되고 있다. 신원불상 사망자의 처리규정과 절차를 확립하는 것이 선행되어야 하며, 신원확인에 대한 여러 방법을 통합적으로 활용하여야 할 것이다.

2. 특수한 방법에 의한 신원확인

1) 두개골사진중첩법(슈퍼임포지션, skull to photograph superimposition)

슈퍼임포지션이란 두 가지 영상을 겹쳐 보는 것으로, 두개골사진중첩법은 두개골과 얼굴 사진을 겹쳐서 동일인 여부를 확인하는 방법을 일컫는다. 1935년 영국 잉글랜드 북부지역에서 일어난 토막살인사건에서 피해자의 신원을 파악하고자 글라스고 의과대학 법의학교실의 John Glaister 교수와 에딘버러 의과대학 병리학교실의 James Couper Brash 교수팀이 두개골과 사진을 중첩시켜 법정에 증거로 제시한 것이 최초의 시도였다.

우리나라에서는 1985년 국립과학수사연구소에서 이 기법을 도입하여 제주도에서 발생한 살인, 시체유기사건에서 신원확인에 이용한 예가 첫 감정 사례이다. 이 방법은 90년대 후반 유전자나 치과적 방법을 이용한 가족관

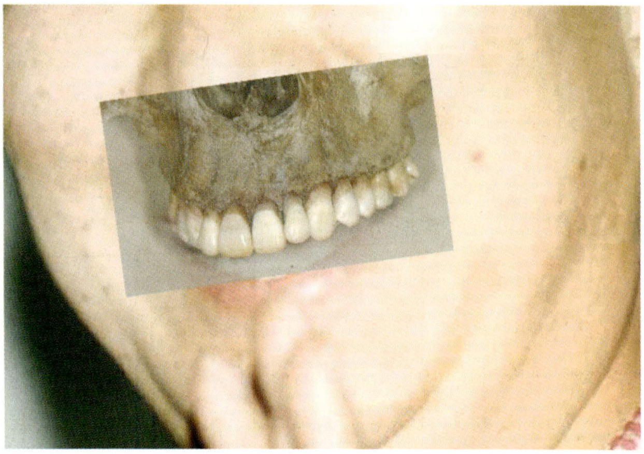

그림 15-9 앞니가 드러난 사진과 두개골의 슈퍼임포지션

계 확인이나 개인식별이 보편화되기 전까지 육안확인이나 지문으로 신원이 확인 불가능한 경우에서 신원확인의 중요한 방법으로 이용되어 왔다.

현재는 추정인의 사진을 확보할 정도면 치과기록이나 가족의 유전자를 확보하여 개인식별을 할 수 있기 때문에 많이 활용하지는 않으나, 치과치료병력이 없거나 혈연관계가 성립하는 가족이 없는 경우에 앞니를 드러내고 웃고 있는 사진(그림 15-9)을 확보할 수 있으면 두개골을 중첩하여 높은 확률로 동일인 판단이 가능하다.

2) 안면복원(facial reconstruction)

안면복원(복안)이란 두개골에 피부 두께를 덧입혀 얼굴을 만들어 내는 방법으로, 지문이나 육안으로 신원확인이 불가능하고, 유전자, 치과적 방법, 두개골과 사진 중첩법 등 여러 방법으로 신원확인이 불가능한 경우에 최후로 이용될 수 있는 방법이다. 과거에는 진흙으로 얼굴을 만드는 방법이 이용되었으나 현재는 레이저 스캐너를 이용하여 두개골의 3차원 정보를 저장하고(그림 15-10) 특수한 컴퓨터 소프트웨어 프로그램을 이용하는 추세이다.

복원된 얼굴을 영상매체를 통하여 알리고 제보된 사람을 중심으로 검색의 범위를 줄인 뒤 치과적, 유전자적 방법으로 개인식별을 시행하여 신원불상 사망자의 신원을 밝힐 수 있다.

15

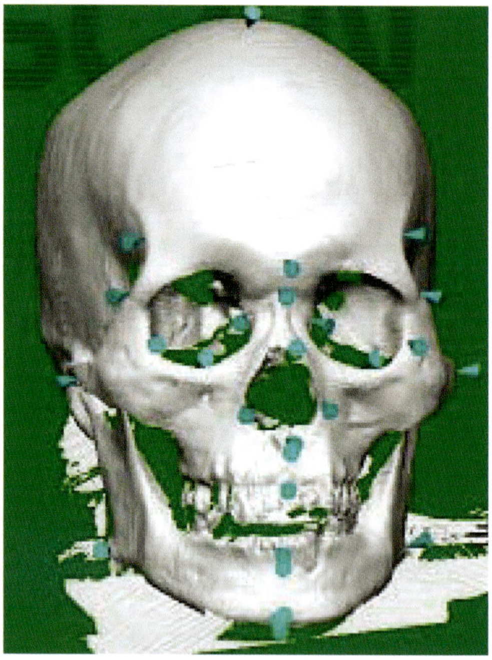

그림 15-10 레이저 스캐너를 이용하여 스캔한 두개골의 3차원 정보

V. 치아 용어

일반적으로 치과에서 많이 사용되는 치아에 관한 용어는 각 전문가 간의 의사소통을 원활하게 하여 도움을 주므로 이해할 필요가 있다.

치아는 음식물의 저작에 관여하며, 발음과 얼굴 모양 형성에 연관되어 있고, 치주조직을 보호하는 기능이 있다.

1. 치아의 분류

치아를 기능에 따라 분류하면 절치, 견치, 소구치, 구치로 나눌 수 있다. 중앙에 위치하는 상, 하 8개의 절치(切齒, incisor)는 음식을 자르는 역할을 하고, 견치(犬齒, canine)는 사람에서 주로 음식을 자르고(동물에서는 찢는 역할이 주가 된다), 소구치(小臼齒, premolar)와 구치(臼齒, molar)는 음식물을 잘게 부수는 기능을 한다.

치아는 또 크게 유치와 영구치로 나눌 수 있다. 생후 6개월을 전후해 처음 맹출하는 치아를 유치라고 하며, 통상 상악에 10개, 하악에 10개의 치아가 있다. 이 유치는 6~7살이 되면서 탈락되어 영구치로 대체되고, 성인에게는 보통 28~32개의 영구치가 있다.

2. 치아의 이름

얼굴 정중면에서 시작하여 가쪽으로 유치는 유중절치, 유측절치, 유견치, 제1유구치, 제2유구치라 명명하고, 영구치는 중절치, 측절치, 견치, 제1소구치, 제2소구치, 제1대구치, 제2대구치, 제3대구치라 명명한다(그림 15-11).

3. 치아면의 분류

- **근심면**: 얼굴 정중앙을 기준으로 가까운 면
- **원심면**: 얼굴 정중앙을 기준으로 먼 면
- **교합면**: 상, 하악 치아끼리 맞닿아 음식이 씹히는 면
- **순측, 협측면**: 전치부에서는 입술쪽인 순측, 구치부에선 볼을 향하는 면을 협측이라 한다.
- **설측, 구개측면**: 하악에서는 혀를 향하는 쪽, 상악에서는 구개쪽을 향하는 면

4. 치아의 기호

치아를 표시하는 기호는 여러 방법이 있으나 FDI가 추천한 Two-Digit System이 제일 많이 사용되고 있다. 앞숫자는 상·하악 좌우를 표시하고 뒷숫자는 치아 위치를 나타낸다. 예를 들면, 15번은 상악 우측 제2소구치를 의미한다.

영구치

상악 우측	상악 좌측
18 17 16 15 14 13 12 11	21 22 23 24 25 26 27 28
48 47 46 45 44 43 42 41	31 32 33 34 35 36 37 38
하악 우측	하악 좌측

유치

55 54 53 52 51	61 62 63 64 65
85 84 83 82 81	71 72 73 74 75

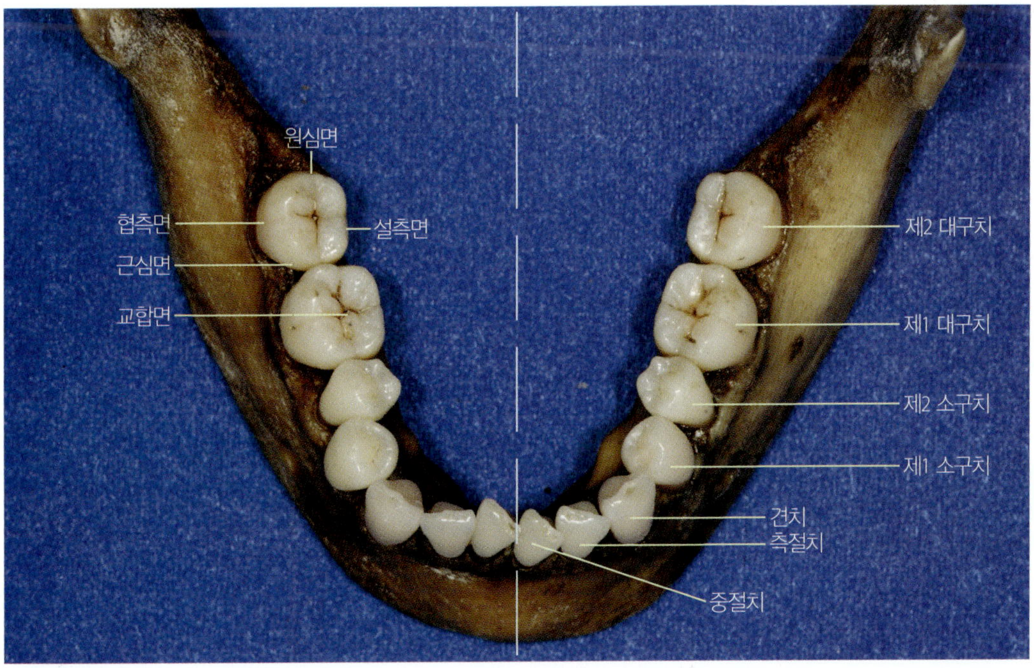

그림 15-11 치아 이름과 치아면

15

참고문헌

1. 구강악안면방사선학, 대한구강악안면방사선교수협의회, 3판, 2001, 나래출판사.
2. 김영구, 신금백, 고명연, 김기석, 한경수, 박희경: 법치의학, 6판, 2004, 신흥내셔날.
3. Al-Amad S, McCullough M, Graham J, Clement J, Hill A. Craniofacial identification by computer-mediated superimposition. J Forensic Odontostomatol. 2006;24(2):47-52.
4. Bernstein M. Forensic odontology. In Eckert WG(ed). Introduction to forensic sciences. 2nd ed. New York, 1992, CRC Press. pp 295-342.
5. Bowers CM, Bell GL(Ed). Manual of forensic odontology, 3rd ed, Colorado Springs, 1997. American Society of Forensic Odontology.
6. Bowers CM. Forensic dental evidence: An investigator's handbook. London, 2004, Elsevier Academic Press.
7. Burns KR. Forensic anthropology training manual. London, 1999, Prentice-Hall Inc.
8. Clark D. Forensic odontology. In McLay WDS(ed) 2nd ed. Clinical forensic medicine, London, 1996, Cambridge University Press.
9. Clark DH. Practical forensic odontology, London, 1992, Butterworth-Heinemann Ltd.
10. Dix J. Color atlas of forensic pathology. Boca Raton, 2000, CRC Press.
11. Dolinak D, Matshes E, Identification In Dolinak D, Matshes E, Lew E(Ed). Forensic pathology; Principles and practice. San Diego, 2005, Elsevier Academic Press.
12. Fereira J, Ortega A, Avila A, Espina A, Leendertz R, Barrios F. Oral autopsy of unidentified burned human remains. A new procedure. Am J Forensic Med Pathol. 1997;18(3):306-311.
13. Freeman AJ, Senn DR, Arendt DM. Seven hundred seventy eight bite marks: analysis by anatomic location, victim and biter demographics, type of crime, and legal disposition. J Forensic Sci. 2005;50(6):1436-1443.
14. Gustafson G. Age Determination on Teeth, J Am Dent Assoc, 1950;41:45-54.
15. Gustafson G. Forensic odontology, London, 1966, Staples press.
16. Haglund WD, Sorg MH. Forensic taphonomy; The postmortem fate of human remains. Boca Raton, 1997, CRC Press.
17. Hanaoka Y, Ueno A, Minaguchi K, Kajiwara M, Sato Y, Oshida M. Advantages of the digital X-ray system in dental identification of persons with reference to two murder cases. J Forensic Odontostomatol. 2001;19(2):22-25.
18. Harvey W. Dental identification and forensic odontology, London, 1976, Henry Kimpton publisher.
19. Hillson S. Dental Anthropology, Cambridge, 1996, Cambridge University Press.
20. Iscan MY, Helmer RP. Forensic Analysis of the skull-craniofacial analysis, reconstruction, and identification. New York, 1993, Wiley-liss
21. Keiser-Nielsen S. Teeth that told, Odense, 1992, Odense University Press.
22. Kellogg N. American Academy of Pediatrics Committee on Child Abuse and Neglect. Oral and dental aspects of child abuse and neglect. Pediatrics. 2005;116(6):1565-1568.
23. Knight B. Lawyer's guide to forensic medicine. 2nd ed. London, 1998, Cavendish Publishing Ltd.
24. Pretty IA. The use of dental aging techniques in forensic odontological practice. J Forensic Sci. 2003;48(5):1127-1132.
25. Randall B. Death Investigation: The Basics, Tuscon, 1997, Galen Press.
26. Sauko P, Knights B. Knight's forensic pathology. 3rd ed. London, 2004, Arnold.
27. Souviron R. Forensic Odontology In Dolinak D, Matshes E, Lew E.(Ed). Forensic pathology; Principles and practice. San Diego, 2005, Elsevier Academic Press.
28. Spitz WU, Spitz DJ, Fisher RS. Spitz And Fisher's Medicolegal investigation of death: Guidelines for the application of pathology to crime investigation. 4th ed, Springfield, 2006, Charles C. Thomas Publisher.
29. Vermylen Y. Guidelines in forensic odontology: legal aspects. Forensic Sci Int. 2006;159 Suppl 1:S6-8.
30. Welbury RR, Murphy JM. The dental practitioner's role in protecting children from abuse. 3. Reporting and subsequent management of abuse. Br Dent J. 1998;184(3):115-119.
31. White TD. Human osteology, 2nd ed. San Diego, 2000, Elsevier Science.
32. Whittaker DK, Brickley MR, Evans L. A comparison of the ability of experts and non-experts to differentiate between adult and child human bite marks using receiver operating characteristic (ROC) analysis. Forensic Sci Int. 1998;92(1):11-20.
33. Whittaker DK, MacDonald DG. A colour atlas of forensic dentistry, London, 1989, Wolfe Medical Publications Ltd.
34. Whittaker DK, Richards BH, Jones ML. Orthodontic reconstruction in a victim of murder. Br J Orthod. 1998;25(1):11-14.
35. Williams DJ. Ansford AJ, Priday DS, Forrest AS. Colour guide-Forensic Pathology. London, 1996, Churchil livingstone.

김장한 • 울산대학교 의과대학 인문사회의학교실
이숭덕 • 서울대학교 의과대학 법의학교실

16

법에 대한 이해
The Understanding of Law in Medicine

I. 감정

1. 감정의 법적 성격

감정(鑑定)이란 특수한 학식이나 경험을 가진 제3자가 그 전문적 지식 또는 그 지식에 의하여 알 수 있는 판단의 결과를 법원에 보고하여 법관의 판단능력을 보충하는 것이다. 감정인의 진술내용은 증거가 된다. 감정인에 대한 심문은 증인에 대한 절차가 준용된다. 다만 감정인은 대체성이 있으므로 구인(拘引)할 수는 없다. 의료인은 의료소송을 포함한 각종 인사사고에 대하여 그 발생원인, 예후, 장애율판정 등에 관한 감정을 하게 된다. 감정인은 감정을 신청한 자로부터 중립성을 가져야 한다.

1) 증언과의 차이

감정과 증언(證言)은 동일한 인증(人證)으로서 증인심문절차에 의하여 감정을 진행한다. 감정인은 감정 전에 선서를 한다. 내용상으로 감정은 의견 또는 판단의 보고이고, 증언은 경험 사실의 보고라는 점에서 차이가 난다. 감정인은 감정 사항에 대하여 특별한 능력이 요구되고, 결격과 기피 신청이 가능하며, 대체성(代替性)이 있으므로 구인할 수 없다.

민사소송에서는 당사자들의 감정신청에 의한 법원의 감정채택결정에 의하여 감정이 행하여지며, 석명처분으로서 감정을 명할 수도 있으나 거의 행하여지지는 않는다(민사소송법 제130조 제1항 제4호). 민사소송에 있어서 소송 외에서 당사자가 전문가에게 직접 의뢰하여 작성된 감정은 사감정(私鑑定)이라 하는데, 양 당사자간에 동의가 있다면 감정으로 인정할 수 있으며, 그렇지 않다면 일방 당사자가 제출한 서증(書證)으로 보아 합리적이라고 판단되는 경우 사실 인정에 자료로 사용할 수 있다. 형사소송에서는 법원의 감정명령(형사소송법 제169조), 검사 또는 사법경찰관은 수사에 필요한 때에는 피의자가 아닌 자의 출석을 요구하여 진술을 들을 수 있고, 감정, 통역 또는 번역을 위촉할 수 있다(형사소송법 제221조). 수사상의 감정, 감식(鑑識)이라고도 하며, 재판상 감정과는 다르며, 수사상의 증거로서 취급된다.

2) 감정촉탁

법원이 필요하다고 인정하는 경우에는 공공기관, 학교, 그 밖에 상당한 설비가 있는 단체 또는 외국의 공공기관에 감정을 촉탁할 수 있다. 이 경우에는 선서에 관한 규정을 적용하지 아니한다(민사소송법 제341조 제1항). 법관이 감정대상물이 있는 곳에서 감정인에게 감정대상물을 지적하지 않는 것이 아니라, 감정촉탁서를 보낸다는 점에서 통상의 감정과 다르며, 감정대상물에 혼동이 발생할 염려가 있는 경우에는 감정촉탁에 부적합하다. 감정촉탁의 경우에는 감정과 달리 선서의무가 면제되며, 법원은 필요하다고 인정되면 감정촉탁을 받은 기관이 지정한 사람으로 하여금 감정서를 설명하게 할 수 있다(민사소송법 제341조 제2항). 실무상 업무가 바쁜 의료인의 입장을 고려하여 진료기록 감정 등의 목적을 위하여 감정촉탁을 의뢰하는 경우가 많고, 드물지만 법원 또는 당해 판사가 의료인의 근무 장소에 출장하여 선서를 받아 감정을 명(命)하는 예도 있다. 형사소송의 경우도 이와 유사한 규정을 가지고 있다. 즉, 형사소송법 제179조의2(감정의 촉탁)에서는 다음과 같이 규정하고 있다.

① 법원은 필요하다고 인정하는 때에는 공무소 · 학교 · 병원 기타 상당한 설비가 있는 단체 또는 기관에 대하여 감정을 촉탁할 수 있다. 이 경우 선서에 관한 규정은 이를 적용하지 아니한다.
② 제1항의 경우 법원은 당해 공무소 · 학교 · 병원 · 단체 또는 기관이 지정한 자로 하여금 감정서의 설명을 하게 할 수 있다.

3) 감정유치

감정유치란 피고인 또는 피의자의 정신 또는 신체를 감정하기 위하여 일정한 기간 동안 병원 기타 적당한 장소에 피고인 또는 피의자를 유치하는 강제처분을 말한다(형사소송법 제172조 제3항). 피고인에 대하여는 법원이 감정유치장을 발부하여 명하여야 하고, 수사상 피의자에 대한 감정유치는 검사의 청구에 의하여 판사가 감정유치장을 발부한다(형사소송법 제221조의3).

2. 감정인의 지위

1) 감정인(鑑定人)의 의무

법원은 학식경험이 있는 자에게 감정을 명할 수 있다(형사소송법 제169조). 감정에 필요한 학식경험이 있는 자는 감정의 의무가 있다(민사소송법 제306조 제1항).

민사소송법 제314조의 증언거부권자, 제324조의 선서거부권자 및 제322조의 선서무능력자를 제외하고는 감정인은 감정할 의무가 있다(민사소송법 제334조 제1항). 내용은 출석, 선서 및 감정의견보고의무이다. 의무위반이 있는 경우에는 증인의무위배에 대하여 증인신문규정을 준용한다. 감정에는 증인심문의 규정을 준용한다. 다만, 제311조 제2항 내지 제7항, 제312조 및 제321조 제2항의 규정은 그러하지 아니하다(민사소송법 제333조).

증언거부와 관련하여, 증인은 그 증언이 자기 혹은 ① 증인의 친족 또는 이러한 관계에 있었던 사람, ② 증인의 후견인 또는 증인의 후견을 받는 사람 등이 공소제기되거나 유죄판결을 받을 염려가 있는 사항 또는 자기나 그들에게 치욕이 될 사항에 관한 것인 때에는 이를 거부할 수 있다.

선서거부와 관련하여 증인이 자기 또는 민사소송법 제314조 각 호에 규정된 어느 한 사람과 현저한 이해관계가 있는 사항에 관하여 신문을 받을 때에는 선서를 거부할 수 있다.

2) 감정인의 결격 사유와 기피(忌避) 신청

감정인 결격 사유는 민사소송법 제314조의 증언거부권자, 제324조의 선서거부권자 및 제322조의 선서무능력자로서 감정의무가 없다. 감정인이 성실하게 감정할 수 없는 사정이 있는 때에 당사자는 그를 기피할 수 있다. 다만, 당사자는 감정인이 감정사항에 관한 진술을 하기 전부터 기피할 이유가 있다는 것을 알고 있었던 때에는 감정사항에 관한 진술이 이루어진 뒤에 그를 기피하지 못한다(민사소송법 제336조).

3. 감정 결과

감정의 결과는 판단의 이유를 명시하여 감정서를 작성하여 제출하게 되어 있다. 감정서에 대한 보충적인 설명이 필요하다고 생각되면 법원의 결정에 의하여 감정인에 대한 신문을 할 수 있다(형사소송법 제178조).

감정 결과의 채택 여부는 법관의 자유심증에 의한다. 법관은 감정의 결과와 반대되는 사실을 인정할 수 있고(대법원 90도2210), 감정의견이 상충되는 경우 다수의 의견을 따르지 않고 소수의견을 따를 수 있고, 여러 의견 가운데 각각 일부를 채용하여도 무방하다(대법원 76도2068).

4. 감정서 작성 실제

1) 감정서 작성을 위한 기본 자세

(1) 감정은 의료행위가 아닌 법률행위이다.

감정은 일견 환자를 진료하는 것과 유사한 과정을 거치지만 치료행위와는 다른 법률행위이다. 따라서 환자를 진료하는 의사와는 다른 자세를 가져야 한다. 감정에 임하는 의사는 환자의 입장에서 환자를 치료하는 입장과는 달리 객관적인 위치에서 판단을 내려야 한다.

(2) 판사에게 도움이 될 수 있도록 노력하여야 한다.

감정에 임하는 의사는 판사가 원하는 정보를 성실히 제공하고자 노력하여야 한다. 감정의사는 전문가로서의 의견을 제시하며, 최종 판정은 판사의 몫이다. 판사가 원하는 정보를 제공하려면 판사가 무엇을 원하는지(혹은 사건 해결을 위해 어떠한 정보들이 필요한지) 알아야 한다. 감정 결과에 대해 다시 질의를 하는 경우가 종종 있는데, 이는 감정이 충실하지 못했기 때문이다. 그리고 판사에게 도움이 되고자 한다면 판사가 이해할 수 있도록 쉽게 설명하여야 할 것이다.

(3) 객관적인 판단을 하여야 한다.

감정의사는 객관적인 자료만을 제시하여야 한다. 경우에 따라 근거가 되는 자료에 대한 평가나 의견을 말해 줄 수 있으나 판단이 주관적이지 않도록 경계하여야 한다. 객관적인 판단을 위해 결과에 이른 근거를 제시하는 것이 필요하다. 이를 통해 논란과 분쟁의 여지를 남기지 않고, 나아가 다른 사람들이 감정 결과를 쉽게 검증하도록 하여 빠르고 공정한 판결을 내리도록 할 수 있기 때문이다.

2) 감정서 작성 실제

(1) 쉬운 용어를 사용하여야 한다.

감정서는 의사를 위한 것은 아니며 오히려 법조인, 보험 관련인, 환자나 보호자 등 의료에 대한 지식이 없는 사람들이 사용하는 문서이다. 따라서 이들이 이해하기 어려운 의학 전문용어만을 사용하는 것은 곤란하며, 쉬운 용어와 평이한 문체로 표현하여야 한다.

(2) 명확한 판단을 하여야 한다.

감정서에 따라 애매한 표현을 하는 경우들을 접할 수 있다. 예를 들어, 단지 '가능성을 배제할 수 없음'이라고 표현하기도 한다. 결국 그럴 가능성도 있고 그렇지 않을 가능성도 있다는 의미로 이와 같은 표현으로는 감정의사가 어떠한 생각을 했고 무엇을 표현하고자 했는지 알 수 없다. 이런 판단은 문제를 해결하는 데 도움이 되지 않는다. 스스로 어떻게 판단하였는지 명확하게 표현하는 것이 바람직하다. 그리고 감정서를 작성할 때 문장을 될 수 있으면 짧고 간결하게 쓰면 스스로의 생각을 더욱 쉽게 표현할 수 있다.

(3) 근거를 제시하여야 한다.

감정서에 판단을 제시하는 경우 무엇을 근거로 이와 같은 결론에 이르렀는지 근거를 제시하여야 한다. 만약 객관적인 근거를 제시할 수 없다면 개인적인 의견임을 나타내는 것이 필요하며, 판단하기 어려운 경우에는 판단할 수 없다고 표현하는 것이 바람직하다.

(4) 필요한 정보를 제공하여야 한다.

만약 질의에 포함된 사항이 아니라도 반드시 필요한 정보라고 여겨진다면 이를 제시하는 것이 바람직하다. 이와 함께 사건 해결에 도움이 되지 않을 것으로 보이는 불필요한 질의 사항들은 과감하게 삭제하는 것도 필요하다.

5. 허위감정, 통역, 번역죄

법에서 정한 규정들은 포함하여 관련 내용들을 나열해 보면 다음과 같다.

- 법률에 의하여 선서한 감정인, 통역인 또는 번역인이 허위의 감정, 통역 또는 번역을 한 때에는 5년 이하의 징역 또는 1,000만원 이하의 벌금에 처한다.
- 형사사건 또는 징계사건에 관하여 피고인, 피의자 또는 징계혐의자를 모해할 목적으로 전항의 죄를 범한 때에는 10년 이하의 징역에 처한다.
- 그 진술한 사건의 재판 또는 징계처분이 확정되기 전에 자백 또는 자수한 때에는 그 형을 감경 또는 면제한다.
- 검사 또는 사법경찰관으로부터 감정을 위촉받은 감정수탁인(형사소송법 제221조)과 감정촉탁(형사소송법 제179조의2, 민사소송법 재341조)의 경우 법률에 의하여 선서한 감정인에 해당하지 않는다. 특수한 지식, 경험에 의하여 지득한 경험을 보고하는 감정 증인(형사소송법 제179조)은 증인이며, 여기서의 감정인에 속하지 않는다.
- 허위의 의미에 대해서는 객관적 진실에 반하는 것을 의미한다는 객관설과 주관적인 판단에 반하는지를 의미한다고 보는 주관설이 대립한다. 감정의 결과를 법원이 채택해야 할 의무를 지는 것이 아니고, 채택 여부가 법관의 자유심증에 있다고 보는 만큼 위증죄와 동일하게 주관설이 타당하다.

II. 배상의학

여러 불법행위에 의해 생긴 신체 상해(傷害)와 관련하여 발생하는 손해배상 문제를 다룰 때에는 의학적 지식이 필요하다. 그런데 이는 고전적인 치료의학과는 차이가 있어 다양한 법률적, 사회적 지식을 요구한다. 의학에서 이와 관련한 부분을 연구하는 학문을 배상의학(compensation medicine)이라고 한다. 의학적으로 배상의학은 사회의학(社會醫學)의 한 분야라 할 수 있다. 배상의학이라는 용어는 처음 일본에서 사용되기 시작하였는데, 최근에는 배상과학(賠償科學)이라는 용어로 명칭을 변경하면서 적용 범위나 활용성이 확대되는 양상이다. 1982년 제정된 일본 배상의학회의 회칙에 따르면 "본 회는 손해배상에 관한 의학상의 여러 문제를 의학과 법학이 서로 관여하는 부분을 양측면에서 연구하여 신체 상해 및 민사책임의 인정의 적정화를 기하는 것을 목적으로 한다"고 하였다.

1. 손해의 발생

1) 손해의 정의

손해는 법적으로 보호할 만한 가치가 있는 이익에 대한 침해이다. 즉, 법익에 관하여 입은 모든 불이익으로서 의무의 이행이 있었더라면 권리자가 받았을 이익과 불이행으로 권리자가 받고 있는 이익의 차액이라고 할 수 있다. 손해는 재산적 손해와 비재산적 손해로 크게 구분할 수 있고, 재산적 손해는 적극적 손해와 소극적 손해로 구분된다. 비재산적 손해는 위자료로서 일반적으로 피해자가 입은 고통, 충격, 절망 등의 정신적 손해를 금전으로 배상하여 주는 손해배상금을 말한다. 신체감정에서 주로 문제되는 것은 재산적 손해에 대한 것이다.

2) 적극적 손해

적극적 손해는 기존의 재산이 감소한 것으로서 피해자가 지출한 것, 채무를 부담한 것을 말한다. 의료소송에서는 치료비, 개호비, 장례비, 변호사비용 등이 이에 해당한다. 현실적으로 가장 많은 액수를 인정하는 부분이 개호비이다.

(1) 치료비

환자가 의료사고로 인하여 발생한 신체상의 침해를 치료하기 위한 치료비용에 해당한다.

(2) 개호비

개호란 일상생활(activity of daily living, ADL)을 환자의 힘으로 할 수 없는 중증 신체장해자를 도와주고 보호한다는 것을 말한다. 병실에서 크고 작은 일을 막론하고 환자를 도와주는 간병인을 개호인으로 혼동하여 개호 감정을 하는 사람이 상당히 있는데, 이는 간병에 해당한다. 재판 실무에서는 변론종결일을 기준으로 하여 그 이전의 것을 기왕개호, 그 이후의 것을 향후개호로 나눈다. 다른 분류로서는 항상 타인의 개호를 필요로 하는 고도의 장애가 있는 경우를 상시개호라고 하며, 항상 병상에 한정되어 있는 거동 불능자나 항상 타인의 감시를 요하는 정신병환자의 예를 들 수 있다. 이에 반하여 주로 병상에 한정되어 있는 환자로서 식사, 용변 등 단시간의 이동이 가능한 환자나 수시로 타인의 개호를 요하는 정신병환자를 수시개호라고 한다. 개호의 판정을 위해서는 환자의 상태가 고정이 된 이후에 판정하여야 하는 것이 중요하며, 그 이전에 판정을 위하여 감정을 하게 되면 환자가 회복 중인 이유로 인하여 실제보다 중증의 상태로 나타날 가능성이 높다. 개호비를 산정함에 있어서 일상생활의 범위를 어느 정도로 볼 것인가 하는 것에 견해대립이 있다. 넓게 보는 견해로서 환자의 쇼핑을 위해서 개호가 필요하다는 것을 인정하고 있다. 좁게 보는 견해로는 양안 실명의 경우에도 점자 등 이에 익숙해진 이후에는 개호가 필요 없다고 한다. 지속적 식물 상태에 있는 환자가 24시간 병원에서 의사와 간호사의 치료를 받아야 한다면 별도로 개호비를 인정할 필요는 없다. 개호비 산정은 '평균개호비×평균여명'에 의한다. 그 액수는 환자의 평균 여명에 의하여 직접적으로 영향을 받게 된다.

3) 소극적 손해

소극적 손해는 증가되어야 할 재산의 증가가 방해된 경우이며, 일실이익(逸失利益)이라고 한다. 생명침해의 경우 노동 가능한 기간에 해당하는 수익상당액이며, '기초수입×노동가능연령'으로 계산되며, 신체침해로 인한 노동능력상실의 경우 현실적인 수입의 차이가 일실이익이 되므로, '기초수입×노동능력상실률×노동능력상실 기간'에 해당하는 일실이익액이 배상 또는 보상의 기초 액수가 된다.

이 금액에 대하여 생활비와 중간이자를 공제한다. 노동능력상실 계속기간은 환자가 되기 이전의 상태(대개는 정상인)를 기준으로 하여 사고 당시의 나이에서 자신의 직업 정년까지의 기간이 된다. 즉, 환자의 평균여명과는 관계가 없다.

2. 신체에 대한 감정

교통사고뿐만 아니라 산업재해나 의료사고 나아가 공해나 약해(藥害)사고 등 여러 상황에서 배상이나 보상이 문제가 되는 경우들이 흔한데, 이때 관련자의 상태를 정확히 판단하고 그 정도를 계량하는 것은 매우 중요하다. 흔히 '신체감정'의 과정을 거쳐 장애 정도를 판단하거나 손해발생에 대한 인과관계와 기여도를 판단하게 된다.

1) 신체장애

장애(障碍, impairment)란 사람의 건강에 이상이 영구적으로 있는 상태를 말한다. '건강'이란 형태학적 또는 기능적인 면을 포함하며, 기능적인 면에는 생리적인 면뿐만 아니라 정신적 심리적인 면도 포함된다. '영구적인 이상'이란 손상 또는 그 합병증이나 후유증에 대해서 충분한 치료를 했는데도 불구하고 완전히 회복되지 않고 남는 것을 말한다. 장애는 의학적 판단에 기초한 개념이며, 신체장애(身體障碍, physical impairment)라고도 한다.

신체장애의 평가는 일상생활활동(activity of daily living, ADL)에 대하여 제약이 있는 정도에 의하며, 이러한 상태를 백분율로 표현한 것이 신체장애율이다. 이러한 신체장애율은 장애자의 직업이나 나이에 관계 없이 결정된다. 영구적인 신체장애(permanent physical impairment)는 치유에 필요한 충분한 기간이 지나도 일정한 장애가 지속되는 것을 의미한다. 이후의 치료에 의하여 그 상태가 변하지 않는다고 판단되는 상태이다.

신체장애를 평가하기 위해서는 증상의 고정이 필요하다. 치료를 종결한 후 신체에 남은 증상이 더 이상 호전되지 않는다고 생각되는 최종의 상태를 증상이 고정되었다고 판단하여 향후 치료비를 추정하며, 개호나 여명이 어느 정도일지를 판단하게 된다. 다만, 요양 종료 시 증상이 고정되지 아니한 경우에는 6월 이내에 증상이 고정될 수 있음이 의학적으로 인정되는 경우에는 그 증상이 고정된 때에 행한다. 6월 이내에 증상이 고정되지 아니한 경우에는 6월이 되는 날에 고정될 것으로 인정하는 증상에 대하여 행한다. 6월 이내에 증상이 고정될 수 없음이 의학적으로 인정되는 경우에는 요양이 종료되는 때에 장차 고정될 것으로 인정되는 증상에 대하여 행한다(산업재해보상보험법 시행규칙 제40조 제10항). 실제로 장애를 측정하는 시기는 일반적으로 발병 후 1년이 지난 경우가 대부분이며, 빠른 경우라 할지라도 6개월이 경과한 이후가 대부분이다.

미국의사협회(American Medical Association, AMA)의 기준에서는 이를 'Maximal Medical Improvement(MMI)'라고 하였는데, MMI란 "향후 1년 동안 예상되는 신체상태의 변화가 3% 이하일 경우"라고 하였다.

2) 능력상실

능력상실(disability)이란 신체장애로 인하여 개인적, 사회적, 직업적 요구를 충족시키지 못하거나 법률과 규정에 미치지 못하는 것을 의미한다. 능력상실이 직업적인 노동능력의 상실과 관련된 경우 이를 "노동능력상실률"로 수치화하여 나타낸다. 맥브라이드표(McBride)나 미국의사협회의 기준 등은 신체장애율과 직업에 따른 노동능력상실률을 판정하는 기준이다.

노동능력상실률은 신체장애율에다 직업, 연령 및 기타 조건들을 고려해서 산출한 것이며, AMA 기준에서의 'disability'가 이에 해당한다. 합리적인 판단을 위해 그리고 배상이나 보상에서 추구하는 형평성을 담보하기 위해서는 특정 상태가 어느 정도의 장애에 해당하는지 공통적인 기준들이 필요하게 된다. 현재 우리나라에서는 맥브라이드 장애평가법, AMA가 제공한 평가법 등이 흔히 이용되며, 필요에 따라 국가배상법이나 관련 법규에 규정된 것을 적용하기도 한다.

(1) 맥브라이드 장애평가법

미국의 정형외과 의사 Earl D. McBride는 1936년 『노동능력상실(감퇴) 평가와 배상 가능한 손상의 치료원칙(Disability Evaluation and Principles of Treatment of Compensable Injuries)』이라는 책을 펴냈다. 현재 우리나라에서 쓰고 있는 책은 제6판이다(1963). 장애평가는 30세의 일반노무자를 기준으로 노동상실률을 표시하고 있다. 신체는 14부위, 직업은 280가지로 분류하였다. 직업, 연령, 좌우 손잡이 등을 고려하여 세분한 820종의 장애를 직종에 따라 9등급으로 나누고 있다. 이 책 전반부에는 신체장애평가의 원칙이나 각종 신체장애에 대한 의학적 설명이 쓰여 있고, 이와 함께 현재 우리나라에서 많이 사용하고 있는 표14, 표15가 포함되어 있다.

맥브라이드 장애평가표의 장점은 다음과 같다.

① 신체장애를 백분율로 표시하고 있어 세밀하게 분류할 수 있다.
② 결과가 신체장애율과 함께 노동능력상실률로 표시되어 사용하기 편하다.
③ 여러 장애가 같이 있을 때 이를 어떻게 평가할 것인지 규정하고 있어 합리적이다.
④ 잘 쓰는 손에 대한 고려나 나이에 따른 노동능력의 고려 등 접근이 비교적 합리적이다.

다만, 장점과 함께 단점들 또한 적지 않아 평가 기준으로서의 적절성과 관련하여 논란의 대상이 되고 있다. 이들 가운데 중요한 것들은 다음과 같다.

① 절단, 강직과 같은 영구적 장애 이외에 좌상, 염좌, 기관지염, 위궤양과 같이 일시적으로 노동능력에 변화가 있는 상태와 골절, 관절염, 추간판탈출증과 같이 치료를 하면 완치될 수도 있으나 일부는 영구적 장애로도 될 수 있는 상태들[저자는 이를 진행형(progressive form)이라고 기재하였다]이 섞여 기술되고 있어 장애평가 기준으로서 적절하지 않다는 의견이 있다.
② 저자의 전문 분야인 정형외과 영역에 대해서는 매우 자세하게 써 있으나 기타 분야의 장애에 대해서는 아주 간단하게 다루고 있어 특정 분야에 대한 판단에서 적용하기 쉽지 않은 경우들이 있다.
③ 여러 직업들을 고려하였으나, 언급되고 있는 직업은 거의 전부가 노무직이며, 사무직이나 기술직이 별로 없어 산업재해의 경우에는 그런대로 사용할 수 있으나 자동차사고 피해자 등 다른 목적으로 사용하는 경우에는 많은 제한이 있다.
④ 시행세칙이 없어 평가자의 주관에 따를 수밖에 없는 경우가 흔히 있고, 결국 판단의 적절성과 관련하여 논란이 있을 수 있다.
⑤ 평가표가 만들어진 시점이 상당히 오래 전이고, 이후 학문발전에 따라 교정되지 않았으므로 신체장애의 표현 및 분류방식이 시대에 뒤떨어져 있고, 심지어는 현대의학에서는 사용하지 않는 개념이나 용어들도 있다.
⑥ 이와 함께 평가표에서는 주로 사용하는 표14에서 명백한 오류들이 여러 개 관찰된다.

현재 맥브라이드 평가표는 자동차사고와 관련한 장애평가에서 흔히 사용되고 있다.

(2) AMA 평가법

적절한 장애평가 기준을 마련하기 위해 미국의사협회는 신체장해등급위원회를 만들어 1958년부터 1970년까지 여러 전문가들로 하여금 해당 분야에서의 평가방식과 신체장해율 등을 정하여 발표하게 하였고, 이를 묶어 1971년 'Guides to Evaluation of Permanent Impairment'의 내용을 단행본으로 발간하게 된다. 이후 1984년에 제2판, 1988년에 제3판, 1990년에 제4판, 2000년에 제5판을 간행하였고, 최근인 2007년에 제6판을 간행하였다.

각 과의 전문의가 만들어 최신의학을 기초하였고, 영구적인 신체장애율만을 다루고 있으며, 장해 분류가 세밀하다는 등의 장점이 있다. 신체장애율로 결과가 표시되므로 법적으로 사용되기 위해서는 직업 등 주위 여러 환경을 다시 고려해야 하고, 자주 개정되고 나아가 그 이유 또한 적시되지 않음으로써 사용하기 쉽지 않다는 등의 어려움들도 있다. 특히 새로운 안이 제시되었다는 사실도 모르는 감정의가 있고, 기준을 충실히 따르기에는 현재 우리나라 여건에 적지 않은 어려움이 있다. 따라서 이론적으로는 이상적일지는 모르겠으나 현실적인 면에서는 여러 어려움이 있다 하겠다.

(3) 국내법

국가배상법, 근로기준법, 산업재해보상보험법, 자동차손해배상보장법의 시행령에서 신체장애평가방법을 규율하고 있다. 신체장애의 등급은 1등급에서 14등급으로 구분된다. 영구적인 신체장애를 신체 부위별로 129종(산업재해보상보험법은 133종)으로 나누어 분류하였다. 이러한 신체장애율에 따라서 노동능력상실률이 정하여진다.

3) 관여도(기여도)

관여도 판정기준에 관하여는 세 가지 방법이 소개되고 있다. 첫째는 와타나베(10단계)식으로 가능성, 개연성, 확실성의 개념을 도입하여 관여도의 단계를 0%~100%까지 10단계로 나누어 매 10%마다 1단계씩 올리는 방법이다. 둘째는 임광세(5단계) 교수의 방법으로, 장애와 기왕증이 인정되는 정도에 따라 0%, 25%, 50%, 75%, 100%의 5단계로 구분하는 방법이다. 셋째는 문국진(11단계) 교수의 방법으로, 장애에 외상이 관여한 것을 기준으로 관여도 100%, 증악 80%, 상승 50%, 촉진 20%, 무관 0%로 구분하는 방법이 있다.

3. 앞으로의 배상의학

현재 우리나라의 배상의학은 아직 초기 단계를 벗어나지 못하였다고 할 수 있고, 다음과 같은 문제점들이 시급해 보인다.

- 우리나라에 적합한 장애평가 기준을 마련하는 것이 시급하다. 가장 흔히 사용하는 맥브라이드 평가표의 경우에는 여러 불편한 점들이 많고, AMA 기준의 경우에는 사용하기 어려우며 나아가 우리나라에 적합한 것인지 확신이 없다. 법적 환경이 외국과 다름을 고려한다면 우리나라에 적합한 장애평가 기준을 마련하는 것은 중요하다.
- 최근 문제가 되고 있는 여러 개념들에 대한 이해와 합의가 필요하다. 현재 많이 보급된 한시장애의 개념에 대한 이해나 여명, 개호 등과 관련하여 어떻게 평가할 것인지 등에 대한 감정의들의 합의는 적절한 평가를 위해서 매우 중요하다.
- 신체감정을 훌륭하게 수행할 수 있는 감정의사 육성이 필요하다. 현재 감정은 의사 고유의 영역임에 비해 이에 대한 관심과 노력이 많지 않음은 사실이고, 이에 따라 신체감정의 수준이 그렇게 높지는 않아 보인다. 한편 신체감정이 법적 필요에 의해 수행되는 것임을 고려한다면 단지 의사 사회의 노력만으로는 이를 이룩하여야 한다고는 말하기 곤란하고, 법조계나 나아가 사회 전체적인 도움이 필요하다.

배상의학에서 기본이 되는 점들 가운데 환자를 직접 진찰하고 판단하여야 하는 감정이 상당 부분 포함되어 있고, 따라서 치료의학이 아닌 법의학 영역에서 다루어야 하는 것인지 의문이 있을 수도 있다. 그러나 사회가 배상의학을 필요로 하는 부분은 날로 넓어만 가고 그 가운데에는 환자를 직접 진찰하여야 하는 영역 이외에도 여러 사회적, 법적 부분들이 포함되어 있으므로 특정 전공의 의사가 해야만 하는 학문 분야는 아닌 듯하다. 누구의 분야라기보다는 이에 대한 이해와 정열이 중요하지 않을까 생각하고, 법의학 전공자들의 경우에는 의학적 사실들이 법적, 사회적으로 어떻게 사용되는지 알고 있으므로 비교적 쉽게 적응할 수 있을 것으로 본다.

Ⅲ. 의료사고와 법의학

1. 의료사고와 관련된 여러 개념

1) 의료사고

의료사고란 "환자가 의료인으로부터 의료서비스를 제공받음으로써 생긴 예상하지 못한 나쁜 결과"를 말한다.

이는 의료 제공자의 잘못 여부와는 무관한 '가치중립적' 용어이다.

2) 의료분쟁

"의료사고를 주요 원인으로 한, 의료인과 환자측의 다툼"을 말한다. 흔히 "의료인이 의료행위를 하는 과정에서 잘못하였다"는 환자측의 주장으로부터 시작되곤 한다. 앞서 언급한 의료사고가 모두 분쟁화하는 것은 아니다.

3) 의료과실

"의료에서 일정한 사실을 인식할 수 있었는데도 부주의로 인식하지 못한 것" 또는 "의료에서 생긴 판단 및 시술의 잘못", "잘못된 의료행위에 대하여 법적으로 비난할 수 있는 요소"로 의료과실의 중심되는 요소는 주의의무위반이다.

2. 의료분쟁의 해결 방향

의료사고가 분쟁화함에 있어 영향을 미칠 수 있는 요인들은 매우 다양하고, 의료분쟁 또한 어떻게 해결되어야만 한다고 방향성을 제시하는 것은 쉽지 않다. 그리고 이해당사자라고 할 수 있는 여러 집단들의 성격 또한 매우 달라 서로 다른 의견을 가지고 있을 가능성도 매우 높다. 다만 아직 의료사고가 줄어들고 있다는 자료는 찾기 어렵고, 이에 비해 상대적으로 환자의 안전에 대한 사항들은 강조되는 경향이다. 이와 관련하여 '환자안전법'이나 '의료사고 피해구제 및 의료분쟁 조정 등에 관한 법률' 등 관련 법률이 신설, 시행되고 있기도 하다. 결국 앞으로 사실의 객관적인 확인은 더욱 강조될 것으로 예상한다. 그리고 이에 따라 부검 혹은 의료감정 등은 강조될 것으로 예상하고, 결국 법의학의 역할은 늘어날 것으로 기대된다. 이에 대한 준비가 필요하다.

3. 의료분쟁에 있어서의 법의학

1) 의료분쟁에 있어서의 법의학

의료와 같은 전문적인 사항이 논란의 대상일 때, 전문가가 어떠한 형태로든 관여하지 않으면 사건이 적절하게 해결될 수는 없다. 한편 의료의 거의 모든 영역에서 분쟁이 발생할 수 있음을 고려할 때 법의학 전문가들의 참여 범위는 제한적일 수 있다. 다만 학문적인 영역에서의 논란이 아니고, 실제적인 적용 단계인 의료에서의 논란이고, 법적인 관점에서의 판단이 중요함을 고려할 때 법적인 관점을 깨우치고 있는 법의학자는 중재자로서 매우 큰 기능을 할 수 있다. 즉, 의료와 법적 개념을 모두 알고 있는 사람으로서 분쟁 해결에 중요한 역할을 담당할 수 있다. 물론 법의학자는 중립적이고 객관적인 자세를 유지해야만 한다.

한편 의료현장에서의 논란은 주로는 사망이나 손상 혹은 환자의 상태 악화 등과 같은 악결과가 발생한 이후 표면화되곤 한다. 특히 사망이나 손상 사례의 경우에는 이를 구체적으로 확인하고, 관련된 여러 현상들을 기록하고 해석함에 있어 법의학 전문가의 관찰이나 부검과 같은 과정은 필수적이다.

2) 법의학의 한계

의료와 관련한 논란은 환자의 상태에 따라 매우 역동적이라 할 수 있겠다. 같은 병명의 환자라고 하여도 반드시 동일한 임상 경과를 보인다고 할 수 없는 경우가 매우 빈번함을 고려할 때 다양한 자료가 필요할 수 있겠다. 한편 이에 비해 법의학에서 활용할 수 있는 자료는 다양하지 못하고, 오히려 부검이라는 형태학적인 방법에 치우쳐 있다. 그리고 사후 기능적 검사를 다양하게 시행할 수 없으며, 그렇다고 하여 임상의들이 여러 판단에 필요한 검사를 미리 해 놓고 있는 것도 아니다. 예를 들어, 척추압박골절이 확인된 경우, 언제 발생한 것인지는 특정 원인과의 인과관계 확인에 매우 중요한데, 모든 환자에서 관련 정보를 얻기 위한(예를 들면, 골절 시기 확인을 위한, 방사선 동위원소를 활용한 골주사검사 등과 같은) 검사를 반드시 시행하는 것은 아니다. 결국 의료분쟁 관련

논점에서는 가능한 많은 정보를 얻어야 하고, 필요하다면 해당 분야의 전문가들과의 의견 교환도 중요하다.

3) 의료분쟁에서 부검 실제

의료에서 행해지는 부검이 다른 부검과 특별해야 하는 점은 논리적이지는 않다. 다만 의료와 관련하여 신체에서 나타나는 변화는 다른 일반적인 상황에 비해 매우 복잡하다. 결국 사건 전반을 이해하는 데 도움될 수 있도록 포괄적이어야 하고, 나아가 특정 논란에 구체적인 해결점을 줄 수 있도록 세밀하여야 한다. 경우에 따라 다양한 사후검사가 진행될 수도 있음을 고려할 때 필요한 시료는 모두 충분하게 채취하고, 조직도 필요한 만큼 채취해 두어야 한다.

부검의 대상이 되는 사건은 사망원인에 따라 다음과 같은 상황으로 구분될 수 있기도 하다.

(1) 의료행위의 대상인 상병(傷病)이 직접 작용한 사망

의료사고 사망의 대부분은 실제로 의료행위를 하게 한 환자의 상병이 원인이다. 의료가 개입하지 않으면 당연히 사망할 상병이고, 의료가 개입하면 생존하거나 또는 적어도 고식적인 치료효과를 기대할 수 있을 때에 그런 치료가 진행되는데, 의료행위를 하였으나 성공하지 못하여 사망한 경우들에서 논란이 시작되곤 한다.

(2) 의료행위의 대상인 상병 이외의 상병으로 사망한 예

예를 들면 위궤양수술을 받던 환자가 급성심근경색증으로 사망하는 경우가 이에 해당하겠다. 이때 사망의 직접적인 원인을 미리 예측할 수 있는 경우도 있지만, 전혀 예측하지 못한 상황에서 발증하기도 한다.

(3) 의료행위가 원인으로 작용하여 사망한 예

의료행위가 원인이 되어 사망한 예에도 부주의로 생긴 것도 있지만, 비정상적으로 어려운 상황에서 생긴 불가항력적인 사고가 있고, 그 가운데에는 해부학적인 이상형태 때문에 생긴 것 등 환자에서의 내부적인 원인이 중요한 경우까지 매우 다양하다. 최근 활용되는 기기는 다양, 복잡해지는 경향이고, 이와 함께 의료현장에서 사용되는 장비의 작동이 불량하여 생긴 사고도 있을 수 있다.

의료분쟁이 시작되고 공식화되면, 의료가 적절하였는지 여부가 중요해진다. 위의 여러 상황에서 논점은 일률적이지 않겠지만, 의료가 적절하였는지 여부는 흔히 주의의무의 관점에서 접근하곤 한다. 악결과가 발생할 수 있음을 미리 예측할 수 있었는지, 그러한 결과를 회피하기 위해 적절한 조처를 다하였는지, 악결과가 발생하였을 때 적절하게 대처하였는지 등의 관점이 중요하다. 최근 들어 손해를 나누는 관점에서는 설명을 적절하게 하였는지도 중요하게 고려되고 있는 경향이다. 이와 관련하여서는 의료법학 관련 자료들을 참고하는 것이 좋겠다.

(4) 부검 시 주의해야 할 사항

의료와 관련한 논란에서 부검은 다양한 역할을 할 수 있다. 다만 진료현장에서와 같이 사람을 대상으로 한 학문의 특성상 절차 등을 일률적으로 정하기 어려운 부분도 있다. 부검 등의 사후 절차를 진행함에 있어 주의하여야 하는 일반적인 사항들을 나열해 보면 다음과 같다.

- 부검하기 전에 사고의 전체적인 윤곽을 파악하는 것은 매우 중요하다. 이를 위해 부검하기 전에 의무기록을 검토해야 하며, 필요하다면 사건이 일어났을 때에 현장에 있었던 사람(의료인 또는 의료기관 종사자)을 확인하고 그 사람한테서 얻은 증언을 참고할 필요가 있다. 부검은 모든 것을 확인하는 작업이라기보다는 논란이 될 것으로 보이는 구체적인 의문에 대한 답을 얻기 위해 진행하는 것이 좋다. 필요하다면 의료에 참여한 의료진들이 함께 부검에 참여하여 문제를 해결하는 접근 방식을 활용하여 볼 수도 있겠는데, 이때 부검의 공정성에 문제가 생길 수 있으니 주의하여야 한다.
- 필요하다면 부검하기 전에 X-선촬용과 같은 검사를 시행하여야 한다. 예컨대 기관내삽관이 잘못 들어 있을 가능성이 있다면, 부검하기 전에 여러 방향의 X-선촬용으로 확인하여야 한다. 이와 유사하게, 사망한 환자에게 붙어 있는 여러 가지 의료기구나 장비들은 부검 과정 이전에는 제자리에 있도록 조처할 필요가

16

있다. 기관내삽관, 혈관내도관 등이 그러하다.

- 목적에 맞는 특별한 접근 방식을 고려해 볼 필요가 있다. 공기색전이나 기흉과 같은 상태가 의심된다면 일상적인 방법으로 접근하는 것은 피해야 한다.
- 의료사고와 관련된 부검에서 형태학적인 소견(즉, 부검에서 확인할 수 있는 소견)이 적거나 없을 수 있음을 염두에 두어야 한다. 특히 의료행위가 있고 오랫동안 치료 과정을 거치고 나서 사망한 경우에는 문제가 되는 이상 소견들은 치료 과정에서 없어지고 난 이후일 수도 있다.
- 상황에 따라 사망 이전에 채취한 혈액 등이 있으면 이를 확인하고 함께 검사하면 도움이 될 수 있다. 한편 부검 이후 채취된 여러 시료들에 대해서도 가능한 검사가 무엇인지를 확인하고 필요한 검사를 진행하는 것이 필요하다.

부검이 끝나고 나서 결과를 해석함에 있어 제기된 논란을 모두 설명할 수 있는지를 확인하여야 하고, 이를 위해 의무기록은 반복적으로 확인하여야 한다. 경우에 따라서는 의무기록이 조작되었다는 논란이 제기되기도 한다. 한편 가족의 진술을 확인하는 것도 필요하다. 경우에 따라서는 환자의 상태에 대한 진술이 진료기록과 사뭇 다를 수도 있고, 미처 의료인이 확인하지 못하였던 특이체질 등의 정보를 얻을 수 있기도 하다. 물론 의료에 비전문가의 진술이기 때문에 사실과 다르게 설명될 수 있음도 고려해야 한다. 경우에 따라서는 다른 전문 분야의 의사들의 의견을 참고할 필요가 있다. 다만 우리나라 의료 현실에서 적절한 의사를 찾기가 쉽지만은 않다. 만약 문제가 될만한 사항이라면 이를 적시하고 다른 전문가의 의견을 참고하라고 조언하는 것도 한 방법이기도 하다.

참고문헌

1. 대한의학회. 장애평가기준 –해설과 사례 연구–, 2011년, 박영사.
2. 사법발전재단. 손해배상소송실무(교통, 산재), 2017년, 사법발전재단.
3. 이경석 등. 배상과 보상의 의학적 판단, 제5판, 2011년, ㈜엠엘커뮤니케이션.
4. 임광세. 배상의학의 기초, 제5판, 2004년, 중앙문화사.

찾아보기

한글

ㄱ

ㅇ

영어

A

B

C

기타